神经内科临床综合诊疗与护理进展

主编　刘　勇　赵湧频　周桂银　郭福东

吉林科学技术出版社

图书在版编目（CIP）数据

神经内科临床综合诊疗与护理进展 / 刘勇等主编
-- 长春 ：吉林科学技术出版社，2023.6
ISBN 978-7-5744-0571-4

Ⅰ．①神… Ⅱ．①刘… Ⅲ．①神经系统疾病－诊疗②
神经系统疾病－护理 Ⅳ．① R741 ② R473.74

中国国家版本馆 CIP 数据核字（2023）第 113909 号

神经内科临床综合诊疗与护理进展

主　　编　刘　勇等
出 版 人　宛　霞
责任编辑　韩铭鑫
封面设计　石家庄健康之路文化传播有限公司
制　　版　石家庄健康之路文化传播有限公司
幅面尺寸　185mm×260mm
开　　本　16
字　　数　500 千字
印　　张　21
印　　数　1–1500 册
版　　次　2023年6月第1版
印　　次　2024年2月第1次印刷

出　　版　吉林科学技术出版社
发　　行　吉林科学技术出版社
地　　址　长春市福祉大路5788号
邮　　编　130118
发行部电话/传真　0431-81629529 81629530 81629531
　　　　　　　　　　81629532 81629533 81629534
储运部电话　0431-86059116
编辑部电话　0431-81629518
印　　刷　三河市嵩川印刷有限公司

书　　号　ISBN 978-7-5744-0571-4
定　　价　116.00元

编　委　会

主编简介

刘勇，男，汉族，山东省肥城市人。2000年3月—2009年5月任肥城市中医医院内二科住院医师。2004年3月—2005年3月在山东省立医院神经内科进修学习。2009年5月—2010年5月任肥城市中医医院内二科住院医师，副主任。2010年5月至今任肥城市中医医院内二科主治医师，副主任。担任中国卒中学会会员。擅长头痛、头晕、脑血管病、周围神经病、脊髓疾病、中枢神经系统脱髓鞘疾病、运动障碍疾病、癫痫、失眠、神经心理疾病、肌肉疾病、中枢系统感染性疾病的诊疗。

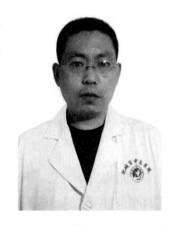

尤其在指导患者偏瘫、失语、吞咽功能障碍、卒中后抑郁的康复训练方面积累了丰富经验。在国家专业期刊发表论文3篇，参编著作1部，获国家发明专利1项，国家实用新型专利1项。

赵湧频，女，中共党员，毕业于陆军军医大学，神经病学硕士研究生。现任贵阳市第一人民医院神经内科副主任，从事临床医疗及带教工作近二十年。擅长脑血管疾病、中枢神经系统感染疾病等神经内科疾病。目前担任贵州省医学会神经电生理学分会委员，贵州抗癫痫协会理事会理事，贵阳市医学会第九届神经内科分科学会委员，贵州省康复医学会临床神经科学专业委员会委员，贵州省医学会中西医脑卒中分会常委，中国中西医结合学会第四届循证医学委会委员。

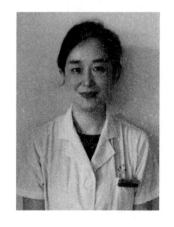

曾先后在省级以上刊物发表专业学术论文多篇，主持及参与多项省市级科研项目。

周桂银，女，毕业于贵州医科大学临床医学系，现任贵阳市第一人民医院神经内科副主任。从事神经内科临床医疗及带教工作十多年。擅长神经内科脑血管病的诊治及神经内科危急重症病人的诊治；对中枢神经系统感染性疾病、中枢神经系统脱髓鞘疾病及神经系统变性病等有丰富的临床经验。目前担任贵州省抗癫痫协会委员，贵阳市医学会第九届神经内科分科学会委员。曾先后在省级以上期刊发表专业学术论文多篇，参与多项省市级科研项目。

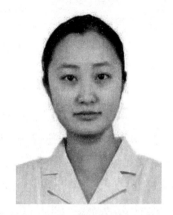

郭福东，男，毕业于内蒙古民族大学临床医学系临床医学专业，本科学历。现就职于内蒙古赤峰学院附属医院。自毕业以来，一直从事神经内科及神经重症临床一线工作，积极参与科室的临床、教学及科研等，曾在内蒙古医学杂志及中国卫生产业杂志发表论文 3 篇，在《Neuroendocrinology Letters》杂志发表一篇 SCI，作为副主编参与编写医学专著《神经内科特色诊疗技术与应用》。

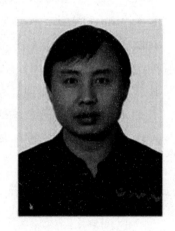

前　言

近年来，神经内科在各项新技术不断引入外科临床的基础上成为最活跃、发展最迅速的临床学科之一，许多新理论和新技术不断涌现，大大提高了神经内科的诊疗水平。临床医务工作者需要不断学习新知识，掌握新技术，才能更好地为患者提供高质量的医疗服务。因此，我们组织国内长期从事临床一线工作的专家和教授，结合其多年的临床、科研及教学经验，编写了《神经内科临床综合诊疗与护理进展》。

本书共三篇，第一篇为神经系统疾病的基础知识，前四章为神经系统疾病的基础知识、神经系统常见症状、神经系统常见辅助检查、神经系统常见辅助检查，第二篇为神经系统常见辅助检查，第五章至第十四章为头痛、脑血管疾病、周围神经系统疾病、神经－肌肉接头疾病和肌肉疾病、运动障碍疾病、功能性疾病、脊髓疾病、中枢系统感染性疾病、脱髓鞘疾病、神经内科常见疾病的康复，内容安排以神经内科所涉及的疾病为纲，从病因、临床表现、辅助检查、诊断、鉴别诊断和治疗等方面进行阐述，体现了国内外的新理论、新技术。第三篇为神经内科护理实践，后三章重点介绍了神经内科病区管理、安全管理、神经内科疾病的护理，旨在规范临床护理人员的操作规范，使护理技术操作标准化、规范化和程序化，使护理人员的临床工作有章可循、有据可依，使患者具有最佳的内环境稳定、最快的康复及功能保护，从而使疾病的治疗获得满意的效果。

本书涵盖的诊断标准、治疗方案、康复治疗及护理技术具有规范性、实用性强的特点，是住院医师临床病程管理的重要工具书，可供从事神经内科临床、教学、科研工作者参考。

由于编者水平有限，书中疏漏在所难免，望广大读者提出宝贵意见和建议。

目　　录

第一篇　神经系统疾病的基础知识

第二篇　神经内科疾病诊断与治疗

第三篇　神经内科护理实践

第一篇

神经系统疾病的基础知识

第一章 神经系统疾病的病史采集和体格检查

在神经系统疾病的临床诊断中，病史采集与体格检查是医师形成临床印象乃至作出初步诊断的关键步骤。真实、完整的病史采集和客观、全面的体格检查，有利于缩窄诊断范围，减少不必要的特殊检查，及早作出诊断和鉴别诊断。相反，片面的、与实际不符的病史与检查，将导致错误的临床诊断，贻误治疗时机。对神经系统疾病理论知识的扎实掌握及临床经验的不断累积，是科学地进行病史采集与体格检查的金钥匙。

第一节 病史采集

病史采集，通常是按"患者主诉—医师询问—患者回答"的形式进行的，医师询问的内容实际上反映着他对神经系统疾病的认识水平。这一过程富含着医师对患者繁琐冗长的主诉症状予以"由前至今、由表及里、由浅入深、由杂乱到有序"的条理化分析与归纳活动。尽管目前医学迅速发展，新的论断技术不断涌现，精密仪器和实验方法日新月异，但详细询问病史及正确的体格检查，仍然是论断疾病的最重要、最基本的手段。单纯和片面地依赖仪器或实验室检查而忽视详尽的问诊和体格检查是一种错误倾向，常会导致误诊或漏诊。任何时候问诊都是医师必须熟练掌握的基本功，可以说任何先进仪器和设备都不能替代问诊的重要作用。

一、病史采集的方法

问诊应直接询问对自己病情最清楚，体会最深刻的患者。当病情危重、意识不清、精神失常、聋哑者或小儿不能亲自叙述时，则由最了解其病情的人代述。采集病史时，一般不应打断患者的陈述。但问诊又应按患者谈话内容及文化水平、生活习惯、对问题的理解及表达能力，采取不同的询问方法。若陈述病情过于简单，需启发帮助者，应让他充分说明病情经过。当所谈离题太远时，应引导患者叙述与本病有关的问题，切忌暗示性提问或有意识地诱导患者供给合乎医师主观印象所需要的材料，以免影响病史的真实性。病史采集不仅仅限于体格检查以前进行，在体格检查中、体格检查后及诊治过程中，都应根据需要，加以补充或深入询问，以充实病史内容。问诊完毕后，将患者所述，按时间先后、症状主次加以整理。对患者所提出的病名、治疗用药，记录时应冠以引号。

二、病史采集的基本技巧

（一）问诊要抓住重点，条理分明

病史采集一般应从主诉开始，要以主诉症状为重点，先由简易问题询问开始，逐步深入进行有目的、有层次、有顺序的询问，把主诉症状问深、问透，然后再针对与鉴别诊断相关的阳性症状或阴性症状进行询问。

（二）要紧密围绕病情询问

在病史采集过程中，患者所谈内容一定要紧密围绕病情，而且还应包括该病的诊疗经

过，如是否到医院看过，做过哪些检查，治疗情况和疗效如何，以及与该病有关的其他病史，如既往病史、个人史、月经史、婚姻生育史和家族史等。

（三）一定要询问现病史五项

饮食、大小便、睡眠和体重变化，不要遗漏以了解患者的整体情况。

（四）问诊语言要通俗易懂

要用通俗易懂的语言询问，避免使用患者不易懂的医学术语生硬地询问，如问患者是否鼻出血，不要用医学术语是否"鼻衄"，问患者是否总想大便和总有拉不完的感觉，不要用医学术语是否有"里急后重"等，因为这些医学术语即使是对文化程度较高的患者来说，也难免发生理解错误，以致病史资料不准确，引起诊断的错误。

（五）避免暗示性问诊和逼问

为了保证病史资料的准确可靠性，一定要避免暗示性问诊和逼问。暗示性问诊是一种能为患者提供带倾向性特定答案的问诊方式，如"你的上腹痛会在进食后减轻吗""你的上腹痛会在进油腻食物后加重吗"等，若患者为满足医师的想法而随声附和，可能会带来错误的答案，而正确的问诊应该是"你的上腹痛在什么情况下会减轻或加重"另外，当问诊过程中患者回答的问题与医师的想法有差距时，更不能进行逼问，以逼迫患者同意医师的想法，这样势必严重影响结果的可靠性，正确的方法应该是耐心地启发并引导患者，使其思考、回忆，从而得到满意而可靠的回答。

（六）注意问诊时的态度

医师对患者必须有高度的同情心和责任感，态度要和蔼，禁忌审问式地讯问病史。这一点对保证病史采集的顺利完成非常重要。由于患者患病时焦虑不安，医师开始采集病史时患者往往不能顺畅、有序地说出自己的病情，因此医师在问诊开始时应创造一种轻松、和谐的环境氛围，使患者感到医师的亲切和可信，有信心与医师合作，这对顺利完成病史采集是极其重要的。

三、病史采集的内容

按一定顺序询问病史，才能取得完整的资料。病史采集的内容包括：一般项目、主诉、现病史、既往史、个人史、家族史。

1. 一般项目　包括姓名、性别、年龄、婚否、籍贯、民族、工作单位、职业（详细的职业及工种）、现住址、就诊或入院日期、病史记录日期、病史叙述者等。若病史陈述者非本人，则注明其与患者的关系。

2. 主诉　是患者就诊的主要原因，指患者感觉最明显、最痛苦的症状，包括一个或数个主要症状及持续时间。通过主诉可初步判断是哪一种性质（急性或慢性）或哪一系统的疾病。主诉记录应简练、扼要，用 1 ～ 2 句话，反映疾病的突出问题或概貌，同时注明主诉自发生到就诊的时间。例如，发热、头痛 2 日。若主诉有几个前后时间不同出现的症状，则应按其发生前后排列。例如，左侧肢体无力 5 日，加重伴意识障碍 2 日。当病程长、病情复杂，主要症状不突出时，医师可根据其病史中主要的症状或就诊的主要原因加以整理记录。主诉必须包括症状、部位、时间。

3. 现病史　是病史中最重要的部分，是对疾病进行临床分析和诊断的最重要途径。

通常包括：①起病情况：如发病时间、起病急缓、发病前明显的致病因素和诱发因素；②疾病进展及演变情况：即疾病的过程，如各种症状自出现到加重、恶化、复发或缓解甚至消失的经过，症状加重或缓解的原因，症状出现的时间顺序、方式、性质。既往的诊治经过及疗效。起病情况对病因诊断可提供基本的必要信息。如起病的急缓是定性诊断的重要线索，急骤起病常常提示血液循环障碍、急性炎症、急性中毒和外伤等；缓慢起病多为肿瘤、慢性炎症、变性和发育异常性疾病等。而疾病的首发症状常可指示病变的主要部位，各症状及体征又体现出相应解剖学结构的功能，为定位诊断提供了不可缺少的资料。疾病进展和演变情况在辅助定性诊断的同时，又能为治疗提供及时、正确的指导，并判断预后。因此，现病史对于纵观疾病全貌，从而作出正确诊断、进行正确治疗及判定预后都有至关重要的作用。神经系统疾病患者常见的症状有以下七种，应重点加以询问：

（1）头痛：指额部、顶部、枕部和颞部的疼痛，了解病史时需询问清楚以下情况：①部位：是全头痛还是局部头痛；②性质：如隐痛、胀痛、跳痛、钻痛、割裂痛和紧箍痛等；③规律：为持续性或发作性，以及持续时间及发作频率，发作的诱因及缓解因素，与季节、气候、体位、头位、饮食、情绪、睡眠、疲劳及脑脊液压力暂时性升高（咳嗽、打喷嚏、屏气、用力、排便）等的关系；④有无先兆，有无伴发症状：如头晕、恶心、呕吐、面色苍白、潮红、视物模糊、畏光、复视、耳鸣、失语、瘫痪、嗜睡、晕厥和昏迷等。

（2）疼痛：与头痛类似。需要问清疼痛的部位、性质、规律和伴发症状等，尤其要注意与神经系统定位的关系，如局部性疼痛、放射性疼痛（如根痛）或扩散性疼痛（如牵涉痛）等。

（3）抽搐：要特别注意向患者或目击者了解抽搐发作的全过程及病程的全部经过：①先兆或首发症状：发作前有无先兆症状（如感觉异常、躯体麻木、视物模糊、闪光幻觉、耳鸣和怪味等），目击者是否确证患者有失神、瞪视、无意识言语或动作；②发作过程：是全身性还是局部性，是强直性还是阵挛性或不规则性，有无意识丧失、口吐白沫、舌咬伤及尿失禁等；③发作后症状：发作后有无睡眠、头痛、全身酸痛、情感变化、精神异常和肢体瘫痪等，能否回忆起发作经过；④病程经过：包括发病年龄，有无颅脑损伤、高热惊厥、脑炎、脑膜炎和寄生虫等病史；⑤发作频率：发作前有无明显诱因，与饮食、睡眠、情绪、疲劳和月经等的关系；既往治疗经过及疗效等。

（4）瘫痪：发生的急缓、瘫痪部位（单瘫、偏瘫、截瘫、四肢瘫或某些肌群瘫痪）、性质（痉挛性或弛缓性）、进展情况（有无进展，若有，进展的速度及过程）、伴发症状（发热、疼痛、感觉障碍、肌萎缩、失语、抽搐或不自主运动）等。

（5）感觉障碍：应注意性质（痛觉、温度觉、触觉和深感觉缺失，完全性或分离性感觉缺失、感觉过敏，感觉过度等）、范围（末梢性、后根性、脊髓横贯性、脊髓半离断性）及发作过程。感觉异常可为麻木、痒感、冷感或热感、沉重感、针刺感、蚁走感、肿胀感、电击感和束带感等，其范围具有定位价值。

（6）视力障碍：是视力减退或失明；视物模糊是否有视野缺损、复视或眼球震颤；对复视应询问出现的方向、实像与虚像的位置关系和距离。

（7）其他症状：语言障碍，如发音障碍、言语表达、听理解、阅读和书写能力降低或丧失等；睡眠障碍，如嗜睡、失眠（入睡困难、早醒、睡眠不实）和睡行症等；脑神经障碍，如眼㖞斜、耳鸣、耳聋、眩晕、眼球震颤、饮水呛咳、构音障碍等；精神障碍，如抑郁、焦虑、紧张、惊恐等神经症；偏执及其他精神异常。

4. 既往史　包括患者既往的健康状况和过去曾患过的疾病、手术、外伤、预防接种及过敏史等，特别是与目前所患疾病有关的病史，对于探究病因和进行鉴别诊断有重要意义。除与一般内科疾病相同的项目外，神经系统疾病应着重询问以下四项：

（1）外伤及手术：有无头部或脊柱外伤、手术史，当时情况有无骨折、昏迷、抽搐或瘫痪等，有无后遗症状。

（2）感染：是否患过流行病、传染病或地方病，如脑炎、脑膜炎、脑脓肿和寄生虫病，以及上呼吸道感染、腮腺炎、麻疹或水痘等。

（3）内科疾病：有无高血压、心脏病、心肌梗死、心律不齐、动脉硬化、糖尿病、血液病、癌症、大动脉炎和周围血管栓塞等病史。

（4）过敏及中毒：有无食物过敏史药物过敏史及中毒史，金属及化学毒物（如汞、锰、砷、苯、有机磷等）接触和中毒史。放射性物质、工业粉尘接触和中毒史。

5. 个人史　主要了解患者的生长发育情况、出生情况及其母亲妊娠时健康状况，社会经历、职业及工作性质、生活习惯与嗜好（烟酒嗜好及用量）、婚姻史及冶游史，饮食、睡眠的规律和质量，右利手、左利手或双利手等；妇女需询问月经史和生育史。

6. 家族史　对神经系统遗传性疾病的诊断非常重要，神经系统遗传性疾病并不少见，如进行性肌营养不良症、遗传性共济失调症、橄榄脑桥小脑萎缩等。应询问患者家族成员中有无患同样疾病及家族遗传分布情况，还应注意家族中有无与该疾病有关的癫痫、肿瘤、周期性瘫痪、偏头痛等病史。总之，采集病史应既详细、系统，又重点突出、方向明确。通过详细的病史采集，可对神经系统疾病的诊断作出初步分析，是炎症、外伤，还是肿瘤、血管性疾病或先天性异常，是功能性的，还是器质性的，均为后续的神经系统检查提供了线索。

第二节　神经系统检查

神经系统检查是继病史采集后的进一步补充和深化的诊断工作。正确、细致的神经系统检查能够发现许多重要的阳性和阴性体征。尽管近年来先进仪器及设备不断发展，涌现出电子计算机断层扫描（CT）、磁共振成像（MRI）、数字减影血管造影（DSA）、单光子发射断层扫描（SPECT）及正电子发射断层扫描（PET）等结构和功能性检查方法，但简单、快捷的神经系统物理检查方法在疾病的定位诊断中起着重要的作用。

一、一般检查

（一）一般情况

观察患者意识是否清晰，检查是否配合，应答是否切题，有无痛苦面容、异常步态或不自主运动；观察全身营养状况，注意有无恶病质或明显肌萎缩，有无肥胖或不均匀的脂肪沉积。

（二）智力水平

观察患者对简单计算问题的口算或笔答能力，对常用词语的理解能力，以及对一般常识性知识的掌握情况。可对智力进行量化测量的检查工具有韦克斯勒智力量表（WIS），分为成人版和儿童版两种，在国内经修订后已获广泛应用。

（三）精神情况

在与患者交谈时，观察患者思维、情感和行为的形式与内容，判断是否有思维分裂、情感障碍、思维怪异等现象，必要时应予以详细的临床神经精神学检查。

（四）头部、面部、颈部

1. 头部

（1）望诊：注意头部的形状、大小及色泽，有无畸形（如大头、小头、尖头、舟状头等）伤痕、结节或包块，有无迂曲充盈的静脉及扩张搏动的动脉，有无耳瘘、鼻瘘、脑脊液漏。

（2）触诊：有无压痛，肿块性质及其与颅骨、头皮的关系，颅骨缺损范围，能否扪及血管性震颤，颅缝有无分离，小儿囟门闭合情况及囟门张力。

（3）叩诊：鼓音或破壶音，见于小儿脑积水。

（4）听诊：血管杂音，见于颅内外动静脉瘘、血管瘤、动静脉畸形。典型者如颈内动脉海绵窦瘘的眶额部杂音、头皮蔓状血管瘤的局部杂音等。

2. 面部　有无血管痣，前额部血管痣常见于颅面联合血管畸形，又称 Sturge-Weber病；面部发育畸形，如颅面部骨纤维异常增生症可呈骨性狮面面容，双侧颜面不对称见于眶距增宽症；面部皮下结节可见于猪囊虫病。肌病、甲状腺功能亢进症、甲状腺功能减退症、肢端肥大症等均有各自的特征性面容。

3. 颈部　有无斜颈、短颈及颈强直，颈部各向活动有无障碍，颈椎有无压痛，颈动脉搏动是否对称，颈静脉有无怒张。

（五）躯干及四肢

观察体表有无咖啡斑及皮下结节，二者多见于神经纤维瘤病；单纯皮下结节也见于猪囊虫病；注意毛发分布情况，有无毛发异常增多、稀疏或脱落；有无各种畸形，如脊柱后凸、脊柱侧弯、脊膜膨出、骶椎裂、手足指（趾）发育异常、马蹄内（外）翻足；检查棘突及椎旁有无压痛、叩痛等。

二、脑神经检查

12 对脑神经的检查应按先后次序逐一检查。各对脑神经的检查方法有以下多种方式：

（一）嗅神经（第 I 对脑神经）

1. 检查方法　询问患者鼻腔是否通畅，以除外鼻塞。检查时嘱患者闭眼，以手指压住一侧鼻孔，用另一鼻孔闻各种易挥发溶液的气味，令其说出所嗅液体为何物。然后检查对侧。常用易挥发溶液有乙醇、食醋、松节油、玫瑰水、柠檬水等。精确检查时，可用嗅觉计测定。注意检查时患者一定要闭眼，以免视觉线索对患者嗅觉判断产生暗示作用。

2. 临床意义

（1）嗅觉减弱或丧失：见于额叶和颅前窝底病变，如嗅沟、鞍结节或蝶骨嵴脑膜瘤、垂体腺瘤、额叶胶质细胞瘤、颅前窝骨折等。由嗅丝、嗅束、嗅放射及嗅皮质（颞叶海马沟回）等部位受损所致，一般为单侧损害，逐渐发展为双侧，以病变明显侧嗅觉改变为重。双侧嗅觉丧失最常见于鼻黏膜局部炎症，如上呼吸道感染、鼻炎等，由嗅神经感觉末梢病变引起。

（2）嗅觉过敏及幻嗅：常为某些癫痫发作的先兆，发作前患者有奇臭气味感，多为颞叶海马沟回受炎症、肿瘤或外伤刺激而造成，故又称沟回发作。

（3）单侧嗅放射或嗅觉皮质病变：一般不引起嗅觉明显障碍。

（二）视神经（第Ⅱ对脑神经）

视觉传导通路起于脑底最前部，止于大脑枕极，其路径较长，通路上任何部位受损，均可表现为特征性的视觉变化症状和体征。视神经检查包括视力、视野、眼底等检查。

1. 视力

（1）检查方法：可检测患者能否看清远处（如5m）物体；也可采用国际视力表检查，正常视力在1.0以上。当视力减退至不能用视力表测定时，检查者可在患者面前伸出手指，检查其能否正确判断手指数目的最远距离，如半米处即能看清手指数，则患者视力表示为半米指数；如只在眼前才能看到指数，则称为眼前指数。如眼前仍看不到指数，检查者可在患者眼前晃动手指，若患者可看到手动，则其视力表示为眼前手动。若手动看不到，则用手电筒光在患者眼前闪动，能看到光亮者，记录为眼前光感；否则为眼前光感消失，表示该眼完全失明。

（2）临床意义：眼球结构、视神经、视交叉、视束、视放射及视皮质各部位的病变，包括外伤、炎症、肿瘤、血管性疾病、代谢性疾病及先天性疾病等，均可造成视力减退。

2. 视野

（1）检查方法：患者背光与检查者面对面坐，相距约60cm；如检查右眼时，请患者闭合左眼或用左手遮盖左眼，右眼注视检查者的右眼并固定不动；检查者同样闭合左眼，用手指在两人中间从视野外周逐渐向中心移动（左→中、右→中、上→中、下→中等），嘱患者看见手指时立即报告。两眼分别检查。将患者的视野范围与检查者的视野相比较，以确定患者视野缺损的部位及程度。也可用不同颜色的标旗代替手指进行视野检查。因眼眶内侧鼻骨及眶周骨的影响，正常视野为椭圆形，鼻侧及上方为60°，下方为70°，颞侧为90°；且不同颜色的视野大小不等，白色＞蓝色＞红色＞绿色，因此视野变化时，以绿色、红色变化较早，白色变化较晚。该法简便易行，但精度差，要求检查者本人视野必须正常。如需精确测定，可用视野计检查。

（2）临床意义

1）单眼全盲：一侧视神经受损，见于视神经炎、眶内肿瘤（如视神经胶质细胞瘤），颅前窝肿瘤及前颅底骨折等。

2）双颞侧偏盲：为视交叉中部受损表现，常由鞍区的占位病变压迫所致，若病变在视交叉前、自下而上压迫视神经（如垂体腺瘤），则先出现双侧颞上象限盲，以后发展为完全双颞侧偏盲；若病变自上而下压迫视神经（如第三脑室前下部肿瘤），则先出现双侧颞下象限盲，并逐渐影响颞上象限。

3）一侧鼻侧偏盲：为该侧视交叉外侧部受损，见于鞍旁肿瘤、动脉瘤及颅中窝底肿瘤。

4）一侧全盲和对侧的颞侧偏盲：见于双颞侧偏盲向一侧发展，多由鞍区肿瘤向一侧延伸引起。

5）同向性偏盲：为一侧视束损害，如右侧视束病变，表现为右眼鼻侧偏盲、左眼颞侧偏盲；左侧视束病变，为左眼鼻侧偏盲、右眼颞侧偏盲。

6）象限盲：为视放射纤维的损害，表现为同向性上象限盲或同向性下象限盲。

7）同向性偏盲而中心视野保留（黄斑回避）：为视放射后部受损，如左侧视放射后部损伤，双眼右侧偏盲，其中心视野不受影响。视野检查中，不应忽视瞳孔对光反应。视神经、视交叉、视束以前的病损（即外侧膝状体以前），均累及光反应的传入通路，偏盲侧直接对光反应消失，间接对光反应存在。视束以后的病损，偏盲侧直接对光反应保留（一般用裂隙灯检查），间接对光反应存在。

3. 眼底

（1）检查方法：用检眼镜检查，一般不要求扩瞳。检查者面对患者，用右眼查其右眼，左眼查其左眼。令患者向前正视，眼球不动，转动检眼镜的屈光盘至眼底清晰可辨。观察视盘的形状、大小、颜色、边界；生理凹陷有无消失、平坦或隆起；视网膜血管的走行、粗细、搏动情况及动脉与静脉的数量与比例；视网膜有无水肿、渗出及出血等。正常眼底的视盘为卵圆形或圆形，直径1.5mm，边缘清楚，淡红色，颞侧较鼻侧色稍淡。视盘中央稍偏外可见生理凹陷，色淡白。眼底血管多从视盘中出入，动脉、静脉一般伴行分布，动脉较静脉细，动脉、静脉直径之比为2：3；动脉色鲜红，静脉暗红，可见静脉搏动。视网膜透明，呈棕红色或豹纹色，视盘的颞侧，约两个半乳头直径处为黄斑区，色较暗，无大血管，中央点反光强烈。

（2）临床意义

1）视盘水肿：由颅内压升高引起，多见于颅内占位性病变，如颅内肿瘤、脓肿、血肿及炎症等。

2）视盘苍白：提示视神经萎缩，见于视神经慢性炎症、视神经肿瘤或视神经周围肿瘤的长期压迫、视神经滋养血管闭塞等。

3）眼底出血和渗出：见于高血压危象、动脉硬化、糖尿病、尿毒症等。

（三）动眼神经（第Ⅲ对脑神经）、滑车神经（第Ⅳ对脑神经）、展神经（第Ⅵ对脑神经）

该三对脑神经共同管理眼球运动，合称眼球运动神经。动眼神经还支配上睑提肌及参与瞳孔对光反应。因三者解剖位置邻近，故多同时受累，临床上常一并检查。

1. 检查方法

（1）外形：有无上眼睑下垂，双侧眼裂是否等大，眼球有无突出或下陷，有无斜视及同向偏斜。

（2）眼球运动：请患者双眼注视前方，头不动，嘱患者随检查者手指向下、上、左、右、左上、左下、右上、右下方向注视，观察有无眼球运动异常，若有，观察异常的方向及程度，有无眼球震颤，询问有无复视，确定哪个眼外肌功能障碍。两眼视一物体时产生两个物像称为复视，见于眼外肌麻痹时。健侧眼视物为真像（实像），患侧眼视物为假像（虚像）。记录患者对哪个方向的物体产生的复视最明显。

（3）眼球震颤：检查过程中应注意观察患者是否存在眼球震颤。眼球震颤是眼球不自主、有节律地往复快速移动，按其移动方向可分为水平性、垂直性、斜向性、旋转性和混合性，按其移动形式可分为摆动性（往复速度相同）、冲动性（往复速度不同）和不规则性（方向、速度和幅度均不恒定）。如果观察到眼球震颤，应详细记录出现眼球震颤时的凝视位置、方向、幅度、是否有头位改变等诱发因素和眩晕等伴随症状。

（4）瞳孔：观察瞳孔的位置、形状、大小，边缘是否整齐，双侧是否对称。正常瞳孔双侧等大正圆，位置居中，室内光线下瞳孔的直径为 3～4mm。小于 2mm 为瞳孔缩小，大于 5mm 为瞳孔扩大，儿童的瞳孔稍大，老年人的瞳孔稍小。

1）对光反应检查：用手电筒光从侧面分别照射左瞳孔、右瞳孔，被直接照射的瞳孔缩小，称为直接对光反应；未直接照射的另一侧瞳孔缩小，称为间接对光反应。注意瞳孔对光反应是灵敏，还是迟钝或消失。正常情况下，瞳孔直接对光反应、间接对光反应均灵敏。

2）调节辐辏反射检查：嘱患者先注视远方，后令其突然注视近物，出现双瞳孔缩小（调节反射）及双眼球内聚（辐辏反射）。

2. 临床意义

（1）眼裂不等大：眼裂狭小见于眼睑下垂，为动眼神经受损所致，伴瞳孔散大。眼裂增宽见于眼轮匝肌麻痹，为面神经损伤引起，伴同侧额纹消失。上眼睑下垂伴瞳孔缩小，则为 Horner 综合征。

（2）眼球运动障碍：上眼睑下垂，眼球外下斜视、向内、向上、向下活动受限，瞳孔散大，对光反应及调节反射消失，为动眼神经麻痹。滑车神经单独受累者少见，麻痹时眼球向外下方转动力弱，外下方注视可产生复视。眼球内斜视及复视，外展不能或不到边，提示展神经麻痹。若同侧眼球固定于中位，瞳孔散大，上眼睑下垂，对光反应消失，称为全眼肌麻痹，为动眼、滑车、外展三对脑神经均受累所致，见于眶上裂综合征。

（3）瞳孔改变

1）散大、固定伴对光反应减弱或消失：一侧者为动眼神经损伤，可见于幕上病变导致的颞叶沟回疝（小脑幕切迹疝），常伴意识障碍；也见于动脉瘤及外伤引起的原发性动眼神经损伤等，可不伴意识障碍。双侧者，多由失明、脑缺氧及昏迷造成。

2）瞳孔缩小：一侧多为颈交感神经损害，见于 Horner 综合征；双侧者多由药物（如吗啡）及桥脑损伤所致。

3）强直瞳孔：多见于青年妇女，一般为单侧。瞳孔明显散大，对光反应及调节反应减弱或消失；但强光持续照射半分钟以上，瞳孔可缓慢地缩小，双眼会聚 5min，瞳孔亦可缓慢地收缩。强直瞳孔可伴有腱反射减弱或消失。强直瞳孔本身无重要神经学意义。

4）阿罗瞳孔：瞳孔小，不规则，对光反应迟钝或消失，而调节反射存在。阿罗瞳孔的病变部位在中脑顶盖部，是神经梅毒的特征性体征，也见于此部的肿瘤、脑炎、脑膜炎等。

（四）三叉神经（第Ⅴ对脑神经）

三叉神经为混合神经，其感觉纤维分布在颜面部皮肤、眼结膜、鼻黏膜、口腔黏膜上；运动纤维支配咀嚼肌、颞肌、翼内肌、翼外肌。

1. 颜面部感觉

（1）检查法：按三叉神经的眼支、上颌支、下颌支在面部分布区域分别进行检查。以针刺检查痛觉，棉签轻触检查触觉，盛有冷水、热水的试管检查冷觉、温觉。观察有无感觉障碍及其分布情况，性质为感觉减退、消失或过敏等。

（2）临床意义

1）痛、温、触觉同时受累：属三叉神经周围性损害，眼支、上颌支、下颌支三支可单一受损，亦可两支或三支同时障碍；后者多由三叉神经根病变所致，表现为患侧皮肤、角膜、结膜、鼻黏膜、口腔黏膜、舌黏膜的各型感觉减退或消失，角膜反射、结膜反射和鼻反射受抑制，鼻黏膜分泌减少。

2）浅感觉分离：痛觉、温觉障碍，触觉存在，为三叉神经核性损害（如三叉神经脊髓束核）。该病变的另一特点是感觉障碍呈"洋葱头"样阶段性层状分布，即口、鼻周围感觉保留，而外周痛觉、温觉障碍。

3）颜面与半身浅感觉分离：延髓下橄榄核背侧病灶，可致对侧面与半身痛觉、温觉障碍，但触觉存在。

2. 咀嚼运动

（1）检查法：望诊观察有无颞肌及咬肌萎缩；患者张口时观察上、下门齿的中缝是否对齐，以此判断有无下颌偏斜。用手触按其双侧颞肌、咬肌，嘱其做咀嚼动作，粗测肌力；或嘱患者紧闭牙关，检查者两手的示、中、环三指分别置于患者两侧咬肌的表面，以双手拇指扳开患者紧闭的下颌，体会咬肌的肌力；也可令患者用力咬住木制压舌板，检查者用适当力量向外抽拉，轻易拉出者表明咬肌肌力减弱。

（2）临床意义：一侧三叉神经运动支受损，表现为该侧颞肌萎缩，咀嚼无力，张口下颌偏向患侧。三叉神经下颌支受刺激时则表现为咬肌痉挛，或下颌强直收缩而致张口困难。

3. 反射

（1）检查法：有角膜反射和下颌反射。

1）角膜反射：令患者向前看检查者的示指，以棉花纤维分别从外侧轻触一侧角膜外缘，正常反应为两眼迅速闭合，同侧者称为直接角膜反射，对侧者称为间接角膜反射。

2）下颌反射：嘱患者微张口，检查者将左手拇指放于其颏部，用叩诊锤叩之，观察其下颌有无闭合及反应的强弱程度。

（2）临床意义

1）角膜反射消失：一侧三叉神经根性或眼支病变时，患侧角膜直接反射消失，而间接反射存在；一侧面神经病变时，患侧直接角膜反射、间接角膜反射均消失，对侧保留，但角膜触觉存在；昏迷、麻醉及脑干病变时可出现双侧角膜反射消失。角膜触觉减退及角膜反射消失常造成神经麻痹性角膜炎，角膜混浊、干燥、溃疡，严重者可引起失明。

2）下颌反射消失或亢进：反射消失多因三叉神经下颌支或运动核受损，反射亢进常见于双侧皮质脑干束病变。

3）颜面部疼痛：多为三叉神经痛，一般呈阵发性，可为半侧或全颜面痛，也可为三叉神经的眼支、上颌支、下颌支分布区痛。疼痛发作常由咀嚼、说话等面部运动而诱发，持续数十秒或数分钟，多有"扳机点"，轻触此点即致疼痛发作和扩散。

（五）面神经（第Ⅶ对脑神经）

面神经为运动神经，支配除了上睑提肌和咀嚼肌以外的面部表情肌；中间神经为传导舌前2/3的味觉纤维，支配唾液腺、泪腺的副交感纤维及传导面部表情肌的深感觉、外耳道浅感觉的感觉纤维。临床主要检查其表情肌的运动及味觉功能。

1. 面肌运动

（1）检查法：观察患者双侧额纹、眼裂、鼻唇沟、口角是否对称。嘱其皱眉、闭眼、露齿、鼓腮、吹口哨等，观察有无额纹消失、闭眼无力或不能、口角㖞斜及鼓腮漏气等。

（2）临床意义：额纹消失、闭眼无力或不能、鼻唇沟浅或消失、口角向健侧㖞斜、鼓腮漏气等，见于周围性面瘫；仅眼裂以下的面肌瘫痪，即额纹、眼裂及闭眼正常，而有鼻唇沟浅或消失、口角向健侧㖞斜、鼓腮漏气时，为中枢性面瘫。

2. 味觉

（1）检查法：嘱患者伸舌，以棉签蘸少许有味的试液，如食醋、盐水、糖水、奎宁等，涂于患者舌前 2/3，请其判断其味的性质。

（2）临床意义：味觉障碍时，提示鼓索神经受损。

（六）听神经（第Ⅷ对脑神经）

听神经包括司听觉的耳蜗神经和司平衡的前庭神经。

1. 耳蜗神经

（1）检查法：粗查可在患者耳旁轻拍双手、捻动手指或使用手表检查听力，结果同检查者相比，并对患者进行双侧比较。临床上精细检查多用音叉法；需更精确检查时可行电测听检查。音叉法检查包括：①气、骨导对比检查（Rinne 试验）：将振动的音叉置于乳突上，待听不到声响时，再立即置于同侧耳旁，询问能否听到声响。正常人音响气导＞骨导。②双耳骨导对比检查（Weber 试验）：将振动的音叉置于头顶正中部，询问患者是否听到声响，声响有无偏向，以及偏向哪侧耳。正常时无偏向。

（2）临床意义：听力减退患者，应行音叉或电测听检查，鉴别属神经性耳聋或传导性耳聋。①神经性耳聋：Rinne 试验气导＞骨导，但两者时间均短于正常，Weber 试验偏向健侧。②传导性耳聋：骨导＞气导，Weber 试验偏向患侧。

2. 前庭神经

（1）检查法：询问患者是否有眩晕感觉，观其有无眼球震颤及平衡障碍，如步态不稳、身体倾倒等。前庭功能精确检查应行前庭诱发试验，如旋转试验、冷热水试验及直流电试验；必要时行眼球震颤电图描记。临床常用冷热水试验检查前庭功能。方法是令患者平卧，头抬高并前倾30°，向外耳道内注入 15～20℃的冷水，立即观察有无眼球震颤及眼球震颤方向。正常人眼球震颤的潜伏期为 20～30s，持续 90～120s，眼球震颤方向朝向对侧。

（2）临床意义

1）眩晕：患者感觉自身旋转或外界环境旋转。外周性者，眩晕重，常伴有恶心、呕吐及耳鸣等。中枢性者，眩晕轻，恶心、呕吐少。

2）眼球震颤：冷热水试验时，若无眼球震颤，表明受试侧前庭功能低下；有眼球震颤时，若两侧潜伏期及持续时间相差较大，也提示一侧前庭功能低下。前庭功能低下多由迷路、前庭神经、小脑疾病引起。

3）倾倒：外周前庭器官、前庭中枢及小脑病变均可引起身体倾倒。

（七）舌咽神经（第Ⅸ对脑神经）、迷走神经（第Ⅹ对脑神经）

二者均起自延髓，一同经静脉孔出颅腔，运动纤维支配腭、咽、喉部的肌肉运动；感觉纤维分布于咽喉部。舌后 1/3 的味觉由舌咽神经传导，迷走神经司胸腔、腹腔器官。病变可使舌咽神经、迷走神经常同时受损，故一并检查。

1. 检查法

（1）注意患者发音有无嘶哑，进食、饮水有无呛咳或吞咽困难。

（2）嘱患者张口发"啊"音，看腭垂是否居中，有无偏斜；软腭有无下垂，运动度如何，双侧是否对称。

（3）用压舌板或棉签分别轻触两侧咽后壁，观察有无恶心感觉及吞咽反射。

2. 临床意义　单侧舌咽、迷走神经受损时，患者出现声音嘶哑、吞咽受限及饮水呛咳，腭垂偏向健侧，患侧软腭下垂，咽反射减弱或消失。两侧受损时，表现为严重的吞咽困难，饮水呛咳，咽反射消失，双侧软腭无活动，称为真性延髓性麻痹，由舌咽神经、迷走神经周围性损伤所致。如双侧皮质脑干束受损，则表现为声音嘶哑、吞咽困难及饮水困难，但咽反射存在，并有下颌反射亢进，出现吸吮反射等，称为假性延髓性麻痹，是由舌咽、迷走神经中枢性损伤而致。

（八）副神经（第XI对脑神经）

副神经分为延髓支和脊髓支两部分，支配胸锁乳突肌及斜方肌。

1. 检查法

（1）望诊并触摸双侧胸锁乳突肌和斜方肌，观察有无肌萎缩。

（2）嘱患者耸肩，检查者下压其双肩造成一定阻力，判断耸肩时肌力大小，比较两侧是否对称。另嘱患者转颈，检查者以并拢的手指用适当的力阻挡其转颈，测试胸锁乳突肌的肌力。

2. 临床意义

（1）一侧副神经核或其神经受损时，胸锁乳突肌及斜方肌萎缩，患者向病变对侧转颈不能，患侧肩下垂并耸肩无力。

（2）双侧病变时，患者头前屈无力，多呈头后仰位。

（九）舌下神经（第XII对脑神经）

1. 检查法

（1）观察舌的位置，有无肌萎缩、肌纤维震颤。

（2）嘱患者伸舌，看其伸舌有无偏斜及伸舌快慢。

（3）让患者用舌尖抵住一侧颊部，检查者用手在外试之，测其肌力如何，双侧是否对称。

2. 临床意义

（1）一侧舌下神经或核性病变时，伸舌偏患侧，患侧舌肌萎缩，有肌纤维震颤。

（2）舌下神经核上性损害者，伸舌偏向病变对侧或偏瘫侧，无舌肌萎缩及肌纤维震颤。

（3）双侧病变时，则舌不能伸出及各向活动，构音或言语不清，进食、吞咽障碍，舌常后坠，严重者可致呼吸困难等。

三、运动系统检查

运动系统包括随意运动、不随意运动和共济运动，涉及神经系统的锥体系、锥体外系与小脑。人类的各种运动由上述运动形式共同参与及协调来完成。临床上运动系统检查主要有：姿势和步态、肌容积、肌力、肌张力、不自主运动和共济运动等。

（一）姿势和步态

1. 检查法　观察患者站立及行走姿态有无异常。

2. 临床意义　头部前倾、躯干俯屈、双上肢屈曲状者多为帕金森病患者；前后、左右摇晃者常为小脑蚓部病变所致；而小脑半球或前庭病变则向患侧倾倒；睁眼正常而闭眼摇晃者为深感觉障碍。临床常见的步态有以下七种：

（1）偏瘫步态：又称划圆步态。偏瘫侧上肢屈曲、内旋、下肢伸直，步行时下肢由外向前内划圈。多为大脑病变等。

（2）慌张步态：双上肢屈曲，躯干前倾，步伐细小，开始动作慢而后逐渐增快，呈前冲样，又称前冲步态。见于帕金森病。

（3）醉汉步态：又称蹒跚步态。行走时左右摇晃，前扑后跌，步间基底增宽，行走路线弯曲似醉汉。多为小脑受损。

（4）鸭步态：又称摇摆步态。行走时左右摇摆，腹部前挺，缓慢似鸭行。多为肌营养不良症等。

（5）剪刀步态：又称痉挛性截瘫步态。行走时双下肢向内一前一后交叉，足尖擦地。多为先天性脑瘫或脊髓疾病。

（6）跨阈步态：又称高抬腿步态。行走时需高抬患肢，避免使足尖拖地。多为腓神经麻痹。

（7）感觉性共济失调步态：行走不能掌握平衡，两足分开，举足过高，落地过重而作响，左右摇摆，双目注视地面或双足，闭眼时则行走不能。多为脊髓结核、亚急性联合变性疾病等。

（二）肌容积

肌容积反映肌营养状况。

1. 检查法　观察肌肉有无萎缩及肥大，注意病变的分布。可用软尺进行精确测量，常在一些生理性标志部位（如上肢取尺骨鹰嘴，下肢取髌骨上、下缘）的上或下一定距离处测量肢体周径，行双侧同部位对比。正常人也存在差异，双侧上肢可相差1cm，双侧下肢相差 $1.0 \sim 1.5cm$，此范围以内均不应轻易诊断为肌萎缩。

2. 临床意义

（1）神经源性肌萎缩：周围神经或脊髓前角病变，可致下运动神经元性瘫痪，较早出现肌萎缩，其萎缩多较重，伴肌肉纤颤，多限于某一肌肉或肌群，又称营养性肌萎缩。中枢病变如大脑或脊髓传导束，可致上运动神经元性瘫痪，范围较广，但肌萎缩轻，无肌肉纤颤，又称失用性肌萎缩。

（2）肌源性肌萎缩：见于进行性肌营养不良症、多发性肌炎、重症肌无力。多以肢体近端为主，一般无肌肉纤颤，肌肉固有反射减退或消失。可伴肌肉肥大，但肌力、弹性、腱反射均减弱，称为假性肥大。假性肥大多见于进行性肌营养不良症。

（三）肌力

1. 检查法　观察肢体主动运动时力量的强弱，两侧对比有无差异。嘱患者依次做各关节、各方向的运动，并在运动方向上给予一定阻力，以测试其肌力大小。常用方法有以下三种：

（1）手部肌力检查：令患者握拳，检查者把持其拳向该手的腹侧旋转，患者用力阻抗。患者用力握检查者的手掌，检查者用力抽拔。患者用力伸开五指，检查者以拇指和中指测试各指间的展力。患者五个手指的指尖握持检查者的拇指，检查者用力抽拔。由以上测定患者手部的肌力。

（2）上肢肌力检查：令患者屈曲上肢，检查者向相反方向拉动其前臂，检查上肢屈肌的力量；或相反让患者伸直上肢，检查者蜷曲其前臂，以测定上肢伸肌的肌力。

（3）下肢肌力检查：令患者仰卧，将下肢抬离床面，检查者用适当力量下压患者下肢，测定下肢伸肌的肌力；或患者仰卧，用力屈髋屈膝，检查者向上拉动患者小腿，测定下肢屈肌的肌力。精细检查个别肌肉的肌力，可做以下轻瘫试验。

1）对指试验：嘱患者以拇指按序迅速地分别与其余四指对合，观察对合的速度和精确度。

2）巴利试验：嘱患者向前平举双上肢，掌心向下，保持此姿势，则瘫痪侧上肢逐渐表现为旋前、掌心向外并下垂，又称上肢 Barres 试验；另嘱患者俯卧，双侧小腿平行屈曲呈直角，保持此姿势，则瘫痪侧肢体逐渐缓缓下坠，称为下肢 Barres 试验。

3）麦卡兹尼试验（Magzini 试验）：令患者仰卧抬腿，屈髋呈直角，瘫痪侧下肢逐渐下垂或摇摆不稳。

2. 肌力分级　肌力一般分为 6 级。

（1）0 级：肌肉完全不收缩。

（2）1 级：可见肌肉收缩，但无肢体运动。

（3）2 级：肢体能在床上移动，但不能抬离床面，即不能对抗地心引力。

（4）3 级：肢体能抬离床面，克服地心引力做随意运动，但不能对抗外加阻力。

（5）4 级：能在一般的外加阻力下作运动，但力量较正常弱。

（6）5 级：正常肌力。

3. 瘫痪类型　根据肢体瘫痪的形式，临床上常分为单瘫、偏瘫、截瘫及四肢瘫。

（1）单瘫：指仅一个肢体瘫痪者。单瘫伴肌萎缩、腱反射减退或消失、肌张力低下及神经支配区的感觉障碍，为同侧周围神经或神经根受累所致。肌萎缩、肌张力低下、无感觉障碍者，为同侧脊髓前角病变；若伴分离性节段性感觉障碍则由脊髓空洞症引起，以上属下运动神经元性单瘫。如单瘫伴肌张力升高、腱反射亢进者，为上运动神经元性瘫痪，损害定位于对侧大脑中央前回局部。如瘫肢不恒定，时轻时重，与情绪波动有关，伴有不符合神经支配区的感觉障碍及不符合神经解剖规律的体征，则多为癔症性单瘫。

（2）偏瘫：指一侧上肢瘫痪、下肢瘫痪，为皮质脊髓束传导通路受损所致。受累部位可位于对侧皮质运动区、内囊或脑干，又称脑性偏瘫。皮质及皮质下损害者，偏瘫多不完全，或上肢重或下肢重，可伴有癫痫发作，以及失用、失语、失认等症状。内囊损害者多为三偏征：偏瘫、偏身感觉障碍及偏盲。脑干损害者为交叉性偏瘫，表现为病变侧面、舌肌瘫痪，对侧上肢瘫痪、下肢瘫痪，此因病变平面脑神经周围性瘫痪，病变对侧肢体上运动神经元性瘫痪所致。高位脊髓病变者仅为同侧的上肢瘫痪、下肢瘫痪，不伴脑神经麻痹，又称脊髓性偏瘫。

（3）截瘫：一般指双侧下肢瘫痪，称为下肢性截瘫，多因双侧锥体束损害所致。双侧脊髓腰段前角以下的下运动神经元性损害，也可造成截瘫。双侧上肢瘫痪者少见，又称颈性截瘫或上肢性截瘫，是由颈膨大的前角细胞或前根受损所致，不伴锥体束损害。脊髓病变常见有肿瘤、外伤、感染、血管病、中毒、遗传变性病及脱髓鞘病变等，偶可见癔症性截瘫。

（4）四肢瘫：即四肢均瘫痪，又称双侧偏瘫，可为神经性或肌源性。如双侧大脑或脑干病变所致，可伴有意识障碍，真、假性延髓性麻痹，精神症状，痴呆等。高位颈髓病变者亦可伴有延髓性麻痹症状，但无痴呆及面瘫等症征。颈膨大病变者为双上肢弛缓性（下运动神经元性）瘫痪、双下肢痉挛性（上运动神经元性）瘫痪。四肢均为弛缓性瘫痪者，多由周围神经病变所致，常伴有主观感觉障碍（如疼痛、麻木等）及客观感觉障碍（如手套、袜套样，痛觉、温觉减退等）。四肢瘫尚可见于多发性肌炎、肌营养不良症、周期性瘫痪及重症肌无力等。

（四）肌张力

肌张力即肌肉的紧张度，由脊髓的基本反射所维持。

1. 检查法　嘱患者放松肢体，触摸肌肉的硬度。被动运动其肢体，测试肢体的抵抗强弱。观察有无关节过屈、过伸现象。常做肘关节、膝关节屈伸活动检查，以了解上肢肌张力、下肢肌张力。

（1）肌张力升高：被动运动肢体时阻力增大，肌肉较硬。

（2）肌张力降低：被动运动肢体时阻力较小，肌肉松软。

2. 临床意义

（1）肌张力过高：若被动运动肢体时，起初阻力较大，达一定程度后阻力突然消失，称为"折刀"样肌张力升高，尤以上肢屈肌和下肢伸肌明显。多为锥体束损害的特点。如为持续的肌张力升高，则称为铅管样强直；肌张力升高犹如扳动齿轮的顿挫感时，称为"齿轮"样强直。后两者均为锥体外系病变所致。锥体束和锥体外系损害，造成脊髓反射弧失去上位中枢的控制与调节，伸肌和屈肌呈反射释放状态。

（2）肌张力降低：多见于脊髓反射弧的破坏，如脊髓前角细胞及传入、传出神经的病变；也见于深昏迷及小脑疾病。

（五）不自主运动

不自主运动指患者身体任何部位不由自主地发出一些无目的的动作，表现形式多样。

1. 检查法　注意不自主运动的部位、幅度、速度、程度，能否产生运动效果，运动与放松的时间，有何规律，运动形式是否固定不变。询问患者不自主运动是否受体位、随意运动、情绪状态、感觉刺激所影响。不自主运动包括痉挛、震颤、抽搐、肌纤维颤动与肌束颤动、舞蹈样运动、手足徐动或指划动作等。

2. 临床意义

（1）痉挛：分为局限性与全身性两类，有阵挛和强直两种形式。阵挛指肌肉阵发性、节律性收缩；强直为肌肉长时间的收缩。阵挛和强直可相继交替，如癫痫大发作初期为强直性痉挛，后期变为阵挛。肌肉、周围神经、皮质及皮质下中枢的病变均可引起痉挛。以锥体和锥体外系受刺激引起痉挛者为多。表现形式有腹肌痉挛、骶棘肌痉挛、面肌抽搐、牙关紧闭、角弓反张等。

（2）震颤：指不自主的节律性快速运动。①静止性震颤：肌肉松软的情况下（即安静状态）出现，随意运动及睡眠中消失。震颤频率为每秒 4～6 次，肢体远端明显。常见于帕金森病。②运动性震颤：静止状态下不出现，仅发生于运动时。患者肢体做随意运动时的终末期运动性震颤最明显，故又称意向性震颤。如嘱患者指鼻，手指越接近鼻尖，震颤幅度越大。当身体保持某种姿势时出现震颤并持续整个过程，称为姿势性震颤。多见于小脑病变。

（3）抽搐：指反复发生的、无意识的、刻板式的一定肌群的快速抽动，其频度不等，振幅较大，可由一处向远处扩展，常伴躯体不适感，做出眨眼、耸眉、转头等动作。入睡后消失，多由精神因素所致，也可为脑部疾病的症状。

（4）肌纤维颤动与肌束颤动：指肌纤维颤动表现为一块肌肉肌腹上单一或一组肌纤维，在数厘米范围内的快速或蠕动样、细小的颤动。肌束颤动是指一个肌群或一些肌群肌肉的细小、快速地收缩。肌纤维颤动多为脊髓前角细胞或脑神经运动核的刺激现象，而肌束颤动则由脊髓前根受刺激而引起。肌纤维颤动与肌束颤动均是下运动神经元损害的体征。

（5）舞蹈样运动：是锥体外系损害的常见症状，尤其是新纹状体外侧的受累。多为突发、有规律、无目的、不对称、运动幅度大小不等、无明显间隔期的急促动作。可见于身体多个部位，如面、舌、唇、肢体，患者常表现为挤眉、眨眼、伸舌、弹手、踢腿等。精神紧张、疲劳、兴奋和体力活动时舞蹈运动增强，安静时减轻，入睡后消失。常见于各种舞蹈病、脑炎、中毒性脑病等。

（6）手足徐动：指手足呈缓慢的、强直性的、持续的伸、屈或扭曲动作，以肢体远端最明显，表现为不同程度的肢体屈曲、伸直、外展、内收动作的混合。若扩展到面肌，可有苦笑、悲哀、感叹等表情变化。全身肌张力忽高忽低，一般被动运动时肌张力升高，安静状态下肌张力降低。

（7）扭转痉挛：即局限于躯干、颈部、肢体近端的徐动症，表现为以躯干为主的紧张性扭转运动。扭转痉挛时肌张力变化不定，多数时间肌张力升高。肌阵挛为一侧或两侧节律性肌抽动，多见于软腭、咽、眼球、膈肌，也可发生在肢体和躯干，多表现为短暂、快速、不规则的肌肉抽搐，频率可达每分钟 80 ～ 120 次。病变多在下橄榄核、齿状核及红核。

（9）痉挛性斜颈：指颈肌、胸锁乳突肌、斜方肌呈强直性、阵挛性或强直阵挛性收缩，表现为发作性斜颈，在情绪激动或外环境刺激下易出现。常见于纹状体病变丘脑病变及脑炎后遗症。

（10）痛性痉挛：指强直性肌肉收缩的同时伴有疼痛，病因较复杂。中枢神经系统、周围神经及肌肉的病变均可引起。

（六）共济运动

机体在大脑皮质、皮质下基底核、前庭迷路系统、小脑及深感觉的共同参与下，才能准确、协调地完成各种随意动作。如发生障碍，则称为共济失调，即平衡障碍。

1. 检查法　观察患者行走、穿衣、系扣、取物等日常活动是否平衡与协调。详细检查方法有以下六种：

（1）指鼻试验：检查者伸出示指，嘱患者以其示指指端连续点触检查者示指指端和自己的鼻尖，先睁眼、后闭眼，交替、反复进行，双侧对比有无异常。

（2）轮替试验：嘱患者双侧前臂同时做迅速的旋前、旋后动作，观察动作是否笨拙。

（3）对指试验：检查者和患者同时伸出示指，嘱患者以示指触碰检查者的示指，先快后慢，先睁眼、后闭眼，双侧对比，观察患者能否迅速、准确地完成动作。

（4）反跳试验：嘱患者用力屈肘，检查者握住患者腕部向反方向用力，然后突然松手。

正常人由于前臂对抗肌的协同作用，前臂屈曲可立即停止，不会反击到自己的身体。

（5）跟膝胫试验：嘱患者仰卧，伸直一侧下肢，另一侧下肢抬高，屈膝，用其足跟沿对侧肢体的膝及胫骨前缘下滑。正常人动作准确且灵活。

（6）闭眼直立试验（Romberg 征）：嘱患者向前平伸两臂，并拢双足，先睁眼，后闭眼，维持直立。观察身体有无倾倒。正常人睁眼、闭眼时均能站稳。

2. 临床意义 指鼻试验、轮替试验、对指试验、反跳试验、跟膝胫试验检查肢体性共济失调，闭目直立试验检查躯干性共济失调。引起共济失调的病变水平，可定位于小脑、前庭、脊髓及大脑。因此，共济失调常分为小脑性、前庭性、脊髓性及大脑性四种。

四、感觉系统检查

感觉系统产生和传递各种外界及体内的刺激信号，使神经中枢产生感觉并协调各种运动。感觉检查内容包括痛觉、温度觉、触觉、关节位置觉、音叉振动觉、图形觉、两点辨别觉、实体觉。通过感觉检查，可以发现被检查者有无感觉障碍及感觉障碍的分布、性质、程度，以此进行病变的定位诊断，并进一步寻找病因。在感觉检查中，尤应熟悉和掌握的是脊髓对皮肤感觉的支配节段性特征。

（一）感觉检查方法

感觉检查应耐心、细致。首先让患者了解检查方法和目的，以取得其良好的配合。这是获得真实、可信资料的前提。应从感觉障碍区域查向健康部位，远近、前后进行对称比较，反复多次交替进行，详细记录感觉障碍的平面和范围。检查时，请患者闭眼以除外视觉的干扰作用，并避免暗示性语言的诱导效应。

1. 浅感觉

（1）痛觉：用大头针或注射器针头，从痛觉缺失区开始移向正常感觉区，按神经支配节段双侧对比检查，询问患者针刺时有无痛觉及其程度。

（2）温度觉：用盛有冷水、热水的试管接触皮肤，询问患者有无温冷感，由异常区移至正常区，按神经支配节段，双侧对比进行，明确有无温度觉的异常。

（3）触觉：用棉签轻拭患者皮肤，询问患者能否觉察触及感，按神经节段分布区域依序进行，双侧对比，检查有无触觉异常，如痛觉、温度觉、触觉的检查，还应注意有无分离性感觉障碍。

2. 深感觉

（1）震动觉：将震动的音叉置于体表突起处，询问患者有无震动及其程度。

（2）运动觉：轻轻地活动患者手指、足趾、腕关节、距小腿关节，问其是否觉察触及感并判断何部位及做何种方向的运动。

（3）位置觉：嘱患者闭眼，将其手指、脚趾、腕关节、距小腿关节等摆成某一体位或姿势，令其说出该部位的姿势，并用另一侧肢体同一部位模仿同样的动作。

3. 复合感觉

（1）定位觉：用手指或笔杆轻触患者的皮肤，请患者指出刺激部位，正常误差不超过 1cm。

（2）两点辨别觉：用两个大头针检查，先将两针尖分开一定距离刺测皮肤，如患者感到是两点受刺时，逐步缩小两针尖距离，直至不能分辨两点时，记录该最小距离。检查躯干和四肢时，检查者也可用双手指来测试。正常人舌尖、鼻尖、指尖、手臂感觉最灵敏，为 1～3cm；四肢近端、躯干敏感性差，为 4～12cm。

（3）实体觉：嘱患者闭眼，让其用单手触摸一些常用物品（如钥匙、硬币、铅笔等），令其说出所触物体名称。

（4）图形觉：在患者肢体、躯干皮肤上划三角形、正方形、圆形、椭圆形等，让其说出为何种图形。

（5）重量觉：给患者有一定重量差别的数种物品，请其用单手掂量后，比较并判断各物品的轻重。

（二）感觉障碍的类型

临床上将感觉障碍分为主观感觉障碍和客观感觉障碍两类，主观感觉障碍指患者在无任何刺激下的自我感觉，如麻木感、疼痛感、烧灼感；客观感觉障碍指患者对外界刺激不正常的感觉应答反应。感觉障碍的性质具有一定的辅助诊断意义。常见不同性质的感觉障碍分为以下七种：

1. 感觉缺失　指清醒状态下，对刺激无反应。可分为深感觉缺失及浅感觉缺失，深感觉缺失又分为运动觉缺失、位置觉缺失、震动觉缺失，浅感觉缺失又分为痛觉缺失、温度觉缺失、触觉缺失。深感觉、浅感觉均缺失者称为完全性感觉缺失。分离性感觉障碍一般是指浅感觉中某一感觉存在而另一感觉缺失的现象，如痛觉、温度觉缺失但触觉保留，如脊髓空洞症等，多由脊髓后角和前联合病变所致。

2. 感觉减退　指对外界刺激有反应，但敏感性减弱。双侧对比检查，结果更有意义。

3. 感觉过敏　指轻微的刺激而引起强烈的感觉，如痛觉过敏，表明感觉系统有刺激性病变。

4. 感觉过度　指对外部刺激的感受阈限升高且反应时间延长，对轻微刺激的辨别能力减弱或丧失，只能感受很强的刺激，并需经过较长的潜伏期，才可产生一种不能定位的、强烈的不适感。常见于丘脑病变，也见于中枢神经系统中脑干、岛盖、顶叶皮质等部位的病变。

5. 感觉倒错　是对刺激的认识完全倒错，如触觉痛感、冷觉热感等。

6. 感觉异常　指无外在刺激的自我感觉，如麻木感、蚁走感、针刺感、烧灼感。多为周围神经受压引起。

7. 疼痛　多由于周围神经、脊髓后根、脑脊膜和丘脑等部位受累时引起。

（1）局部疼痛：指病变部位的局限性疼痛，多见于周围神经炎区域。

（2）放射性痛：指神经根或神经干受刺激时，疼痛除发生于局部外，还可沿受累神经支配的感觉区域放射，如坐骨神经痛时，疼痛可放射到足部。

（3）扩散痛：指疼痛向邻近部位扩展，如三叉神经某一支痛时，疼痛可扩散到另一支。

（4）烧灼性神经痛：指烧灼样的强烈疼痛，多见于周围神经的不完全损伤。

（5）幻肢痛：指在截肢后残端出现的疼痛。闪电痛表现为下肢发作性、触电样剧痛，多见于脊髓后索或后根病变，如脊髓结核；若伴器官功能障碍，可表现为上腹剧痛、恶心、呕吐等。

（6）牵涉痛：指因受累器官的疼痛扩散至脊髓后角，引起支配该器官的脊髓节段所支配的体表皮肤也发生疼痛的现象，称为牵涉痛，又称感应痛，如心绞痛时的左胸及左上肢内侧疼痛；肝病时的右肩疼痛等。

（三）感觉障碍的定位

1. 末梢型　表现为四肢远端的感觉障碍，涉及多种感觉类型（痛觉、温度觉、触觉），为综合性感觉障碍。感觉障碍多呈手套、袜套样分布，常伴运动及自主神经障碍，多见于多发性周围神经炎。

2. 神经干型　指受累神经皮肤分布区域的完全性感觉障碍，如股外侧皮神经炎等。

3. 神经丛型　指感觉障碍的性质同神经干型，但较其范围要广，如臂丛神经炎时同侧肩部以下整个上肢感觉、运动障碍。

4. 后根型　为节段性的各种感觉障碍，有剧烈的神经痛；若神经节受损，可在受累节段皮肤上出现带状疱疹。

5. 脊髓型　以脊髓空洞症、脊髓髓内肿瘤多见。

（1）后角型：为单侧节段性、分离性感觉障碍。受累的皮肤区域痛、温觉障碍，而深感觉及触觉保留。

（2）前连合型：为双侧节段性、分离性感觉障碍。受累的皮肤区域痛、温觉障碍，而深感觉及触觉保留。

6. 脊髓传导束型　为受损节段平面以下的感觉障碍。

（1）后索型：为受损平面以下的深感觉障碍及感觉性共济失调。常见于脊髓结核、亚急性联合变性等。

（2）侧索型：为受损平面以下的对侧有痛觉、温度觉障碍。

（3）脊髓半切型：为受损平面以下同侧中枢性瘫痪及深感觉障碍，对侧痛觉、温度觉障碍。多见于一侧脊髓压迫症的早期。

（4）脊髓横切型：为受损平面以下所有感觉、运动及自主神经功能均发生障碍。

7. 脑干型　以血管病、肿瘤、炎症、变性病变多见。

（1）延髓前内侧型：为对侧肢体的深感觉障碍，浅感觉保留，由内侧丘系损害所致。

（2）延髓外侧型：为病灶侧面部及对侧肢体的痛觉、温度觉障碍，又称交叉性感觉障碍，由三叉神经脊束核及脊丘束受损所致。

（3）脑桥、中脑型：为对侧面部及偏身的深感觉、浅感觉障碍。

8. 丘脑型　为对侧偏身完全性感觉障碍。深感觉障碍重于浅感觉，远端重于近端，上肢重于下肢，常伴自发性疼痛，感觉过敏或倒错等。以血管病多见。

9. 内囊型　为对侧偏身深感觉、浅感觉障碍，并伴偏瘫或偏盲。

10. 皮质型

（1）刺激病灶：出现局限性感觉性癫痫，受累区域有阵发性的感觉异常。

（2）破坏病灶：为对侧单肢感觉障碍，其中精细的复合感觉受损严重，而痛觉、温度觉轻微障碍或正常。

五、反射检查

（一）深反射

深反射为肢体反射，指叩击肌腱或骨膜而引发的肌肉收缩反应，又称腱反射。反射弧由感受器（肌腱和骨膜的本体感受器）、感觉神经、运动神经、运动神经支配的效应器组成，无中间神经元。

1. 检查方法 嘱患者放松肢体，检查者置被检肢体于合适位置，进行深反射的检查。深反射的强度一般记录为消失（－）、减弱（＋）、正常（＋＋）、活跃（＋＋＋）、亢进（＋＋＋＋）及阵挛五类。阵挛为反射极度亢进的表现。

（1）肱二头肌腱反射（$C_5 \sim C_6$）：将患者上肢半屈，检查者一手拇指置于其肱二头肌腱上，用叩诊锤叩击该手拇指。正常反应为前臂做屈曲动作，检查者可感觉到肱二头肌腱的收缩。

（2）肱三头肌腱反射（$C_6 \sim C_7$）：嘱患者前臂稍屈曲，叩击鹰嘴突上方 2cm 处的肱三头肌腱。正常反应为前臂做伸直运动。

（3）桡骨膜反射（$C_5 \sim C_8$）：嘱患者肘关节半屈曲，前臂略外旋，叩击其桡骨下端。正常反应为前臂旋前和屈肘。

（4）膝腱反射（$L_2 \sim L_4$）：患者取坐位或卧位，检查者用左手托起其膝关节，使髋关节和膝关节呈稍屈曲状，叩击股四头肌肌腱。正常反应为小腿向前弹跳。

（5）跟腱反射（$S_1 \sim S_2$）：患者取跪位或仰卧，足背屈，叩击跟腱。正常反应为足向跖面屈曲。

（6）髌阵挛：患者仰卧，伸直下肢，检查者用手将其髌骨迅速由上向下推动，并维持推动数秒。髌骨发生连续上、下抽动，称为髌阵挛。

（7）踝阵挛：检查者一手托起患者腘窝，另一手握其足，做骤然向上足背屈动作，并维持足背屈。该足呈连续的上、下屈伸颤动，称为踝阵挛。

2. 临床意义 腱反射两侧强、弱不对称对定位诊断有重要价值。

（1）反射减弱或消失：常为脊髓前角或周围神经病变，是下运动神经元瘫痪的体征之一，多见于深昏迷、肌病、全身衰竭，以及小脑疾病、锥体外系疾病。

（2）反射亢进疾病：为上运动神经元瘫痪的体征，但在甲状腺功能亢进症、破伤风、低钙抽搐、精神过度紧张者，也可出现双侧对称性腱反射增强。如腱反射极度增强则表现为阵挛，多由锥体束受累所致。

（二）浅反射

刺激皮肤、黏膜引起的反射称为浅反射。

1. 浅反射的检查

（1）腹壁反射：用钝针在腹壁两侧由外向内，沿肋弓下缘（上腹壁反射，$T_7 \sim T_8$）、脐孔水平（中腹壁反射，$T_9 \sim T_{10}$）、腹股沟上方（下腹壁反射，$T_{11} \sim T_{12}$）划过腹壁皮肤，正常反应为该处腹肌收缩。

（2）提睾反射（$L_1 \sim L_2$）：用钝针轻划大腿内侧近阴囊处皮肤。正常反应为同侧睾丸向上提缩。

（3）肛门反射（$S_4 \sim S_5$）：用钝针轻划肛门周围皮肤。正常反应为肛门外括约肌收缩。

2. 临床意义

（1）浅反射减弱或消失：反射弧的任何一部分损害均可发生浅反射的减弱或消失；锥体束损害时，深反射亢进，而腹壁及提睾反射减弱或消失。在深睡、昏迷，以及 1 岁内的婴儿和个别正常人也可出现反射减弱或消失。

（2）浅反射亢进：多见于锥体外系疾病，神经症患者也可有浅反射亢进，但其深反射亦亢进。

（三）病理反射

1. 检查方法

（1）巴宾斯基征（Babinski 征）：用叩诊锤手柄的尖端或棉签杆等，在足底外侧向前轻划至小趾跟部再转向内侧。若𧿹趾向足背屈曲，其余四趾呈扇形散开，则为阳性。此外，刺激其他部位，也可引起如上同样的反应，称为巴宾斯基征（Babinski 征）的等位征。例如，①奥本海姆征（Oppenheim 征）：以拇指和示指用力沿小腿胫骨前缘从上向下划过；②夏道克征（Chaddock 征）：用钝针划过足外踝；③戈登征（Gordon 征）：用力挤捏腓肠肌；④普谢普征（Pussep 征）：用钝针划过足背外缘；⑤胡佛征（Hoover 征）：用力挤捏跟腱；⑥贡达征（Gonda 征）：紧压足外侧两趾向下，数秒后突然放松。

（2）霍夫曼征（Hoffmann 征）：检查者左手握住患者的腕关节，右手示指和中指夹住患者的中指，用拇指迅速弹拨其中指指甲。若患者拇指屈曲内收，其余四指有屈曲动作，为阳性表现。霍夫曼征实际上属牵张反射，但阳性反应常提示锥体束病变，因此习惯上也归为病理反射。

2. 临床意义　病理反射多见于锥体束受损时。判断病理反射的临床意义时，以下三点应注意。

（1）在所有病理反射中，巴宾斯基征是检查锥体束损害最可靠的指征。

（2）霍夫曼征可见于正常人，如双侧均出现而不伴任何神经系统症状和体征者，则无定位意义。

（3）普谢普征在早期锥体束受损时即可出现。

六、脑膜刺激征检查

脑膜刺激征是指脑（脊）膜及神经根受炎症、出血或异物刺激而引起的头痛、呕吐、颈抵抗等表现。头痛、呕吐是由脑（脊）膜上的感觉神经纤维受刺激和颅内压升高所致。颈抵抗为脊髓运动根受激惹致肌肉痉挛而造成。

1. 颈项抵抗（颈强直）　患者仰卧，双下肢伸直，检查者托其头部向前屈曲，正常人下颏可触及其前胸部。阳性者下颏不能接触前胸，并有后颈部僵直、疼痛。严重脑膜炎患者颈项抵抗明显，伴剧烈疼痛，托颈时上身可被抬起，并与头位保持呈一直线。

2. 凯尔尼格征　患者仰卧，抬起一侧下肢，屈髋、膝关节呈90°，然后一手固定膝关节，另一手握住足跟，将小腿慢慢上抬，使其被动伸展膝关节，如果患者大腿与小腿之间夹角不到135°就出现抵抗感，伴大腿后侧及腘窝疼痛，则为阳性。

3. 布鲁津斯基征　患者仰卧，伸直双下肢，用手托其头部屈颈，出现下肢屈曲缩腿，则为阳性。

七、自主神经功能检查

自主神经是神经系统的组成之一，其中枢位于大脑皮质和下丘脑，主要支配内脏、血管和腺体。

（一）一般情况

1. 皮肤及黏膜　观察皮肤、黏膜有无苍白、红斑、潮红、发绀等；是否光滑、硬结、增厚、脱屑、潮湿、干燥；有无麻疹、水肿、疱疹、溃疡及压疮等。

2. 毛发、指（趾）甲　毛发分布是否异常，有无多毛、少毛、脱发；毛发光泽如何；是否松脆易断。指（趾）甲颜色，有无发绀；是否粗糙、变脆。

3. 唾液腺及泪腺　对外界刺激有无分泌反应及分泌程度。

4. 出汗　有无出汗过多、过少、无汗；出汗异常的部位。

5. 生命体征（体温、脉搏、呼吸、血压）　注意有无生命体征的变化及其变化规律。

（二）括约肌功能

1. 排尿障碍　由神经系统病变引起者（即除外因肾盂积水、尿路结石、尿路感染等所致者）称为神经源性排尿障碍。

（1）询问症状：有无排尿困难、尿频、紧迫性排尿（尿急）、尿潴留、尿失禁及自动性排尿等。

（2）明确程度：部分性排尿障碍或完全性排尿障碍。

（3）判定受损部位：脊髓排尿反射中枢以上的病变（一般指 T_{11} 以上），称为排尿的上运动神经元损害；脊髓排尿反射中枢及反射弧的破坏，称为排尿的下运动神经元损害。①上运动神经元损害：为高张力性膀胱，膀胱容积小，张力大，无残余尿，表现为高张性尿失禁。如为双侧锥体束及旁中央小叶病变，则有尿失禁，但膀胱感觉正常；如是脊髓病变（如横贯性损伤），除有尿失禁外，常有膀胱感觉模糊。注意脊髓横贯性损伤在脊髓休克期内会有一定时期的尿潴留。②下运动神经元损害：为低张力性膀胱，膀胱容积大，张力小，残余尿多，排尿无力，表现为低张性尿潴留。如脊髓后柱或后根损害，则膀胱感觉消失，容量异常增大，残余尿极多，又称无张力膀胱；如脊髓前后根同时受损，或病灶位于脊髓圆锥、马尾或坐骨神经时，膀胱张力较无张力膀胱略高，膀胱增大但不及无张力膀胱，又称自动性膀胱。

2. 排便障碍　包括便秘、大便失禁、排便紧迫和自动性排便，尤以便秘、大便失禁多见。双侧大脑或脑干损害，如颅脑损伤、脑血管意外、脑肿瘤等常致便秘；圆锥病变及昏迷患者可有大便失禁；$S_2 \sim S_4$ 以上的横贯性损伤可致自动性排便。

（三）自主神经反射

1. 眼心反射　嘱患者安静仰卧 2min，计 1min 脉搏数；然后压迫患者双侧眼球，30s 后再计 1min 脉搏数。正常者每分钟脉搏数减慢 10 ～ 15 次。每分钟减慢超过 15 次者称为眼心反射阳性，由迷走神经兴奋性过强所致；重者可出现恶心、呕吐或心跳暂停，应予以注意。对有迷走神经兴奋性亢进者，可行左眼、右眼分别压迫。若脉搏数较压迫前加快而不是减慢，则为交感神经兴奋性升高。

2. 立毛反射　用冰块或棉签刺激颈部、腋下、肩部、足底等皮肤。正常人皮肤迅速出现呈鸡皮样反应，7 ～ 10s 最明显，约 20s 后消失。

3. 卧立试验　由平卧位变为直立位，或相反由直立位变为平卧位，迅速测 1min 脉搏数。前者每分钟脉搏增加 10 ～ 12 次，后者每分钟脉搏减少 10 ～ 12 次，均提示自主神经兴奋性升高。

4. 皮肤划痕症

（1）白色划痕症：指用一钝物在皮肤轻划一条线，20s 内出现白色条纹，为交感神经兴奋性升高，由毛细血管痉挛所致。

（2）红色划痕症：重划出现红色条纹，并较宽且持续不退，为副交感神经兴奋性升高，血管扩张之故。正常为先白后红的皮肤条纹。如无论轻划或重划皆出现白色划痕者，为交感神经功能亢进；如对任何刺激皆表现为红色划痕者，表明副交感神经功能亢进。

5. 发汗试验　在被检者皮肤面抹上碘酒，干燥后，再均匀撒上淀粉，然后皮下注射毛果芸香碱 12～16mg，或口服阿司匹林 1g，嘱多饮热水，或进入较高的室温中使之出汗。正常时皮肤发汗，皮肤变蓝色。如皮肤不变色，则为无汗液，表明交感神经功能障碍，可见于周围神经及脊髓病变。根据皮肤不变色区的分布，常可判断病变神经或脊髓节段损害范围。

第二章　神经系统疾病常见症状

第一节　认知障碍

认知是指人脑接受外界信息，经过加工处理，转换成内在的心理活动，从而获得知识或应用知识的过程。其包括记忆、语言、视空间、执行、计算和理解判断等方面。认知障碍是指上述几项认知功能中的一项或多项受损，当上述认知领域有两项或两项以上受累，并影响个体的日常或社会能力时，可考虑为痴呆。

一、记忆障碍

记忆是信息在脑内储存和提取的过程，是在感知觉和思维基础上建立起来的精神活动，包括识记、保持、再认或回忆三个基本过程。记忆一般分为瞬时记忆、短时记忆和长时记忆三类。瞬时记忆为大脑对事物的瞬时映像，有效作用时间不超过 2s，瞬时记忆的信息大部分迅速消退，只有得到注意和复习的小部分信息才转入短时记忆中，短时记忆时间也很短，不超过 1min。短时记忆中的部分信息经过反复的学习、系统化，在脑内储存，进入长时记忆，可持续数分钟、数日，甚至终生。临床上记忆障碍有以下四种：

1. 遗忘　是对识记过的材料部分或全部不能再认与回忆，或者表现为错误的再认或回忆。临床常见的有顺行性遗忘、逆行性遗忘、进行性遗忘、系统成分性遗忘、选择性遗忘和暂时性遗忘等。顺行性遗忘和逆行性遗忘最为重要，故进行详细叙述。

（1）顺行性遗忘：指对紧接着疾病发生以后一段时间内所经历的事件不能回忆。近期记忆差，而远期记忆尚保存，不能保留新近获得的信息。常见于阿尔茨海默病的早期、癫痫、双侧海马梗死、间脑综合征、严重的颅脑外伤等。

（2）逆行性遗忘：指对疾病发生之前某一阶段内所经历的事件不能回忆。常见于脑震荡后遗症、缺氧、中毒、阿尔茨海默病的中晚期、癫痫发作后等。

2. 记忆减退　指识记、保持、再认和回忆普遍减退，临床上多见。轻者表现为回忆减弱，如对日期、年代、专有名词、术语概念、刚见过面的人等不能回忆，严重时表现为近期记忆和远期记忆均减退。临床上常见于阿尔茨海默病、血管性痴呆、代谢性脑病等。

3. 记忆错误

（1）记忆恍惚：包括似曾相识、旧事如新、重演性记忆错误等，与记忆减退过程相关。常见于颞叶癫痫、中毒、神经症、精神分裂症等。

（2）错构：指患者的记忆存在时间顺序、地点以及情节上的错误，如患者将过去生活中所经历的事件归之于另一无关时期，并错误地加以歪曲和渲染，而患者自己并不知觉，并且坚信自己所说的完全正确。常见于围绝经期综合征、精神发育迟缓、酒精中毒性精神病和脑动脉硬化症等。

（3）虚构：指患者将过去事实上从未发生的事或体验回忆为确有其事，且不能自己纠正错误。常见于柯萨可夫综合征，也可以由脑外伤、酒精中毒、感染性脑病等引起。

4. 记忆增强　是一种病态的记忆增强，指对远事记忆的异常性增加。对病前不能回忆且不重要的事又能重新回忆起来，甚至一些琐碎的毫无意义的事情或细微情节都能详细回忆。多见于躁狂症、妄想或服用兴奋剂过量。

二、失语症

失语症是指意识清楚情况下，由于大脑语言功能区的病变导致的言语交流障碍。表现为发音和构音正常但不能言语，肢体运动功能正常但不能书写，视力正常但不能阅读，听力正常但不能理解言语等。迄今为止对于失语症如何分类尚未取得完全一致的意见，对不同失语症状发生的研究立足点不同导致分类方法多种多样，当今国内外通用的以解剖－临床相关为基础的分类有以下五种：

1. 外侧裂周失语综合征

（1）Broca 失语：由优势侧半球额下回后部的运动性语言中枢（Broca 区）病变引起，又称表达性失语或运动性失语。患者能够理解他人言语，能够发音，但言语产生困难，或不能言语，或用词错误，或不能说出连贯的句子而呈电报式语言。患者能够理解书面文字，但不能读出或读错。

（2）Wernicke 失语：由优势侧半球颞上回后部（Wernicke 区）病变引起，又称听感受性失语或感觉性失语。患者听力正常，但不能理解他人和自己的言语，不能对他人提问或指令作出正确反应。自己的言语尽管流利，但用词错误或错乱，缺乏逻辑，答非所问，让人难以理解。

（3）传导性失语：病变多累及优势侧缘上回及 Wernicke 区等部位，临床表现为言语流利而错乱，理解良好，但重复言语极差，复述障碍与听理解障碍不成比例，患者能听懂的词和句却不能正确复述。

2. 分水岭区失语综合征

（1）经皮质运动性失语：有 Broca 失语的特点，但程度较轻，且保留复述能力，神经系统检查大多有右侧偏瘫，初期还可出现同向凝视麻痹，常有意向运动性失用。有些患者有额叶功能障碍，如执行变换的动作有困难，或进行失语检查时，检查刺激已发生改变，病灶部位大多在优势侧额顶分水岭区。

（2）经皮质感觉性失语：有 Wernicke 失语的特点，但复述较好，神经系统体格检查常为阴性。病灶部位大多为优势半球后部分水岭区和（或）其皮质下。

（3）经皮质混合性失语：以除口语复述稍好外，所有语言功能均有严重障碍为其特点，神经系统检查大多有偏瘫，偏身感觉障碍，也可有偏盲。病灶部分大多在优势半球分水岭区的大片区域。

3. 完全性失语　是最严重的一种失语类型，所有言语功能都有明显障碍，常伴有明显的神经系统体征，包括"三偏"。病灶部位大多在优势半球大脑中动脉分布区的广泛区域。

4. 命名性失语　由优势侧半球颞中回后部病变引起。患者对语言的理解正常，自发语言和言语的复述较流利，但对物体的命名发生障碍。表现能够叙述某物的性状和用途，也能对他人称呼该物名称的对错作出正确判断，但自己不能正确说出该物名称。

5. 皮质下失语综合征　指病变部位局限于丘脑、基底核内囊区、脑室周围白质的失语症，主要包括丘脑性失语和基底核性失语。

（1）丘脑性失语：此类失语的特征为说话少、找词困难、命名障碍、低音调、自主言语少，对复杂命令不理解，阅读及书写障碍，复述好，大多有记忆障碍，丘脑失语的预后一般良好，多可在数周内恢复，可留有命名障碍。

（2）基底核性失语：病灶限于壳核、尾状核、苍白球区，常包括内囊，其特点为有构音障碍、低音调，可有错语，口语理解相对较好，复述亦可。命名阅读及书写均有障碍，基底核性失语类似经皮质运动性失语和经皮质感觉性失语，此类失语同时常伴有偏瘫症状，预后较好。

三、失用症

失用症是指在意识清醒、无感觉和运动功能障碍或其不足以影响相关活动的情况下，患者丧失完成有目的或精细动作的能力。失用症分为以下五种：

1. 肢体运动性失用　由优势半球顶叶下部病变引起，患者不能完成有目的的复杂动作，执行指令、模仿和自发动作均受影响，多见于上肢，如前臂的伸曲、握拳、划火柴或做手势等。

2. 观念性失用　多数为双侧顶叶的局限性或广泛性病变所引起的，也可以由优势半球顶叶较广泛损害引起。表现为对复杂精细动作失去了正确概念，患者能够完成复杂行为中的单一动作或分解动作，但不能把各分解动作按逻辑顺序有机结合构成完整行为，如点火吸烟时把火柴棒放进嘴里，而将香烟当火柴棒划火柴盒。

3. 观念运动性失用　病变部位多位于左侧顶叶，表现为自发性执行动作时，运动行为是完整的，当企图对言语指令作出反应时却出现错误，但可以口述相关动作的过程。如命令其张口，患者不能完成动作，但给他水果则能张嘴去咬。

4. 结构性失用　两侧半球顶、枕叶交接部位病变均可引起。视空间的感受和认知有障碍，患者无个别动作的失用，也能理解空间排列的位置关系，但涉及空间结构关系的复杂行为能力时则出现异常，如不能模仿火柴棒排列的图案、画图和搭积木等，而患者能够认识自己的错误。

5. 穿衣失用　非优势半球顶叶病变引起，患者不能正确穿衣裤，把衣裤的上下弄颠倒和（或）分不清衣裤前后、内外。如放一件衬衣在患者手中，他将衬衣颠来倒去不知如何穿，最后将衣服缠裹在身上。

四、失认症

失认症是指患者在意识清楚、基本感知功能正常的情况下，不能通过特定感觉辨识以往熟悉的物体。

1. 视觉失认　指患者视力正常，能够看到视觉对象但不能辨认，包括物体失认、颜色失认和面容失认等，见于枕叶病变。

2. 听觉失认　指患者听力正常，但不能辨别原来熟悉的声音。见于两侧听觉联络皮质、颞上回中部或优势侧半球颞叶皮质下白质病变。

3. 触觉失认　指患者触压觉、温度觉和本体觉正常，但不能通过触摸来辨认原来熟悉的物品。多见于双侧半球顶叶角回和缘上回的病变。

4. 体象障碍　患者基本感知功能正常，但对自己身体部位的存在、空间位置和各部分之间的关系认识障碍，有自体部位失认、偏侧肢体忽视、病觉缺失和幻肢症等。多见于非优势侧半球顶叶病变。

五、视空间障碍

视空间障碍指患者因不能准确地判断自身及物品的位置而出现的功能障碍，如患者回家时因判断错方向而迷路，不能准确地将锅放在炉灶上而将锅摔到地上，铺桌布时因不能对桌布及桌角的位置进行正确判断而无法使桌布与桌子对齐等。患者不能准确地临摹立体图，严重时连简单的平面图也无法画出。日常生活中，可有穿衣困难，如不能判断衣服的上下、左右，或将衣服、裤子穿反等。

六、执行功能障碍

执行功能是指确立目标、制订和修正计划、实施计划，从而进行有目的活动的能力，是一种综合运用知识和信息的能力。执行功能障碍与额叶皮质下环路受损有关。表现为患者不能作出计划，不能进行创新性的工作，不能根据规则进行自我调整，不能对多件事进行统筹安排。检查时，不能按照要求完成较复杂的任务。常见于血管性痴呆、阿尔茨海默病、帕金森病、进行性核上性麻痹、路易体痴呆和额颞叶痴呆等。

七、计算力障碍

计算力障碍是指计算能力减退，表现为以前能做的简单计算无法正确完成，或者要经过长时间的计算和反复的更正，随着病情的进展，甚至不能进行如"2＋3、1＋2"等非常简单的计算，不能正确列算式，甚至不认识数字和算术符号。常见于优势半球顶叶，特别是角回部病变。

第二节　意识障碍

意识是指个体对外界环境、自身状况以及它们相互联系的确认。意识活动包括觉醒和意识内容两个方面，觉醒是指与睡眠呈周期性交替的清醒状态，意识内容是指感知、思维、记忆、注意、智能、情感和意志活动等心理过程。目前认为，各种感觉冲动经特异性上行投射系统传导，途径脑干时发出侧支至脑干网状结构，再经由上行网状激活系统，上传冲动激活大脑皮质，维持觉醒状态。上行网状激活系统和大脑皮质的广泛损害可导致不同程度觉醒水平障碍，而意识内容变化则主要由于大脑皮质病变造成。

一、以觉醒度改变为主的意识障碍

1. 嗜睡　是一种病理性思睡，表现为睡眠状态过度延长，是意识障碍的早期表现。当呼唤或推动患者的肢体时即可唤醒，并能进行正确的交谈或执行指令，停止刺激后患者又继续入睡。

2. 昏睡　是一种比嗜睡程度深的觉醒障碍。一般的外界刺激不能使其觉醒，给予较强烈的刺激时方可唤醒，醒后可简短回答提问，当刺激减弱后又很快进入睡眠状态。

3. 昏迷　是指意识完全丧失，无自主睁眼，缺乏觉醒－睡眠周期，任何强度刺激均不能唤醒的状态。按其程度可分为：

（1）浅昏迷：表现睁眼反应消失或偶见半闭合状态，无自发言语和有目的活动。疼痛刺激时有回避动作和痛苦表情，瞳孔对光反应、角膜反射、咳嗽反射和吞咽反射等脑干反射基本保留。生命体征无明显改变。

（2）中昏迷：对一般外界刺激无反应，强烈疼痛刺激时可见防御反射活动，瞳孔对光反应和角膜反射减弱或消失，大小便潴留或失禁。生命体征出现轻微改变。

（3）深昏迷：对任何刺激均无反应，全身肌肉松弛，眼球固定，瞳孔散大，脑干反射消失，生命体征发生明显变化，呼吸不规则。

二、以意识范围改变为主的意识障碍

1. 朦胧状态　意识范围缩小，同时伴有意识清晰度降低。意识活动集中于狭窄范围，对狭窄范围内的各种刺激能够感知，并作出相应反应，常有定向障碍，可有片段的错觉、幻觉或妄想，偶尔出现攻击行为。朦胧状态多突发突止，持续时间多为数分钟至数小时，少数可长至数日。发作结束后多陷入深度睡眠，意识恢复后对病中体验仅能片段记忆，或全部遗忘。多见于癫痫及癔症。

2. 漫游性自动症　是意识蒙胧状态的特殊形式，以不具有幻觉、妄想和情绪改变为特点。患者在意识障碍期间可表现无目的、与所处环境不相适应，甚至无意义的动作。如在室内或室外无目的地徘徊、机械地重复某种日常生活中的简单动作等。通常持续时间较短，突发突止，清醒后对发作过程中的经历不能回忆。在睡眠过程中发生的称为睡行症，在觉醒状态下发生的称为神游症。多见于癫痫及癔症，也见于急性应激障碍或颅脑损伤并发的精神障碍。

三、以意识内容改变为主的意识障碍

1. 意识模糊　注意力减退，定向障碍，情感淡漠，随意活动减少，言语不连贯，嗜睡，对声、光、疼痛等刺激能作出有目的的简单动作反应。

2. 谵妄状态　对客观环境的认识能力及反应能力均有下降，注意力涣散、定向障碍，言语增多，思维不连贯，多伴有觉醒－睡眠周期紊乱。常有错觉和幻觉，在恐怖性错觉、幻觉的影响下，表现为紧张、恐惧和兴奋不安，大喊大叫，甚至有冲动攻击行为。病情呈波动性，夜间加重，白天减轻。起病急，持续时间多为数小时至数日，个别可持续更长时间，发作时意识障碍明显，间歇期可完全清楚。

四、特殊类型的意识障碍

1. 最低意识状态　是一种严重的意识障碍形式，意识内容受到严重损害，意识清晰度明显降低，但其行为表明存在微弱而肯定的对自身和环境刺激的认知，有自发地睁眼和觉醒－睡眠周期。尽管有意识的行为活动是间断而不连续的，却是可重复的或能维持足够长的时间，以区别于原始反射性活动。确定患者存在有限、肯定的自我或环境意识活动，是诊断最低意识状态的基本依据，具体表现为以下可重复的或较持续的行为：①执行简单指令；②用姿势或言语表达是或否；③表达可理解的言语；④有目的行为，包括偶尔发生的对应于环境刺激的、非反射性的活动或情感活动。

2.去大脑皮质状态　大脑皮质广泛损害导致皮质功能丧失，而皮质下结构的功能仍然存在。患者表现为双眼凝视或无目的活动，无任何自发言语，呼之不应，貌似清醒，实际上无意识。存在觉醒－睡眠周期，但时间是紊乱的。患者缺乏随意运动，但原始反射活动保留。情感反应缺乏，偶有无意识哭叫或自发性强笑。四肢腱反射亢进，病理反射阳性。大小便失禁，腺体分泌亢进。觉醒时交感神经功能亢进，睡眠时副交感神经功能占优势。患者表现为特殊的身体姿势，双前臂屈曲和内收，腕及手指屈曲，双下肢伸直，足跖屈。

五、意识障碍鉴别诊断

1.闭锁综合征　又称去传出状态，是由脑桥基底部病变所致。主要见于脑干的血管病变，多为基底动脉脑桥分支双侧闭塞，导致脑桥基底部双侧梗死。患者大脑半球和脑干被盖部网状激活系统无损害，因此意识保持清醒，对语言的理解无障碍，由于其动眼神经与滑车神经的功能保留，故能以眼球上下运动示意与周围的环境建立联系。但因脑桥基底部损害，双侧皮质脑干束与皮质脊髓束均被阻断，双侧面瘫，舌、咽及构音、吞咽运动均有障碍，不能转颈耸肩，四肢全瘫，可有双侧病理反射。因此，虽然患者意识清楚，但因身体不能动，不能言语，常被误认为昏迷。脑电图正常或轻度慢波有助于和真正的意识障碍相区别。

2.木僵　表现为不语不动，不吃不喝，对外界刺激缺乏反应，甚至出现大小便潴留，多伴有蜡样屈曲、违拗症，言语刺激触及其痛处时可有流泪、心率增快等情感反应，缓解后多能清楚回忆发病过程。多见于精神分裂症的紧张性木僵、严重抑郁症的抑郁性木僵、反应性精神障碍的反应性木僵等。

第三节　视觉障碍

视神经为特殊躯体感觉性神经，是由视网膜神经节细胞的轴突聚集而成，主要传导视觉冲动。视网膜内的神经细胞主要分三层：第一层为视杆细胞和视锥细胞，是视觉感受器，前者位于视网膜周边，与周边视野有关，后者集中于黄斑部，与中央视野有关；第二层为双级神经细胞（Ⅰ级神经元）；第三层为神经节细胞（Ⅱ级神经元）。视网膜的神经节细胞发出的轴突在视盘处形成视神经，经视神经孔进入颅中窝，在蝶鞍上方形成视交叉，来自视网膜鼻侧的纤维交叉至对侧，来自颞侧的纤维不交叉，继续在同侧走行，并与来自对侧眼球的交叉纤维结合成视束，终止于外侧膝状体（Ⅲ级神经元）。外侧膝状体换神经元后再发出纤维，经内囊后肢后部形成视放射，终止于枕叶视皮质中枢。在视觉径路中，尚有光反射纤维，在外侧膝状体的前方离开视束，经上丘臂进入中脑上丘和顶盖前区，前者与顶盖球束和顶盖脊髓束联系，完成视反射；后者与动眼神经核联系，司瞳孔对光反应。视神经是在胚胎发育时期脑向外突出形成视器的一部分，从其构造来看，视神经纤维并无周围神经的神经鞘膜结构，而在纤维之间存在神经胶质细胞，因此视神经不属于周围神经，而是间脑的一部分，属于中枢神经的白质。由于视神经外面包有三层脑膜延续而来的三层被膜，脑蛛网膜下腔也随之延续到视神经周围，因此当颅内压升高时，常出现视盘水肿。

视觉障碍可由视觉感受器至枕叶视皮质中枢之间的任何部位受损引起，可分为视力障碍和视野缺损两类。

（一）视力障碍

视力障碍是指单眼或双眼全部视野的视力下降或丧失，可分为单眼视力障碍及双眼视力障碍两种。

1. 单眼视力障碍

（1）突发视力丧失：可见于眼动脉或视网膜中央动脉闭塞，一过性单眼视力障碍，又可称为一过性黑矇，临床表现为患者单眼突然发生短暂性视力减退或视力缺失，病情进展快，数秒内达高峰，持续 1～5min 后进入缓解期，在 10～20min 内恢复正常，常为典型偏头痛发作的先兆；若同时合并对侧肢体的无力则称为眼交叉瘫，见于颈内动脉系统的短暂性脑缺血发作。

（2）进行性单眼视力障碍：可在数分钟或数小时内持续进展并达高峰，如治疗不及时，可发展为不可逆的视力障碍。常见于以下疾病：①视神经炎；②巨细胞（颞）动脉炎：最常见的并发症是视神经前部的供血动脉闭塞，可导致单眼失明；③视神经压迫性病变：多见于肿瘤等压迫性病变，Foster-Kennedy 综合征是一种特殊的视神经压迫性病变，为额叶底部肿瘤引起的同侧视神经萎缩及对侧视盘水肿，可伴有同侧嗅觉缺失。

2. 双眼视力障碍

（1）一过性双眼视力障碍：多见于双侧枕叶视皮质的短暂性脑缺血发作，起病急，数分钟到数小时可缓解，可伴有视野缺损。由双侧枕叶皮质视中枢病变引起的视力障碍又称皮质盲，表现为双眼视力下降或完全丧失、眼底正常、双眼瞳孔对光反应正常。

（2）进行性视力障碍：起病较慢，病情进行性加重，直致视力完全丧失。多见于原发性视神经萎缩、颅高压引起的慢性视盘水肿、中毒或营养缺乏性视神经病。

（二）视野缺损

当眼球平直向前注视某一点时所见到的全部空间，称为视野。视野缺损是指视野的某一区域出现视力障碍而其他区域视力正常。视野缺损可有偏盲及象限盲等。

1. 双眼颞侧偏盲 多见于视交叉中部病变，由双眼鼻侧视网膜发出的纤维受损，患者表现为双眼颞侧半视野视力障碍而鼻侧半视力正常。常见于垂体瘤及颅咽管瘤。

2. 双眼同向性偏盲 一侧视束、外侧膝状体、视放射及视皮质病变均可导致对侧的同向性偏盲。此时，由双眼病灶同侧视网膜发出的纤维受损，患者表现为病灶对侧半视野双眼视力障碍而同侧半视力正常。枕叶视皮质受损时，患者视野中心部常保留，称为黄斑回避，其可能的原因是黄斑区部分视觉纤维存在双侧投射，以及接受黄斑区纤维投射的视皮质具有大脑前后循环的双重血液供应。

3. 双眼同向上象限盲及双眼同向下象限盲 双眼同向上象限盲主要由一侧颞叶后部病变引起，患者表现为病灶对侧半视野上半部分视力障碍。双眼同向下象限盲主要由一侧顶叶病变引起，患者表现为病灶对侧半视野下半部分视力障碍。常见于肿瘤及血管病等。

第四节 听觉障碍

蜗神经起自内耳螺旋神经节的双极神经元（Ⅰ级神经元），其周围突感受内耳螺旋器（Corti 器）毛细胞的冲动，中枢突进入内听道组成蜗神经，终止于脑桥尾端的蜗神经前后核（Ⅱ级神经元），发出的纤维一部分形成斜方体越到对侧向上行，一部分在同侧上行，上行纤维组成外侧丘系，终止于四叠体的下丘及内侧膝状体（Ⅲ级神经元），内侧膝状体发出纤维经内囊后肢形成听辐射，终止于颞横回皮质听觉中枢。蜗神经的主要功能是传导听觉。

由于听觉传导通路的二级纤维将左、右两耳的听觉冲动传向双侧听觉中枢，所以一侧外侧丘系、听辐射或听区损伤时，不致产生明显的听觉障碍。只有中耳、内耳、蜗神经或蜗神经核病变时，才能引起患侧的听觉障碍，表现为耳聋、耳鸣及听觉过敏。

1. 耳聋　即听力的减退或丧失，临床上根据病变的部位可将耳聋分为传导性耳聋、感音性耳聋、中枢性耳聋。

（1）传导性耳聋：是由于外耳和（或）中耳向内耳传递声波的系统病变，使外界声波不能或很少进入内耳 Corti 器引起神经冲动，从而导致听力下降。临床以低音调听力明显减低或丧失，而高音调听力正常或轻微减低为特点；Rinne 试验阴性，即骨导大于气导；Weber 试验偏向患侧；无前庭功能障碍。多见于外耳道病变、中耳病变及鼓膜病变，如外耳道先天性闭锁、耵聍、异物、炎症、肿瘤、中耳的畸形、炎症、外伤、肿物、鼓膜破裂、鼓膜穿孔等。

（2）感音性耳聋（神经性耳聋）：是由于 Corti 器、蜗神经和听觉通路病变使传入内耳的声波不能感受，从而导致听力下降。临床以高音调听力明显降低或丧失，低音调听力正常或轻微降低为特点。Rinne 试验阳性，即气导大于骨导，但二者都降低；Weber 试验偏向健侧；可伴有前庭功能障碍，病变往往为不可逆性。多见于迷路炎或听神经瘤等。

（3）中枢性耳聋：罕见，是由于病变累及双侧蜗神经核及其中枢传导通路、听觉皮质中枢时导致的听力下降，往往伴有脑干或大脑的其他症状和体征。

2. 耳鸣　是一种常见的临床症状，指在没有任何外界相应声源或电刺激的情况下，患者耳内或头部却能听到声音的一种主观感觉，呈发作性或持续性，在整个听觉传导通路上任何部位的刺激性病变均可引起耳鸣。可分为主观性耳鸣和客观性耳鸣。主观性耳鸣常见，声音只能被患者本人听到，机制可能为受损耳蜗附近的毛细胞活动度过高或去抑制状态；客观性耳鸣指声音可被患者和检查者听到，机制是声音起源于咽鼓管、中耳、腭或咽部的肌肉收缩或耳周的血管结构，颈静脉大小和位置的正常变异是部分患者脉动性耳鸣的原因。神经系统疾病引起的耳鸣多表现为高音调，而外耳病变和中耳病变引起的耳鸣多为低音调。

3. 听觉过敏　是指患者对于正常声音的感觉比实际声源的强度大。使得声音刺激变得异常敏感，听任何声音都不舒服，即使是轻声细语也觉得刺耳，不常见，但一旦发生，却很困扰，令人难以忍受，往往影响工作。中耳炎早期三叉神经鼓膜张肌支刺激性病变，导致鼓膜张肌张力升高而使鼓膜过度紧张时，可有听觉过敏。另外，面神经麻痹时，引起镫骨肌瘫痪，使镫骨紧压在前庭窗上，小的振动即可引起内淋巴的强烈振动，产生听觉过敏。

第五节　面神经麻痹

面神经是一混合性神经，在脑神经中，面神经的解剖特点是颅骨段最长，并与位听神经、迷路、中耳及腮腺相毗邻。其功能以运动为主，司面部的表情运动，也含有感觉纤维及副交感纤维，司味觉和腺体（泪腺、唾液腺）的分泌。

（一）解剖

1. 运动纤维　面神经运动核位于脑桥下部被盖腹外侧，其发出躯体运动纤维位于背内侧，绕过展神经核向前下行，于脑桥下缘邻近听神经处出脑，然后与听神经伴随，共同经内耳孔进入内听道，在内听道底部二者分道，再经面神经管下行，在面神经管转弯处横过膝状神经节，沿途分出镫骨神经和鼓索神经，最后经茎乳孔出颅，呈扇形向前分布于同侧面部各个肌层内，支配除咀嚼肌和上睑提肌以外的所有面肌、颈阔肌、镫骨肌及耳部肌。支配上部面肌（额肌、皱眉肌及眼轮匝肌）的神经元受双侧皮质脑干束控制，支配下部面肌（颧肌、颊肌、口轮匝肌、颈阔肌等）的神经元仅受对侧皮质脑干束控制。

2. 感觉纤维

（1）味觉纤维：指传导舌前 2/3 味觉。第 Ⅰ 级神经元胞体位于颞骨岩部内，面神经管弯曲处的膝神经节，周围突分布于舌前 2/3 黏膜的味蕾，中枢突形成面神经的中间神经，在运动支的外侧进入脑桥，终止于第 Ⅱ 级神经元（孤束核），从孤束核发出纤维交叉至对侧，位于内侧丘系之内侧上行，终止于第Ⅲ级神经元（丘脑外侧核），再发出纤维终止于中央后回下部。

（2）一般感觉纤维：指传导来自鼓膜、内耳、外耳及外耳道皮肤的感觉冲动和表情肌的本体感觉。病变时则产生耳痛。

3. 副交感神经纤维　指主要司泪腺、舌下腺及颌下腺的分泌。发自脑桥运动核尾部背侧的上泌涎核，经中间神经、鼓索支、舌神经，至颌下神经节，其节后纤维司舌下腺及颌下腺的分泌。司泪腺分泌的纤维经中间神经取道于岩浅大神经，至翼腭神经节，其节后纤维支配泪腺的分泌。

（二）临床表现

1. 中枢性面神经麻痹　由核上组织受损时引起，包括皮质、皮质脑干束等。临床表现为病灶对侧颜面下部肌肉麻痹，即鼻唇沟变浅、口角轻度下垂，不能吹口哨和鼓腮等。而颜面上部肌肉（额肌、眼轮匝肌）不受累。多见于脑血管病变、脑肿瘤和脑炎等。

2. 周围性面神经麻痹　由面神经核或面神经受损时引起。其表现为同侧全部面肌瘫痪，即患侧从上到下表现为不能皱额、额纹变浅或消失，不能皱眉，眼裂变大，眼睑闭合无力。当用力闭眼时眼球向上外方转动，暴露出白色巩膜，称为 Bell 征。患侧鼻唇沟变浅，口角下垂，鼓腮漏气，不能吹口哨，吃饭时食物存于颊部与齿龈之间。多见于受寒、耳部或脑膜感染、神经纤维瘤等。

周围性面神经麻痹时，病变在面神经管内和面神经管外的临床表现不同，还可以进一步根据伴发的症状和体征确定病变的具体部位。

（1）面神经核性损害：病变位于脑桥，可累及展神经核、皮质脊髓束等，因此除表现同侧周围性面神经麻痹外，常伴有同侧展神经麻痹及对侧肢体瘫痪。多见于脑干的肿瘤及血管病。

（2）膝状神经节损害：表现为周围性面神经麻痹，同时有耳后部剧烈疼痛、鼓膜疱疹和外耳道疱疹，可伴有舌前 2/3 味觉障碍，泪腺、唾液腺分泌障碍，可累及邻近耳蜗及前庭神经，导致耳鸣、耳聋或眩晕，称为亨特综合征。多见于膝状神经节带状疱疹病毒感染。

（3）面神经管内损害：表现为周围性面神经麻痹，伴有舌前 2/3 味觉障碍及唾液腺分泌障碍，为面神经管内鼓索神经受累所致；若伴有听觉痛性过敏，则病变多在镫骨肌神经以上。

（4）茎乳孔附近病变：表现为典型的周围性面神经麻痹。

第六节　延髓麻痹

舌咽神经和迷走神经均为混合性脑神经，包括躯体运动、内脏运动、躯体感觉和内脏感觉四种成分。两者具有共同的神经核（疑核、孤束核）、共同的走行和共同的分布特点。疑核发出的纤维随舌咽神经和迷走神经支配软腭、咽、喉和食管上部的横纹肌，舌咽神经和迷走神经的一般内脏感觉纤维的中枢突终止于孤束核，两者关系密切，常同时受损。

（一）解剖

1. 舌咽神经　为混合神经，含五种纤维成分。

（1）感觉纤维：①特殊内脏感觉纤维：其胞体位于颈静脉孔处的下神经节，中枢突止于孤束核，周围突分布于舌后 1/3 的味蕾，传导味觉；②一般内脏感觉纤维：其胞体也位于下神经节，中枢突止于孤束核，周围突分布于咽、扁桃体、舌后 1/3、鼓室及咽鼓管等，传导黏膜的感觉，还有分布于颈动脉窦和颈动脉小球，参与呼吸、血压、心率的反射调节；③一般躯体感觉纤维：其胞体位于上神经节，其周围突分布于耳后皮肤，中枢突止于三叉神经脊束核。

（2）运动纤维：为特殊内脏运动纤维，发自延髓疑核，经颈静脉孔出颅，支配茎突咽肌和咽缩肌，功能是提高咽穹隆，上提软腭，与迷走神经共同完成吞咽动作。

（3）副交感神经：起自下泌涎核，经鼓室神经、岩浅小神经，终止于耳神经节，在耳神经节交换神经元，节后纤维分布于腮腺，司腮腺分泌。

2. 迷走神经　是行程最长、分布范围最广的脑神经，含有感觉、运动和副交感神经纤维。

（1）感觉纤维：①一般躯体感觉纤维：其胞体位于上神经节内，中枢突止于三叉神经脊束核，周围突分布于外耳道、耳郭凹面的一部分皮肤及硬脑膜。②一般内脏感觉纤维：其胞体位于下神经节内，中枢突止于孤束核，周围突分布于咽、喉、胸腔器官、腹腔器官。

（2）运动纤维：发自疑核的纤维由橄榄体的背侧出延髓，经颈静脉孔出颅，支配软腭、咽及喉部的横纹肌，司吞咽、发声运动。

（3）副交感纤维：起自迷走神经背核，此核发出的副交感节前神经纤维，在器官内或其附近的副交感神经节内换神经元后，发出副交感节后神经纤维分布到胸腔、腹腔的器官，控制平滑肌、心肌和腺体的活动。

（二）临床表现

1. 舌咽神经、迷走神经共同损伤　舌咽神经、迷走神经彼此毗邻，有共同的起始核，常同时受损，表现为声音嘶哑、吞咽困难、饮水呛咳及咽反射消失，称为延髓麻痹（真性延髓麻痹）。一侧损伤时症状较轻，张口时可见瘫痪一侧的软腭弓较低，腭垂偏向健侧，患者发"啊"音时病侧软腭上抬受限，病侧咽部感觉缺失，咽反射消失，见于 Wallenberg 综合征等。舌咽神经、迷走神经的运动核受双侧皮质脑干束支配，当一侧损害时不出现延髓麻痹症状，当双侧皮质延髓束损伤时才出现构音障碍和吞咽困难，而咽反射存在，称为假性延髓麻痹，常见于两侧大脑半球的血管病变。

2. 舌咽神经、迷走神经单独受损　舌咽神经受损主要表现为咽部感觉减退或丧失、咽反射消失、舌后 1/3 味觉丧失和咽肌轻度瘫痪。迷走神经受损时出现声音嘶哑、构音障碍、软腭不能提升、吞咽困难、咳嗽无力和心动过速等。出现舌咽神经受损或迷走神经单独受损的症状，而无脑干受损的体征，提示脑干外神经根病变。

第七节　眩晕

前庭神经起自内耳前庭神经节的双极细胞（Ⅰ级神经元），其周围突分布于三个半规管的壶腹、椭圆囊和球囊，感受身体和头部的空间移动。中枢突组成前庭神经，与蜗神经一起经内耳孔入颅腔，终止于脑桥和延髓的前庭神经核群——内侧核、外侧核、上核、脊髓核（Ⅱ级神经元）。发出的纤维一小部分经过小脑下脚止于小脑的绒球及小结；由前庭外侧核发出的纤维构成前庭脊髓束，止于同侧脊髓前角细胞，调节躯体平衡；来自其他前庭神经核的纤维加入内侧纵束，与眼球运动神经核和上部颈髓建立联系，调节眼球及颈肌反射性活动。前庭神经的功能是反射性调节机体的平衡，并调节机体对各种加速度的反应。

前庭神经损害主要表现为眩晕、眼球震颤及平衡障碍。

1. 眩晕　是患者出现周围物体或自身在旋转、升降和倾斜的运动幻觉。常伴有站立和步态不稳、眼球震颤，由于前庭器官与脑干网状结构的自主神经中枢相连，因而也可产生恶心、呕吐、全身大汗和面色苍白等迷走神经刺激症状。前庭性眩晕是指由前庭系统病变引起的眩晕，分为前庭中枢性眩晕和前庭周围性眩晕。前庭中枢部分包括前庭神经颅内部分、前庭神经核、内侧纵束及前庭与小脑、大脑的联系纤维部分；周围部分包括半规管、前庭神经节、前庭神经的内听道部。前庭中枢性眩晕是指前庭中枢部病变引起的眩晕，前庭周围性眩晕是指前庭周围部病变引起的眩晕，主要见于听神经瘤、颅内压升高、脑供血不足、颅脑外伤、小脑病变、第四脑室占位性病变及脑干占位性病变及癫痫。前庭周围性眩晕主要见于梅尼埃病、中耳感染、乳突及迷路感染、迷路炎、前庭神经炎、急性前庭神经损伤及外耳道耵聍等。

2. 眼球震颤　为眼球自发性或诱发性的左右上下或旋转性的摆动和震荡，由此构成水平性、垂直性、旋转性和混合性眼球震颤。当前庭器官、前庭神经、内侧纵束及前庭小脑束病变时均可出现眼球震颤。眼球震颤有快相与慢相之分，通常以快相的方向作为眼球震颤的方向。多数眼球震颤在向某一方向注视时出现，少数在眼球静止时即出现。病变部位不同，眼球震颤的方向不一，如急性迷路病变常引起快相向健侧的旋转眼球震颤，同时伴有眩晕；脑干被盖部病变以垂直性眼球震颤为特征；前庭中枢性病变的眼球震颤方向不一，快相多向注视侧。

3. 平衡障碍　前庭系统损害时出现躯体平衡障碍，表现为步态摇晃不稳，站立和行走时向患侧偏斜，指鼻试验不准，手指向患侧偏斜。

第八节　躯体感觉障碍

躯体感觉是作用于躯体感受器的各种形式刺激在人脑中的直接反应。一般躯体感觉包括浅感觉、深感觉和复合感觉。感觉障碍是神经系统疾病常见的症状和体征，对神经系统损伤的定位诊断有重要意义。

（一）一般躯体感觉分类

1. 浅感觉　是指来自皮肤和黏膜的痛觉、温度觉及触觉。

2. 深感觉 是指来自肌腱、肌肉、骨膜和关节的运动觉、位置觉和振动觉。

3. 复合感觉 又称皮质感觉，是指大脑顶叶皮质对深浅感觉分析、比较、整合而形成的实体觉、图形觉、两点辨别觉、定位觉和重量觉等。

各种一般感觉的神经末梢分别有其特异的感受器，接受刺激后经周围神经、脊髓、脑干、丘脑传至大脑皮质的感觉中枢。一般感觉的传导通路都是由三级神经元组成：感觉纤维末梢感受器接受刺激→后根神经节（Ⅰ级神经元）→脊髓后角或延髓背部的薄束核和楔束核（Ⅱ级神经元）→丘脑腹后外侧核（Ⅲ级神经元），由此发出的纤维终止于大脑皮质中央后回感觉中枢。由于第Ⅱ级神经元发出的纤维相互交叉，因此感觉中枢与外周的关系是交叉性支配的。临床上重要的一般感觉通路有以下三种：①痛觉、温度觉传导径路；②触觉传导径路；③深感觉传导径路。

（二）临床表现

根据病变性质，感觉障碍分为抑制性症状和刺激性症状两类。

1. 抑制性症状 指感觉径路出现破坏性病变时导致其功能受到抑制，出现感觉减退或缺失。完全性感觉缺失指的是同一个部位各种感觉均缺失；分离性感觉障碍指的是同一个部位出现某种感觉障碍而其他感觉保存；皮质感觉缺失则指患者深浅感觉正常，在无视觉参与的情况下，对刺激部位、物体形状、重量等不能辨别。

2. 刺激性症状 指感觉径路出现刺激性病变时导致其兴奋性升高而出现感觉过敏、感觉倒错、感觉过度、感觉异常和疼痛等。

（1）感觉过敏：指轻微的刺激却引起患者强烈的感觉，甚至难以忍受。常见于浅感觉障碍。

（2）感觉倒错：指对刺激产生错误的感觉，如冷的刺激产生热的感觉，非疼痛刺激产生疼痛的感觉。常见于顶叶病变或癔症。

（3）感觉过度：指感觉刺激阈升高，刺激时不立即产生疼痛，达到阈值后可产生一种定位不明确的强烈不适感并持续一段时间才消失。一般发生在感觉障碍的基础上，具有以下特点：①潜伏期长；②感受性降低，兴奋阈升高：刺激必须达到一定的强度才能感觉到；③不愉快的感觉：患者所感到的刺激具有暴发性，呈现一种难以形容的不愉快感；④扩散性：刺激有扩散的趋势；⑤延时性：刺激停止后一定时间内仍有刺激存在的感觉即"后作用"，一般为强烈难受的感觉，常见于丘脑和周围神经损害。

（4）感觉异常：是指在没有任何外界刺激的情况下，患者某些部位出现异常的自发性感觉，如烧灼感、麻木感、肿胀感、沉重感、痒感、蚁走感、针刺感、电击感、束带感和冷热感等，而客观检查无感觉障碍。常见于周围神经或自主神经病变。

（5）疼痛：是临床上最常见的症状之一。痛觉可作为机体受到伤害的一种警告，引起机体一系列防御性保护反应。临床上常见的疼痛可分为以下六种：①局部疼痛：是局部病变的局限性疼痛，如三叉神经痛引起的局部疼痛；②放射性疼痛：中枢神经、神经根或神经干刺激性病变时，疼痛不仅发生在局部，而且扩散到受累神经的支配区，即疼痛呈放射性从肢体的近心端向远心端传导，犹如串电感，如椎间盘突出引起的坐骨神经痛等；③扩散性疼痛：是疼痛由一个神经分支扩散到另一个神经分支，如手指远端挫伤时可扩散至整个上肢疼痛、牙痛时，疼痛扩散到其他三叉神经的分支区域；④牵涉性疼痛：临床非常多见，是指内脏病变时受刺激的内脏痛觉传入纤维，在进入后根和脊髓时将刺激扩散到该段脊髓和神经根，使其所支配的皮肤、筋膜等组织产生疼痛，如心绞痛可引起左胸及左上肢内侧痛，胆囊病变可引起右肩痛；⑤幻肢痛：指主观感觉已被截除的肢体仍然存在，并伴有剧烈疼痛，且疼痛多在断肢的远端出现，疼痛性质有多种，如电击样、切割样、撕裂样或烧伤样等，其发生机制目前尚无统一意见，可能与大脑皮质功能重组有关；⑥灼烧性神经痛：是一种剧烈的烧灼样疼痛，多见于正中神经或坐骨神经损伤后，可能是由于沿损伤轴突表面产生的异位性冲动，或损伤部位的无髓鞘轴突之间发生了神经纤维间接触。

（三）定位

由于感觉传导通路不同而部位受损的临床症状不同，为定位诊断提供了重要的线索。临床常见的感觉障碍类型有以下八种：

1. 单一周围神经型（神经干型）感觉障碍　受损害的某一神经干分布区内，各种感觉均减退或消失，如桡神经麻痹、尺神经麻痹、股外侧皮神经炎等单神经病。

2. 末梢型感觉障碍　表现为四肢对称性的末端各种感觉障碍（温觉、痛觉、触觉、深感觉），呈手套、袜套样分布，远端重于近端。常伴有自主神经功能障碍。

3. 后根型感觉障碍　感觉障碍范围与神经根的分布一致，为节段性感觉障碍。常伴有剧烈的疼痛，如腰椎间盘突出等。

4. 脊髓型感觉障碍

（1）传导束型：①横贯性脊髓损害：即病变平面以下所有感觉（温觉、痛觉、触觉、深感觉）均缺失或减弱，平面上部可能有过敏带，若病变在颈胸段，可伴有锥体束损伤的体征。常见于脊髓炎和脊髓肿瘤等。②后索型：即后索的薄束、楔束损害，则受损平面以下深感觉障碍，出现感觉性共济失调。多见于糖尿病、脊髓结核、亚急性联合变性等。③侧索型：因影响了脊髓丘脑侧束，表现为病变对侧平面以下痛、温觉缺失而触觉和深感觉保存（分离性感觉障碍）。④脊髓半离断型（脊髓半切征）：即损伤平面以下病变侧深感觉障碍及上运动神经元瘫痪，出现对侧痛温觉缺失，又称 Brown-Sequard 综合征。多见于脊髓外占位性病变、脊髓外伤等。

（2）前联合及后角型：出现分离性感觉障碍。前联合病变时，受损部位呈双侧对称性节段性感觉分离，表现为温觉、痛觉消失而触觉存在；后角损害表现为损伤侧节段性感觉分离，即痛温觉障碍，而触觉和深感觉保存。多见于脊髓空洞症、脊髓内肿瘤等。

（3）马尾圆锥型：主要为肛门周围及会阴部呈鞍状感觉缺失，马尾病变出现后根型感觉障碍，并伴剧烈疼痛。多见于肿瘤、炎症等。

5. 脑干型感觉障碍　若病变位于延髓外侧和脑桥下部一侧，损伤三叉神经脊束核和来自对侧的三叉丘系，出现同侧面部及对侧半身感觉障碍，即交叉性感觉障碍，如 Wallenberg 综合征等；若病变位于脑桥上部和中脑一侧，三叉丘系已与脊髓丘系并行，则出现对侧面部及半身感觉障碍。多见于脑血管病、颅内肿瘤等。

6. 丘脑型感觉障碍　丘脑损害出现对侧偏身（包括面部）完全性感觉缺失或减退。其特点是深感觉和触觉障碍重于痛觉、温觉，远端重于近端，并常伴发患侧肢体的自发痛，即"丘脑痛"。多见于脑血管病。

7. 内囊型感觉障碍　表现为对侧偏身（包括面部）感觉缺失或减退，常伴有偏瘫及偏盲，称为三偏综合征。多见于脑血管疾病。

8. 皮质型感觉障碍　由顶叶皮质损害所致，可出现病灶对侧的复合觉（精细感觉）

障碍，而痛温觉障碍轻；如部分区域损害，可出现对侧单肢的感觉障碍；如为刺激性病灶，则出现局限性感觉性癫痫（发作性感觉异常）。

第九节　瘫痪

瘫痪是神经系统常见的症状之一，是指随意运动功能的降低或丧失。临床上将器质性瘫痪按照病变的解剖部位可分为上运动神经元瘫痪、下运动神经元瘫痪、神经－肌肉接头性和肌病性瘫痪。本节主要叙述上运动神经元瘫痪和下运动神经元瘫痪，即神经元性瘫痪。

（一）解剖

1. 上运动神经元　包括中央前回、运动前区和旁中央小叶的大锥体细胞和其他锥体细胞及其轴突组成的皮质脊髓束和皮质脑干束。上运动神经元胞体主要位于额叶中央前回、运动前区和旁中央小叶的大锥体细胞，其轴突构成锥体束，即皮质脊髓束和皮质脑干束，这些下行纤维经放射冠后通过内囊后肢和膝部下行。皮质脊髓束经中脑大脑脚中 3/5、脑桥基底部，在延髓锥体交叉处，大部分纤维交叉至对侧，形成皮质脊髓侧束下行，终止于脊髓前角；小部分纤维不交叉形成皮质脊髓前束，在下行过程中陆续交叉，止于对侧脊髓前角；仅有少数纤维始终不交叉，直接下行，陆续止于同侧前角。皮质脑干束在脑干各个脑神经核的水平交叉至对侧，分别终止于各个脑神经运动核。除面神经核的下部及舌下神经核受对侧皮质脑干束支配外，其余的脑干运动神经核均受双侧皮质脑干束支配。因此，一侧中枢性脑神经受损时仅出现对侧舌肌和面肌下部瘫痪。上运动神经元的功能是发放和传递随意运动冲动至下运动神经元，以控制和支配其活动。上运动神经元损伤后可导致痉挛性瘫痪。

2. 下运动神经元　下运动神经元包括脊髓前角细胞、脊髓前根、脊髓周围神经、脑神经运动核及其发出的神经轴突。下运动神经元是接受来自锥体系统、锥体外系统和小脑系统各方面冲动的最后通路，其功能是将这些冲动组合起来，通过前根、神经丛和周围神经传递至运动终板，引起肌肉收缩。每个运动神经元及其所支配的一组肌纤维称为一个运动单位。下运动神经元损伤可导致弛缓性瘫痪。

（二）临床表现

临床上从不同的角度对瘫痪进行分类，主要有以下三种：

1. 按瘫痪的程度分类　分为完全性瘫痪（肌力完全丧失）和不完全性瘫痪（肌力减弱）。

2. 按瘫痪性质分类　分为上运动神经元瘫痪和下运动神经元瘫痪。

（1）上运动神经元瘫痪：又称痉挛性瘫痪或中枢性瘫痪。其特点为肌张力升高，腱反射亢进，出现病理反射，无肌萎缩，病程长者可出现失用性肌萎缩。在急性严重病变时，瘫痪开始呈弛缓性、腱反射减弱、无病理反射，即脊髓休克，一般持续 2～4 周，休克期过后逐渐转为痉挛性瘫痪。上运动神经元各部位病变时瘫痪的特点有：①皮质型：因皮质运动区呈一条长带，故局限性病变时可出现单个肢体的痉挛性瘫痪；②内囊型：内囊是感觉、运动、视觉传导束的集中地，损伤时出现"三偏"综合征，即瘫痪、偏身感觉障碍和偏盲；③脑干型：出现交叉性瘫痪，即病变侧脑神经麻痹和对侧肢体中枢性瘫痪；④脊髓型：脊髓横贯性损害时，因双侧锥体束受损而出现双侧肢体瘫痪，如截瘫或四肢瘫。

（2）下运动神经元瘫痪：又称弛缓性瘫痪或周围性瘫痪。其特点为肌张力降低，腱反射减弱或消失，肌萎缩，无病埋反射。如脊髓前角刺激性病变可伴有肌束震颤，肌电图显示神经传导异常和失神经电位。下运动神经元各部位病变时瘫痪的特点有：①脊髓前角细胞：表现为节段性、弛缓性瘫痪而无感觉障碍，多见于脊髓前角灰质炎等，若为缓慢进展性疾病，还可出现肌束颤动，如运动神经元病等；②前根：损伤节段呈弛缓性瘫痪，亦无感觉障碍，多见于髓外肿瘤的压迫；③神经丛：含有运动纤维和感觉纤维，病变时常累及一个肢体的多数周围神经，引起弛缓性瘫痪、感觉障碍及自主神经功能障碍，可伴有疼痛；④周围神经：该神经支配区的肌肉出现弛缓性瘫痪，同时伴有感觉障碍及自主神经功能障碍或伴有疼痛。

3. 按瘫痪的形式分类　分为单瘫、偏瘫、截瘫、四肢瘫及交叉瘫。

第十节　肌萎缩

肌萎缩是指骨骼肌体积缩小、肌纤维变细和（或）数量减少，甚至消失。任何原因引起肌细胞合成代谢低于分解代谢均可导致肌萎缩，通常是下运动神经元病变或肌肉病变的结果。临床上可分为神经源性肌萎缩、肌源性肌萎缩、失用性肌萎缩和反射性肌萎缩。肌萎缩应注意与消瘦鉴别，消瘦为全身普遍现象。

1. 神经源性肌萎缩

（1）下运动神经元损害：是肌萎缩最常见的致病原因，指神经－肌肉接头之前的神经结构病变引起的肌萎缩，此类肌萎缩常起病急，进展较快。当损伤部位在脊髓前角细胞时，受累肢体的肌萎缩呈节段性分布，伴肌力减低、腱反射减弱和肌束震颤，一般无感觉障碍；延髓运动神经核病变时，可出现延髓麻痹、舌肌萎缩和肌束震颤。常见于急性脊髓灰质炎、进行性肌萎缩症和肌萎缩侧索硬化症等；当损伤部位在神经根或神经干时，肌萎缩常呈根性或干性分布。单纯前根损伤所引起的肌萎缩和脊髓前角的损害相似，后根同时受累则出现感觉障碍和疼痛，常见于腰骶外伤、颈椎病等。多神经根或神经丛的损害常出现以近端为主的肌萎缩，常见于急性炎症性脱髓鞘性多发性神经病；单神经病变时，肌萎缩只发生在该神经支配的范围内。

（2）上运动神经元损害：上运动神经元损害时一般不出现肌萎缩。但少数情况下也可出现相应部位肌萎缩，如顶叶病变、大脑半球运动区的先天发育不良等均可引起对侧偏身或局部肌萎缩，顶叶病变出现局限于手部和臀部肌萎缩，萎缩部位的皮肤菲薄且有不同程度的深感觉障碍。

2. 肌源性肌萎缩　指神经－肌肉接头突触后膜以后，包括肌膜、线粒体、肌丝等病变所引起的肌萎缩。不伴皮肤营养障碍和感觉障碍，无肌束颤动。实验室检查血清酶，（如肌酸磷酸激酶等）有不同程度升高。肌电图呈肌源性损害。肌肉活体组织检查可见病变部位肌纤维肿胀、坏死、结缔组织增生和炎细胞浸润等。常见于进行性肌营养不良、强直性肌营养不良和肌炎等。

3. 失用性肌萎缩　肢体长时间的不动或少动，使末梢神经感受器受到的生理刺激减少，神经离心冲动减少的同时局部血液供应相应减少，最终导致肌萎缩。

4. 反射性肌萎缩　又称继发性肌萎缩，常见于肢体的某些特定部位如关节、肌腱、骨骼、软组织的损伤、炎症或退行性病变等，导致邻近部位的肌萎缩。例如，类风湿关节炎等骨关节病，萎缩常发生在相应关节周围的肌萎缩。

第十一节　步态异常

正常步态为躯干直立，抬头，手臂轻松自然地垂放在身体两侧，随着行走有节奏地前后摆动，每个手臂随着对侧下肢向前迈进而有节律地向前摆动，两腿交替轻盈地前行，步伐大致相等，一只脚内踝在经过另一只脚内踝时几乎接触，足跟随着每一步接触地面，其内侧缘形成一条直线；每条腿向前移动时，髋部和膝部协同屈曲，足背屈，髋部有几乎察觉不到的抬高，以使脚离地面。另外，随着每一步，摆动脚的对侧胸廓轻度向前。保持直立姿势最重要的肌肉是竖脊肌和髋部及膝部的伸肌。维持正常的身体姿势和步态需要完整的运动和感觉系统。运动或感觉障碍可引起步态异常，其特点与病变部位有关。可见于许多神经系统疾病，有些典型异常步态，对某些特定疾病具有提示意义，通过望诊即可作出诊断。异常步态有以下十种形式：

1. 痉挛性偏瘫步态　行走时偏瘫侧的腿保持僵硬，髋、膝和踝部不能自由屈曲。腿外旋划一半圆，先离开而后朝向躯干（环行运动）。脚刮擦地板，鞋底的脚尖和外侧部分磨损。受累侧上肢不同程度的无力和僵硬，呈屈曲姿势不能自然摆动。最常见于脑卒中或外伤，为一侧皮质脊髓束损伤所致。

2. 痉挛性截瘫步态　又称剪刀步态，为双侧皮质脊髓束损伤所致。表现为髋部和膝部运动受限，腿伸直或在膝部轻度弯曲，大腿强烈内收，导致患者行走时用足尖走路，脚跟不能着地，双腿交叉前行，似剪刀状。常见于脑瘫患者，也见于多发性硬化、脊髓空洞症、慢性脊髓压迫症和家族性痉挛性瘫痪等。

3. 跨阈步态　由胫骨前肌和腓骨肌瘫痪引起，该瘫痪使足部不能背屈和外翻（足下垂）。步伐规则、平稳，向前迈，脚悬起，脚尖指向地面。行走通过过度屈髋来完成，为使足部离开地面而将腿部异常抬高，脚落地时足尖先触及地面，如跨门槛样。发生于影响腿部周围神经或脊髓运动神经元的疾病，如腓总神经损伤、慢性获得性轴索神经病、Charcot-Marie-Tooth病（腓骨肌萎缩）、进行性肌萎缩和脊髓灰质炎，也可在某些类型的肌营养不良中见到，主要累及肢体远端肌肉。

4. 小脑性步态　主要特征是基底宽，步伐不平稳、不规则和向一侧偏斜。患者可通过缩短步伐和曳行即保持两脚同时都在地面上，来弥补这些异常。小脑步态异常常见于多发性硬化、小脑肿瘤和小脑变性。

5. 感觉性共济失调步态　主要表现是腿部运动粗大或重踩，双脚分开较远，以纠正不稳定性，为避免跌倒患者常常仔细查看地面和双腿。起步时，腿部突然向前向外冲出，步伐的长度和高度不规则，落脚不知深浅，有踩棉花感，处于黑暗环境中或闭眼时症状加重。这种步态失调是由于关节位置觉或肌肉运动觉受损引起的，多为后根、脊髓后索或内侧丘系中传入神经纤维病变所致，偶尔产生于双侧顶叶损伤。最常见于脊髓结核，因此又称脊髓结核步态；也见于Friedreich共济失调、脊髓-小脑变性、脊髓亚急性联合变性及梅毒性脊髓-脊膜炎等。

6. 慌张步态　又称帕金森病步态，表现为站立时上身前屈，肩、肘、腰和膝关节弯曲，行走时起步犹豫，起步后小步快速往前，腿僵硬，膝部和髋部屈曲，步伐短小，脚掌不离地，擦地而行，身体向前倾，上肢轻度屈曲并保持在身体前面且摆动减少，有一种要扑倒在地的趋势，步伐变得越来越快，很容易小跑起来，如果没有帮助会跌倒，是帕金森病的特征性症状之一。

7. 鸭步 又称肌病步态。正常行走时，体重交替地负荷在两腿上，髋关节由臀肌固定，特别是臀中肌，允许对侧髋部轻度抬高，躯干向负重侧偏斜。肌无力时，不能稳定负重的髋部，站立时使之朝外凸出，腹部前挺，行走时骨盆左右摇摆，是进行性肌营养不良的特征性表现，也见于慢性脊肌萎缩、某些炎性肌病和先天性髋关节脱位。

8. 正常压力脑积水时的步态失调 进行性行走困难常是正常压力脑积水（NPH）初始的和最显著的症状。其主要特点是节奏变慢、基底增宽、步伐缩短和曳行，这些是各种步态失调患者中见到的自然代偿。正常压力脑积水患者腿部肌肉张力增加，屈肌群和伸肌群共同收缩，行走比正常缓慢，身体保持僵硬而且整体运动，摆臂减少，有向后跌倒的倾向，这些表现类似帕金森病步态，一般来说，摆臂减少和弯曲姿势帕金森病比正常压力脑积水更显著，正常压力脑积水缺乏帕金森病的其他表现。

9. 额叶步态失调 患者采取一种轻度屈曲的姿势，双脚比正常离得要远，缓慢前行，伴随小的曳行性犹豫不决的步伐，有时停下来，需要努力才能前行，但有时随着检查者的步伐或进行曲的节奏行走时，会走得很好，转弯时由一只脚做一系列细小的、不确定的步伐，另一只脚作为支点完成。此外，还需要同伴的支持。起始行走变得越来越困难，晚期患者只能在原地进行虚弱的无用的踏步运动，不能向前移动脚和腿；更晚期患者不能进行踏步运动，仿佛脚粘在地板上。额叶疾病时出现此种步态失调，额叶疾病可严重干扰站立和行走，特别是其内侧部分和额叶与基底核之间的联系受损时。有时称为额叶共济失调或步态失用，是皮质和基底核水平的整合功能，姿势和运动基本的本能要素消失的表现。常见于正常压力脑积水和 Alzheimer 病，也见于额叶肿瘤、皮质下动脉硬化性脑病、Pick 病、创伤引起的额叶损伤、脑卒中等。

10. 癔症性步态 癔症性瘫痪，有癔症性单瘫、偏瘫或截瘫等形式。患者行走时，犹豫不决，以粗大的共济失调或震颤方式向前移动下肢。癔症性下肢瘫痪的患者行走时，不能将脚抬离地面，将患腿作为无用的部分拖着走或在前面推着患腿，仿佛穿着一只滑冰鞋。癔症性偏瘫患者缺乏偏瘫姿势的特征，包括腿部环形运动、腱反射亢进、巴宾斯基征阳性。癔症性截瘫不能很好地拖着两条腿，通常依靠拐杖或在床上或轮椅中保持无能状态。

第十二节　不自主运动

锥体外系统有广义和狭义之分。广义的锥体外系统是指锥体系统以外的所有躯体运动系统。锥体外系统的结构复杂，纤维联系广泛，涉及脑内许多结构，包括大脑皮质、纹状体、丘脑、丘脑底核、中脑顶盖、红核、黑质、桥核、前庭核、小脑、脑干的某些网状核以及它们之间的联系纤维等，共同组成了多条复杂的神经环路。狭义的锥体外系统主要指纹状体系统。纹状体系统包括纹状体、红核、黑质及丘脑底核，统称为基底核。纹状体包括尾状核及豆状核，后者又分为壳核和苍白球。尾状核和壳核组织结构相同，在发生学上较新，故统称为新纹状体；苍白球在发生学上较古老，故称为旧纹状体。大脑皮质（主要是额叶）发出的纤维，直接或通过丘脑间接地止于新纹状体，由此发出的纤维止于苍白球；苍白球发出的纤维分别止于红核、黑质、丘脑底核和网状结构等处。由红核发出的纤维组成红核脊髓束，由网状结构发出的纤维组成网状脊髓束，均止于脊髓前角运动细胞，调节骨骼肌的随意运动。锥体外系统的主要功能是调节肌张力，协调肌肉运动；维持和调整体态姿势；担负半身自动的刻板动作及反射性的运动，如走路时两臂摆动等联带动作、表情运动、防御反应、饮食动作等。

锥体外系统损伤后主要出现肌张力变化和不自主运动两大类症状。苍白球和黑质病变多表现运动减少和肌张力升高综合征，如帕金森病；尾状核和壳核病变多表现运动增多和肌张力降低综合征，如舞蹈病；丘脑底核病变可发生偏侧投掷运动。本节主要讲述锥体外系统损伤时出现的不自主运动症状。不自主运动指患者在意识清楚的情况下，出现的不受主观控制的骨骼肌异常运动，表现形式多样，主要有以下六种：

1. 震颤　是主动肌与拮抗肌交替收缩引起身体一定部位的节律性颤动。多见于手、足、舌等处。与痉挛和抽搐不同，痉挛指的是肌肉急速而剧烈地不随意收缩，抽搐指的是一组肌群发生刻板而重复的急促抽动。有生理性震颤、功能性震颤和病理性震颤，常见的病理性震颤有静止性震颤和动作性震颤。

（1）静止性震颤：是指震颤在安静和肌肉松弛的情况下出现或加重，可被随意运动暂时抑制。如帕金森病，表现为安静时手指有节律的抖动，每秒4～6次，呈"搓药丸样"，严重时可发生于头、下颌、唇舌、前臂、下肢及足等部位，活动时减轻，睡眠时消失。

（2）动作性震颤：指震颤发生在肌肉主动收缩时，常见动作性震颤可分为姿势性震颤和运动性震颤。

1）姿势性震颤：指震颤在随意运动时不一定出现，当肢体和躯干主动维持某种姿势时可诱发出现，如只在站立状态时出现大腿和躯干震颤即直立性震颤、仅出现在书写时的震颤即特发性书写震颤等。

2）运动性震颤：又称意向性震颤，是指任何形式运动均可诱发出现的震颤，震颤可伴随运动全程，而且越接近目标震颤越明显，即终末性震颤。多见于小脑病变、丘脑病变、红核病变。

2. 舞蹈样运动　是指一种强迫的、快速的、无目的、不随意的无节律肢体运动，可突然终止。这些动作分布可变，多发生于手、足、舌、面、颈胸以及腹部肌肉，表现为突然的耸肩、转颈、伸臂、抬臂、摆手和手指伸屈等动作，上肢比下肢重，远端比近端重，随意运动或情绪激动时加重，安静时减轻，入睡后消失。常有做鬼脸和特殊呼吸音，如挤眉弄眼、撅嘴伸舌等。病情严重时肢体可有粗大的频繁动作。多由尾状核和壳核病变引起，见于小舞蹈病或亨廷顿病等。

3. 手足徐动　由肢体远端的游走性肌张力升高或降低所致，表现为不能维持手指、脚趾、舌或身体其他任何部位在一个位置。维持的姿势被一个接一个的缓慢、蠕动样、无目的的运动打断。通常手指、足趾、面、舌和喉的异常运动最常见。可有各种异样或奇特的姿势，如腕过屈时，手指常过伸，前臂旋前，缓慢过渡为手指屈曲，拇指常屈至其他手指之下，而后其他手指相继屈曲，有时出现发音不清和做鬼脸，多见于脑炎、急性播散性脑脊髓炎、胆红素脑病和肝豆状核变性等。

4. 扭转痉挛　是全身肌张力障碍的一种，又称扭转性肌张力障碍、变形性肌张力障碍等，可以理解为某个肢体手足徐动样运动的一种持续性姿势。以躯干或四肢发作性肌张力扭转性升高为特征，主要表现为躯体沿长轴的不自主缓慢扭转。颈肌受累时出现的痉挛性斜颈是本症的一种特殊局限性类型。本症可为原发性遗传疾病，也因颅脑外伤、颅脑感染、一氧化碳中毒、肝豆状核变性等引起。

5. 偏身投掷　为整个肢体不能控制的强烈而粗大的无规律的跨越和投掷样运动，以肢体近端为重，常为单侧。为对侧丘脑底核损害所致，也可见于纹状体至丘脑底核传导通路的病变。双侧投掷运动少见且不对称，多见于代谢障碍（如糖尿病非酮症高渗性昏迷）。

6. 抽动症 指小块肌肉或功能相关联的一组随意肌短暂而快速地收缩动作，固定一处或呈游走性。表现为短暂、快速、突然、不同程度的不随意运动，如眨眼、挤眉、吸鼻、撅嘴、耸肩、扭颈、摇头、踢腿，喉部抽动时会发出不随意怪声，或口出秽语，称为抽动秽语综合征，常伴精神异常。本病常见于儿童，病因及发病机制不详。

第十三节　共济失调

机体的共济运动是依靠大脑、小脑、前庭、深感觉、脊髓和锥体外系等共同参与，且其功能完整。共济失调指以上结构发生功能障碍导致的运动笨拙和不协调，并非肌无力。临床上常见的共济失调是小脑性共济失调、大脑性共济失调，其次为感觉性共济失调和前庭性共济失调。

1. 小脑性共济失调 小脑是皮质下一个重要的运动调节中枢，对精巧动作的完成和随意运动的协调起着重要作用，小脑本身及其传入或传出联系纤维的病变均可产生小脑性共济失调。小脑性共济失调表现为随意运动的力量、速度、幅度和节律的不规则，即协调运动障碍，可伴有肌张力降低、眼球运动障碍及言语障碍。多见于小脑血管病变、遗传变性疾病及小脑占位性病变等。

（1）姿势和步态异常：小脑蚓部和半球分别管理躯干和同侧肢体的共济运动，因此小脑蚓部病变可引起头和躯干的共济失调，导致平衡障碍，姿势和步态的异常，表现为站立不稳，宽步基，行走时左右摇摆，不能沿直线前进，蹒跚而行，坐位时患者将双手和双腿分开以保持身体平衡，上蚓部病变时患者向前倾倒，下蚓部病变时患者向后倾倒；小脑半球病变时，表现为行走时向患侧倾倒。

（2）言语障碍：由于口、唇、舌、咽喉等部位参与发音的肌肉出现共济失调，使患者说话不流利、说话缓慢、发音不清、忽高忽低和声音断续、顿挫或暴发，呈暴发性或吟诗样语言。

（3）随意运动协调障碍：小脑半球病变可引起同侧肢体的共济失调，通常上肢较下肢重，远端较近端重，精细动作较粗糙动作更明显。表现为辨距不良、意向性震颤、书写障碍等。

（4）肌张力降低：小脑病变时常可出现肌张力降低，腱反射减弱或消失，当患者取坐位时两腿自然下垂，叩击膝腱反射后，小腿不停摆动，像钟摆一样（钟摆样腱反射）。

（5）眼球震颤：可见双眼水平粗大眼球震颤，偶见垂直或旋转性眼球震颤，向病侧注视时眼球震颤明显。

2. 大脑性共济失调 大脑额叶、颞叶、枕叶与小脑半球之间通过额桥束和颞枕桥束形成纤维联系，当其损害时可引起大脑性共济失调。大脑性共济失调较小脑性共济失调症状轻，很少出现眼球震颤。多见于脑血管病、多发性硬化等。

（1）额叶性共济失调：病变发生在额叶或额桥小脑束。临床表现类似小脑性共济失调，但症状较轻，如体位性平衡障碍，步态不稳，向后或一侧倾倒，Romberg 征、辨距不良和眼球震颤很少见。除对侧肢体共济失调外，常伴有肌张力升高，病理反射阳性，精神症状，强握反射等额叶损害表现。多见于肿瘤、脑血管病等。

（2）颞叶性共济失调：较轻，由颞叶或颞桥束病变引起。患者表现为一过性对侧肢体的共济失调，早期不易被发现，可伴有颞叶受损的其他症状和体征。常见于脑血管病。

（3）顶叶性共济失调：表现对侧患肢不同程度的共济失调，闭眼时症状明显，深感觉障碍多不重或呈一过性；两侧旁中央小叶后部受损可出现双下肢感觉性共济失调及大小便障碍。

（4）枕叶性共济失调：由枕叶或枕桥束病变引起。患者表现为对侧肢体的共济失调，症状轻，常伴有深感觉障碍，闭眼时加重，可同时伴有枕叶受损的其他症状或体征。多见于肿瘤、脑血管病等。

3. 感觉性共济失调　深感觉障碍使患者不能辨别肢体的位置及运动方向，出现感觉性共济失调。深感觉传导路径中脊神经后根、脊髓后索、丘脑至大脑皮质顶叶任何部位的损害都可出现感觉性共济失调。患者表现为站立不稳，迈步的远近无法控制，落脚不知深浅，行走时有踩棉花样感觉，视觉辅助可使症状减轻。患者在黑暗处症状加重，睁眼时症状减轻，龙贝格征阳性。无眩晕、眼球震颤和言语障碍。体格检查时可发现关节位置觉及音叉振动觉消失。多见于脊髓型遗传性共济失调、脊髓亚急性联合变性、脊髓结核等。

4. 前庭性共济失调　前庭与小脑关系密切，对维持躯体平衡及调节姿势反射起重要作用。前庭损害时失去身体空间定向能力，导致前庭性共济失调。患者表现为站立不稳，行走时向患侧倾斜，不能走直线。卧位时症状明显减轻，活动后症状加重，改变头位可使症状加重，常伴有明显的眩晕、恶心、呕吐和眼球震颤。龙贝格征表现为闭眼后不立即出现摇晃，经过一定时间后才出现摇晃，且程度逐渐加大。多见于内耳疾病、脑血管病、脑炎及多发性硬化等。

第十四节　尿便障碍

尿便障碍包括排尿障碍和排便障碍，病变部位在皮质、下丘脑、脑干和脊髓。

一、排尿障碍

排尿障碍是临床常见症状之一，主要由自主神经功能紊乱所致，表现为排尿困难、尿频、尿急、尿潴留、尿失禁及自动性排尿等。由控制排尿功能的中枢神经或周围神经受到损害而引起的膀胱尿道功能障碍称为神经源性膀胱。

1. 按膀胱功能进行分类

（1）感觉障碍性膀胱：又称感觉性无张力膀胱，病变部位在骶神经后根和（或）脊髓后索，由于后根和（或）后索损害导致脊髓排尿反射弧的传入障碍，从而产生排尿障碍。主要表现为膀胱充盈感缺乏，膀胱容量增大，排尿困难。早期膀胱不能完全排空，残余尿增多，晚期膀胱感觉安全丧失，毫无尿意，尿潴留或尿液充盈至一定程度不能排出而表现为充盈性尿失禁。尿动力学检查发现膀胱内压力很低，为 $5 \sim 10 cmH_2O$，膀胱容量显著增大，达 $500 \sim 600 mL$，甚至可达 $600 \sim 1000 mL$，残余尿增多，为 $400 \sim 1000 mL$。多见于多发性硬化、脊髓亚急性联合变性及脊髓结核损害脊髓后索或后根，也可见于昏迷、脊髓休克期。

（2）运动障碍性膀胱：又称运动性无张力膀胱，病变部位在骶髓前角和（或）前根，由于骶髓前角和（或）前根损害导致脊髓排尿反射弧的传出障碍，从而产生排尿障碍。主要表现为膀胱冷热感和膨胀感正常，尿意存在，排尿困难。早期表现为膀胱不能完全排空，伴胀感，严重时有疼痛感，晚期表现为尿潴留或充盈性尿失禁。尿动力学检查发现膀胱内压力低，为 10～20cmH$_2$O，膀胱容量增大，达 400～500mL，残余尿增多，为 150～600mL。多见于急性脊髓灰质炎、吉兰-巴雷综合征等。

（3）自主性膀胱：病变部位在脊髓排尿反射中枢（S$_{2～4}$）和（或）马尾或盆神经，由于 S$_{2～4}$ 马尾和（或）盆神经损害导致排尿反射弧中断，使膀胱完全脱离感觉、运动神经的支配而成为自主器官，从而产生排尿障碍。临床主要表现为尿不能完全排空，咳嗽和屏气时可出现压力性尿失禁，早期表现为排尿困难、膀胱膨胀，晚期表现为排尿困难呈尿滴状。如不及时处理，膀胱进行性萎缩，一旦合并膀胱感染，萎缩加速发展。尿动力学检查发现膀胱冷热感及膨胀感消失，膀胱内压力随膀胱容量增加不断增加，膀胱容量略增大（膀胱容量为 300～400mL），残余尿增多，为 100mL 以上。多见于腰骶段的损伤、肿瘤或感染。

（4）反射性膀胱：又称自动膀胱，病变部位在骶髓以上的脊髓，为横贯性损害影响两侧锥体束，此时排尿完全由骶髓中枢控制，并存在排尿反射亢进。由于从排尿高级中枢发出至骶部的传出纤维靠近锥体束，故不但丧失控制外括约肌的能力，而且引起排尿动作所需的牵张反射亢进，导致尿频、尿急及间歇性尿失禁。患者表现为模糊不定的尿胀感和小腿痉挛。早期不能排尿，容量增大，残余尿多，晚期出现突然排尿不能控制，如尿频、尿急、尿失禁。一侧锥体束损害一般不引起括约肌障碍。尿动力学检查发现膀胱冷热感及膨胀感消失；膀胱内压力随膀胱容量增加，不断出现无抑制性收缩波，且收缩压力逐渐升高，至一定压力时即自行排尿。膀胱容量大小不定，一般小于或接近正常；有残余尿，一般 100mL 以内。本病由骶段以上脊髓横贯性损害所致，多见于横贯性脊髓炎、脊髓高位完全性损伤或肿瘤。

（5）无抑制性膀胱：病变部位在皮质旁中央小叶和（或）锥体束（多为内囊），由于排尿上位中枢损害，使其对脊髓中枢的抑制减弱所致。临床表现为早期尿频、尿急、尿失禁，常不能抑制，每次尿量少，排完后膀胱膨胀感存在，晚期排尿不可控制。尿动力学检查发现膀胱冷热感及膨胀感正常，膀胱内压力高于 10cmH$_2$O，膀胱不断出现无抑制性收缩波，膀胱内压力随之升高，膀胱容量小于正常，无残余尿。多见于脑肿瘤，特别是旁中央小叶附近的中线肿瘤、脑血管病、多发性硬化、颅脑手术后及脊髓高位损伤恢复期。

2. 按损害部位进行分类

（1）大脑皮质型：简称 C 型，在排尿过程中具备在大脑控制下随意放松尿道外括约肌的能力。肌电图检查发现尿道外括约肌可随意收缩和放松，几乎所有具备肛门括约肌随意收缩与放松、单侧或双侧脚趾随意运动患者的逼尿肌和括约肌具有协调功能，有望恢复正常膀胱功能。

（2）脊髓协同型：简称 S 型，可通过腹部挤压、用力屏气和叩击法达到协同反射性括约肌放松，尿道动力学研究可见逼尿肌和括约肌是协调的。

（3）四肢瘫型：简称 Q 型，此型患者多为完全性四肢瘫，无皮质控制，不能通过脊髓协同尿道外括约肌放松进行自我导尿，亦无正常手功能实施自我导尿，不能通过随意的或会阴的刺激使膀胱排空，导尿仅能由护理人员完成。

（4）截瘫型：简称 P 型，此型患者丧失尿道外括约肌的皮质和脊髓协同控制，但是功能完好，具备正常手功能可以进行间断自我导尿和肛门牵伸，以排空膀胱。

二、排便障碍

排便障碍是临床常见症状之一，是以便秘和便失禁为主要临床表现的一组症状，有时也可表现为自动性排便及排便急迫。可由神经系统病变引起，也可为消化系统疾病、肛门直肠性疾病或全身性疾病引起。发生机制主要涉及便意产生和排便动作的整个过程。本节主要叙述由神经系统病变引起的排便障碍。

1. 便秘　指 2～3 日或数日排便 1 次，粪便干硬，包括神经系统疾病在内的多种疾病的一种症状。女性多于男性，随年龄增长而发病率增加。主要表现为便量减少、过硬及排出困难，可伴有腹胀、食欲缺乏、会阴坠胀感及烦躁等症状，严重时可有其他并发症，如排便过分用力时可诱发排便性晕厥、脑卒中及心肌梗死等。便秘主要见于：①大脑皮质对排便反射的抑制性增强，如脑血管病、颅脑损伤、脑肿瘤等；② $S_{2\sim4}$ 以上的脊髓病变，如脊髓横贯性脊髓炎、多发性硬化等；③直肠壁的感觉传入或传出神经病变。

2. 大便失禁　是指粪便在直肠肛门时，肛门内、外括约肌处于弛缓状态，失去自主随意控制排便的能力，使粪便和气体不时地自动流出，污染衣裤。常见于深昏迷或癫痫发作患者。另外，大便失禁也是先天性腰骶部脊膜膨出、脊柱裂患者的主要表现之一。

3. 自动性排便　当脊髓病变时，由于中断高级中枢对脊髓排便反射的抑制，排便反射增强，引起不受意识控制的排便，患者每日自动排便 4 次以上。见于各种脊髓病变。

4. 排便急迫　多由消化系统疾病或心身疾病引起，偶见于腰骶部神经刺激性病变，此时常伴有鞍区痛觉过敏。

第三章　神经系统疾病常见辅助检查

第一节　脑脊液检查

一、脑脊液循环

脑脊液（CSF）是存在于脑室及蛛网膜下腔内的一种无色透明液体，主要由侧脑室脉络丛分泌（约占脑脊液总量的95％），其余来源于第三、第四脑室等部位。脑脊液经室间孔进入第三脑室、中脑水管、第四脑室，最后经第四脑室的正中孔和两个侧孔，流到蛛网膜下腔和脑池。大部分脑脊液经脑穹隆面的蛛网膜颗粒吸收至上矢状窦，小部分经脊神经根间隙吸收。正常成人脑脊液总量为 70～160mL，平均104mL，其生成速度为 20～22mL/h，每日生成约 500mL，即人体的脑脊液每日可更新 3～5 次。脑脊液的80％位于脑室系统内，10～20mL 位于蛛网膜下腔内。在中枢神经系统的急（慢）性感染、颅内肿瘤等疾病时，脑脊液分泌明显增多，造成颅内压升高。正常情况下因为血－脑屏障（BBB）的存在，血液中的各种化学成分只能选择性地进入脑脊液中，在病理情况下，血－脑屏障遭破坏及病原体的侵入可使脑脊液成分发生改变。脑脊液对脑和脊髓具保护、支持和营养等多种功能。

二、腰椎穿刺术

腰椎穿刺术是神经科最基本也是很重要的一项检查技术，它主要用作脑脊液的采集，颅内压的监测，脊髓造影和鞘内药物注射治疗等。

（一）适应证

1. 中枢神经系统感染性病变，包括各种原因引起的脑脊膜炎和脑脊髓炎。
2. 蛛网膜下腔出血的诊断及减压、引流治疗。
3. 中枢神经系统的脱髓鞘疾病、变性疾病的诊断和鉴别诊断。
4. 脊髓病变和急（慢）性多发性神经根神经炎的诊断及鉴别诊断。
5. 脑膜癌病及颅内转移瘤的诊断。
6. 颅内压监测。
7. 脊髓造影和鞘内药物注射治疗等。

（二）禁忌证

1. 有明显的颅内压升高、乳盘水肿和颅后窝肿瘤有形成脑疝危险者。
2. 穿刺部位的皮肤和软组织有感染者。
3. 穿刺部位的椎体有畸形和骨质破坏者。
4. 脊髓压迫症的脊髓功能处于即将丧失的临界状态者。
5. 所有疾病导致的有出血倾向，使用肝素抗凝药物，以及血小板 $< 50 \times 10^9/L$ 者。

6. 病情危重，改变体位有可能影响生命者。

7. 开放性颅脑损伤者等。

（三）并发症

1. 腰椎穿刺后头痛　是最常见的并发症，发生机制主要是脑脊液放出或漏过多，造成低颅压综合征，腰椎穿刺后头痛大多在穿刺后 24h 出现，可持续 1 周左右。头痛以前额和后枕部显著，咳嗽、打喷嚏、站立时症状加重，严重者还可伴有恶心、呕吐，平卧位可使头痛减轻，发生后应鼓励患者多饮水，必要时可静脉输入生理盐水治疗。

2. 出血　腰椎穿刺出血大多数是由损伤蛛网膜或硬膜的静脉所致，出血量通常较少，一般不会引起明显的临床症状，如果出血量较多时，应注意与原发性蛛网膜下腔出血鉴别，并及时治疗。

3. 感染　很少见，消毒不彻底或无菌操作不当，或者穿刺局部有感染灶等是可能导致腰椎穿刺后感染的因素。

4. 脑疝　是腰椎穿刺最危险的并发症，易发生在颅内压明显升高和颅内占位尤其是颅后窝占位的患者。如颅内压明显升高，必须做腰椎穿刺才能明确诊断时，有必要在穿刺前应用脱水剂并准备好抢救措施。

（四）注意事项

1. 严格掌握禁忌证。凡疑有颅内压升高者，必须先做眼底检查，视盘明显水肿或颅内压很高者，应先行脱水治疗，降低颅内压后再行穿刺；或针刺入脊膜后，针芯不完全拔出，使脑脊液缓慢滴出。

2. 凡患者处于休克、衰竭或濒危状态，以及局部皮肤有炎症、颅后窝有占位性病变或伴有脑干症状，均禁忌穿刺。

3. 针头刺入皮下组织后进针要缓慢，以免用力过猛时刺伤马尾神经或血管，以致产生下肢疼痛，或使脑脊液混入血液影响结果的判断。

4. 穿刺过程，密切观察患者的意识、瞳孔、脉搏、呼吸的改变，若病情突变，应立即停止操作，并进行抢救。如出现脑疝症状时，应立即停止放液，并向椎管内注入生理盐水 10～20mL，或快速静脉滴注 20% 甘露醇 250mL，如脑疝不能复位，迅速行脑室穿刺。

5. 鞘内给药时，应先放出同量脑脊液，然后再注入药物。

6. 做气脑检查时，应先缓慢放液 10mL，再注入滤过空气 10mL，如此反复进行达所需量时再摄 X 线片。

7. 放脑脊液速度不宜快，一般 10～15 滴 / 分，正常颅内压患者一次放脑脊液不超过 5mL，以防脑疝形成。

8. 测量颅内压力时，让患者全身放松，双下肢和头部略伸展，平静呼吸，否则测量不准确。

9. 凡是脊髓疾病者，均要做压颈试验，以了解蛛网膜下腔有无阻塞。

（五）腰椎穿刺的操作方法

正确的体位是腰椎穿刺成败的关键，患者取去枕侧卧位，屈颈抱膝，尽量使脊柱前屈，有利于最大限度地拉开椎间隙。患者背部要与检查床垂直，脊柱与床平行。穿刺部位的确定：沿双侧髂嵴最高点做一连线，与脊柱中线相交处为第 4 腰椎棘突，通常选择第 4、第 5 腰椎间隙穿刺，如失败或其他因素可以选择第3、第4腰椎间隙，或第5腰椎与骶骨间隙穿刺。常规消毒铺无菌巾，用2%的利多卡因在穿刺点局部做皮内麻醉和皮下麻醉，麻醉针头刺入韧带后，回吸无血液，边退针边注射麻醉剂。麻醉生效后，操作者用一手固定穿刺部位皮肤，一手持针，针头斜面向上刺入皮肤，针头略向头部倾斜，缓慢进针，当针头刺入韧带时可感受到一定的阻力，当阻力突然减低时，提示针头可能已进入蛛网膜下腔，抽出针芯，如穿刺成功，会有脑脊液流出。测定颅内压力时嘱咐患者放松，并缓慢将颈部恢复自然位置，双下肢伸直。

三、脑脊液检查

（一）常规检查

1. 压力

（1）常规颅内压力测定：腰椎穿刺成功后接上压力管或压力表，目前我国临床上通常使用压力管，嘱患者充分放松后进行测定，脑脊液在压力管中上升到一定的幅度而不再继续上升，一般随呼吸有轻微的波动，这时测得的压力即为颅内压。侧卧位的正常颅内压一般为 $80 \sim 180mmH_2O$，$> 200mmH_2O$ 提示颅内压升高，$< 70mmH_2O$ 提示颅内压降低。颅内压力高可见于脑水肿、颅内占位性病变、感染、静脉窦血栓形成、良性颅内压升高等疾病。颅内压力低主要见于低颅压、脱水、脊髓蛛网膜下腔梗阻和脑脊液漏等疾病。

（2）奎肯施泰特试验：又称压颈试验，腰椎穿刺时压迫颈部观察脑脊液的压力变化。做奎肯施泰特试验前应先做压腹试验，用手掌深压腹部，如果脑脊液压力迅速上升，解除压迫后，压力迅速下降，说明穿刺针头确实在椎管内。压颈试验有指压法和压力计法，指压法是用手指压迫颈静脉 $10 \sim 15s$ 后放松，观察其压力的变化情况，压力计法是将血压计气带轻缚于患者的颈部，测定初压后，迅速充气至 $20mmHg$、$40mmHg$ 和 $60mmHg$，记录脑脊液压力变化，直至压力不再升高为止，然后迅速放气，记录脑脊液压力至不再下降为止。正常情况下压颈后脑脊液压力迅速上升 $100 \sim 200mmH_2O$，解除压颈后，压力迅速下降至初压水平。如在穿刺部位以上有椎管梗阻，压颈时压力不上升（完全梗阻），或上升、下降缓慢（部分梗阻），称为压颈试验阳性。如压迫一侧颈静脉，脑脊液压力不上升，但压迫对侧上升正常，常指示梗阻侧的横窦或乙状窦闭塞。如颅内压明显升高或怀疑颅后窝肿瘤者，禁行压颈试验，以免发生脑疝。

2. 外观 正常脑脊液是无色透明的液体，当脑脊液的细胞数少于 $360/mm^3$ 时，外观无明显的改变，血性脑脊液提示红细胞数大于 $10\ 000/mm^3$。如脑脊液为血性或粉红色，可用三管试验法加以鉴别。用三个试管连续接取脑脊液，各管为均匀一致的血性脑脊液，可见于蛛网膜下腔出血；各管的颜色依次变淡，可能为穿刺损伤出血。血性脑脊液离心后如颜色变为无色，可能为新鲜出血或损伤；如变为黄色，提示为陈旧性出血。脑脊液为云雾状浑浊，通常是由于细菌、真菌等感染引起细胞数增多所致，脓状、米汤样脑脊液见于各种化脓性脑膜炎，脑脊液放置后有纤维蛋白膜形成，多见于结核性脑膜炎。脑脊液呈黄色，离体后不久自动凝固为胶冻样，称为弗洛因综合征，是因为脑脊液中蛋白质含量过多，常见于椎管梗阻。

3. 细胞数 正常脑脊液白细胞计数为 $（0 \sim 5）\times 10^6/L$，多为单核细胞。白细胞增多见于脑脊髓膜和实质的炎性病变，涂片检查如发现致病的细菌、真菌及脱落的瘤细胞等，有助于病因的诊断。脑脊液细胞学检查（玻片离心沉淀法）能有效提高诊断率。

4. 潘迪试验　脑脊液蛋白定性试验方法。利用脑脊液中球蛋白能与饱和苯酚结合形成不溶性蛋白盐的原理，球蛋白含量越高，反应越明显，通常作为蛋白是否升高的参考试验，可出现假阳性反应。

（二）生化检查

1. 蛋白质　正常人腰椎穿刺脑脊液蛋白质含量为 $0.15 \sim 0.45g/L$，脑池液为 $0.10 \sim 0.25g/L$，脑室液为 $0.05 \sim 0.15g/L$。蛋白质升高见于中枢神经系统感染、脑肿瘤、脑出血、脊髓压迫症、吉兰-巴雷综合征等。蛋白质降低（$< 0.15g/L$）见于腰椎穿刺或硬膜损伤引起脑脊液丢失和营养不良者。

2. 糖　脑脊液糖含量取决于血糖的水平。正常值为 $2.5 \sim 4.4mmol/L$，为血糖的 $50\% \sim 70\%$。通常脑脊液糖 $< 2.25mmol/L$ 为异常。脑脊液糖含量减少见于化脓性脑膜炎、结核性脑膜炎真菌性脑膜炎及颅内恶性肿瘤（如脑膜癌病等）。脑脊液糖含量增加见于糖尿病。

3. 氯化物　正常脑脊液含氯化物 $120 \sim 130mmol/L$，较血氯水平为高。细菌性脑膜炎和真菌性脑膜炎均可使氯化物含量降低，尤以结核性脑膜炎最为明显。氯化物降低还可见于全身性疾病引起的电解质紊乱等。

（三）免疫学检查

1. 蛋白电泳　脑脊液蛋白电泳的参考正常值：前白蛋白 $1\% \sim 7\%$，白蛋白 $44\% \sim 73\%$，α_1 球蛋白 $3\% \sim 8\%$，α_2 球蛋白 $5\% \sim 13\%$，β 球蛋白 $8\% \sim 19\%$，γ 球蛋白 $3\% \sim 18\%$。对电泳带质和量的分析，对于神经系统疾病的诊断有一定帮助，但缺乏特异性。前白蛋白在神经系统炎症时降低，在变性病时升高；α 球蛋白升高主要见于中枢神经系统感染早期；β 球蛋白升高见于神经系统的变性疾病；γ 球蛋白升高见于脱髓鞘疾病和中枢神经系统感染疾病等。

2. 免疫球蛋白（Ig）　正常脑脊液中 Ig 含量很少，IgG 为 $10 \sim 40mg/L$，IgA 为 $1 \sim 6mg/L$，IgM 含量极微。脑脊液中 Ig 升高见于中枢神经系统感染性疾病（细菌、病毒、螺旋体及真菌等感染）及多发性硬化等脱髓鞘疾病。脑脊液 IgG 指数（正常值为 $0.3 \sim 0.7$）和中枢神经系统 24h IgG 合成率（正常值每日为 $< 3.3mg$，可疑为 $> 5mg$，异常 $> 10mg$）是脑脊液及血清中的 IgG 和白蛋白含量根据公式计算出的数据，可真实反映中枢神经系统自身合成免疫球蛋白的水平，比单纯测量脑脊液中 IgG 含量要准确。

3. 寡克隆区带　脑脊液寡克隆区带（OB）是检测鞘内免疫球蛋白合成的另一重要方法。一般临床上检测的是 IgG 型寡克隆区带，OB 是诊断多发性硬化的重要辅助指标，其阳性率可高达 90% 以上，OB 阳性也可见于其他神经系统感染性疾病。

4. 抗原抗体检测　应用补体结合试验（CFT）、间接免疫荧光法（IFA）、放射免疫法（RIA）和酶联免疫吸附试验（ELISA）、乳胶凝集（LA）等方法对病毒、细菌、真菌、螺旋体、寄生虫等不同病原体进行检测。常用的有：单纯疱疹病毒（HSV）抗原和抗体检测，抗原早期阳性提示近期感染的可能，HSV IgG 型抗体阳性在血清中可终生存在，发病初期 HSV IgM 型抗体阳性更有意义，双份脑脊液和血清的标本测定，对判断近期是否有中枢神经系统感染更有意义。另外，对巨细胞病毒（CMV）、EB 病毒、麻疹病毒、人类免疫缺陷病毒（HIV）等的抗体检测均有助于诊断。对结核杆菌、新型隐球菌、螺旋体、弓形虫的特异性抗原抗体的测定对诊断均有很大帮助。囊虫特异性抗体检测，敏感性可达90％以上，特异性达98％，脑脊液中抗体阳性有助于脑囊虫的诊断。脑脊液中抗 Hu 抗体、抗 Yo 抗体、抗 Tr 抗体、抗 Ma 抗体阳性，对于诊断副肿瘤综合征、恶性肿瘤神经系统转移等有帮助。

5. 基因检测　目前常用的方法是聚合酶链式反应，针对不同病原体的 DNA 进行检测，目前已开发出的用于脑脊液聚合酶链式反应检测的试剂盒有结核、梅毒、EB 病毒、弓形虫和丙肝病毒等。

(四) 病原学检查

1. 涂片　脑脊液离心后直接涂在玻片上，通过不同的染色可发现病原体，如抗酸染色可发现结核杆菌，墨汁染色可发现新型隐球菌、真菌菌丝等，其优点是快速简便，缺点是阳性率低。

2. 病原体的培养和动物接种　针对各种病原体的培养和动物接种，是临床诊断的最可靠证据，但缺点是耗时长，对疾病早期诊断价值不大。

第二节　神经影像学检查

一、头颅和脊柱 X 线平片

头颅和脊柱 X 线平片是利用 X 线的透射作用检查颅骨和脊柱病变的基本辅助诊断方法，头颅和脊柱 X 线平片以较好的空间分辨率、简便、安全、价廉的特点用于许多神经系统疾病的诊断，并作为 CT、MRI 等高分辨率先进诊断手段的对照分析，尤其对头颅骨、脊椎疾病的诊断。

(一) 头颅 X 线平片

头颅 X 线平片包括头颅正侧位 X 线片、颅底 X 线片、内听道 X 线片、蝶鞍侧位 X 线片、视神经孔 X 线片、舌下神经孔 X 线片、气脑造影和脑室造影等。主要观察颅骨厚度、密度及各部位结构，以及颅底裂、孔和脑内钙化等。

1. 头颅正侧位 X 线片　用于颅脑外伤、头颅的大小与外形异常、小儿颅内压升高致颅缝分裂与囟门增宽、颅内病理性钙化、先天性颅骨裂、颅骨结核、颅内感染、颅内转移瘤和颅内肉芽肿等溶骨性的颅骨病变及颅颈交界的畸形等诊断。

2. 颅底 X 线片　用来观察颅底及颅中窝的情况，一些颅后窝的结构（如颅底的卵圆孔、棘孔、破裂孔、翼内外板和岩骨）及中耳乳突均可清楚显示。内耳道也经常显示较好。鼻咽癌常伴有颅底破坏。

3. 内耳道 X 线片　用来观察颅后窝的情况，尤其是内耳道、岩椎、枕大孔和枕骨。正常人内听道管径为 4～7mm。两侧常不完全等大，但相差不超过 2mm，超过此限度应提示病变存在。听神经瘤可引起病变侧内听道扩大。

4. 蝶鞍侧位 X 线片　用于观察蝶鞍。蝶鞍的大小因人而异，用径线测量其前后径为8～16mm，平均 11.5mm，深度为 7～14mm，平均 9.5mm。老年骨萎缩时，蝶鞍的轮廓因骨质稀疏而欠明显。鞍内肿瘤引起蝶鞍骨壁的压迫而使之呈球状扩大，严重时可有骨质结构的吸收破坏。鞍旁肿瘤常使一侧鞍背侵蚀而缩短，蝶鞍呈蝶形，上口较宽，前后径加大，亦可伴有骨质吸收破坏。

5. 视神经孔X线片　投射时要求患者俯卧于摄影台上，肘部弯曲。患者两手放于胸旁，头部转向对侧，被检测眼眶放于暗盒中心。颧骨、鼻尖和下颌隆凸部三点紧靠暗盒，使头部矢状面与暗盒呈53°，听鼻线与暗盒垂直。视神经孔在眼眶外下方显影。视神经孔扩大见于视神经和视神经鞘的原发性肿瘤和继发性肿瘤。

（二）脊柱X线平片

脊髓和椎骨的病变，常能反映在脊柱骨质结构上，因此脊柱X线平片是基本检查方法之一。脊柱X线平片可观察脊柱姿势和生理曲度，椎体有无破坏、脱位，骨折、变形或骨质增生，椎间孔有无扩大或缩小，椎间隙有否变窄，椎弓根的形态和距离有无变化，横突、棘突有无破坏，椎旁有无软组织阴影等，借以诊断脊髓、脊柱和椎管内的病变。

二、数字减影血管造影

（一）数字脑血管造影

脑血管造影是应用含碘显影剂（如泛影葡胺）注入颈动脉或椎动脉内，然后在动脉期、毛细血管期和静脉期分别摄X线片。数字减影血管造影（DSA）技术利用数字化成像方式取代胶片减影的方法，应用电子计算机程序将组织图像转变成数字信号输入并储存，然后经动脉或静脉注入造影剂，将所获得的第二次图像也输入计算机，然后进行减影处理，使充盈造影剂的血管图像保留下来，而骨骼、脑组织等影像均被减影除去，保留下的血管图像经过再处理后转送到监视器上，得到清晰的血管影像。脑血管造影的方法通常采用股动脉插管法或肱动脉插管法，可做全脑血管造影，可以观察脑血管的走行，有无移位、闭塞和异常血管等。主要适应证是头颈部血管病变（如动脉瘤和血管畸形等），而且是其他检查方法所不能取代的。优点为简便快捷，血管影像清晰，三维显示减影血管，并可做选择性摄片。缺点是该方法是有创性检查，需要插管和注射对比剂。数字减影血管造影也是血管内介入治疗不可缺少的技术，所有介入治疗必须通过数字减影血管造影明确病变的部位、供养血管、侧支循环和引流血管等。

（二）脊髓造影和脊髓血管造影

1. 脊髓造影　又称椎管造影，将造影剂碘苯酯或甲泛葡胺经腰椎穿刺注入蛛网膜下腔后，改变体位并在X线下观察其流动有无受阻，以及受阻的部位和形态，然后在病变部位摄X线片。脊髓碘水造影后也可行CT扫描，有助于诊断。脊髓造影的适应证为脊髓压迫症，如脊髓肿瘤、椎间盘脱出、椎管狭窄、慢性粘连性蛛网膜炎等，但椎管造影有较多的不良反应，如疼痛和原有的症状加重等。随着MRI技术的应用，特别是MRI水成像技术的应用可以更好地显示神经根等结构，目前椎管造影已经基本被MRI技术取代。

2. 脊髓血管造影　将含碘的水溶性造影剂注入脊髓的动脉系统、显示血管分布的情况，称为脊髓血管造影，有助于诊断脊髓血管畸形和脊髓动静脉瘘等。

三、电子计算机体层扫描成像

电子计算机体层扫描（CT）是由英国的Hounsfield（1969年）设计成功于1972年首先用于颅脑疾病的诊断，可清晰地显示不同平面的脑实质、脑室和脑池的形态和位置等图像，并很快应用于全身各部位。随着设备的进步，CT 不仅可以提供形态学方面的信息，且开始用于某些功能性信息方面的研究。CT 诊断的原理是利用各种组织对 X 线的不同吸收系数，通过电子计算机处理得到图像。螺旋脑 CT 是一种相对较新的技术，其扫描更加快速，1s 内即可完成一个层面的扫描；分辨率也更高，扫描层厚可以薄至 1mm，可以更清楚地显示微小病变。在 CT 上，对 X 线吸收高于脑实质则表现为增白的高密度阴影，如钙化和脑出血等；对 X 线吸收低于脑实质则表现为灰黑色的低密度阴影，如坏死、水肿、囊肿及脓肿等。由于 CT 的无创性、简便和敏感性较常 X 线检查提高 100 倍以上，可较确切地显示病变，已被广泛地用于各种神经系统疾病的诊断，取代头颅 X 线平片和脑室造影等。常规头颅 CT 平扫主要用于颅内血肿、脑外伤、脑出血、蛛网膜下腔出血、脑梗死、脑肿瘤、脑积水、脑萎缩、脑炎症性疾病及脑寄生虫病（如脑囊虫）、脑发育畸形等的诊断。颈椎 CT 或腰椎 CT 检查可较 X 线更加清晰地显示骨质改变、椎管狭窄、椎间盘突出等。在急诊怀疑为脑血管病的患者，头颅 X 线平片为最基本的鉴别脑出血和脑梗死的方法。

增强 CT 是通过静脉注射造影剂（甲泛葡胺或泛影葡胺）后进行 CT 检查，如果存在血 - 脑屏障的破坏（如颅内肿瘤或脑炎），则病变组织区域呈现高信号的增强效应，可以更清晰地显示病变，提高诊断的阳性率。

CT 血管造影（CTA）指静脉注射含碘造影剂后，经计算机对图像进行处理，可以三维显示颅内血管系统，可以取代部分 DSA 检查。CTA 可清楚显示主动脉弓、颈动脉、颈内动脉、椎动脉、锁骨下动脉、Willis 动脉环，以及大脑前、中、后动脉及其主要分支，对闭塞血管病变可提供重要的诊断依据，可以明确血管狭窄的程度，清晰显示动脉粥样硬化斑块及是否存在钙化。与 DSA 相比，CTA 不需要动脉插管，操作简便快捷，但不能显示小血管分支的病变。CT 灌注成像（CTP）可以在注射对比剂后显示局部脑血容量（rCBV）、局部脑血流量（rCBF）和平均通过时间（MTT）等，可反映组织的血管化程度，并能动态反映脑组织的血流灌注情况，属于功能成像的范畴。在急性脑缺血发生 10min 即可显示脑缺血区的范围，可用于显示缺血半暗带；通过两侧对比了解脑血流供应和代偿状态，有助于缺血性脑血管病治疗方案的制订。

四、磁共振成像

磁共振成像（MRI）是 20 世纪 80 年代初开始用于临床的一项新的影像学诊断技术，能够提供传统的 X 线和 CT 不能提供的信息，是诊断颅内和脊髓病变最重要的检查手段，目前在我国已普遍应用。近年来新的磁共振技术如功能性磁共振成像（fMRI）、磁共振血管成像（MRA）、磁共振波谱分析（MRS）和弥散加权像（DWI）等的出现，推进了神经科学的发展。

（一）MRI 的基本原理

MRI 是利用人体内氢质子在主磁场和射频场中被激发产生的共振信号经计算机放大、图像处理和重建后得到的磁共振成像。进行 MRI 检查时，患者被置于磁场中，接受一系列的脉冲后，打乱组织内的质子运动。脉冲停止后，质子的能级和相位恢复到激发前状态，这个过程称为弛豫。弛豫分为纵向弛豫（T_1）和横向弛豫（T_2）。CT 影像的黑白对比度是以人体组织密度对 X 线的衰减系数为基础，而 MRI 的黑白对比度则来源于体内各种组织 MRI 信号的差异。T_1 成像时，T_1 短的组织（如脂肪）产生强信号呈白色，而 T_1 长的组织（如体液）为低信号呈黑色；反之，T_2 成像时，T_2 长的组织（如体液）为强信呈白色，而 T_2 短的组织为低信号呈灰黑色。空气和骨皮质无论在 T_1 加权像或 T_2 加权像上均为黑色，T_1 加权像可清晰显示解剖细节，T_2 加权像有利于显示病变。液体、肿瘤、梗死病灶和炎症在 T_1 加权像上呈低信号，在 T_2 加权像上则为极易识别的高信号。而心腔和大血管由于血流极快，使发出脉冲至接收信号时，被激发的血液已从原部位流走，信号不复存在，因此心腔及大血管在 T_1 加权像和 T_2 加权像上均呈黑色，此现象称为流空效应。

（二）MRI 的优势及临床应用

与 CT 比较，MRI 能提供多方位和多层面的解剖学信息，图像清晰度高，没有电离辐射，对人体无放射性损害；不出现颅骨的伪影；不需要造影剂即可清楚地显示出冠状、矢状和横轴三位像；可清晰地观察到脑干及颅后窝病变的形态、位置、大小及其与周围组织结构的关系；对脑灰质与脑白质可以产生明显的对比度。但对于急性颅脑损伤、颅骨骨折、钙化病灶及出血性病变急性期等 MRI 检查不如 CT 敏感。由于 MRI 检查所需时间较长，危重或不能配合的患者往往难以进行检查，而头颅 CT 检查简便快捷，在这种情况下具有一定优势。MRI 广泛应用于脑血管疾病、脱髓鞘疾病、脑肿瘤、颅脑先天发育畸形、颅脑外伤、各种原因所致的颅内感染的诊断和鉴别诊断。MRI 可以显示脊髓病变，对脊髓病变的诊断具有明显优势，常用于脊髓肿瘤、脊髓炎、脊髓空洞症、椎间盘脱出、脊椎转移瘤和脓肿等的诊断。顺磁性造影剂钆通过改变氢质子的磁性作用，改变其弛豫时间而获得高 MRI 信号，产生有效的对比作用，含血管丰富的实质性病灶或存在血－脑屏障破坏的区域在 T_1 加权像表现为高信号。通过增强 MRI 有助于对不同性质病变的鉴别，增加对肿瘤和炎症诊断的敏感，可以使病灶与周围组织和结构之间的关系显示得更清晰，也可以为肿瘤手术和放射治疗范围的确定提供重要信息。二乙三胺五乙酸（DTPA）剂量一般为 0.1mmol/kg，静脉注射 1h 内可见明显的增强效果。注意事项：体内有金属置入物（如义齿、脑动脉瘤手术放置银夹、安装心脏起搏器）的患者均不能使用 MRI 检查。

（三）液体衰减反转回复序列

液体衰减反转回复序列又称水抑制成像技术。该技术可抑制自由水（如脑脊液和水肿）的信号，而脑组织的信号不受影响。脑脊液由 T_2 加权像上的亮信号变成暗信号，实质性病灶和含结合水的病灶表现为明显的高信号，而含结合水的病灶如陈旧性脑梗死、囊肿则表现为低信号。通过液体衰减反转回复序列（FLAIR）像，可以协助明确脑组织内实质性病变的范围，对于脑室周围区域或脑表面附近可疑病变的识别尤其具有价值，也可以发现脑室或蛛网膜下腔的少量出血，与 T_1 加权像和 T_2 加权像结合可辅助识别血管间隙。该技术目前已经作为常规测定序列广泛应用于临床。

（四）脂肪抑制成像技术

脂肪抑制成像技术是指在 MRI 成像中通过调整采集参数而选择性地抑制脂肪信号，使其失去亮的信号特征变为暗信号，以区分同样为亮信号的不同结构，主要用于颅底和眶部的检查，可以消除 T_1 加权像脂肪组织高信号的干扰，以增加图像的组织对比，并有利于显现出病灶的增强效应，还可以鉴别病灶内是否含有脂肪，为鉴别诊断提供信息。

（五）磁共振血管成像

磁共振血管成像（MRA）是基于 MRI 成像平面血液产生的"流空效应"而开发一种

磁共振成像技术。在不使用对比剂的情况下，通过抑制背景结构信号将血管分离出来，单独显示血管结构，可显示成像范围内所有大血管，如颈内动脉、大脑中动脉、基底动脉等，也可以显示主要的侧支血管。通过不同的成像方法，还可以显示大的静脉和静脉窦，称为磁共振静脉血管成像。临床主要用于颅内动脉瘤、脑血管畸形、大血管狭窄或闭塞，以及静脉窦血栓等的诊断，MRA对于较大动脉瘤的判断和血管造影相似，然而对于＜5mm的小动脉瘤容易漏诊，对于血管畸形的判断也存在类似现象；在脑血管狭窄时，对于严重的狭窄或闭塞的血管判断较为可靠，对于轻度狭窄者可存在夸大狭窄程度的现象。普通MRI在颈部血管成像时受误差影响较大，静脉注射二乙三胺五乙酸钆（Gd DTPA）后进行检查可改善成像效果。

MRA的优点是不需插管、方便省时、无放射损伤及无创性。MRA的缺点是空间分辨率差，不及CTA和DSA；信号变化复杂，易产生伪影；对细小血管显示差。临床在诊断动脉瘤、血管畸形时主要用于筛查，确诊和干预时仍需DSA。对于动脉血管狭窄可能需要介入或手术干预时，也需DSA进行判断。

（六）MRI 弥散加权像

MRI弥散加权像（DWI）是广义的功能性MRI成像技术之一。采用的是回波平面成像技术，通过测量病理状态下水分子布朗运动的特征，可用于缺血性脑血管病的早期诊断，发病2h内即可发现缺血改变，病变区域表现为高信号。在早期这种弥散变化是可逆的，为早期治疗提供了重要的信息。弥散加权像也可用于辅助区分新脑梗死病灶和旧脑梗死病灶，对于多发性硬化新旧脱髓鞘病灶的判断也有一定价值。可以敏感地显示各种原因导致的细胞毒性水肿。DWI不需要注射造影剂。

（七）MRI 灌注加权像

MRI灌注加权像（PWI）也是广义的功能性MRI成像技术之一。静脉注射顺磁性对比剂后，通过回波平面成像技术观察成像的变化。可计算出局部脑血容量（rCBV）、局部脑血流量（rCBF）和平均通过时间（MTT）等。MRI灌注成像的目的是显示通过毛细血管网的血流情况，提供周围组织氧和营养物质的功能状态。补充常规MRI和MRA不能获得的血流动力学和脑血管功能状态信息，有助于缺血性脑血管病的早期诊治。PWI能显示脑灌注改变，与CT灌注成像差别不大，多与DWI相结合评估脑梗死患者有无溶栓指征和判定预后。

（八）MRI 弥散张力成像

MRI弥散张力成像（DTI）是在DWI的基础上施加多个线性方向的敏感弥散梯度而获得的图像。可以反映水分子在白质内弥散的优势方向，能够显示脑白质纤维束的走行及其完整性。目前，主要用于脑白质有关病变的诊断和研究，如多发性硬化的白质病变、肌萎缩侧索硬化的锥体束变性等。

（九）MRI 水成像技术

MRI水成像技术主要是利用水的长T_2特性，由于体内静态或缓慢流动的液体的T_2值远远大于其他组织，因此在选择很长的回波时间（TE），可以将其他组织的信号强度减低甚至完全消失，而仅显示出静态水的信号。在神经科主要应用MRI椎管水成像，可以获得类似椎管造影的效果，需要与常规MRI进行对比分析，并应注意排除伪影造成的假象。

该技术为无创检查，不需要造影剂。

（十）磁敏感加权像

磁敏感加权像（SWI）是利用不同组织间磁化率的差异产生图像对比。静脉中的去氧血红蛋白是顺磁性物质，而含有氧和血红蛋白的动脉，以及绝大部分脑实质均属于抗磁性物质，在特定的磁共振序列（如重 T_2 梯度回波序列）下，它们之间磁化率的差异导致明显的信号差异，使静脉成为区别于其他组织的明显低信号。另外，由于磁化率不同，静脉和其他脑组织在主磁场下形成局部磁场的不同，会引起频率的偏移并最终导致失相，这在相位图上可以得到反映。因此，相位图能增强静脉和其他组织的信号对比。除了静脉，SWI 还对含铁血黄素、铁等顺磁性物质拥有高度的敏感性，它能显示肿瘤内的小出血灶、外伤和卒中后常规磁共振成像不易发现的脑改变等，尤其是在检测出血和与静脉有关的病变方面，SWI 具有独特的优势。

（十一）MRI 脑功能成像

MRI 脑功能成像以脱氧血红蛋白的敏感效应为基础，对皮质功能进行定位成像。成像基于脑功能活动中的生理学行为，大脑皮质某一区域兴奋时，局部小动脉扩张，血流量增加，但耗氧量仅有轻度增加，致使局部氧合血红蛋白含量增加，在 T_1 加权像和 T_2 加权像上信号强度升高。信号强度的变化反映了该区灌注的变化，利用该原理可以进行皮质功能定位。功能性 MRI（fMRI）有视觉功能成像、听觉功能成像和运动功能成像。功能性影像和形态影像的结合将为临床诊断提供重要的信息。目前，fMRI 仍处于研究阶段，通过确定脑组织的功能部位，可协助制订脑部手术方案等。

第三节　神经系统电生理检查

一、脑电图

脑电图（EEG）是通过在头皮上安放电极引出并经脑电图机放大记录下来的脑的自发性、节律性电活动，用于了解脑功能状态的生物电记录技术。脑电图是对大脑皮质的一项无创性、功能性检查，结合临床资料，间接诊断颅内各种疾病。其主要用于癫痫、颅内占位病变（颅内肿瘤、颅内血肿）、颅内炎症、脑外伤、脑血管病、电解质紊乱、内分泌疾病、脑死亡等。异常脑电图仅说明一种脑功能状态，一种异常脑电图也可见于多种疾病，故脑电图不能作病因诊断。

脑电图的临床应用主要有以下三个方面：

1. 癫痫　脑电图是癫痫诊断的重要手段之一。不同类型的癫痫患者可记录不同的脑电图表现。

（1）癫痫大发作：脑电图表现为发作期典型图形的暴发性高波幅的棘波群。发作间歇期可见散在的棘波、尖波、棘慢波、尖慢波，或两侧同步的阵发性 δ 波与 θ 波。

（2）癫痫小发作：脑电图表现为两侧同步的典型的每秒 3 次的棘慢综合波，呈现小于每秒 2 次的棘慢综合波称为小发作变异型。肌阵挛性小发作常呈多棘慢综合波。

（3）局限性癫痫：脑电图表现为单一的或多发的棘波或棘慢波，多局限于病灶周围，有时可扩散至全脑。

（4）间脑癫痫：脑电图出现每秒 6 次和每秒 14 次的正性棘波，常在颞区、枕区出现。

（5）精神运动性发作：脑电图出现中至高幅的每秒 4 ～ 6 次平顶波或高波幅每秒 3 次 δ 波，也可出现棘波、尖波。常两侧不对称。

2. 颅内炎症　常见病毒、细菌等感染引起的脑实质或脑膜弥漫性损害，脑电图改变对此类疾病的诊断有一定价值。病毒性脑炎病情较轻或早期，脑电图主要表现为 θ 活动。病情较重时则表现为弥漫性高波幅 δ 活动及 θ 活动，也可在脑部病变最严重部位出现局限性慢活动。伴抽搐者脑电图易出现棘波、尖波等癫痫样放电，脑电图异常程度也增加，出现后遗症的可能性较多。

3. 其他　如脑血管病，颅脑外伤，电击伤，精神病及精神发育不全，儿童多动症，脑死亡，颅内占位性病变包括脑肿瘤、脑脓肿、脑寄生虫病等具有一定的诊断价值。

二、动态脑电图

24h 动态脑电图是指记录时间达到或超过 24h 的便携式脑电图系统（AEEG）。受检者在日常生活环境中使用，完成 24h 甚至更长时间的脑电活动记录，然后由电脑对记录数据进行处理，使偶发的一过性脑瞬间障碍的脑电活动得以再现，以确定发作与环境、时间、诱因和个人状态的关系。AEEG 的癫痫检测阳性率高于常规脑电图。可用于鉴别假性癫痫、术前癫痫患者的评估、新生儿的痫性发作监测，以及发作性睡病、睡行症、夜惊与癫痫的鉴别等。

三、视频脑电图

视频脑电图又称录像脑电图，就是在常规记录技术基础上长时间地描记脑电图的同时，同步用摄像机对准患者的面部和全身（患者可以卧床休息，坐在椅子上吃饭、读书、闲谈），以便发作时记录下任何部位的抽搐动作的脑电图记录技术，更有利于癫痫的诊断和鉴别诊断。

四、脑电地形图

脑电地形图（BEAM）是利用计算机将放大的脑电时域信号模 / 数转换成数字信号，再经快速傅立叶变换（FFT）或回归模型（AR 模型），计算出每个电极处不同频域的功率谱强度。用二维内插法推算出在安置电极处的脑电功率谱强度，以不同颜色或数值显示脑功能能量变化的记录技术。脑电地形图的优点是脑功能的变化与结构定位相结合，直观、形象、定位准确。但其缺点是不能反映脑电波形及各种波形出现的方式等，不能替代 EEG，主要用于脑血管疾病的早期诊断、疗效和预后评价等。

五、脑诱发电位

脑诱发电位（BEP）是中枢神经系统在感受体内外各种特异性刺激所产生的生物电活动，其检测技术可以了解脑的功能状态。

1. 体感诱发电位（SEP）　是指对躯体感觉系统的任一点给予适当的刺激后较短时间内，在该系统特定通路上的任何部位能检出的电反应。多是自中枢神经系统的体表投射部位记录而得。体感诱发电位反映了躯体感觉通路自下而上直至皮质的功能状态，主要反映了周围神经、脊髓后束及其相关神经核、脑干、丘脑、丘脑放射和大脑感觉皮质等相关部位。在疾病或损伤的情况下，体感诱发电位可以出现各种异常表现，因此可作为诊断中枢神经系统疾病的一个重要辅助手段。

2. 脑干听觉诱发电位（BAEP）　是用耳机传出重复声音，刺激听觉传导通路时在头顶记录到的电位。它不需要受检者对声音信号作主观判断和反应，不受主观意识和意识状态的影响，可用于婴幼儿和昏迷等不能配合检查的对象。

脑干听觉诱发电位的适应证有：①听神经瘤、小脑－脑桥脑膜瘤等；②脑干病变，如脑桥神经胶质瘤，脑血管意外和脑干挫伤等；③多发性硬化，脑白质营养不良和脑桥中央髓鞘溶解症等；④中脑病变，如松果体瘤、脑血管意外和脑血管畸形；⑤颅后窝手术的监护；⑥婴幼儿和幼小儿童听力损伤的鉴别、异常听觉的定位、对行为听觉测试结果的复核、诈聋、癔症等的法医学及精神医学的应用。

3. 视觉诱发电位（VEP）　是通过头皮电极记录的枕叶皮质对视觉刺激产生的电活动，其传导途径为视网膜感受器、视神经、视交叉、视束、外侧膝状体、视放射和枕叶视区。临床常用的有闪光式视觉诱发电位和模式翻转视觉诱发电位（PRVEP）。前者波形、潜伏期变化较大，阳性率低。一般应用于不能合作或不愿意合作者，仅须了解视网膜到枕叶通道是否完整。后者的波形成分较简单，记录较容易，疾病时异常的检出率（发生率）高，无创伤性，临床意义大。视觉诱发电位主要应用于视网膜病变、视神经、视交叉等视觉通路病变，尤其是对脱髓鞘疾病，如多发性硬化、球后视神经炎、视神经脊髓炎等可提供早期神经损害依据。另外，可用于客观评定视觉功能、手术监护等。

4. 运动诱发电位（MEP）　是用电或磁刺激脑运动区或其传出通路，在刺激点以下的传出径路及（或）效应器肌肉所记录到的电反应。由于重复电刺激可以造成头皮明显的疼痛，给检查者带来明显的不适。1985 年，Barker 等开创了无痛无创的经颅磁刺激技术，代替经颅电刺激技术。该技术是采用高强度磁场、短时限的刺激所诱发运动诱发电位，通过测定其潜伏期（传导时间及速度）、波幅、波形。判断运动通路中枢传导的功能状态。运动诱发电位主要用于运动通路病变诊断，对于神经科常见疾病的诊断、疗效评价、预后判断及术中监护等方面具有肯定的价值。

5. 事件相关电位　脑的高级功能活动所产生的脑电信号通常比自发电位小，它被淹没在自发电位中，难以观察到。但是采用计算机叠加技术可以将这些信号波形从自发电位中提取出来，即事件相关电位（ERP），事件相关电位代表人对外界或环境刺激的心理反应，其潜伏期在 100ms 以上，这种长潜伏期电位的起源和确切的解剖定位尚不完全清楚。事件相关电位主要用于研究认知过程中大脑的神经电生理改变，亦可探讨大脑思维的轨迹。

六、脑磁图

人脑神经细胞内、外带电离子的迁移能在脑局部产生出的极其微弱的生物磁场信号，以各种方法记录这种磁场的变化结果称为脑磁图。它是一种无创伤性测定脑电活动的方法，通过超导量子干涉器（SQUID）作为信号探测器，可精确地测量大脑神经元兴奋性突触后电位电流产生的微弱的生物磁波信号。与脑动图比较，脑磁图有更好的空间分辨能力。可以检测到直径小于 3mm 的癫痫病灶，灵敏度高，定位准确，将计算得到的偶极子位置重合在 MRI 或 CT 等影像上，可进行清楚功能定位，有助于难治性癫痫手术及微创治疗的病灶定位，也应用于神经药理学研究、颅内肿瘤和脑外伤评估等。但目前因其价格昂贵，未能作为常规辅助检查应用于临床。在脑磁图的数据中，产生脑磁场信号的源相当于一个具有双极性的偶极子。如果采用逆解法，即通过测量和分析脑磁场信号，从而找到产生该信号的源，磁场的分布可以被描述成一个等价的电流偶极子，这个偶极子的位置反映了脑受刺激时脑细胞活动的区域。

七、肌电图

广义的肌电图（EMG）是检测、研究神经－肌肉的生物电活动，以判断神经－肌肉的功能变化，诊断神经－肌肉疾病的一种电生理技术。狭义的肌电图是指采用将同心圆针电极插入肌肉，记录安静或收缩状态下及周围神经受刺激时的肌肉电活动的电生理技术。肌电图通过分析其波形、时程、波幅等数据，判断神经－肌肉系统是处于生理状态还是病理状态，辅助诊断及鉴别诊断神经源性损害、肌源性损害和神经－肌肉接头病变，发现亚临床病灶或容易被忽略病灶，如早期运动神经元病、深部肌萎缩、肥胖小儿肌萎缩等，同时辅助对神经－肌肉疾病的疗效观察及预后检测。

临床肌电图检查在骨骼肌松弛状态、收缩状态、被动牵张状态时进行。

1. 肌肉松弛状态的肌电图表现

（1）电静息：正常骨骼肌处于松弛状态时，插入到肌内针电极下的肌纤维无动作电位出现，荧光屏上仅呈现一沉默直线，称为电静息。

（2）插入电位：插入及移动针电极的瞬间，电极针尖机械刺激肌纤维所诱发之动作电位，称为插入电位。正常肌肉此种瞬息放电时程为100ms，电压为 1～3mV。

（3）自发电位：正常肌肉电极插入运动终板及其邻近区域时，可出现100mV、0.5～20ms 的负相电位，称为终板噪声和终板电位，终板电位波幅较高，通常伴有疼痛，动针后疼痛消失，针极离开终板区稍远，则终板噪声消失。

2. 肌肉随意收缩时的肌电图表现　随意收缩分轻、中、最大三种。当肌肉呈现轻或中度收缩时，可对分开的运动单位电压、时程以及特异波形进行分析；最大收缩时则可观察运动单位活动的数量和能力。

（1）轻度用力收缩：正常肌肉小力自主收缩时可出现分开的单个肌动单位动作电位（MUAPs），又称单纯相肌电波型。单个 MUAPs 反映单个脊髓前角细胞所属肌纤维的综合电位或亚单位的综合电位。

（2）中度用力收缩：骨骼肌做中度用力收缩时，多个运动单位持续活动较密集，难以分出单个 MUAPs，部位较稀疏区可以分出单个 MUAPs，称为混合相肌电波型。

（3）最大用力收缩：骨骼肌做最大用力收缩时，几乎全部运动单位皆参与活动，可产生节律的、反复发生的动作电位，呈密集相互干扰的波形，称为干扰相肌电波型，振幅一般在 2～5mV，波形及时程难以分析。

3. 异常肌电图及临床意义

（1）安静状态的异常肌电图

1）插入电位的异常：①插入电位的减弱或消失，见于失用性肌萎缩，重症的进行性肌萎缩，肌纤维被结缔组织及脂肪代替时及严重的家族性周期性瘫痪时；②插入电位增多或延长及诱发反复放电，见于神经源性及肌源性损害。

2）纤颤电位：下运动神经元损伤或变性时，骨骼肌纤维对乙酰胆碱敏感性升高，自动去极化产生的动作电位。尤其外周神经损伤疾病，纤颤电位大量出现。结合其他肌电特征，可与肌源性疾病及前角细胞变性疾病相鉴别。纤颤电位是肌纤维失去神经支配诊断的可靠指标。

3）正相尖波或正锐波：多与纤颤电位伴发或叠加，产生机制及临床意义同纤颤电位。

4）束颤电位：由一个或部分运动单位的肌纤维自发放电产生，即是一种自发的MUAPs。一般在皮肤表面可见肌肉颤动。慢性进行性脊髓前角细胞疾病（如进行性脊肌萎缩、肌萎缩性侧索硬化等）多出现束颤电位，并以单纯束颤电位多见。

（2）随意收缩时的异常肌电图

1）多相电位：正常 MUAPs 波形四相在 10％以内，五相极少，若五相波以上甚至数十相者，电压 1.5mV，时程 10～20ms，此称为多相电位，又称复合运动单位电位，可分为：①群多相电位，多见于脊髓前角细胞疾病或陈旧性神经损伤疾病；②短棘波多相电位，多见于肌源性疾病、神经变性或神经再生时。

2）再生电位：是指神经再生过程骨骼肌出现的高电压，可达 4mV 以上，时程稍宽的电位。其主要用于外周神经损伤后再生过程的先兆和追踪观察。

3）异常 MUAPs：①完全无 MUAPs：行最大用力收缩时，无任何 MUAPs 出现，见于外周神经完全损伤早期、癔症性瘫痪但不伴失神经电位，诱发刺激多出现 MUAPs；②自发 MUAPs：肌肉放松时出现位相性或动力性 MUAPs 以及张力性运动单位电位，反映上运动神经元疾病，如脑性瘫痪伴腱反射亢进；③ MUAPs 数量减少：最大用力收缩时，仍表现为单个 MUAPs 或混合型。不能引起干扰型电位，见于进行性脊肌萎缩，肌萎缩性侧索硬化、脊髓前角灰质炎、脊髓空洞症等前角细胞受损疾病及外周神经损伤疾病；④ MUAPs 时限延长、波幅升高及多相波百分比升高：见于神经源性损害如脊髓前角细胞病变、神经根病变和周围神经病等；⑤ MUAPs 时限缩短、波幅降低及多相波百分比升高，见于肌源性损害（如进行性肌营养不良、炎性肌病等）。

4）肌强直放电：是指肌肉自主收缩或受机械刺激后出现的节律性放电（波幅通常为 10μV 至 1mV，频率为 25～100Hz），放电过程中波幅和频率逐渐衰减，扩音器可传出类似"飞机俯冲或摩托车减速"声音。多见于萎缩性肌强直、先天性肌强直、副肌强直及高钾型周期性瘫痪等。

5）大力收缩募集电位异常改变：①单纯相和混合相：单纯相指肌肉大力收缩时参加发放的运动单位数量明显减少，肌电图表现为单个独立电位；混合相是运动单位数量部分减少，表现为单个独立的电位和部分难以分辨的电位同时存在，多见于神经源性损害；②病理干扰相：肌纤维变性坏死使运动单位减少，大力收缩时参与要募集的运动单位数量明显增加，表现为低波幅干扰相，又称病理干扰相，多见于肌源性损害。

4.肌电图的临床应用　肌电图主要用于神经源性损害、肌源性损害及神经－肌肉接头病变的诊断和鉴别诊断，如前角细胞变性、周围神经、神经干、神经丛、神经根损伤等下运动神经元疾病，以及肌源性疾病，如多发性肌炎、皮肌炎、重症肌无力等。

八、神经传导速度测定

神经传导速度（NCV）是通过测定运动神经传导速度（MCV）、F 波、感觉神经传导速度（SCV）等评定周围神经传导功能的电生理诊断技术。

1. NCV 测定方法

（1）MCV 测定：对一条神经的两个不同位点分别进行刺激，记录其所支配的远端一块肌肉的复合肌肉动作电位（CMAPs），根据两刺激点间的距离及其相应 CMAPs 潜伏期差，以计算神经传导速度（V）。具体方法有：①选拟测定外周神经的两个不同刺激点，并测定两点间距离（D）；②分别用超强刺激神经干远端（S_1）和近端（S_2），并在该神经支配肌肉上分别测定、记录 CMAPs 的潜伏期（L_1、L_2），用远端和近端之间的距离除以两点间潜伏期差计算神经的传导速度。计算公式为：V（m/s）= D（mm）$/L_2 - L_1$（ms）。

（2）SCV 测定：①顺行测定法：是将刺激电极置于或套在手指或脚趾末端，阴极在阳极的近端；记录电极置于神经干的远端（靠近刺激端），参考电极置于神经干的近端（远离刺激端），地线固定于刺激电极和记录电极之间；②测定方法及计算：用适宜强度电刺激感觉神经远端，记录并测定感觉神经动作电位（SNAPs）及其潜伏期（L），刺激电极与记录电极之间的距离（D）除以潜伏期为 SCV，即 SCV（m/s）= D（mm）$/L$（ms）。

（3）F 波测定：F 波是超强刺激运动神经后，在肌肉动作电位 CMAPs 波（又称 M 波）后出现振幅很小的第二个电位。F 波属于电激发性牵张反射，是电刺激逆向经前根逆传导引起的前角细胞回返放电，其特点是波幅不随刺激量变化而改变，重复刺激时 F 波的波形和潜伏期变异较大；电极放置同 MCV 测定，但刺激电极阴极置于神经近端。在肘部或腕部用刺激尺神经或正中神经引导出 M 波，20 ～ 30ms 的潜伏期后可记录到较小的 F 波，通常连续测定 10 ～ 20 个 F 波，计算其平均值，F 波的出现率为 80% ～ 100%。

（4）H 反射：电刺激胫神经，引起脊髓单突触反射，从而导致它所支配的腓肠肌或比目鱼肌收缩，称为 H 反射。其代表脊髓前角细胞的兴奋性，受锥体外系控制。测定 H 反射的潜伏期可推测周围神经传导情况。

2. 异常 NCV 及临床意义　MCV、NCV 异常主要是传导速度减慢及波幅降低，前者主要反映神经髓鞘脱失，波幅降低反映神经轴索损害。MCV、NCV 测定主要用于周围神经疾病的诊断，结合肌电图结果帮助鉴别脊髓前角细胞、神经根及肌源性损害。F 波异常主要表现是出现率低或潜伏期延长、无反应等，主要反映神经近端尤其是神经根的功能状态，如急性炎症性脱髓鞘性多发性神经根炎（吉兰－巴雷综合征）。早期主要为运动神经根受损，感觉传导速度、运动传导速度可正常，脑脊液蛋白也属正常。如这时 F 波潜伏期延长，即可能成为该病唯一的早期电生理异常指征。H 反射潜伏期，提供整个输入和输出通路的神经传导信息。F 波及 H 反射异常有助于遗传性运动感觉神经病、糖尿病性神经病、尿毒症性神经病、酒精中毒性神经病及其他周围神经病，如嵌压性神经病、肌萎缩侧索硬化、神经根病的早期诊断。

九、重复神经电刺激

重复神经电刺激（RNS）指超强重复刺激神经干在相应肌肉记录复合肌肉动作电位，是检测神经－肌肉接头功能的重要手段。正常情况下神经干连续受刺激后，CMAPs 的波幅可有轻微波动，降低或升高均提示神经－肌肉接头病变。①检查方法：刺激电极置于神经干，记录电极置于该神经支配肌肉（如面神经支配的眼轮匝肌、腋神经支配的三角肌、尺神经支配的小指展肌及副神经支配的斜方肌等，通常选用尺神经），地线置于两者之间；

用低频（＜5Hz）或高频（10～30Hz）重复电刺激周围神经，记录相应肌肉的 MUAPs；②结果分析：确定波幅递减是计算第 4 或第 5 波比第 1 波波幅下降的百分比；波幅递增是计算最高波幅比第 1 波波幅上升的百分比；正常人低频波幅递减在 10％～15％以内，高频刺激波幅递减在 30％以下，波幅递增在 50％以下。③异常重复神经电刺激及临床意义：低频波幅递减＞15％和高频刺激波幅递减＜30％为异常，见于突触后膜病变（如重症肌无力）；高频刺激波幅递增＞57％为可疑异常；高频刺激波幅递增＞100％为异常波幅递增，多见于 Lambert-Eaton 综合征。

第四节　脑血流测定

正常人脑由颈动脉系统和椎动脉系统供应血流，每分钟流经脑的血液量约为 1000mL，占总心排血量的 20％左右。儿童经脑血流量约为 400mL，约占总心排血量的 1/3，80％的血液是经颈动脉系统进入颅内，仅 20％的血液经椎动脉系统进入颅内。该血流量为经脑血流量，不代表脑组织的血流量。人脑的血流量以每 100g 脑组织每分钟流经血液量计算，单位为 mL/（100g·min）。正常人的血流量随检测方法不同而有差异。Kety、Schmidt 等应用笑气（N_2O）的方法测定的正常值为 54～65mL/（100g·min）。Helmon 等以 ^{133}Xe 动脉注射法测定的正常值为 43.3～60.21mL/（100g·min）。应用不同探头记录和分析不同部位的脑血流量为局部血流量（rCBF）。局部血流量可将流经脑灰质的血流与白质的血流分开，前者放射性核素清除的时间快，又称快速流；后者清除慢，又称慢速流。根据瑞典科学家 Ingver 的结果，正常人脑灰质血流量为（78.2±1.83）mL/（100g·min）。脑白质血流量为（20.8±2.73）mL/（100g·min）。因此，正常人脑灰质的血流量约为脑白质的 4 倍。

脑血流量的测定方法很多，并且随整个科学的发展而发展。1945～1960 年应用 N_2O 吸入法，Lasscn 等（1955 年）以及 ^{85}Kr 示踪法，1961～1970 年应用颈动脉注射 ^{85}Kr、^{133}Xe 计算清除曲线；1971—1978 年应用 ^{133}Xe 静脉注射及 ^{133}Xe 吸入法测定脑血流量，到 1978 年后，逐步发展了 PET、SPECT、^{133}Xe-CT、灌注 CT（PCT）等方法对脑血流量进行测定。然而，PET 和 SPECT 均需放射性核素示踪，前者可以反映局部脑组织的糖代谢以及受体标记、表达情况，能反映该局部组织的功能状况；后者虽然可以反映局部血流状况，但无法做定量计算。因此，非放射性的又能做局部组织脑血流量记录的，仅有 ^{133}Xe-CT 和 PET。其可以了解不同脑功能状态的血流，以及脑梗死、脑出血病灶周边的脑血流状况，对临床诊断和治疗有实用价值。

一、经颅多普勒超声检查

经颅多普勒超声（TCD）检查是应用脉冲多普勒的距离选通技术与低频（1～2MHz）超声束良好的颅骨穿透能力相结合，选择特定的颅骨窗，如颞窗（双侧）、枕管大孔窗及眼窗等，直接测定大脑中动脉，大脑前动脉，大脑后动脉及椎基底动脉的血流速度、流量等。经颅多普勒超声用于下列临床状况：①检查颅底 Willis 环中各血管血流状况，判断动脉有无狭窄或闭塞，脑血管有否痉挛，有否侧支循环，有否动脉瘤或动-静血管畸形；②监测有否栓子脱落，在经颅多普勒超声检测中可以明确动脉栓子脱落，特别是伴发心脏病患者，心瓣膜植入后栓子监测，以利于缺血性卒中病因诊断；③药物治疗反应和病情的检测，如蛛网膜下腔出血后血管痉挛及药物治疗后血管反应性的了解，溶栓治疗后闭塞血管内栓子移行状况等。

二、^{133}Xe-CT 测定

^{133}XeCT 起始于 20 世纪末，系利用吸入惰性气体氙（Xe），根据它在组织中不被吸收和利用的原理，然后经 CT 扫描记录下不同脑组织中 Xe 的分布比例，计算出各区域的脑血流状况。该方法可用于：①急性脑血管患者：包括缺血性卒中患者梗死灶周边的缺血半暗区的界定，脑出血患者血肿周边半暗区的界定；②用于急性颅内外伤：血肿清除前后血供恢复和手术疗效的评价；③认知功能障碍：大脑半球、脑室周边血流量的测定及低灌注状态的检查与诊断；④颅内肿瘤：血液供应及其周边组织血液供应状况的调查，为手术治疗提供方案。测定脑血流量不仅了解脑组织的供血情况，还能说明许多脑血管病的病理生理和血流动力学机制，因此临床医师应引起重视。

第五节　放射性核素检查

一、单光子发射计算机断层扫描

单光子发射计算机断层扫描（SPECT）是利用 γ 发射光子核素成像的放射性核素断层显像技术。

1. 基本原理　SPECT 是一种利用放射性核素和计算机实现的断层显像技术。SPECT 一般由探测器、旋转支架、操作控制台、计算机、外围设备及检查床等几部分组成。检查时，将常用的 ^{99m}Tc 标记的放射性药物〔如 ^{99m}Tc 六甲基丙烯胺肟（^{99m}Tc-HMPAO）〕注入血液循环，其可通过正常的血－脑屏障，快速进入并滞留在脑组织，在脑内的分布与局部脑血流量成正比，并在血流丰富的脑组织中发射单光子，然后利用断层扫描和影像重建，构成矢状、冠状及任意方位的断面，或三维立体像。由于显像剂进入脑细胞的量与局部脑血流量（rCBF）成正比，利用计算机 ROI 技术，并借助相应的生理数学模型，可观察脑内各部位放射性分布状况并计算出各部位 rCBF 和全脑血流量（CBF）。SPECT 因价格较 PET 低廉，较易被临床接受和推广。用于 SPECT 检测的放射性示踪剂主要有碘（I）、铊（Ti）和锝（Tc），最常用的是 ^{99m}Tc-HMPAO，其优点是放射剂量少、价格低及物理性能好等。

2. SPECT 检测的临床意义　SPECT 检测主要是了解脑血流和脑代谢。对颅内占位性病变诊断的阳性率一般为 80% 左右，尤其是脑膜瘤及血管丰富的或恶性度高的脑瘤，阳性率可以达到 90% 以上。该检查对急性脑血管病、癫痫、帕金森病、痴呆分型及脑生理功能的研究也有重要的价值。

二、正电子发射计算机断层扫描

正电子发射计算机断层扫描（PET）是利用 β+ 衰变核素成像的放射性核素断层显像技术。是近年来应用于临床的一种无创性的探索人脑生化过程的技术。可客观地描绘人脑生理和病理代谢活动，尤其对肿瘤性疾病的病理生理过程、血流状态、受体密度的变化及分子代谢水平的认识均有重要的意义。

1. 基本原理　PET 是一种利用放射性核素和计算机实现的断层显像技术，是一种具

有高特异性的、基于电子准直技术的功能显像和分子显像。是用回旋或线型加速器产生正电子发射放射性核素（^{11}C、^{13}N、^{15}O、^{18}F- 脱氧葡萄糖和 ^{18}F- 多巴），经吸入和静脉注射能顺利通过血－脑屏障进入脑组织，具有生物学活性参与脑的代谢并发出 γ 射线。用体外探测仪可测定脑不同部位示踪剂的浓度，经与 CT 和 MRI 相似的显像技术处理后获得脑切面组织的图像，并可计算出脑血流、氧摄取、葡萄糖利用和 ^{18}F- 多巴的分布情况，也可在彩色图像上显示不同部位示踪剂量的差别。PET 采用短半衰期核素，因此可在短期内反复使用，空间分辨率可达 3 ～ 5mm，而且均匀性好，影像的对比度和空间分辨率方面明显优于 SPECT。

2.PET 检查的临床意义　①用于脑肿瘤的分级、预后判断、肿瘤组织与放射性坏死组织的鉴别；②用于癫痫病灶的定位，癫痫发作期表现为癫痫灶的代谢增加，而在癫痫发作间歇期表现为代谢降低，其准确率可达到 80%，明显高于 CT 和 MRI 检查，对手术前原发性癫痫的病灶定位具有重要的意义；③用于帕金森病早期诊断，多巴胺受体及转运蛋白的 PET 研究，对帕金森病的诊断具有较高的敏感性和特异性，特别是对于早期和症状较轻的未经治疗的帕金森病可见到基底核高代谢，单侧帕金森病有患肢对侧基底核高代谢；有助于与帕金森综合征的鉴别诊断；④用于各种痴呆的鉴别，尤其对血管性痴呆和 Alzheimer 病（AD）的鉴别更有意义，AD 表现为全脑糖代谢减低，以及对称性顶叶和颞叶 ^{18}F-FDG 下降，血管性痴呆在糖代谢方面与 AD 不同的是，后者经过矫正脑萎缩后与正常人无明显的差别，而血管性痴呆去除梗死组织后，残留的正常脑组织仍表现为葡萄糖代谢率的降低；⑤脑梗死的早期可见低代谢和局部脑血流减少，氧摄取系数增加，可能有助于可逆性脑缺血和不可逆组织损伤的鉴别。此外，PET 还用于脑功能的研究，如脑内受体、递质、生化改变及临床药理学研究等。但因该仪器十分精密，仪器设备和放射性标志物的价格均很昂贵，尚不能广泛应用，仅限于少数大医院的临床应用。

第六节　脑、神经和肌肉活体组织检查

脑、神经和肌肉活体组织检查是神经系统疾病的辅助检查手段之一，主要是通过采取少量活体组织并对其进行光镜、电镜、免疫组织化学、基因和病毒学等技术检查，以明确病因或作出特异性诊断。脑、神经和肌肉活体组织检查主要的目的是明确病因或作出特异性诊断，或通过病理检查结果进一步解释临床及相关辅助检查改变。随着病理诊断技术的不断发展，组织化学、免疫组化及 DNA 等技术应用，病理诊断阳性率不断提高。然而，活体组织检查也有一定局限性，如受取材部位和大小的限制，散在病变的病理结果阴性不能排除诊断，当病变较轻或与正常组织难以鉴别时应慎重下结论。另外，活体组织检查的实施和分析需要花费较多的时间和较高的费用，并有一定的风险，尤其是脑活体组织检查。因此，应在进行全面的神经系统检查，包括病史、体格检查、实验室检查，脑脊液检查，电生理检查及相关影像学检查后，再决定是否需要及如何实施活体组织检查。

一、脑活体组织检查

脑活体组织检查是通过采取少量脑组织并对其进行病理检查达到脑部疾病诊断的目的辅助诊断技术，可为某些脑部病变的诊断提供重要依据，主要用于亚急性硬化性全脑炎，遗传代谢脑病如脂质沉积病、黏多糖沉积病和脑白质营养不良等，以及 Alzheimer 型老年痴呆、Creutzfeld-Jakob 病，CT 或 MRI 检查证实的占位性病变但性质不能确定等情况的确诊。脑活体组织检查取材方法分为手术取材及立体定向穿刺取材。取材途径主要取决于病变部位。①手术活体组织检查：适用于表浅部位如颞叶、额叶或枕叶的局灶性病变，可采用颅骨环钻孔后切开脑膜，然后锥形切取脑组织，也可用小颅钻钻孔后穿刺采取标本，相当数量的脑深部病变是在神经内科医师开颅手术时切取标本；②立体定向穿刺活体组织检查：适用于脑深部病变，通常在 CT 引导下颅骨钻孔后立体定向穿刺采取标本。近年来可在 MRI 定向指导下行脑组织穿刺活体组织检查。采取的脑活体组织检查标本根据需要进行特殊处理，可制成冷冻切片、石蜡包埋切片、厚涂片及电镜标本制备等，然后经过不同的染色技术（组织学染色方法和免疫组织化学染色方法）标记特异性抗原显示病变，还可以从脑组织中分离病毒或检测病毒抗原，应用聚合酶链式反应检测病毒特异性 DNA 或原位杂交技术确定病毒的类型，是病变早期可靠的诊断方法。但是，脑活体组织检查是一种创伤性检查，有可能造成严重后果，必须权衡利弊后再做决定,特别是脑功能区更应慎重。也正因为如此，脑活体组织检查远不如神经活体组织检查或肌肉活体组织检查应用广泛。

二、神经活体组织检查

神经活体组织检查有助于周围神经病的病因诊断和病变程度的判断。最常用的取材部位是腓肠神经，因该神经走行表浅、易于寻找、后遗症较轻微（仅出现足背外侧皮肤麻木或感觉丧失）。腓骨小头处腓浅神经分支也是神经活体组织检查的取材部位。运动神经纤维可选择支配辅助肌肉的神经，如内侧股部股薄肌的支配神经，具有取材方便、安全、创伤性小、易于多点取材和重复取材的优点。病理检查方法包括常规组织学染色、髓鞘染色、半薄切片和超薄切片、刚果红染色和免疫组织化学染色等。神经活体组织检查可观察神经组织的纤维密度和分布情况，髓鞘有无缺失，轴索变性和再生情况。了解周围神经损害的程度和性质；神经间质是否存在炎症反应和新生血管等。电镜超微结构观察可了解线粒体的功能状态，以及有无糖原颗粒和脂肪滴增多等。神经活体组织检查的适应证是各种原因所致的周围神经病，儿童适应证包括异染性白质营养不良、肾上腺脑白质营养不良和 Krabbe 病等。神经活体组织检查的意义是通过在神经活体组织检查切片上观察有髓纤维的密度、大小和分布，以及薄髓鞘纤维、髓球形成和再生丛等，以了解神经的损伤程度，判断病变的性质属于轴索性或髓鞘性或神经元性神经病、急性或慢性过程等。有助于脱髓鞘性周围神经病（如 Guillain-Barre 综合征）与轴索损伤性周围神经病（糖尿病性周围神经病、酒精中毒性周围神经病）的鉴别诊断；皮肤神经活体组织检查主要用于评价无髓纤维和小的有髓纤维，已成为研究感觉神经病特别是累及小纤维感觉神经病的有用工具。可用于研究周围神经病的发病机制、神经性疼痛、神经多肽与神经功能等；通过对神经组织及其周围血管等改变的组织学、病理学观察，也可发现某些特异性改变，帮助诊断血管炎如结节性多动脉炎、原发性淀粉样变性、麻风性神经炎、多葡聚糖体病、蜡样脂褐质沉积病、恶性血管内淋巴瘤及遗传代谢性周围神经病等。

由于周围神经病的原因较复杂，腓肠神经活体组织检查也仅限于感觉神经，因此周围神经的诊断仍需结合临床和其他实验室检查结果进行综合考虑。

三、肌肉活体组织检查

肌肉活体组织检查是临床重要的肌肉疾病辅助诊断手段之一，有助于明确病变性质，鉴别神经源性与肌源性肌萎缩。临床上主要用于多发性肌炎、皮肌炎、包涵体肌炎、进行性肌营养不良、先天性肌病、脊髓性肌萎缩、代谢性肌病、线粒体疾病、内分泌肌病和癌性肌病等的诊断。肌肉活体组织检查的最好结论应参考病史特别是家族遗传史、临床特点、血清肌酶谱的测定和肌电图检查结果。

肌肉活体组织检查的取材：①常选择临床和神经电生理均受累的肌肉，但应避免在检查肌电图部位附近取材，因为肌电图针刺部位可有炎症反应，易误诊为肌炎；②对临床表现为进行性肢体近端为主的肌无力的患者，活体组织检查应首选股四头肌、肱二头肌和肱三角肌等；③对临床表现为进行性肢体远端为主的肌无力、不对称的肌无力或肌萎缩患者可选股四头肌、腓肠肌、胫前肌或肌萎缩部位；④对慢性进行性病变应选择轻、中度受累的肌肉，急性病变应选择受累较重甚至伴疼痛的肌肉；⑤不能选择完全萎缩的肌肉，以避免因肌纤维残留很少和纤维化而难以确定病变性质；⑥肌肉活体组织检查是创伤性检查，不宜常规进行，肌肉病理检查对临床诊断虽有很大帮助，但也有局限性，其最后结论应参考病史，特别是家族遗传病史、临床特点、血清酶谱测定和肌电图检查等。

肌肉活体组织检查标本可根据需要制成冷冻切片或石蜡切片，然后经过不同的染色（常规组织学、组织化学、生物化学及免疫组化等）技术显示病变。常规组织学检查有助于神经源性损害和肌源性损害的鉴别；发现肌纤维坏死、再生、肌质糖原聚集和结缔组织中淋巴浸润等，有助于皮肌炎、多发性肌炎和包涵体肌炎等的诊断；组织化学染色可测定肌肉中各种酶含量，有助于糖原贮积病的诊断；免疫组化染色可发现 Duchenne 型肌营养不良和女性基因突变携带者的营养不良嵌合体型；肌肉线粒体分析可检测线粒体脑肌病的线粒体 DNA 异常等。虽然肌肉病理对不同原因肌肉疾病的诊断可提供重要的客观依据，但因受取材和方法学等方面的限制，最后诊断仍需结合家族史、临床表现和其他实验室检查的结果综合考虑。

第七节　分子生物学诊断技术

自 20 世纪 80 年代以来，分子生物学技术取得了迅猛发展，使得人类对疾病的认识深入到基因和分子水平。神经分子生物学研究日益成为神经科学研究中的热点，越来越多地与神经系统疾病相关的基因被分离、克隆。其基因结构及突变特征得以阐明，这些发现不仅为分子发病机制的探讨奠定了基础，也使得神经系统疾病的诊断由临床水平过渡到基因水平，越来越多的神经系统疾病可借助分子生物学技术进行早期诊断、症状前诊断或产前诊断，大大提高了诊断速度和准确性，从而达到早期预防和治疗的目的。分子生物学诊断技术又称基因诊断，是采用分子生物学方法，在 DNA/RNA 水平检测分析致病基因的存在、变异及表达状态，直接或间接地判断致病基因和诊断疾病。

神经系统遗传病约占目前人类已知数千种遗传性疾病的 60%，包括单基因遗传病、多基因遗传病、线粒体遗传病及染色体病。传统上神经系统遗传病诊断主要依据临床表现、生化和血清学改变，以方便确认遗传异质性，即相同的生化改变或酶异常可伴发不同的临床表现，如肌肉磷酸化酶缺乏，最初认为它是青春期起病，由剧烈活动引发的肌肉痛性痉挛、肌球蛋白综合征。但后来发现磷酸化酶缺乏可以引起完全不同的临床表现，即婴儿型和晚发型，表现为肌体无力，但无肌球蛋白尿。随着分子生物学技术发展和对基因异质性认识，通过 DNA 分析发现，不同位点突变也可引起相同的生化异常，如肌肉磷酸化酶缺乏患者中，肌肉磷酸化酶基因目前就已发现16个点突变。分子生物学技术弥补了临床（表型）诊断的不足，对遗传性疾病分类提供新方法和新依据。

常用的分子生物学技术包括以下五种：

1. 核酸分子杂交技术　灵敏性高，特异性强，对基因诊断有重要意义；根据检测核酸种类不同可采用点杂交、原位杂交、Southern印迹杂交、Northern印迹杂交等。

2. 聚合酶链式反应（PCR）　其基本原理是在试管内模拟DNA天然复制过程，在模板DNA、引物和四种脱氧核糖核苷三磷酸存在的条件下，依赖DNA聚合酶酶促反应进行DNA扩增，聚合酶链式反应能快速特异体外扩增的目的基因或DNA片断，为生物科学研究提供了优化途径。

3. 单链构象多态性分析（SSCP）　是近年来广泛采用的DNA突变检测手段，可检测已知及未知DNA位点的多态性和突变，敏感性高，单碱基变异检出率在83％以上；缺点是不能精确定位DNA序列变异，只能进行初步筛查，且不同试验条件可导致不同结果。

4. DNA序列测序　是基因工程和分子生物学领域最重要的技术之一，是研究基因结构、功能和突变的基础方法。近年来应用的凝胶电泳测序法、质谱法、杂交测序法等使检测效率显著提高。

5. 基因（DNA）芯片技术　其原理是将许多DNA寡核苷酸或DNA片断（探针）有序地固定在支持物表面，形成二维DNA探针阵列，然后与荧光标记样品按碱基配对原则杂交，通过激光共聚焦荧光扫描或电荷耦联摄影机检测荧光信号的强度，对杂交结果进行量化分析。该技术已在基因序列分析、基因表达、基因组研究和基因诊断等领域显示出重要的理论及实用价值。分子生物学技术的迅猛发展带动相关学科的进展，使得许多长期以来只能简单地从临床表象认识的疾病深入至分子基因水平研究，从而发现疾病的真正病因，为诊断和治疗提供了坚实的基础。由于人类基因组中数以千计的基因都表达于神经系统（中枢神经系统和周围神经系统）。因此，由于上述基因发生突变或功能异常而导致的神经系统遗传性疾病相对其他系统的遗传性疾病而言，呈现出病种更加繁多、机制更加复杂、影响更加明显的特点，在神经学科疾病谱中所占比例呈逐渐增加的趋势。同时不断有新的分子生物学技术应用于神经系统疾病的临床诊断，如多重连接探针扩增法（MLPA）。当前神经病学领域，临床上基因诊断主要用于单基因遗传病。例如：①脊髓小脑性共济失调（SCA）：临床表现为脊髓和小脑受累症状和体征，根据分子遗传学检测已分为19型；②Duchenne型进行性肌营养不良：是X连锁隐性遗传病，为dystrophin基因突变所致；③强直性肌营养不良：是常染色体显性遗传病，致病基因为肌强直蛋白激酶基因等。

第四章 神经系统疾病的诊断原则

神经系统疾病的诊断原则是在详尽地收集临床资料（病史和体格检查）和辅助检查结果的基础上，先确定病变的部位（定位诊断），即解剖诊断；再确定病变的病理性质和原因（定性诊断）；经综合分析作出初步诊断（如病毒性脑炎、脑出血、脑胶质瘤、多发性硬化、腓骨肌萎缩症、假肥大型肌营养不良症等），然后密切观察病情演变并进一步行辅助检查，确定最后的诊断（如单纯疱疹病毒性脑炎、腓骨肌萎缩症 1A 型等）。

先定位诊断再定性诊断是神经系统疾病诊断原则的精髓。定位诊断主要是依据神经系统体格检查所获得的阳性体征和相关的辅助检查〔如头颅 CT（MRI）、脑电图、肌电图及血清酶学分析等〕，运用神经解剖学、生理学和病理学知识来确定病变的解剖部位，其病变部位应对临床症状和体征作出合理的解释。定性诊断主要是根据起病方式、疾病的进展速度、演变过程、有关的个人史和家族史及辅助检查结果，确定病变的性质，如炎症、肿瘤等，再经过进一步的辅助检查确定其病因，如脑脊液分析确定颅内感染是结核性感染、真菌性感染，还是病毒性感染；如为病毒性感染、单纯疱疹病毒，还是柯萨奇病毒感染等。

第一节　定位诊断

定位诊断要求明确神经系统损害的部位，包括：①病灶的部位，在周围（肌肉、神经－肌肉接头或周围神经）还是在中枢（脊髓或脑），或两者均受累。明确其具体位置与侧别（左、右侧或腹、背侧）或肢体的远、近端。②病灶的数量及分布（单病灶或多病灶，弥散性或选择性）。定位力求精确，这不仅为定性诊断打下基础，也为辅助检查提供依据，更为治疗提供方向。患者的神经系统体征是定位诊断的主要依据，首发症状常提示病变的始发部位，通常也是病变的主要部位，且有助于说明病变的性质。病情演变过程常有助于分析病变扩展的方式和范围。由于神经症状和体征的产生是神经系统受损部位生理障碍的结果，神经系统不同部位的损害则可引起不同的临床表现。临床上常根据症状和体征推测病变的部位。因此，掌握不同部位神经系统病变的临床特点，特别是阳性体征是定位诊断的基础，现将各部位病损的临床特点进行详细叙述。

1. 肌肉病变　肌肉为运动效应器，包含神经－肌肉接头，受损后只出现运动障碍，表现为受累肌无力、肌萎缩或肌肥大、肌张力降低、腱反射减弱或消失、无病理反射和感觉障碍，可有肌强直、假性肌肥大、肌痛。肌肉病变常由肌肉疾病（如进行性肌营养不良症、周期性瘫痪、多发性肌炎、强直性肌营养不良症、先天性肌强直、先天性肌病）、神经－肌肉接头处病变（如重症肌无力）引起。

2. 周围神经病变　脊神经多为混合神经，受损后出现其支配区内运动、感觉和自主神经症状，特点是：①下运动神经元瘫痪；②感觉障碍〔刺激症状（如疼痛）、感觉异常和损害症状（如感觉减退、消失）〕的范围同与受损的周围神经支配区一致，但常比解剖学上支配区略小，这是因为每个神经支配区的边缘常由该神经及其相邻的神经双重支配，前根或后根损害分别出现根式分布的运动和感觉障碍，多发性神经炎出现四肢远端的运动和感觉障碍；③自主神经功能障碍，如血管舒缩障碍（肢体远端发绀、发凉及水肿）、汗液分泌障碍（刺激性病变为多汗，损害性病变为少汗或无汗）及营养障碍（皮肤变薄、毛发脱落、指甲变脆、骨质疏松）。

3. 脊髓病变　脊髓是脑和脊神经之间各种运动、感觉和自主神经传导的枢纽，也是脊髓反射的中枢。脊髓受损节段的定位，主要依据感觉障碍的最高平面、运动障碍及深浅反射的改变而定。脊髓的横贯性损害可出现损害平面以下运动、感觉、反射及自主神经（主要是膀胱、直肠括约肌）功能障碍，表现为截瘫（胸腰骶段脊髓损害）或四肢瘫（颈段脊髓损害），病变节段平面以下全部感觉缺失及括约肌功能障碍（特别是膀胱功能障碍）。传导束型的感觉障碍和膀胱障碍多提示脊髓弥散性损害；一侧脊髓半切损害，可表现为 Brown-Sequard 综合征；某组或某几组传导束损害，可出现不同临床综合征，如前角及锥体束损害（肌萎缩性侧束硬化症）、锥体束及后索损害（亚急性联合变性）、后束及脊髓小脑束损害（脊髓型遗传性共济失调等）。

4. 脑干病变　脑干由中脑、脑桥和延髓三部分组成。脑干内有第Ⅲ～Ⅻ对脑神经核、下行的锥体束和上行的感觉传导纤维通过。①脑干病变的确定：脑干病变的典型特征是交叉性瘫痪，即同侧的周围性脑神经瘫痪、对侧的中枢性偏瘫和偏身感觉障碍。②脑干病变水平的确定：脑干受累的具体部位是根据受损脑神经的平面来判断的。动眼神经（Ⅲ）的交叉性瘫痪病变在中脑（如 Weber 综合征）；三叉神经（Ⅴ）、展神经（Ⅵ）、面神经（Ⅶ）的交叉性瘫痪病变在脑桥（如 Millard-Gubler 综合征）；舌咽神经（Ⅸ）、迷走神经（Ⅹ）、副神经（Ⅺ）、舌下神经（Ⅻ）的交叉性瘫痪病变在延髓（如 Wallenberg 综合征）；③脑干内、外病变的鉴别：脑干内病变比脑干外病变的交叉征明显；脑干内病变脑神经和传导束损害常同时发生，而脑干外病变脑神经受损比偏瘫发生早；脑干内病变可有纯脑干内结构损害的表现，如内侧纵束综合征、眼球同向注视麻痹、垂直性眼球震颤等；动眼神经部分性损害多为脑干内动眼神经核病变，而完全性损害多为脑干外动眼神经病变。脑干病变累及小脑纤维（上、中、下小脑脚）时，则脑神经麻痹和小脑症状均在患侧。脑干的多灶性或弥散性病变（转移性脑瘤、缺氧）往往引起双侧多数脑神经和双侧长束症状。

5. 小脑病变　小脑的功能是维持身体平衡，协调肌肉运动和调节肌张力。小脑蚓部损害主要引起头部和躯干的共济运动失调，小脑半球损害引起同侧肢体的共济运动失调，上肢较重。临床表现为指鼻试验阳性、轮替试验阳性、跟膝胫试验阳性、昂伯试验阳性、小脑性（暴发性）语言、眼球震颤等，根据这些表现基本上可判断病变的部位。小脑病变的症状有的是双侧性、对称或非对称的，有的是以行走障碍为主，有的是以上下肢运动失调为主，要根据所有的体征进行具体分析。

急性小脑病变（血管性病变或炎症）的临床症状较慢性病变（变性、肿瘤）明显，因慢性病变时小脑可发挥代偿作用。

6. 间脑病变　间脑位于大脑和中脑之间，由丘脑、丘脑下部和第三脑室组成。丘脑病变可出现对侧半身深浅感觉缺失，自发性剧痛、感觉过敏和过度、睡眠障碍等。丘脑下部病变可引起内分泌和代谢障碍（肥胖、尿崩症、高钠血症、性早熟或性功能不全、血糖升高或降低）和自主神经功能障碍（中枢性高热或低温、血压升高或降低、心跳加快、上消化道出血、尿便排泄障碍、汗液、唾液、胃液、皮脂腺等分泌障碍等）。

7. 大脑基底核病变　基底核包括尾状核、豆状核（苍白球和壳核）、丘脑底核、杏仁核和屏状核等结构，为锥体外系的重要组成部分，主要是调节机体的运动功能。基底核病变时主要表现为肌张力障碍、运动异常和静止性震颤等。肌张力升高的类型有折刀样肌张力升高（偏瘫）、铅管样肌张力升高、齿轮样肌张力升高和脑神经支配肌群的肌张力升高〔如瞬目减少、面具脸、流涎（帕金森病）〕、扭转性肌张力升高（扭转痉挛）。旧纹状体（苍白球）病变可引起肌张力升高和运动减少综合征，表现为铅管样或齿轮样肌张力升高、动作减少和静止性震颤；新纹状体病变可引起舞蹈样动作（壳核病变）和手足徐动（尾状核病变）。丘脑底核病变引起偏侧投掷运动。

8. 大脑半球病变　大脑半球病变的定位诊断主要根据大脑皮质功能区损害的症状，以及皮质下神经核和传导束损害的症状进行判断。大脑半球病变除了可出现中枢性偏瘫、偏身感觉障碍（内囊型、丘脑型、皮质型）、偏盲等局灶性症状外，最突出的是可有高级神经活动障碍（意识障碍、精神症状、失语等）及癫痫发作。大脑各个脑叶病变各有其不同的特点：①额叶：额叶损害主要为随意运动障碍、部分性癫痫发作，以及精神、智能障碍等方面的症状，有些症状和体征还具有进一步定位的价值，如额上回后部近中央前回处病变时出现对侧强握反射；额中回后部破坏性病变的两眼向病灶侧凝视，以及刺激性病变的两眼向病灶对侧凝视；优势半球额中回后部病变的失写症；优势半球额下回后部（Broca区）病变的运动性失语；额叶底面病变的嗅觉障碍和 Foster-Kennedy 综合征；中央前回中下部病变的对侧上肢单瘫；双侧额叶损害的眼球浮动；双侧旁中央小叶病变的双下肢瘫和排便排尿障碍等。②颞叶：颞叶损害主要表现为精神障碍（情感障碍为主，可有复杂部分性癫痫发作）、视野缺损及感觉性失语（颞上回后部即 Wernicke 区损害）等，进一步定位的特征性症状和体征有沟回发作（海马沟回病变）、命名性失语（优势半球颞中回后部损害）等。③顶叶：顶叶损害主要表现为对侧偏身深、浅感觉障碍，两点辨别觉、定位觉和实体觉障碍，体象障碍（偏身失认症、幻肢症）、Gerstmann 综合征、失读症（优势半球角回病变）和顶叶性肌萎缩等。④枕叶：枕叶损害主要表现为视野缺损和皮质盲。枕叶病变产生中枢性同向偏盲，伴有黄斑回避现象，即黄斑部视力不受损；光与色的幻视（如闪光、亮点、火花等）的定位常在枕叶。

在定位诊断时，除要掌握以上单个解剖部位病损的临床特点外，还要明确病损部位的数目（局灶性还是多灶性损害）和分布（弥散性还是系统性损害）。局灶性病变只累及神经系统的一个局限部位，如桡神经麻痹、面神经麻痹、横贯性脊髓炎、脊髓肿瘤、局灶性脑梗死、脑肿瘤等。多灶性病变分布在两个或两个以上的部位，如视神经性脊髓炎既侵犯视神经，又侵犯脊髓；多发性硬化具有中枢神经系统多处分散的病灶。弥散性病变指比较弥散地侵犯两侧对称部位，如多发性肌炎、急性感染性多发性神经根神经炎、各种原因引起的代谢性脑病及中毒性脑病等。系统性病变指病变选择性损害某些系统或传导束，如运动神经元病、脊髓亚急性联合变性等。定位诊断原则上尽量以一个局限病灶来解释临床症状和体征，如不合理，则考虑病变为多灶性、弥散性或系统性。

第二节　定性诊断

定性诊断是确定病变的病理性质及病因。首先，在已确定病变部位的基础上，依据该部位常见的病理损害，结合病史推测病变的性质。在定性诊断时，须特别重视起病急缓和病程特点，即起病形式是突发起病（如卒中、外伤）、急性或亚急性起病（如感染），还是慢性或隐匿性起病（如肿瘤、变性、遗传），病情是进行性加重（如肿瘤、变性），还是逐渐好转（如脑血管病、炎症），是否是反复发作性起病（如癫痫、偏头痛、周期性瘫痪）。根据上述初步分析，选择针对性的辅助检查（如脑脊液检测、CT 或 MRI、寄生虫抗体或虫卵检测、重金属检测、基因分析等）明确病变的性质和原因。

（一）神经系统疾病常见的病变性质

1. 感染性　神经系统感染性疾病多呈急性或亚急性起病，于病后数日至数周达高峰，常有发热等全身感染的表现。血常规和脑脊液检查有炎症性改变，应有针对性地进行微生物学、血清学、寄生虫学检查，常可查出病因，如病毒、细菌、寄生虫引起的脑炎、脑膜炎、脑脓肿、脑囊虫病、脑肺吸虫病、脑血吸虫病等。

2. 血管性　脑和脊髓的血管性疾病多突发起病，症状可在数秒、数分钟、数小时达高峰，以后逐渐稳定、好转、留有后遗症或病情恶化、死亡。CT、MRI 可确定是出血性病变还是缺血性病变，MRA、数字减影血管造影可确定受累的血管。应注意整个心血管系统和加速动脉硬化的有关疾病及严重程度，如高血压、心脏病、动脉硬化、大动脉炎、糖尿病、高胆固醇血症，重视有无心肌梗死或短暂性脑缺血发作史。血清凝聚试验可帮助确定钩端螺旋体引起的血管炎性病变。

3. 脱髓鞘性　神经系统脱髓鞘性疾病多为急性或亚急性起病，有多个病灶，病程特点为缓解与复发交替，症状时轻时重。常见的有多发性硬化、视神经脊髓炎、急性播散性脑脊髓炎等。脑脊液、MRI 和视听诱发电位检查有助于确定病灶的脱髓鞘性改变。

4. 中毒性　经系统中毒性疾病是由各种有害物质引起的神经系统损害的疾病，可急性起病（急性中毒）或慢性起病（慢性中毒）。根据接触史和现场环境调查，可确定哪种物质中毒。常见的神经系统中毒有工业中毒（职业中毒）、农药中毒、药物中毒、食物中毒、生物毒素中毒、一氧化碳中毒、酒精中毒等。

5. 变性　神经系统变性疾病是一组迄今病因未明的慢性、进行性发展的神经系统退行性疾病，神经细胞凋亡是其主要病理特点。临床表现为慢性起病，缓慢进展，病情进行性加重，常选择性地犯神经组织的某一系统，如选性运动系统受累（运动神经元病）、黑质纹状体系统受累（帕金森病）；也可有弥散性损害，如阿尔茨海默病和皮克病，病变主要侵犯双侧大脑皮质。

6. 肿瘤性　神经系统肿瘤性疾病起病多较缓慢，症状逐渐进展和加重，颅内肿瘤常有头痛、呕吐、视盘水肿、颅高压和局灶性神经系统受损的表现。脊髓肿瘤可有脊髓压迫症状、椎管阻塞和脑脊液蛋白升高。颅内和脊髓转移性癌（如来自肺癌、肝癌、乳腺癌、胃癌、淋巴瘤、白血病等）患者的脑脊液细胞学检查可有阳性发现，有的可确定肿瘤的性质。神经影像学检查有助于神经系统肿瘤的定性。

7. 外伤性　神经系统外伤性疾病常为突发起病，多有明确外伤史，神经系统受损症状即刻出现，且有颅骨、脊柱或其他部位器官外伤。X 线、CT 等影像学检查可帮助发现颅脑、脊柱或脊髓的损伤，定性不难；也有神经系统外伤经过一段时间后发病者，如慢性硬膜下血肿、外伤性癫痫等。

8. 遗传性　神经系统遗传性疾病呈慢性起病，进行性加重，多有家族史。常染色体显性遗传的疾病有结节性硬化症、神经纤维瘤病、小脑－视网膜血管瘤、脑血管瘤病、遗传性舞蹈病、腓骨肌萎缩症、面肩肱型肌营养不良症、先天性肌强直等，属常染色体隐性遗传的疾病有肝豆状核变性、脊肌萎缩症、异染型白质营养不良等。X 连锁隐性遗传的疾病有假肥大型肌营养不良症、肯尼迪病等。

9. 先天性　神经系统先天性疾病多为慢性起病，其病理过程在胎儿期已发生，大多数患者在出生时就有症状，如先天性脑积水、脑性瘫痪等；但有的在小儿及成年期才出现神经症状，随着年龄的增长，病情逐渐达到高峰，症状明显后则有停止的趋势，如骶骨裂、小头畸形、枕颈部畸形等。

10. 代谢和营养障碍　代谢和营养障碍性疾病多起病缓慢，病程较长，在全身症状的基础上出现比较固定的症状。常见的代谢和营养障碍性疾病有维生素 B_1 缺乏（多发性神经病、Wernicke 脑病）、烟酸缺乏（Korsakoff 脑病、脊髓变性）、维生素 B_{12} 缺乏（亚急性联合变性）、糖尿病（多发性神经病）、尿毒症（多发性神经病、惊厥、全脑症状）、肝性脑病、肺性脑病、血紫质病（多发性神经病、脑病）等。有些代谢性疾病也是遗传性疾病，故要问亲属有无同样的疾病。如肝豆状核变性为常染色体隐性遗传，可查血清铜含量、铜蓝蛋白值；常染色体隐性遗传 Refsum 病（多发性神经病、色素性视网膜炎、共济失调、神经性耳聋）为植烷酸合成障碍，可经查血证实。临床思维的注意事项：在诊断过程中，通常先根据病史和体征进行定位及定性分析，得出初步（印象）诊断，然后做相应的辅助检查加以验证，其结果起到支持或排除初步诊断的作用，有助于修正或完善诊断。对部分病例，初步诊断可能即为最后诊断；对病情较为复杂的病例，尚需有不断修正、逐步完善的过程。宜从排除对患者危害最大的疾病入手，对可能发生的各种疾病从正反两个方面逐一分析，筛选出可能性最大的疾病。为寻找诊断证据，尚可进一步进行有针对性的特殊检查，有些疾病甚至需要观察治疗效果或长期追踪随访方可最后诊断。

（二）思考诊断注意事项：

1. 定向诊断　要确认患者的症状和体征是否为神经系统病变所致。如左上肢活动受限，要确认是因随意肌收缩无力（瘫痪）所致的"不能动"，还是患者畏于肢体局部软组织感染后疼痛的"不敢动"。又以下肢疼痛，应先除外下肢软组织损伤、骨关节病或脉管炎所致的疼痛，再考虑为神经痛。

2. 一元论原则　定位、定性诊断中通常要遵循一元论原则，即尽量用一个病灶或一种原因去解释患者的全部临床表现与经过。若难以解释或解释不合理时，再考虑多病灶或多原因的可能。

3. 先考虑常见病　首先考虑常见病、器质性疾病及可治性疾病，再考虑少见病或罕见病、功能性疾病及目前缺乏有效治疗的疾病。

4. 重视第一手资料　病史与体征是诊断资料的主要来源，也是临床资料导向的主要依据，因此第一手资料十分重要，仔细询问病史与全面体格检查是临床医师的基本功。

5. 合理使用辅助检查　辅助检查的选项应体现临床思维的针对性和目的性。作为临床医师支持或排除诊断的手段，辅助检查应服从于临床思维而不可盲目检查。CT、MRI 等检测技术的问世，确实深化了临床医师对疾病的认识，甚至使以往只有尸检方可确诊的疾病（如 Binswanger 病），在患者生前就可以获得诊断。应当指出的是，影像学检查不能取代认真、细致的问诊、体格检查。另外，对一些价格昂贵或有创性的特殊检查，在选择时尚需考虑费用－效益比或危险－效益比。

6. 辅助检查结果与临床定位的分离现象　一般情况下，根据体征就可以作出临床定位诊断。辅助检查确可帮助定位，但不能把神经影像学检查、神经电生理检查、神经心理学检查与临床定位等同。有些病理损害可以不出现临床症状和体征（如腔隙性脑梗死），有时影像学表现严重而临床症状和体征轻（如颈椎病）。

7. 病损的远隔效应　病理损害可出现远隔效应，如原发病变在颈段脊髓，临床症状和体征主要表现在胸脊髓；又如脑和脊髓都有损害，但仅有脊髓损害的症状和体征。

8. 假性定位体征　脑瘤患者在颅内压升高的后期可出现假性定位体征，如展神经麻痹、耳鸣或病灶侧偏瘫等，需善于识别。

9. 整体观念　神经系统是人体的一部分，神经系统疾病可造成其他系统或器官的损害，机体其他系统的诸多疾病也可导致神经系统的损害或功能障碍。在定性诊断中，要有全局整体观念，考虑到其间的因果关系。

10. 循证医学　在循证医学的观点已被广泛接受的今天，临床医师也要与时俱进，更新知识，在诊断过程中重视证据、重视调查研究，使主观思维更符合客观实际，将循证医学的观点与患者个体情况相结合，以提高诊治水平。

第二篇

神经内科疾病诊断与治疗

第五章 头痛

第一节 偏头痛

偏头痛是一种常见的神经系统疾病，主要表现为反复发作的头痛，通常为单侧性，持续时间长短不一，可伴有恶心、呕吐、光、声、味觉异常等症状。偏头痛可能会对患者的生活、工作和社交产生影响，因此需要得到及时诊断和治疗。目前，偏头痛的发病机制并不完全清楚，但研究表明神经系统的异常活动与其发病有关，同时遗传和环境因素也可能是风险因素之一。

一、病因

偏头痛的病因至今尚未完全清楚，但研究表明，偏头痛可能与以下多种因素有关：

1. 神经系统异常活动　偏头痛可能与神经元过度兴奋、神经递质失衡等神经系统异常活动有关。

2. 遗传因素　研究发现，偏头痛的发生可能与遗传因素有关，患者家族中有偏头痛患者的概率更高。

3. 环境因素　气压变化、过度疲劳、睡眠不足、情绪压力、饮食变化等环境因素可能会引发偏头痛发作。

4. 代谢异常　部分研究表明，偏头痛可能与代谢异常有关，如低血糖、高血压、胆固醇升高等。

5. 其他因素　头部外伤、颈椎病变、药物过度使用、荷尔蒙水平改变等因素也可能与偏头痛有关。

二、临床表现

偏头痛的临床表现可以分为头痛期和无头痛期两个阶段。头痛期是偏头痛最主要的表现，而无头痛期则是指头痛缓解后的时间段，患者在此期间一般没有头痛症状。

1. 头痛期　偏头痛的头痛期通常为数小时至数日，表现为：

（1）头痛特点：偏头痛的头痛通常为单侧性、搏动性、中至重度疼痛，多数患者头痛部位为眼眶、额部、颞部等。

（2）伴随症状：偏头痛的头痛期通常伴有其他症状，如恶心、呕吐、畏光、畏声、嗅觉或味觉异常、颈部或肩部僵硬等。

2. 无头痛期　偏头痛的无头痛期通常为头痛缓解后的时间段，表现为：

（1）完全无症状：在无头痛期间，患者一般没有头痛症状。

（2）部分症状：有些患者会出现前驱期和（或）后继期症状，前驱期表现为感觉异常、情绪波动、食欲改变等，后继期表现为疲劳、注意力不集中、情绪低落等。

三、辅助检查

1. 颅脑 CT 或 MRI　颅脑 CT 或 MRI 可以用于排除其他颅内疾病所致的头痛，如脑肿瘤、脑出血等。其中，颅脑 CT 常常作为常规检查使用，MRI 检查更为精细。

2. 颅内血管造影　颅内血管造影可以用于排除脑动脉瘤等颅内血管病变所致的头痛，它是一种介入性检查，通常只在特殊情况下进行。

3. 脑脊液检查　脑脊液检查可以用于排除脑膜炎、脑炎等感染性疾病所致的头痛。该检查需要在医院的特定科室进行，需要采集脑脊液进行检测。

4. 眼科检查　眼科检查可以用于排除青光眼等眼部疾病所致的头痛，特别是当头痛伴随眼痛、视力变化等情况时，眼科检查应该优先考虑。

四、诊断

目前，国际头痛协会（IHS）发布的第三版头痛分类和诊断标准（ICHD-3）将偏头痛分为以下两类：

1. 偏头痛　根据 ICHD-3，偏头痛的诊断标准为：至少发生 5 次类似的头痛发作；头痛持续时间为 4 ～ 72h，未治疗或治疗无效的头痛可持续时间更长；头痛为中至重度，且表现为搏动性；头痛常常是单侧性，但也可以是双侧性；头痛伴有恶心、呕吐、畏光、畏声、味觉异常等症状之一或多个。

除上述症状外，还需要排除其他原因所致的头痛。

2. 偏头痛伴发症状　根据 ICHD-3，偏头痛伴发症状的诊断标准为：至少发生 2 次类似的头痛发作；有典型的视觉、感觉、语言、运动或意识障碍的症状，持续时间为 5 ～ 60min；头痛发作开始前 5 ～ 60min 内出现上述症状之一或多个；头痛特点与偏头痛相同。

除上述症状外，还需要排除其他原因所致的头痛。

五、鉴别诊断

1. 紧张型头痛　是指头部肌肉过度紧张所引起的头痛，通常是双侧性、轻至中度疼痛，持续时间较长。需要通过详细的病史询问和头部肌肉的检查来区分偏头痛和紧张型头痛。

2. 颈源性头痛　是指颈部肌肉或颈椎疾病所引起的头痛，通常表现为颈部僵硬、肩背疼痛，并可伴随头痛。需要通过颈部肌肉的检查和颈椎的影像学检查来区分偏头痛和颈源性头痛。

3. 脑膜刺激　通常由脑膜炎或脑出血等颅内疾病引起，表现为剧烈的头痛、恶心、呕吐等症状。需要通过颅脑 CT 或 MRI 等影像学检查来排除颅内疾病所致的头痛。

4. 非偏头痛性血管性头痛　是指其他类型的血管性头痛，如集群性头痛、血管性晕厥等。需要根据病史、头痛的特点和伴随症状等来区分偏头痛和其他类型的血管性头痛。

六、西医治疗

偏头痛的治疗包括急性治疗和预防治疗两种。急性治疗主要是在头痛发作时缓解症状，预防治疗则是通过药物或非药物手段预防头痛的发作。

1. 急性治疗

（1）药物治疗：常用的急性治疗药物包括非甾体抗炎药（NSAID）、三环类抗抑郁药、三唑类药物等。此外，三叉神经阻滞剂和麻醉剂等也可以用于缓解头痛症状。在使用药物治疗时应遵循医师的建议，并注意避免过量用药。

（2）非药物治疗：包括休息、冷敷、按摩、针灸、氧气吸入等方法。这些方法在缓解头痛症状方面有一定的作用，但并不适用于所有患者。

2. 预防治疗

（1）药物治疗：常用的预防治疗药物包括β受体拮抗剂、钙通道拮抗剂、抗抑郁药等。这些药物需要长期使用，通常需要在医师的指导下进行。

（2）非药物治疗：包括调整生活方式、饮食习惯、保持健康的睡眠习惯、减轻精神压力等。此外，一些物理疗法，如神经刺激、手术等也可以用于预防偏头痛发作，但这些方法需要在专业医师的指导下进行。

七、辨证施治

中医认为，偏头痛是由于肝经、胆经、阳明胃经等经络不畅或气血不足所致，辨证施治可以从以下五个方面考虑：

1. 肝郁气滞型　表现为头痛偏头、头晕、胸闷、乳房胀痛等，情绪不稳定、易怒。治疗以疏肝解郁为主，可选用柴胡、香附、枳实等药物。

2. 脾虚湿困型　表现为头重脑胀、眼睑沉重、口干口苦、大便不畅，常伴有面色黄暗、舌苔厚腻等症状。治疗以健脾化湿为主，可选用苍术、党参、茯苓等药物。

3. 血虚头痛型　表现为头痛难忍，疼痛如针刺，常伴有面色苍白、眼眶凹陷、手足发凉等症状。治疗以补血益气为主，可选用当归、黄芪、枸杞等药物。

4. 寒湿外袭型　表现为头痛、恶寒发热、身体酸痛、关节酸痛等症状。治疗以祛寒散湿为主，可选用桂枝、干姜、附子等药物。

5. 肝肾亏损型　表现为头痛、眩晕、耳鸣、腰膝酸软等症状。治疗以滋肝肾、养血安神为主，可选用首乌、熟地、龟板等药物。

第二节　丛集性头痛

丛集性头痛是一种周期性的剧烈头痛，通常发作于同一侧头部，每次头痛发作的持续时间为15min至3h，每日可能会出现多次发作。此外，丛集性头痛还伴有面部疼痛、流泪、鼻塞、流涕、瞳孔缩小等症状，这些症状往往与头痛同时出现或先于头痛出现。丛集性头痛多见于男性，发病年龄多在30岁左右。

一、病因

1. 神经元活动异常　丛集性头痛发作时，一些神经元的活动异常增强，导致颅内血管扩张和神经痛觉敏感性增加，从而引起头痛和伴随症状。

2. 血管扩张　丛集性头痛发作时，颅内的某些血管会扩张，这可能与神经元的异常活动有关。

3. 遗传因素　丛集性头痛可能与遗传因素有关，有些人可能具有遗传易感性。

4. 环境因素　一些环境因素可能会引起丛集性头痛的发作，如某些药物、酒精、吸烟等。

5. 脑部疾病　一些脑部疾病如颅内肿瘤、脑出血等也可能引起丛集性头痛，但这种情况比较少见。

二、临床表现

1. 头痛　丛集性头痛是一种剧烈的头痛，通常发生在同侧头部，常常在眼周或太阳穴处。头痛的持续时间通常为 15min 至 3h，1 日内可能会出现多次发作，每次头痛可能伴有严重的疼痛感。

2. 伴随症状　丛集性头痛的发作还可能伴有其他症状，如面部疼痛、流泪、鼻塞、流涕、瞳孔缩小等。这些症状可能与头痛同时出现或先于头痛出现。

3. 发作规律　丛集性头痛的发作往往有一定的规律，如在某个时间段内频繁出现，通常是在晚上和凌晨时段发作。在发作期间，患者可能会感到不安和焦虑。

三、辅助检查

1. 神经影像学检查　可以帮助排除其他病因，如脑肿瘤或脑出血。医师可能会建议进行头部 CT 扫描或头部 MRI 扫描。

2. 眼科检查　可以帮助医师检查眼部疾病或神经病变是否与头痛相关。医师可能会建议进行眼底检查或视野检查。

3. 血液检查　可以帮助排除其他疾病的可能性，如炎症性疾病或代谢异常。医师可能会建议进行血常规、电解质、肝功能、肾功能和甲状腺功能的检查。

4. 脑脊液检查　可以帮助排除其他神经系统疾病的可能性，如脑膜炎或多发性硬化。医师可能会建议进行腰椎穿刺检查。

四、诊断

丛集性头痛是一种周期性的、严重的头痛，通常发生在头部的一侧，伴有一系列典型的症状，如流泪、眼睑下垂、鼻塞和眼部红肿等。为了确诊丛集性头痛，医师通常会根据以下标准进行评估：

1. 头痛特征　丛集性头痛通常表现为极度严重的一侧头痛，伴有刺痛、灼热或搏动感，每次头痛持续时间为 15min 至 3h，发作频率可能每日一次到数次。

2. 头痛周期性　丛集性头痛通常具有周期性，即在一段时间内头痛频繁发作，然后可能会几个月或数年没有头痛，再次发作时周期性仍然存在。

3. 自主神经症状　丛集性头痛通常伴有一系列自主神经症状，如流泪、眼睑下垂、鼻塞、眼部红肿等。

五、鉴别诊断

1. 偏头痛　是一种常见的头痛类型，但通常不会伴有自主神经症状。此外，偏头痛发作可能持续时间较长，可能达到数小时或数日。

2. 紧张性头痛　通常是由肌肉紧张引起的头痛，通常不会伴有自主神经症状。此外，紧张性头痛可能会在头部的两侧发生，并可能会持续数日或数周。

3. 三叉神经痛　是一种剧烈的面部疼痛，通常发生在面部的一侧，但不像丛集性头痛伴有自主神经症状。此外，三叉神经痛可能会持续数秒至数分钟，并且会在同一区域反复发作。

4. 短暂性全面性发作　是一种短暂的、周期性的面部疼痛，但不像丛集性头痛伴有自主神经症状。此外，短暂性全面性发作的发作时间很短，通常不超过数分钟。

六、西医治疗

1. 急性治疗　旨在缓解丛集性头痛的头痛症状，常用药物包括三叉神经痛药物、局部麻醉药和三环类抗抑郁药等。

2. 预防治疗　旨在减少丛集性头痛的发作频率和减轻症状。预防治疗的药物包括钙通道拮抗剂、三环类抗抑郁药、糖皮质激素和锂等。一些手术和神经刺激治疗也可以用于预防丛集性头痛。

3. 氧疗　是通过呼吸100％的氧气来缓解丛集性头痛的头痛症状。氧疗是一种安全、有效且无不良反应的治疗方法。

4. 神经刺激治疗　是一种新型的治疗方法，包括经皮经筋膜电刺激、经皮经筋膜磁刺激等。这些治疗方法可以通过刺激神经系统来减轻丛集性头痛的症状。

七、辨证施治

中医认为，丛集性头痛是由于脑血管扩张引起的，常常伴有血液瘀滞或气血不畅等病理机制。辨证施治可以从以下几个方面考虑：

1. 血瘀阻络型　表现为头痛、疼痛难忍，常伴有面色黯沉、舌质暗紫、舌苔白腻等症状。治疗以活血化瘀为主，可选用桃仁、红花、当归等药物。

2. 气滞血瘀型　表现为头痛、疼痛难忍、胸闷、呼吸困难等症状，常伴有面色黯沉、舌质暗紫、脉象涩紧等。治疗以活血化瘀、疏通气机为主，可选用川芎、丹参、香附等药物。

3. 肝肾亏损型　表现为头痛、眩晕、耳鸣、腰膝酸软等症状。治疗以滋肝肾、养血安神为主，可选用当归、熟地、龟板等药物。

第三节　高颅压性头痛

高颅压性头痛是指由于颅内压力升高导致的头痛。颅内压力的升高可能由于脑肿瘤、脑水肿、脑出血、脑脓肿、颅内感染或颅脑损伤等引起。此外，颅内低压综合征、脊髓麻醉、硬膜外血肿等也可能导致颅内压力升高，进而引起高颅压性头痛。

一、病因

1. 脑肿瘤　是最常见的导致高颅压性头痛的病因之一，肿瘤的生长会占据颅内空间，导致颅内压力升高。

2. 脑水肿　通常由于脑部受损引起的炎症、感染、中毒、脑出血等原因而导致，引起的脑组织肿胀也会导致颅内压力升高。

3. 脑血管意外　如脑出血、蛛网膜下腔出血等，可能导致颅内压力升高并引起头痛。

4. 颅内感染　如脑膜炎、脑炎、脑脓肿等，可能导致颅内压力升高并引起头痛。

5. 颅内低压综合征　是一种相对罕见的病症，通常是由于脑脊液漏出引起的颅内压力下降，但在一些情况下可能会导致颅内压力升高并引起头痛。

二、临床表现

高颅压性头痛的临床表现与头痛本身有关，但也伴有其他神经系统症状。以下是高颅压性头痛的常见临床表现：

1. 头痛　高颅压性头痛通常是一种持续性、强烈的头痛，可能表现为全头或头部的某一部分的疼痛，通常是压迫性或跳动性疼痛，可能会加重或减轻。

2. 恶心和呕吐　高颅压性头痛常常伴有恶心和呕吐，这可能与颅内压力升高刺激呕吐中枢有关。

3. 视力问题　高颅压性头痛可能导致视物模糊、双重影像、视野缩小或失明等视力问题。

4. 眼球突出　在一些病例中，颅内压力升高可能导致眼球突出，这可能伴有视力问题。

5. 眩晕　颅内压力升高可能会导致头晕和平衡问题。

6. 意识障碍　在一些病例中，高颅压性头痛可能导致意识障碍，如昏迷或精神错乱等。

三、辅助检查

1. 头颅 CT 或 MRI　是检查颅内结构的常见方法，可以检测是否有肿瘤、脑出血、脑水肿、脑脓肿等病变引起的颅内压力升高。

2. 脑脊液检查　可以评估脑脊液压力和化学成分，帮助确定是否存在感染或其他神经系统疾病。

3. 颅内压力监测　是直接测量颅内压力的方法，可以帮助确定颅内压力是否升高。

4. 血液检查　可以帮助确定某些疾病是否导致颅内压力升高，如甲状腺功能亢进和维生素 A 中毒等。

5. 视觉功能检查　可以评估视力、视野和眼球运动等方面的问题，帮助确定高颅压是否影响视觉功能。

四、诊断

高颅压性头痛的诊断标准主要依据患者的临床表现和相关辅助检查结果来确定。根据国际头痛学会（IHS）发布的第三版头痛分类和诊断标准（ICHD-3），高颅压性头痛的诊断标准以下：

1. 头痛符合以下特点　为持续性、持久性、严重和压迫性头痛，可能呈波动状；伴随颅内压力升高的症状，如恶心、呕吐、视力障碍、眼球突出等；确定头痛与颅内疾病有关系。

2. 颅内压力升高的证据　头颅 CT 或 MRI 发现颅内疾病，如脑肿瘤、脑出血、脑水肿、脑脓肿等；脑脊液压力升高，脑脊液检查发现颅内压力升高和其他颅内病变。

3. 排除其他原因引起的头痛　如偏头痛、紧张型头痛、颈型头痛等。

五、鉴别诊断

1. 偏头痛 是一种单侧、搏动性、膜状头痛，通常伴有光、声、气味敏感和恶心、呕吐等症状。与高颅压性头痛不同，偏头痛通常不伴随颅内压力升高的症状。

2. 紧张型头痛 是一种双侧性、压迫性或紧缩性头痛，通常与压力、焦虑、抑郁等紧张情绪有关。与高颅压性头痛不同，紧张型头痛通常不伴随颅内压力升高的症状。

3. 颅内感染性头痛 是由细菌、病毒、真菌等引起的感染性头痛，通常伴有发热、意识障碍、呕吐、颈部强直等症状。与高颅压性头痛不同，颅内感染性头痛通常与感染有关。

4. 颈型头痛 是由颈椎问题引起的头痛，通常伴有颈部疼痛和僵硬。与高颅压性头痛不同，颈型头痛通常与颈部问题有关。

5. 药物性头痛 是由于长期过度使用止痛药等药物引起的头痛，通常伴有药物依赖和戒断症状。与高颅压性头痛不同，药物性头痛通常与药物使用有关。

六、西医治疗

高颅压性头痛的治疗措施通常是为了降低颅内压力、缓解头痛和治疗病因，以下是具体治疗措施：

1. 药物治疗 常用的药物包括降低颅内压的药物如甘露醇、脱水利尿剂等，以及控制疼痛和缓解头痛的药物（如止痛药、三叉神经阻滞剂、钙通道拮抗剂等）。药物治疗需要根据患者的具体情况和病因来选择合适的药物和剂量。

2. 头颅减压手术 对于颅内病变引起的高颅压性头痛，需要进行头颅减压手术来缓解颅内压力，如手术切除脑肿瘤、减轻颅内血肿等。

3. 脑室引流术 对于脑积水引起的高颅压性头痛，可以进行脑室引流术来降低颅内压力。

4. 改善生活方式 改善生活方式可以帮助缓解高颅压性头痛，如保持良好的饮食习惯、适当运动、避免吸烟和饮酒等。

七、辨证施治

中医认为，高颅压性头痛是由于脑血管、颅内压力增高引起的，常常伴有肝火旺盛、气血不畅等病理机制。辨证施治可以从以下三个方面考虑：

1. 肝火上扰型 表现为头痛、疼痛难忍，伴有耳鸣、目眩、咽喉干燥等症状。治疗以清肝泻火为主，可选用龙胆草、柴胡、枳实等药物。

2. 湿热内蕴型 表现为头痛、身体沉重、口苦口干、大便不畅等症状。治疗以清热利湿为主，可选用黄芩、栀子、泽泻等药物。

3. 气滞血瘀型 表现为头痛、胸闷、气短、脉象涩紧等症状。治疗以活血化瘀、疏通气机为主，可选用川芎、丹参、香附等药物。

第四节 低颅压性头痛

低颅压性头痛是指因颅内压力降低而导致的头痛。通常情况下，颅内压力为 $70 \sim 200\text{mmH}_2\text{O}$，当颅内压力降至 $50\text{mmH}_2\text{O}$ 以下时，就可能出现低颅压性头痛。低颅压性头痛也可以由脑脊液漏出引起,如脑脊液脱漏综合征、硬膜外血肿、硬膜内血肿、脑膜瘤切除术后等因素引起。低颅压性头痛通常是一种持续性、压迫性、全头性或枕部头痛,通常在头部向上或前倾时加重,同时可能伴有恶心、呕吐、颈部僵硬、眩晕和视力问题等症状。

一、病因

1. 脑脊液漏出　是低颅压性头痛最常见的病因之一。脑脊液漏出可以由硬膜外穿刺、脊柱手术、颈椎或脊柱受伤、脑膜瘤等原因引起。脑脊液漏出会导致脑脊液压力降低,引起低颅压性头痛。

2. 硬膜外血肿　是指血液在硬膜外间隙内积聚,压迫脑脊液造成低颅压性头痛。硬膜外血肿通常是头部受伤后引起的。

3. 脑膜瘤切除术后　脑膜瘤切除术后,有时会因为脑脊液渗漏引起低颅压性头痛。

4. 自发性颅内低压综合征　是一种原因未知的疾病,通常表现为持续性、全头性或枕部头痛,常常伴有恶心、呕吐、眩晕和视力问题等症状。

5. 其他　低颅压性头痛还可以由药物治疗、颅内感染、脑血管畸形等因素引起。

二、临床表现

1. 头痛　低颅压性头痛通常是一种持续性、压迫性、全头性或枕部头痛,通常在头部向上或前倾时加重。头痛可以从颈部开始,逐渐扩散到头部的其他部位。头痛通常是中等或较重的,但不会像其他类型的头痛那样搏动或刺痛。

2. 眼部症状　低颅压性头痛通常伴有眼部症状,如双视、视物模糊或眼球运动异常。

3. 颈部僵硬　是低颅压性头痛的常见症状之一,通常与头痛同时出现。

4. 恶心和呕吐　是低颅压性头痛的常见症状之一,通常伴有头痛。

5. 眩晕　是低颅压性头痛的常见症状之一,可能与颅内压力降低有关。

6. 耳鸣和听力下降　低颅压性头痛有时也会伴随耳鸣和听力下降等症状。

三、辅助检查

1. 颅内影像学检查　是诊断低颅压性头痛的主要方法之一,包括 CT 和 MRI 等检查。这些检查可以显示颅内病变和颅内结构的异常,帮助医师确定低颅压性头痛的病因和诊断。

2. 脑脊液检查　是确定低颅压性头痛病因的重要方法。医师会通过脑脊液检查来确定脑脊液压力和是否存在脑脊液漏出等异常情况。

3. 放射性核素检查　可以用来检测脑脊液漏出的部位。医师会在患者的脑脊液中注入少量的放射性物质,然后使用扫描仪来检测放射性物质在患者体内的分布情况,从而确定脑脊液漏出的部位。

4. 硬膜外造影　是一种通过注入造影剂来显示颅内和脊髓病变的方法。该检查可以帮助医师确定低颅压性头痛的病因。

四、诊断

低颅压性头痛的诊断标准包括以下两种:

　　1. 国际头痛协会诊断标准　根据国际头痛协会的诊断标准，低颅压性头痛的诊断需要满足以下条件：有头痛和与头痛有关的症状；头痛的性质是压迫性或重压感；头痛的程度轻重不一，但通常是中等或较重的；头痛持续时间长达数日至数周，并且在头部向上或前倾时加重；脑脊液压力低于 60mmH$_2$O；其他颅内疾病被排除。

　　2. 布达佩斯诊断标准　是一种更为详细的诊断标准，根据该标准，低颅压性头痛的诊断需要满足以下条件：有头痛和头痛有关的症状；头痛的性质是压迫性或重压感；头痛程度中等或较重；头痛在头部向上或前倾时加重，且在休息或卧床后缓解；脑脊液压力低于 60mmH$_2$O；有一种或多种特殊体征，如耳鸣、双视、视力下降、眼球运动异常等；其他颅内疾病被排除。

五、鉴别诊断

　　1. 偏头痛　是一种周期性头痛，通常伴有恶心、呕吐、光线敏感和声音敏感等症状。低颅压性头痛通常是全头性或枕部头痛，并且不伴随其他症状，需要通过脑脊液检查和影像学检查来确定诊断。

　　2. 紧张型头痛　是一种持续性的头痛，通常是轻度或中度的疼痛，不会伴随其他症状。低颅压性头痛通常是中度或重度的头痛，并且可能伴随眼部症状、颈部僵硬、恶心和呕吐等症状。

　　3. 颅内高压综合征　是由于颅内压力过高引起的头痛。与低颅压性头痛相比，颅内高压综合征的头痛通常是搏动性的，伴有视力下降和视野缺损等症状。需要通过眼科检查和影像学检查来确定诊断。

　　4. 颅外病变引起的头痛　头痛还可以由颅外病变引起，如颈部肌肉紧张、鼻窦炎等。需要根据病史和体格检查来确定诊断。

六、西医治疗

　　低颅压性头痛的治疗方法主要包括保守治疗和手术治疗两种。

　　1. 保守治疗　包括卧床休息、限制体力活动、补充水分、避免用力、避免低头等动作、止痛药、咖啡因和利尿剂等药物治疗。这些方法可以缓解头痛和其他症状，帮助患者恢复健康。

　　2. 自体血治疗　是一种有效的保守治疗方法，通常在医院内进行。该治疗方法通过抽取一定量的患者自身的血液，然后将其注入患者的脊椎，从而增加脑脊液的体积和压力，缓解低颅压性头痛的症状。

　　3. 脊膜外自体血治疗　是一种类似于自体血治疗的治疗方法，但是它通过注射自身的血液到脊椎的外部，从而增加脑脊液的压力，缓解低颅压性头痛的症状。

　　4. 手术治疗　对于一些严重的低颅压性头痛病例，手术治疗可能是必要的。手术治疗通常包括脑膜修补术和脑室内置管术等。这些手术可以修复脑膜的缺陷，恢复脑脊液的正常流动，从而缓解低颅压性头痛的症状。

七、辨证施治

　　中医认为，低颅压性头痛是由于颅内压力下降、脑脊液压力降低引起的，常常伴有气血不畅、阳虚等病理机制。辨证施治可以从以下三个方面考虑：

1. 脾肾阳虚型　表现为头痛、乏力、记忆力减退等症状。治疗以补益肾阳、健脾益气为主，可选用党参、黄芪、山药等药物。

2. 气血亏虚型　表现为头痛、晕眩、心悸、失眠等症状。治疗以补益气血为主，可选用人参、当归、白术等药物。

3. 气虚血瘀型　表现为头痛、眩晕、记忆力减退、舌质淡白等症状。治疗以活血化瘀、益气为主，可选用川芎、丹参、黄芪等药物。

第六章　脑血管疾病

第一节　短暂性脑缺血发作

短暂性脑缺血发作（TIA）是指由于脑动脉暂时性缺血所导致的神经功能障碍，通常持续时间短暂，一般在1h内自行消失。因为症状短暂，所以常常被忽视，但短暂性脑缺血发作是脑卒中（脑梗死或脑出血）的预警信号，有一定的危险性，应该引起重视。

一、病因

短暂性脑缺血发作的主要原因是脑动脉短暂性的缺血，可能是由于脑动脉内的血栓或动脉狭窄，导致局部脑部缺氧，引起神经功能障碍的表现。短暂性脑缺血发作的病因主要包括以下几种：

1. 动脉粥样硬化　是一种常见的病因，它是由于血管内膜发生变化，导致血管狭窄或闭塞，使血液流动受阻，从而引起短暂性脑缺血发作症状。

2. 心脏病　是短暂性脑缺血发作的常见病因之一。心脏病可以导致血液流动异常，从而形成血栓或栓子，堵塞脑血管，导致短暂性脑缺血发作的发生。

3. 脑血管畸形　是一种血管异常，它使血管过度扩张或过度收缩，导致血流不畅，易形成血栓，引起短暂性脑缺血发作的发生。

4. 血液病　如血小板增多症、凝血因子缺乏等，可以导致血液流动异常，形成血栓或栓子，从而引起短暂性脑缺血发作的发生。

5. 其他因素　如糖尿病、高血压、高脂血症、吸烟、饮酒、脑部外伤等也都可能导致短暂性脑缺血发作的发生。

二、临床表现

短暂性脑缺血发作的临床表现主要与缺血发生的位置和程度有关。以下是常见的症状：

1. 突然的面部、肢体或言语功能障碍　是短暂性脑缺血发作最常见的症状之一。患者可能会突然出现面部、肢体或言语功能障碍，表现为面部下垂、肢体无力、言语不清等。

2. 视力障碍　短暂性脑缺血发作还可能导致突发的视力障碍，如暂时性的视野缺失、眼球震颤等。

3. 头痛　也是短暂性脑缺血发作的常见症状之一，通常表现为突然发生的剧烈头痛，持续时间短暂，通常不超过数分钟。

4. 头晕　短暂性脑缺血发作还可能引起头晕，表现为眩晕、头重脚轻等症状。

5. 注意力和记忆障碍　短暂性脑缺血发作还可能导致注意力和记忆障碍，表现为难以集中注意力、难以记忆等。

三、辅助检查

1. 脑电图（EEG）　可以检测大脑活动的异常情况，是检测短暂性脑缺血发作的一种常用方法。它可以检测出脑电活动的异常和缺陷，有助于判断短暂性脑缺血发作的病因和严重程度。

2. 头颅磁共振成像（MRI）　可以清晰地显示大脑结构和脑血管的情况，可以检测出是否存在脑梗死、脑出血或脑肿瘤等病变，有助于明确短暂性脑缺血发作的病因。

3. 颈动脉超声　可以检测颈动脉的狭窄、闭塞或血栓形成等情况，有助于判断短暂性脑缺血发作的病因。

4. 血管造影　可以显示大脑和颈部动脉的情况，包括是否有狭窄、闭塞或血栓等异常情况，有助于明确短暂性脑缺血发作的病因。

5. 心电图（ECG）　可以检测心脏的情况，包括是否存在心律不齐、心脏瓣膜病、心肌病等情况，有助于判断短暂性脑缺血发作的病因。

四、诊断

1. 症状　短暂性脑缺血发作的主要症状是突发的面部、肢体或言语功能障碍、视力障碍、头痛、头晕等，持续时间通常在1h内自行消失。因此，如果患者出现以上症状，且持续时间较短，通常在1h就恢复正常，那么就需要考虑短暂性脑缺血发作的可能性。

2. 排除其他病因　在诊断短暂性脑缺血发作之前，需要排除其他可能引起类似症状的疾病，如癫痫、低血糖、低钠血症等，确保症状是由脑动脉短暂性缺血引起的。

3. 影像学检查　除了通过临床症状来判断短暂性脑缺血发作的可能性，还需要进行一系列的影像学检查，如脑电图、头颅磁共振成像（MRI）、颈动脉超声、血管造影等，以确定短暂性脑缺血发作的病因和严重程度。

五、鉴别诊断

1. 神经系统病变　短暂性脑缺血发作的症状类似于其他神经系统病变，如癫痫、脑肿瘤、脑炎、脑出血等，需要通过影像学检查来确定。

2. 血糖异常　低血糖也可能引起类似的症状，如口渴、口干、出汗、心跳加速等。需要通过血糖测试来进行鉴别诊断。

3. 心脏病　也可能引起类似的症状，如胸痛、气短、心悸等，需要通过心电图、心脏超声等检查来确定。

4. 眩晕症状　也可能引起类似的症状，如头晕、恶心、呕吐等，需要通过病史询问和身体检查来进行鉴别诊断。

六、西医治疗

1. 病因治疗　短暂性脑缺血发作的治疗首先需要明确其病因，然后采取相应的治疗措施。例如，对于颈动脉狭窄引起的短暂性脑缺血发作，可以采取手术治疗或药物治疗来减轻狭窄程度。

2. 药物治疗　包括抗血小板药物和抗凝药物。抗血小板药物主要包括阿司匹林、氯吡格雷等，可以预防血栓形成，减少再次发生短暂性脑缺血发作的可能性。抗凝药物主要包括华法林、达比加群等，可以防止血液凝结，减少再次发生短暂性脑缺血发作的可能性。

3. 高血压治疗　如果短暂性脑缺血发作是由高血压引起的，需要控制血压，以减少血管破裂和脑出血的风险。

4. 改变生活方式　可以有效地预防短暂性脑缺血发作的再次发生，包括戒烟、限制饮酒、控制体重、坚持健康的饮食习惯、加强体育锻炼等。

七、辨证施治

中医认为，短暂性脑缺血发作是由于脑血管受阻引起的，常常伴有气血不畅、脏腑失调等病理机制。辨证施治可以从以下三个方面考虑：

1. 血瘀型　表现为头晕、口干、口苦等症状，舌质紫暗或有瘀点、脉象涩紧。治疗以活血化瘀为主，可选用桃仁、红花、川芎等药物。

2. 湿热内蕴型　表现为头重、头晕、恶心、口苦等症状，舌苔厚腻、脉象滑数。治疗以清热利湿为主，可选用黄芩、栀子、茵陈蒿等药物。

3. 气滞血瘀型　表现为头痛、胸闷、气短、脉象涩紧等症状。治疗以活血化瘀、疏通气机为主，可选用川芎、丹参、香附等药物。

第二节　脑梗死

脑梗死（又称缺血性脑卒中）是一种常见的脑血管疾病，指的是脑血管发生阻塞，导致某一部位的脑组织缺血和坏死。脑梗死是导致瘫痪、失语、认知障碍等严重后果的主要原因之一，是危及生命和健康的严重疾病。

脑梗死的发病机制主要有两种，一种是由于脑血管阻塞引起的缺血性脑卒中，另一种是由于脑血管破裂引起的出血性脑卒中。又称脑梗死占脑卒中总数的80%以上，是最常见的一种类型。

一、病因

1. 动脉粥样硬化　是脑梗死最常见的病因之一，它会导致动脉壁增厚和斑块形成，从而影响到脑部的血液供应。

2. 心脏病　是脑梗死的另一个重要病因。心脏病患者可能会有心房颤动、心脏瓣膜病等，这些疾病会导致心脏功能不正常，进而导致脑部供血不足。

3. 血栓形成　是脑梗死的主要病因之一。血栓可能来自于其他部位的血管病变，如心脏、颈动脉或下肢深静脉等，也可能是在脑部血管内形成的。

4. 动脉瘤破裂　是脑梗死的罕见病因，它是指动脉壁上的异常膨出，容易破裂导致脑内出血和缺血。

二、临床表现

1. 运动和感觉障碍　患者可能出现一侧肢体运动和感觉障碍，表现为肢体无力、麻木、感觉异常等。如果脑梗死影响了大脑皮质区域，患者可能出现失用综合征，即肢体不能自主运动、不能协调运动。

2. 言语障碍　患者可能出现口齿不清、说话困难或失语症等症状。失语症指的是难以用语言表达自己的意思，但可以理解别人的语言。

3. 视力障碍　患者可能出现视物模糊、视野缺失等症状。如果梗死累及了大脑的视觉中枢，患者可能出现视觉失认、视幻觉等症状。

4. 头痛和晕厥　患者可能出现剧烈头痛和晕厥等症状。这些症状可能是由于梗死引起的脑组织水肿、颅内压力升高等导致的。

5. 意识障碍　患者可能出现昏迷、意识不清等症状。这些症状可能是由于梗死引起的脑组织缺血缺氧导致的。

三、辅助检查

1. 影像学检查　常用的影像学检查方法包括 CT（计算机断层扫描）、MRI（磁共振成像）、MRA（磁共振血管成像）、DSA（数字减影血管造影）等。这些检查可以帮助医师确定脑部的梗死范围、位置和严重程度，并评估脑部的血流情况和病变部位的血管情况。

2. 脑电图检查　可以监测脑电活动，对于一些病例，脑电图可以发现早期的脑梗死表现。

3. 血管成像检查　包括颅内和颅外血管的非侵入性成像技术，如 CT 血管成像、磁共振血管成像和经颅多普勒超声等。这些检查可以评估脑部血管的狭窄程度和血流情况，并确定狭窄部位和血栓形成的可能性。

4. 实验室检查　包括血常规、血生化、凝血功能、心电图等。这些检查可以评估患者的全身状况，筛查潜在的疾病风险因素，如高血压、糖尿病、高血脂等。

四、诊断

1. 临床表现　脑梗死的典型症状包括一侧肢体运动或感觉障碍、言语障碍、视力障碍、头痛等。患者出现这些症状时，应考虑到脑梗死的可能性。

2. 影像学检查　脑梗死的影像学检查主要包括 CT 和 MRI。CT 扫描可以检测到脑部出血和梗死，MRI 可以更早地发现脑梗死和缺血灶。

3. 脑血流动力学检查　可以评估脑部血流情况和狭窄程度，包括经颅多普勒超声、CT 血管造影和磁共振血管成像等。

4. 神经生物学指标　如肌酐激酶、脑钠肽等，可以辅助诊断脑梗死，并评估患者的病情和预后。

在诊断脑梗死时，需要注意与其他疾病的鉴别，如脑出血、脑肿瘤、脑炎等。因此，临床医师需要结合病史、体格检查、实验室检查和影像学检查等多种方法，综合分析和评估患者的病情，最终确定脑梗死的诊断。

五、鉴别诊断

1. 脑出血　是指脑血管破裂导致血液进入脑组织。脑出血常常伴有剧烈头痛、意识障碍和颈强直等症状。与脑梗死相比，脑出血的病情更为严重，需要进行紧急的治疗。

2. 颅内肿瘤　可能会引起头痛、运动和感觉障碍、言语障碍等症状，但通常不会表现为急性发作。影像学检查可以确定是否存在颅内肿瘤。

3. 脑膜炎 是由细菌或病毒感染引起的一种疾病。脑膜炎常常伴有高热、头痛、恶心和呕吐等症状，但不会表现为急性发作的肢体运动或感觉障碍。

4. 糖尿病酮症酸中毒 是由于糖尿病患者血糖过高引起的代谢性酸中毒。该病常常伴有呼吸深快、口渴、多尿等症状，但不会表现为急性发作的肢体运动或感觉障碍。

六、西医治疗

1. 急诊治疗 患者出现急性脑梗死症状时，应该立即送往医院进行急诊治疗。急诊治疗包括纠正生命体征、维持呼吸循环和保护神经系统功能等。

2. 溶栓治疗 是指通过药物溶解血栓，使血管再次通畅，恢复脑部供血。溶栓治疗必须在发病后 4.5h 内进行，以免发生出血等并发症。

3. 血管成形术和介入治疗 对于某些病例，介入治疗可以减少梗死面积并改善症状。介入治疗包括血管成形术、血管支架植入等方法。

4. 保守治疗 是指通过药物治疗和其他辅助治疗措施来控制病情和预防复发。常用的药物包括抗血小板药物、抗凝药物、降压药物、神经营养药物等。

5. 康复治疗 包括物理治疗、语言康复、认知康复等多种方法，旨在恢复患者的肢体运动、语言能力和认知能力。

七、辨证施治

中医认为，脑梗死是由于脑血管阻塞、局部脑缺血引起的，常常伴有气血不畅、脏腑失调等病理机制。辨证施治可以从以下三个方面考虑：

1. 血瘀型 表现为肢体麻木、口角㖞斜、言语不清、舌质暗紫或有瘀点等症状。治疗以活血化瘀为主，可选用川芎、丹参、红花等药物。

2. 气滞血瘀型 表现为肢体麻木、言语不清、眩晕、舌质暗紫、脉象涩紧等症状。治疗以活血化瘀、疏通气机为主，可选用桃仁、延胡索、香附等药物。

3. 痰湿阻滞型 表现为肢体麻木、言语不清、口舌生疮、舌苔厚腻等症状。治疗以化痰祛湿为主，可选用陈皮、茯苓、半夏等药物。

第三节 脑栓塞

脑栓塞是指由于血管内部形成血栓或其他物质，导致脑血管阻塞而引起的缺血性脑卒中，通常是指小动脉或微小动脉栓塞。脑栓塞与脑梗死的概念类似，但其病因不同，脑栓塞是由于血管内部的血栓或血小板血块形成导致的血流阻塞，而脑梗死则是由于血管外部因素导致血流阻塞，如血管狭窄或断裂等。

脑栓塞常发生在中老年人和有高血压、糖尿病、高血脂、心脏病等慢性疾病的人群中。脑栓塞的危害性与脑梗死类似，可能会导致严重的神经功能障碍和生命危险。因此，预防脑栓塞的发生非常重要，如控制高血压、糖尿病、高血脂等疾病，减少饮酒和吸烟等危险因素，保持健康的生活方式等。如果出现脑栓塞症状，如突然出现一侧肢体无力、言语困难等，应立即就医。

一、病因

脑栓塞是由于血管内部的血栓或血小板血块形成导致的血流阻塞，其病因主要包括以下四个方面：

1. 动脉粥样硬化　是一种常见的血管病变，其特征为血管壁上堆积胆固醇和其他沉积物，导致血管狭窄或闭塞。当动脉粥样硬化发生在脑部血管时，易形成血栓或血小板聚集，导致脑栓塞。

2. 心脏病　包括心房颤动、心肌梗死等疾病，这些疾病容易引起心内膜炎、心瓣膜病等并发症，导致心脏内部形成血栓。这些血栓可以随着血流进入脑部，引起脑栓塞。

3. 血液疾病　如血栓性疾病和出血性疾病等，容易引起血栓形成和凝血异常，导致脑栓塞。

4. 其他　如吸烟、高血压、高脂血症、糖尿病、肥胖等，也容易导致脑栓塞的发生。

二、临床表现

1. 肢体无力或麻木　脑栓塞导致了部分脑组织缺血或坏死，使得患者出现一侧肢体无力或麻木等症状。

2. 言语障碍　脑栓塞也可能会导致患者出现言语障碍，如说话含糊或失语等。

3. 视力障碍　栓塞影响到脑部血流时，也可能导致患者出现视力障碍，如双眼模糊或失明等。

4. 头痛　脑栓塞可能会导致头痛，这种疼痛通常是突然发生的。

5. 意识障碍　当脑栓塞导致脑部血流严重受阻时，患者可能出现意识障碍，如昏迷或深度嗜睡。

三、辅助检查

1. 影像学检查　是脑栓塞诊断的重要手段，包括 CT（计算机断层扫描）、MRI（磁共振成像）、MRA（磁共振血管成像）、DSA（数字减影血管造影）等。这些检查可以帮助医师确定脑部栓子的位置、大小、数量等，并评估脑部的血流情况和病变部位的血管情况。

2. 血液检查　可以评估患者的凝血功能，如凝血酶原时间（PT）和活化部分凝血活酶时间（APTT），以发现凝血异常或出血性疾病。

3. 脑电图检查　可以监测脑电活动，对于一些病例，脑电图可以发现早期的脑栓塞表现。

4. 超声检查　包括经颅多普勒超声和颈动脉超声等。这些检查可以评估脑部血流的速度、方向和阻力等参数，以确定血栓的位置和形成原因。

5. 心电图检查　可以评估心脏的功能和节律，发现心脏疾病可能导致的血栓形成。

四、诊断

脑栓塞的诊断标准通常是基于患者的临床表现和辅助检查结果进行判断。以下是常用的脑栓塞诊断标准：

1. 临床表现　患者出现突发性的神经系统症状，如肢体无力、麻木、言语障碍、视力障碍、头痛等，持续时间通常超过 24h，排除其他疾病导致的症状。

2. 影像学检查　CT 或 MRI 等影像学检查显示脑部有栓子存在，并能定位栓子的位置、大小、形态等特征。

3. 血管成像检查　通过颈动脉超声、MRA、数字减影血管造影等检查确定栓子的来源和血流动力学改变。

4. 实验室检查　血常规、血生化、凝血功能等实验室检查可排除出血性疾病和血液疾病的可能性。

五、鉴别诊断

1. 脑梗死　脑栓塞和脑梗死在症状和影像学表现上很相似。但是，脑梗死是由于脑血管外部因素阻碍了血流，而脑栓塞是由于血管内部形成血栓或其他物质导致的缺血性脑卒中。血管成像检查可以帮助鉴别二者。

2. 脑出血　与脑栓塞在症状和影像学表现上也很相似。但是，脑出血是由于脑血管破裂导致大量血液涌入脑组织，而脑栓塞则是由于血管内部形成血栓或其他物质导致的缺血性脑卒中。CT 检查可用于鉴别二者。

3. 脑部肿瘤　也可能导致神经系统症状，如头痛、肢体无力、视力障碍等。但是，与脑栓塞不同的是，脑部肿瘤通常伴有其他症状，如恶心、呕吐等。MRI 检查可以帮助鉴别脑部肿瘤和脑栓塞。

4. 脑脓肿　是脑部细菌感染导致的一种局限性脑组织炎症，通常伴有局部疼痛、发热、意识障碍等症状。MRI 和 CT 检查可以帮助鉴别脑脓肿和脑栓塞。

六、西医治疗

脑栓塞的治疗措施包括急救治疗、药物治疗、手术治疗以及康复治疗等。

1. 急救治疗　当患者出现脑栓塞症状时，需要立即进行急救治疗。包括保持呼吸道通畅、输氧、降低头部高度、保持体位舒适等措施。

2. 药物治疗　是脑栓塞治疗的基础，常用的药物包括抗血小板药、抗凝血药和溶栓药等。抗血小板药可防止血小板聚集，降低血栓形成风险；抗凝血药可延长凝血时间，减少血栓形成；溶栓药可溶解血栓，恢复血流。但药物治疗需要根据患者的具体情况、病因和症状选择，使用时需谨慎。

3. 手术治疗　对于严重的脑栓塞患者，可能需要手术治疗。常用的手术治疗包括血管成形术、血管内溶栓术和血管旁路手术等。手术治疗需要严密监护，手术前要进行详细的评估和准备。

4. 康复治疗　是脑栓塞后的重要治疗手段，旨在帮助患者恢复功能和生活质量。康复治疗包括物理治疗、言语治疗、职业治疗等，可以帮助患者恢复肢体活动和语言能力。

七、辨证施治

中医认为，脑栓塞是由于脑血管阻塞、局部脑缺血引起的，常常伴有气血不畅、脏腑失调等病理机制。辨证施治可以从以下三个方面考虑：

1. 血瘀型　表现为头晕、口干、口苦等症状，舌质紫暗或有瘀点、脉象涩紧。治疗以活血化瘀为主，可选用川芎、丹参、红花等药物。

2. 湿热内蕴型　表现为头重、头晕、恶心、口苦等症状，舌苔厚腻、脉象滑数。治疗以清热利湿为主，可选用黄芩、栀子、茵陈蒿等药物。

3. 气滞血瘀型　表现为头痛、胸闷、气短、脉象涩紧等症状。治疗以活血化瘀、疏通气机为主，可选用川芎、丹参、香附等药物。

第四节　腔隙性脑梗死

腔隙性脑梗死是指由于小血管病变导致的缺血性脑卒中，通常在大脑半球以外的深部脑区域发生。腔隙性脑梗死占所有缺血性脑卒中的 25%～30%，是成年人常见的缺血性脑卒中类型之一。它通常发生在 40 岁以上的中老年人群中，但也可能在年轻人中出现。

一、病因

1. 小血管病变　是腔隙性脑梗死最常见的病因之一。这种病变可能由于微小动脉硬化、微血栓形成、微血管炎症等因素引起。

2. 动脉粥样硬化　是一种血管病变，可能导致动脉壁变厚并减少动脉内径，从而影响血流。动脉粥样硬化可以在腔隙性脑梗死的发生中发挥一定作用。

3. 心血管疾病　如心房颤动、心脏瓣膜病等，可能导致血栓形成并影响脑部血流，从而引起腔隙性脑梗死。

4. 高血压　可能导致微小动脉病变和微循环障碍，增加腔隙性脑梗死的发生风险。

5. 糖尿病　可能导致微小动脉硬化和微血管病变，增加腔隙性脑梗死的发生风险。

6. 血液高黏滞度　可能导致血流缓慢，增加血栓形成的风险，从而导致腔隙性脑梗死。

二、临床表现

1. 单侧肢体肌力下降　腔隙性脑梗死常常导致肢体的肌力下降，主要表现为肢体无力、难以控制等。

2. 肢体麻木和感觉异常　腔隙性脑梗死可能导致肢体的麻木和感觉异常，如手指或脚趾的刺痛、麻木、针刺感等。

3. 轻度言语障碍　腔隙性脑梗死可能导致轻度的言语障碍，如发音不清、说话困难等。

4. 注意力障碍　腔隙性脑梗死可能导致注意力障碍，如注意力不集中、健忘等。

需要注意的是，腔隙性脑梗死的症状通常比较轻微，且可能会自行缓解或持续一段时间后恢复，因此患者有时可能会忽略或忽视症状。如果患者出现任何以上症状，应及时就医，接受诊断和治疗。

三、辅助检查

1. 脑部影像学检查　腔隙性脑梗死可以通过脑部影像学检查来诊断，如头颅 CT 扫描、头颅 MRI、CT 血管造影等。这些检查可以帮助医师确定腔隙性脑梗死的位置、大小和病因等信息。

2. 实验室检查　可以帮助医师评估患者的病情和病因，如血常规、生化检查、凝血功能检查等。这些检查可以发现高血压、高血糖、高胆固醇、凝血功能异常等与腔隙性脑梗死相关的危险因素。

3. 脑电图检查 可以检测腔隙性脑梗死患者的脑电活动情况，观察患者是否存在癫痫等并发症。

4. 脑血流动力学检查 可以帮助评估脑血流量和血流速度，以帮助判断腔隙性脑梗死的程度和预后。

四、诊断

1. 临床表现 患者出现局限性神经功能障碍，如单侧肢体肌力下降、肢体麻木、感觉异常、轻度言语障碍等。

2. 除外其他疾病 需要排除其他类型的脑卒中、脑出血、脑肿瘤、颅内感染等疾病，确保诊断准确性。

3. 影像学检查 头颅 CT 扫描或 MRI 检查可显示梗死灶的位置及大小，支持腔隙性脑梗死的诊断。通常情况下，腔隙性脑梗死的梗死灶直径应小于 15mm。

4. 其他特征 腔隙性脑梗死常常伴随高血压、糖尿病、高脂血症、冠心病等心血管疾病，这些特征也可以作为辅助诊断标准。

五、鉴别诊断

1. 白质病变 是指脑白质的病理性改变，可能导致类似于腔隙性脑梗死的神经功能障碍。鉴别方法通常是通过脑部影像学检查，如 MRI 检查，可以显示出白质病变的位置和程度。

2. 大面积脑梗死 与腔隙性脑梗死的临床表现可能相似，但大面积脑梗死通常影响大脑半球，而腔隙性脑梗死通常在大脑半球以外的深部脑区域发生。鉴别方法通常是通过头颅 CT 或 MRI 检查来确定梗死灶的大小和位置。

3. 脑出血 与腔隙性脑梗死的神经功能障碍可能相似，但脑出血通常伴随头痛、恶心、呕吐等症状，而且在影像学检查中可见到明显的血肿影像。鉴别方法通常是通过头颅 CT 或 MRI 检查来确定出血的部位和范围。

4. 脑肿瘤 可能导致局部神经功能障碍，如肢体无力、感觉异常等症状，但通常伴随头痛、癫痫、认知障碍等症状。鉴别方法通常是通过头颅 CT 或 MRI 检查来确定肿瘤的位置和大小。

六、西医治疗

1. 药物治疗 腔隙性脑梗死的药物治疗主要包括抗血小板治疗、控制血压、降低血脂、抗凝治疗等。抗血小板药物如阿司匹林、氯吡格雷等可以有效预防脑梗死再次发生，降低血小板聚集，防止血栓形成。控制高血压、高血糖和高胆固醇等危险因素也有助于预防腔隙性脑梗死的发生。

2. 生活方式干预 腔隙性脑梗死患者需要改善生活方式，包括戒烟、限制饮酒、保持适当的体重、增加运动量等。这些干预措施可以控制危险因素，降低腔隙性脑梗死的发生风险。

3. 康复治疗 腔隙性脑梗死患者需要进行康复治疗，包括物理治疗、语言治疗、认知训练等，以促进神经功能的恢复和提高生活质量。

七、辨证施治

中医认为，腔隙性脑梗死的发生和气血运行不畅有关，常常伴有气血亏虚、脾胃失调等病理机制。辨证施治可以从以下三个方面考虑：

1. 气血不足型　表现为头晕、头痛、乏力等症状，舌质淡红或有瘀斑、脉象细弱。治疗以益气养血为主，可选用党参、黄芪、当归等药物。

2. 痰湿阻滞型　表现为头晕、头痛、口舌生疮等症状，舌苔厚腻、脉象滑。治疗以化痰祛湿为主，可选用半夏、茯苓、陈皮等药物。

3. 脾胃失调型　表现为头痛、头晕、食欲不振、口干口渴等症状，舌质红、苔薄、脉象弦。治疗以健脾益胃为主，可选用人参、白术、草果等药物。

第五节　脑出血

脑出血是指脑内血管破裂或破裂后形成的血肿导致脑组织内出血的一种疾病。脑出血通常分为两类：原发性脑出血和继发性脑出血。原发性脑出血是指血管自身的疾病导致血管破裂，如高血压、脑动脉畸形等。而继发性脑出血则是由其他疾病引起的，如脑肿瘤、血液病、颅脑外伤等。脑出血是一种危急的脑血管疾病，可导致脑功能障碍、神经系统损伤和生命威胁等严重后果。

一、病因

1. 高血压　是脑出血最常见的原因。长期的高血压会损伤血管壁，使血管变得脆弱，容易破裂。

2. 动脉畸形　是指血管的结构异常，常常导致血管破裂，引起脑出血。

3. 血管炎　是指血管内膜发生炎症反应，导致血管变脆，易破裂。

4. 血小板功能障碍　某些疾病或药物可引起血小板功能障碍，使血小板无法正常聚集，导致出血。

5. 脑肿瘤　可破坏周围血管，或者自身血管异常，易引起脑出血。

6. 血液病　如血友病、再生障碍性贫血等，因血小板或凝血因子异常导致出血。

7. 颅脑外伤　颅脑外伤可能导致血管破裂，引起脑出血。

二、临床表现

脑出血的临床表现因患者年龄、病因、出血部位和范围等因素而异。以下是脑出血常见的临床表现：

1. 急性头痛　脑出血患者常常出现急性头痛，疼痛程度较重，可能伴随呕吐等症状。

2. 意识障碍　脑出血可能导致意识障碍，表现为昏迷、嗜睡等。

3. 肢体肌力下降　脑出血可能导致肢体的肌力下降，主要表现为肢体无力、难以控制等。

4. 肢体麻木和感觉异常　脑出血可能导致肢体的麻木和感觉异常，如手指或脚趾的刺痛、麻木、针刺感等。

5. 语言障碍　脑出血可能导致言语障碍，如说话困难、发音不清等。

6. 视力障碍　脑出血可能导致视力障碍，如视野缺失、视物模糊等。

三、辅助检查

1. 脑 CT（计算机断层扫描）　脑 CT 可以显示出脑出血的部位、范围和严重程度，是诊断脑出血的首选检查方法。

2. 脑 MRI（磁共振成像）　脑 MRI 可以清晰地显示脑组织的形态和病变，能够帮助医师确定出血的范围和类型。

3. 脑血管造影　是一种检查脑血管疾病的方法，可以显示血管的形态和血流情况，对于脑血管畸形、动脉瘤等疾病的诊断和治疗有重要作用。

4. 脑电图（EEG）　脑电图可以记录脑电活动，评估脑功能状态，帮助判断脑出血的严重程度和预后。

5. 血常规和凝血功能检查　这些检查可以评估患者的血液情况，了解是否存在贫血、血小板减少等问题，同时也可以评估患者的凝血功能。

四、诊断

1. 临床表现　脑出血的典型表现包括急性头痛、意识障碍、肢体肌力下降、肢体麻木和感觉异常、语言障碍、视力障碍等。

2. 影像学检查　颅脑 CT 扫描是诊断脑出血的主要方法。颅脑 CT 可以显示出脑出血的部位、范围和严重程度，同时也可以排除其他类型的脑血管疾病。

3. 实验室检查　血常规、凝血功能检查等实验室检查可以评估患者的血液情况和凝血功能，为诊断脑出血提供参考。

五、鉴别诊断

1. 脑梗死　脑梗死是由于脑血管阻塞而导致脑组织缺血坏死。与脑出血不同，脑梗死患者的症状通常缓慢发展，没有明显的急性头痛和意识障碍等表现。

2. 脑肿瘤　可能导致头痛、意识障碍、肢体肌力下降等症状，但通常不会出现急性头痛。

3. 颅脑外伤　可能导致脑出血，但在早期可能难以区分出血和其他类型的损伤。另外，颅脑外伤通常有特定的伤口或外伤史，而脑出血可能没有明显的诱因。

4. 血管炎　也可能导致脑出血，但通常有其他系统症状的表现，如关节疼痛、皮疹等。

5. 脑血管畸形　可能导致脑出血，但通常有先天性或家族史等特征，而脑出血可能没有明显的病因。

六、西医治疗

1. 确定出血原因并治疗　根据出血的原因进行针对性治疗，如高血压患者需要控制血压，减少出血的发生。

2. 稳定患者生命体征　对于急性脑出血患者，应立即进行紧急处理，如进行气道管理、维持呼吸道通畅、控制血压等措施，以确保患者的生命体征稳定。

3. 手术治疗　对于病情较为严重的脑出血患者，需要进行手术治疗，如开颅手术或经导管介入手术等，以减轻脑组织的压迫和缓解症状。

4. 对症治疗　针对不同的症状进行对症治疗，如头痛可以使用镇痛药，抽搐可以使用抗癫痫药物等。

5. 康复治疗　对于脑出血患者，康复治疗是非常重要的，包括物理治疗、言语治疗、康复训练等，以帮助患者尽早恢复功能和日常生活能力。

七、辨证施治

中医认为，脑出血是由于脑血管破裂引起的，常常伴有气血瘀滞、阴阳失衡等病理机制。辨证施治可以从以下三个方面考虑：

1. 血瘀型　表现为头痛、眩晕、口干、口苦等症状，舌质紫暗或有瘀点、脉象涩紧。治疗以活血化瘀为主，可选用川芎、丹参、红花等药物。

2. 湿热内蕴型　表现为头晕、头痛、恶心、口苦等症状，舌苔厚腻、脉象滑数。治疗以清热利湿为主，可选用黄芩、栀子、茵陈蒿等药物。

3. 肝郁气滞型　表现为头痛、眩晕、胸闷、情绪烦躁等症状，舌质偏红、脉象弦。治疗以疏肝解郁为主，可选用柴胡、香附、龙胆草等药物。

第六节　蛛网膜下腔出血

蛛网膜下腔出血是指脑血管破裂后血液流入蛛网膜下腔（脑脊液所在的空间）引起的一种脑出血类型。蛛网膜下腔是由蛛网膜和软脑膜构成的间隙，包含大量脑脊液。当脑血管破裂后，血液会流入蛛网膜下腔，与脑脊液混合，形成血性积液，压迫周围的脑组织，引起一系列严重的神经系统症状。蛛网膜下腔出血属于急性脑血管意外的一种，病情危重，预后不确定，需要及时进行诊断和治疗。

一、病因

1. 高血压　是蛛网膜下腔出血的最常见病因之一，长期不控制血压容易导致脑血管病变，如血管壁增厚、破裂等。

2. 血管畸形　脑动脉瘤、脑血管畸形等血管结构异常是蛛网膜下腔出血的重要病因之一。这些血管畸形的壁弹性差，易于破裂出血。

3. 血液疾病　如血小板减少性紫癜、凝血因子缺乏等血液疾病，可以增加蛛网膜下腔出血的风险。

4. .头部外伤　可以导致脑血管破裂，引起蛛网膜下腔出血。

5. 其他病因　如动脉粥样硬化、感染性疾病、肿瘤等也可能导致脑血管病变，引起蛛网膜下腔出血。

二、临床表现

1. 急性头痛　蛛网膜下腔出血的典型症状是突然发生的剧烈头痛，呈"爆裂"样或"撕裂"样的疼痛。

2. 意识障碍　脑出血会引起脑组织受压，造成不同程度的神经系统损害。部分患者可能表现出意识模糊、嗜睡、昏迷等症状。

3. 呕吐　蛛网膜下腔出血患者常伴有恶心、呕吐等症状，多伴有头痛。

4. 颈强直　脑膜刺激常导致脖子僵硬，患者难以弯曲脖子。

5. 神经系统症状　蛛网膜下腔出血可导致一系列神经系统症状，如肌力减退、感觉异常、语言障碍、视力障碍等。

三、辅助检查

1. 神经影像学检查　包括 CT 和 MRI 等，可以帮助医师明确出血部位、范围和严重程度。

2. 脑脊液检查　通过腰椎穿刺取出患者的脑脊液进行检查，可以确定出血的性质和来源，并排除其他疾病的可能性。

3. 血液检查　检查患者的血液凝血功能、血红蛋白水平等指标，以评估患者的病情和治疗方案。

4. 血管造影　通过注射造影剂进入血管，可以显示血管畸形、动脉瘤等血管异常情况，对诊断和治疗有重要意义。

四、诊断

1. 临床表现　突发性头痛是蛛网膜下腔出血的典型症状之一，而且通常是非常剧烈的。此外，患者可能伴有呕吐、颈强直、意识障碍等神经系统症状。

2. 神经影像学检查　CT 扫描是诊断蛛网膜下腔出血的主要影像学检查手段，它可以明确出血部位、范围和严重程度，同时还可以帮助排除其他脑血管病变的可能性。

3. 脑脊液检查　通过腰椎穿刺取出患者的脑脊液进行检查，可以确定出血的性质和来源，并排除其他疾病的可能性。通常在 CT 排除脑出血后，需要行腰椎穿刺检查。

4. 血管造影　通过注射造影剂进入血管，可以显示血管畸形、动脉瘤等血管异常情况，对诊断和治疗有重要意义。

五、鉴别诊断

1. 脑出血　是指脑组织内的动脉或静脉发生破裂，导致出血。脑出血和蛛网膜下腔出血都会导致突发的头痛和神经系统症状，但脑出血的头痛通常比蛛网膜下腔出血的头痛更加剧烈，伴有恶心、呕吐等症状。神经系统症状也可能不同，如脑出血可能会引起肢体瘫痪或语言障碍等症状。

2. 脑动脉瘤破裂　是指脑动脉瘤（血管壁的瘤样扩张）破裂导致的出血。脑动脉瘤破裂和蛛网膜下腔出血的症状类似，但脑动脉瘤破裂通常会发生在年轻人身上，而且会出现急性意识障碍或昏迷。

3. 脑梗死　是指脑血管狭窄或闭塞导致脑部缺血。脑梗死和蛛网膜下腔出血的症状也相似，但脑梗死通常没有明显的头痛，而是出现面部或身体一侧的麻木、肢体无力等症状。

4. 颅内感染　可能会导致突发性头痛和神经系统症状，类似于蛛网膜下腔出血的症状。但颅内感染通常伴有发热、脑膜刺激和全身症状等。

六、西医治疗

1. 药物治疗　主要是控制脑水肿和降低颅内压，以减轻出血对脑组织的损害。常用的药物包括利尿剂、呋塞米、甘露醇等，可以通过降低血容量和颅内压，减轻脑水肿。

2. 手术治疗　是蛛网膜下腔出血的主要治疗方式，早期手术可以有效地清除出血物，减少出血对脑组织的损害。常用的手术方法包括开颅手术和脑内血肿抽吸术等。在手术前需要评估患者的病情、手术风险和手术时间等因素，制订适当的手术方案。

3. 介入治疗　随着医疗技术的不断发展，介入治疗逐渐成为一种常见的治疗方式。介入治疗主要是通过血管内手术，将导致出血的血管进行阻塞或者栓塞，以达到止血的目的。目前常用的介入治疗包括血管内脑血管修补术和血管内血管栓塞术等。

七、辨证施治

中医认为，蛛网膜下腔出血是由于脑血管破裂引起的，常常伴有气血瘀滞、阴阳失衡等病理机制。辨证施治可以从以下三个方面考虑：

1. 血瘀型　表现为剧烈头痛、呕吐、颈项僵硬等症状，舌质紫暗或有瘀点、脉象涩紧。治疗以活血化瘀为主，可选用川芎、丹参、红花等药物。

2. 湿热内蕴型　表现为头晕、头痛、恶心、口苦等症状，舌苔厚腻、脉象滑数。治疗以清热利湿为主，可选用黄芩、栀子、茵陈蒿等药物。

3. 肝郁气滞型　表现为头痛、眩晕、胸闷、情绪烦躁等症状，舌质偏红、脉象弦。治疗以疏肝解郁为主，可选用柴胡、香附、龙胆草等药物。

第七节　高血压脑出血

高血压脑出血是指由于长期高血压使得脑血管壁发生病理性变化，导致脑内小动脉和小动脉周围的微血管发生破裂或渗漏，引起脑内出血。在脑出血中，高血压脑出血占据了重要的比例。高血压脑出血通常发生在50岁以上的人群中，尤其是老年人，多发性病变的情况比较常见。

一、病因

高血压脑出血的病因主要与长期高血压有关。由于高血压使得脑血管壁长期处于高压的状态下，会导致血管壁的病理性变化，使得脑内小动脉和小动脉周围的微血管变得脆弱和易于破裂。具体包括以下几个方面：

1. 血压过高　长期高血压会使得脑血管受到持续性的高压力刺激，导致血管壁的厚度变薄、光滑肌细胞增生、弹性纤维增生，同时还会促进血管内皮细胞的增殖和肥大，使得血管壁变得脆弱。

2. 动脉粥样硬化　长期高血压还会促进动脉粥样硬化的发生和发展，从而导致脑血管壁的厚度减薄和变脆，容易破裂。

3. 血液成分异常　高血压还会导致血液成分的改变，如血小板增多、血液黏稠度升高，这些因素也会增加脑出血的发生率。

4. 其他因素　如糖尿病、肝硬化、动脉瘤、肾功能不全等也会增加高血压脑出血的风险。

二、临床表现

1. 急性头痛　突然出现严重的头痛，有时会被形容为"像被重物击中一样"，是高血压脑出血最常见的症状之一。头痛通常位于脑出血部位的对侧或背侧，伴有头晕、恶心、呕吐等症状。

2. 神经系统症状　高血压脑出血经常引起神经系统的症状，如肢体瘫痪、感觉异常、言语困难、失语、眩晕、昏迷等。这些症状通常与脑出血的位置有关，如果是在大脑半球内，则可引起肢体瘫痪和感觉异常；如果在大脑基底节，则可引起言语困难和失语；如果在脑干，则可能会出现昏迷、呼吸困难等症状。

3. 心血管症状　高血压脑出血还可能导致心血管症状，如心悸、胸痛、呼吸困难等。这些症状可能与高血压引起的心脏病变有关。

4. 瞳孔和眼底异常　高血压脑出血还可能伴有瞳孔和眼底的异常，如瞳孔大小不等、反应迟钝、视野缺损等。眼底检查可以发现视网膜出血、视盘水肿等异常。

三、辅助检查

1. 头颅 CT 检查　是高血压脑出血的首选影像学检查方法。CT 检查可以清楚地显示脑出血部位、出血范围和出血量等信息，同时可以排除其他疾病的可能性。

2. 头颅 MRI 检查　可以更清晰地显示脑组织结构，能够检测到更小的出血灶，对早期诊断有一定的帮助。

3. 脑血管造影　可以检查脑血管病变情况，包括动脉粥样硬化、动脉瘤等，以确定出血原因。

4. 脑电图检查　可以记录脑电活动，帮助评估脑功能损伤程度。

5. 血液检查　高血压脑出血患者还需要进行血液检查，包括血常规、凝血功能、电解质和肝肾功能等指标，以评估患者的全身情况和出血的原因。

6. 眼底检查　高血压脑出血经常引起眼底出血、视网膜下出血等眼部异常，眼底检查可以提供更多的诊断信息。

7. 心电图检查　可以评估患者的心脏功能和心律，排除心源性疾病。

四、诊断

1. 临床表现　患者具有急性头痛、神经系统症状等一系列脑出血表现，同时存在高血压等高危因素。

2. 影像学检查　头颅 CT 检查或 MRI 检查显示出血部位、出血范围和出血量等信息，并排除其他疾病的可能性。

3. 脑脊液检查　可以排除其他原因引起的颅内出血。

4. 病因诊断　通过对患者的病史、影像学检查等资料进行综合分析，排除其他疾病引起的颅内出血，如动脉瘤破裂、脑外伤等。

五、鉴别诊断

1. 脑血管畸形　如动脉瘤、血管畸形等，这些疾病通常表现为头痛、神经功能障碍、视野缺损等症状。脑血管造影是检查这类疾病的首选方法。

2. 非外伤性脑出血　如脑淀粉样变性、感染性脑出血等。这些疾病通常表现为痴呆、运动失调、神经系统症状等。头颅 CT 和 MRI 检查可以用来检测这些疾病。

3. 脑梗死　常表现为急性脑血管意外，而且也可能出现头痛、神经功能障碍等症状。头颅 CT 和 MRI 检查可以用来确定脑梗死的存在。

4. 脑肿瘤　通常表现为慢性头痛、视力障碍、神经系统症状等，但有时也可能出现急性颅内出血。头颅 CT 和 MRI 检查可以用来检测脑肿瘤。

六、西医治疗

1. 对症治疗　如控制高血压、维持水电解质平衡、控制颅内压等。针对不同病情，还可以采用其他对症治疗措施，如降低血糖、纠正贫血等。

2. 手术治疗　对于大量出血或颅内压升高的患者，需要进行手术治疗。手术治疗的方式包括开颅清除血肿、脑室引流术等。

3. 药物治疗　如口服或静脉注射脱水剂、降压药等，可减少颅内压，缓解症状。

4. 康复治疗　对于高血压脑出血后的患者，需要进行康复治疗，包括运动疗法、物理疗法、语言疗法等，以帮助恢复神经功能。

七、辨证施治

中医认为，高血压脑出血常常与气血瘀滞、阴阳失衡等病理机制有关。因此，辨证施治可以从以下三个方面考虑：

1. 血瘀型　表现为头痛、眩晕、口干、口苦等症状，舌质紫暗或有瘀点、脉象涩紧。治疗以活血化瘀为主，可选用川芎、丹参、红花等药物。

2. 痰湿阻滞型　表现为头晕、头痛、恶心、呕吐等症状，舌苔厚腻、脉象滑数。治疗以燥湿化痰为主，可选用半夏、枳实、苍术等药物。

3. 肝郁气滞型　表现为头痛、眩晕、胸闷、烦躁等症状，舌质偏红、脉象弦。治疗以疏肝解郁为主，可选用柴胡、香附、龙胆草等药物。

第八节　脑动静脉畸形

脑动静脉畸形（AVM）是一种罕见的脑血管疾病，指的是一群异常的血管聚集在一起，形成了一个异常的结构，这些血管缺乏正常的毛细血管。通常情况下，动脉将血液输送到毛细血管，毛细血管将氧气和营养物质输送到身体各个组织和器官，而静脉则将血液带回心脏。但是，在 AVM 患者身上，血液直接从动脉流入静脉，跳过了毛细血管的环节，从而导致动脉和静脉之间的血流异常快速，增加了出血和破裂的风险。

脑动静脉畸形可能是先天性的，也可能是在生长过程中发生的。大多数情况下，脑动静脉畸形在患者年轻时被发现，但在某些情况下，它们可能会在成年后被发现。由于它们的存在可能会增加脑出血的风险，因此脑动静脉畸形通常需要治疗。

一、病因

脑动静脉畸形的确切病因尚不清楚，但是有一些可能的风险因素和影响因素，包括：

1. 先天因素　脑动静脉畸形可能是在胚胎发育期间形成的，这可能与基因变异有关。

2. 遗传因素 某些遗传基因可能会增加个体患上脑动静脉畸形的风险。

3. 头部外伤 可能会导致脑部血管的破裂和损伤，进而增加患上脑动静脉畸形的风险。

4. 感染 一些病毒和细菌感染可能会对脑部血管造成损伤，导致脑动静脉畸形的发生。

二、临床表现

脑动静脉畸形的临床表现可以因病情的不同而各不相同，有些患者可能没有任何症状，而有些患者则可能出现比较严重的症状。以下是一些常见的临床表现：

1. 头痛 是脑动静脉畸形患者最常见的症状之一，可能是由于脑动静脉畸形对周围脑组织的影响所导致的。

2. 癫痫 脑动静脉畸形患者可能出现不同类型的癫痫，如局灶性癫痫或全身性癫痫。

3. 神经功能缺陷 脑动静脉畸形可能会导致神经功能缺陷，如感觉异常、肌力减退等。

4. 呕吐、晕厥 脑动静脉畸形可能会导致脑水肿、颅内高压等并发症，从而导致呕吐、晕厥等症状。

5. 出血 脑动静脉畸形的患者可能会出现脑出血的症状，如严重的头痛、意识丧失等。

三、辅助检查

1. 脑部影像学检查 包括 MRI 和 CT。这些检查可以帮助医师确定脑动静脉畸形的位置、大小、形状、血流情况等信息。

2. 血管造影检查 又称数字减影血管造影（DSA），是一种直接观察脑动静脉畸形血管结构和血流情况的检查方法。该检查需要将对比剂注入到动脉中，然后使用 X 线和计算机技术来拍摄影像。

3. 脑电图 可以检测脑动静脉畸形是否影响周围神经组织的电活动。

4. 神经心理学测试 可以评估脑动静脉畸形患者的认知和神经功能状态。

5. 血液检查 可以检查是否存在异常的凝血功能，因为这可能会影响脑动静脉畸形的治疗方式。

四、诊断

脑动静脉畸形的诊断通常需要进行多种检查，包括病史询问、神经系统检查、脑部影像学检查等。以下是诊断标准：

1. 临床症状 根据患者的病史和临床症状进行判断，如头痛、癫痫、神经功能缺陷、晕厥等。

2. 影像学检查 采用 MRI、CT 等影像学检查，可以直接显示脑动静脉畸形的位置、大小、形状、血流情况等信息。

3. 数字减影血管造影 是直接观察脑动静脉畸形血管结构和血流情况的检查方法。

4. 脑电图 可以检测脑动静脉畸形是否影响周围神经组织的电活动。

5. 神经心理学测试 可以评估脑动静脉畸形患者的认知和神经功能状态。

6. 遗传咨询 如果患者有家族史，需要进行遗传咨询，以评估是否存在遗传风险。

五、鉴别诊断

1. 脑瘤　和脑动静脉畸形的症状和体征有些相似，如头痛、癫痫等。但是，脑瘤通常比脑动静脉畸形生长得更慢，也更容易通过 MRI 或 CT 等影像学检查进行鉴别。

2. 脑血管炎　脑血管炎的症状和体征与脑动静脉畸形有些相似，包括头痛、神经功能缺陷等。但是，脑血管炎通常会出现发热等全身症状，而脑动静脉畸形则不一定。

3. 脑出血　可能是由于脑动静脉畸形引起的，但也可能是由于其他因素，如高血压等引起的。脑出血通常会出现严重的头痛、晕厥、神经功能缺陷等症状，而脑动静脉畸形的症状则较为缓慢发展。

4. 血管畸形　除了脑动静脉畸形之外，还有其他类型的血管畸形，如脑静脉曲张等。这些疾病通常可以通过影像学检查进行鉴别。

六、西医治疗

1. 手术治疗　是治疗脑动静脉畸形的主要方法之一，可以通过手术切除或闭塞畸形血管来治疗 AVM。手术的成功率和安全性通常取决于畸形的大小、位置和形状，以及手术医师的经验和技术水平。

2. 放射治疗　是一种非侵入性的治疗方法，可以通过聚焦射线或重离子束来破坏畸形血管。该方法通常用于那些手术难以治疗的脑动静脉畸形患者，但可能需要多次治疗才能取得最佳效果。

3. 栓塞治疗　是一种介入性治疗方法，可以通过向畸形血管内注入物质（如胶体、聚甲基丙烯酸乙酯等）来阻塞血流，从而达到治疗的效果。栓塞治疗通常用于那些手术和放射治疗无法治愈的脑动静脉畸形患者，但也可能需要多次治疗。

4. 观察治疗　对于某些小型、无症状的脑动静脉畸形患者，观察治疗可能是一种可行的选择。在这种情况下，医师需要定期检查患者的脑动静脉畸形是否发生了变化，以确保任何变化及时处理。

七、中医治疗

脑动静脉畸形在中医理论中可以归为"瘀血"范畴，主要表现为头痛、头晕、视力障碍等症状。中医治疗可以考虑从以下三个方面入手：

1. 活血化瘀　选用活血化瘀的中药可以促进血液循环，减少瘀血堆积。常用药物包括川芎、红花、丹参、桃仁等。

2. 清热解毒　脑动静脉畸形出血后易感染，清热解毒有助于预防感染并促进愈合。常用药物包括黄连、黄芩、金银花、连翘等。

3. 改善血液循环　可以采用针灸、拔火罐、艾灸等中医辅助疗法，促进血液循环，减少瘀血形成。常用穴位包括足三里、合谷、太冲等。

第七章　周围神经系统疾病

第一节　面神经炎

面神经炎是一种面肌无力症,是由于面神经受损引起的。面神经是一个负责面部肌肉运动和表情的神经,如果面神经受损,可能会导致面部肌无力、口角㖞斜、眼无法完全闭合等症状。面神经炎通常是单侧发生,但有时也可以同时影响两侧。

一、病因

面神经炎的病因多种多样,可以是感染、自身免疫疾病、神经毒素、颅脑外伤、肿瘤、药物等引起。大多数面神经炎是暂时性的,随着时间的推移会自然恢复,但某些情况下可能需要治疗。

1. 感染　病毒性感染(如带状疱疹、风疹、流行性感冒等)或细菌性感染(如莱姆病等)可能会导致面神经炎。

2. 自身免疫疾病　如贝尔氏面瘫,是一种由于免疫系统攻击自身组织导致的面神经炎。

3. 神经毒素　如肉毒杆菌产生的毒素,可能会导致面神经炎。

4. 颅脑外伤　头部外伤可能会损伤面神经,导致面神经炎。

5. 肿瘤　颅内肿瘤可能会压迫面神经,导致面神经炎。

6. 药物　如抗癫痫药物、抗生素等可能会引起面神经炎。

二、临床表现

1. 面部肌无力　面神经炎主要表现为面部肌无力,导致面部表情不自然,如口角㖞斜、眉毛下垂、眼睑下垂等。

2. 咀嚼和吞咽困难　面神经炎可能会影响口腔和喉部肌肉的运动,导致咀嚼和吞咽困难。

3. 眼部问题　面神经炎可能会影响眼部肌肉的运动,导致眼睛无法完全闭合、眼睛干涩、视物模糊等问题。

4. 听力问题　面神经炎可能会影响内耳和听神经,导致听力问题。

5. 面部疼痛　面神经炎可能伴有面部疼痛,疼痛可能是持续性的、阵发性的或钝痛的。

三、辅助检查

1. 电生理检查　可以评估神经 - 肌肉功能,如神经传导速度、肌肉电活动等。常用的电生理检查包括神经电图(NCS)和肌电图(EMG)。

2. 血液检查　通过检查血液中的抗体水平、细胞计数和化学指标等,可以确定是否存在感染或自身免疫疾病等。

3. 影像学检查　如磁共振成像（MRI）或计算机断层扫描（CT）等影像学检查，可以检测面神经炎可能的病因（如肿瘤、感染等）。

4. 脑脊液检查　通过检查脑脊液中的细胞、蛋白质、糖等指标，可以确定是否存在感染或炎症等。

5. 生化检查　通过检查血清中的免疫球蛋白、血清钙和磷等指标，可以确定是否存在自身免疫疾病等。

四、诊断

1. 临床表现　患者主诉面部麻木、无力或疼痛等症状，可能还伴有眼睑下垂、口角喝斜等表现。医师需要通过仔细询问患者病史和进行体格检查，包括面部神经和肌肉的检查来确定患者是否符合面神经炎的诊断标准。

2. 神经电生理检查　可以帮助医师确定面神经炎的程度和位置。该检查通常包括神经传导速度测定和肌电图检查。

3. 影像学检查　可以帮助医师确定是否存在其他病因，如肿瘤等。常用的影像学检查包括颅脑 CT 或 MRI 检查。

4. 实验室检查　可以帮助医师确定是否存在其他疾病或感染。常用的实验室检查包括血液学检查和自身免疫性疾病标志物检测。

五、鉴别诊断

1. 面肌痉挛　是一种面部肌肉异常收缩的疾病，可能会导致面部抽搐和疼痛等症状。与面神经炎相比，面肌痉挛通常是双侧性的，而面神经炎通常是单侧性的。此外，面肌痉挛的症状通常会随时间改善或恶化，而面神经炎的症状可能会持续数周或数月。

2. 肌无力　是一种神经－肌肉疾病，其特征是肌无力和疲劳感。与面神经炎相比，肌无力通常是全身性的，而面神经炎通常仅限于面部。此外，肌无力可能会引起眼睑下垂和视物模糊等症状，而面神经炎通常不会影响视力。

3. 面瘫　是一种面部肌肉瘫痪的疾病，可能会导致眼睑下垂和口角喝斜等症状。与面神经炎相比，面瘫通常是单侧性的，而面神经炎通常是双侧性的。此外，面瘫的症状可能比面神经炎更严重，需要及时治疗。

4. 脑卒中　是一种突发性的脑血管疾病，可能会导致面部肌无力和失语等症状。与面神经炎相比，脑卒中的症状通常是突然出现的，并且可能会影响其他身体部位。

六、西医治疗

1. 症状治疗　是缓解面神经炎症状的重要措施。常见的药物包括非甾体抗炎药、镇痛药和肌肉松弛药等。此外，热敷或冷敷等物理治疗方法也可能有帮助。

2. 抗病毒治疗　面神经炎的病因可能与病毒感染有关，因此抗病毒治疗可能会有一定的效果。常用的药物包括阿昔洛韦和磷酸奥司他韦等。

3. 免疫抑制剂治疗　如果面神经炎是由免疫系统失调引起的，免疫抑制剂治疗可能会有一定的效果。常用的药物包括甲氨蝶呤、环孢素和硫唑嘌呤等。

4. 物理治疗 可以帮助患者恢复面部肌肉功能。常见的物理治疗方法包括面部肌肉锻炼、电刺激和按摩等。

5. 手术治疗 在极少数情况下，如果面神经炎导致的肌肉瘫痪无法通过其他治疗方法恢复，可能需要考虑手术治疗。手术的方式包括神经移植、肌肉移植和注射肉毒杆菌等。

七、中医治疗

中医认为，面神经炎的主要病因是外感风寒、内伤情志等因素导致气滞血瘀，进而影响面部神经功能。因此，中医治疗面神经炎应从以下四个方面入手：

1. 疏风散寒 采用中药疏风解表、散寒止痛的功效，有助于改善面神经炎患者的症状。常用药物包括葛根、桂枝、荆芥等。

2. 活血化瘀 选用活血化瘀的中药可以促进面部血液循环，减少瘀血形成，从而有助于缓解面部肿胀和疼痛。常用药物包括川芎、丹参、红花等。

3. 补益调理 通过调理脾胃、益气养血，增强机体免疫力和抵抗力，促进面神经炎的恢复。常用药物包括黄芪、党参、当归、白术等。

4. 针灸推拿 是一种常用的中医治疗面神经炎的方法，能够改善局部气血循环，促进神经功能恢复。常用的针灸穴位包括阳白、迎香、颊车、印堂等。

第二节 坐骨神经痛

坐骨神经痛是指坐骨神经受损或受压迫导致的疼痛、麻木、刺痛或放射性疼痛等症状。坐骨神经是身体最大的神经之一，从腰部和骨盆区域开始，通过臀部、大腿和小腿延伸到足底。当坐骨神经受到损伤或受到压迫时，可能会引起上述症状。坐骨神经痛通常是由腰椎间盘突出、脊柱管狭窄、腰椎退行性变等疾病引起的。坐骨神经痛可能会影响患者的日常生活和工作，严重影响生活质量，因此需要及时治疗。

一、病因

1. 腰椎间盘突出或脱出 腰椎间盘是脊柱的缓冲垫，它们位于脊椎骨之间，起到支撑和缓冲的作用。如果腰椎间盘损坏或退化，可能会导致间盘突出或脱出，进而压迫坐骨神经。

2. 脊柱管狭窄 脊柱管是保护脊髓的管状结构，如果脊柱管过于狭窄，可能会压迫坐骨神经，导致坐骨神经痛。

3. 椎间关节紊乱 椎间关节是脊柱上相邻椎骨之间的连接点，如果椎间关节紊乱或损坏，可能会导致坐骨神经痛。

4. 腰椎骨折或滑脱 腰椎骨折或滑脱可能会导致脊椎的结构发生变化，进而压迫坐骨神经。

5. 腰部肌肉痉挛 可能会导致坐骨神经痛。

6. 其他疾病 如腰椎管狭窄、脊柱侧弯、腰椎退变性疾病、骨质增生等，均可能导致坐骨神经痛。

二、临床表现

坐骨神经痛是一种疼痛症状，通常由于坐骨神经在臀部和下肢受到压迫或受伤而引起。

以下是坐骨神经痛的常见症状和体征：

1. 疼痛　坐骨神经痛的主要症状是疼痛，通常是一种锐痛或刺痛的感觉。疼痛通常从臀部开始，延伸到大腿后侧、小腿和足部。疼痛的程度可以从轻微的刺痛到剧烈的疼痛不等。

2. 麻木或刺痛　坐骨神经痛还可能导致下肢的麻木或刺痛感。这种感觉通常发生在大腿后侧、小腿和足部。

3. 肌无力或失调　坐骨神经痛可能会导致下肢肌肉的无力或失调。这可能会影响步态或运动能力，如跳跃或爬楼梯。

4. 感觉异常　在坐骨神经痛的情况下，感觉异常也可能会发生。这可能包括皮肤过敏、痒或灼热感。

5. 脊柱侧弯　在一些情况下，坐骨神经痛可能与脊柱侧弯相关。脊柱侧弯是一种骨骼疾病，可能会导致坐骨神经受压。

三、辅助检查

1. X 线检查　可以帮助医师确定是否存在脊柱骨折、骨质疏松等骨骼问题。如果存在椎间盘突出或脊柱侧弯等问题，医师可能会进行更进一步的检查。

2. CT 或 MRI 检查　可以提供更详细的图像，以便医师诊断疼痛的原因。这些检查可以确定是否存在椎间盘突出、椎管狭窄、神经根被压迫等问题。

3. 神经电生理检查　神经电生理检查可以检测神经传导和肌肉活动情况。这些测试可以帮助医师诊断坐骨神经痛或其他神经系统疾病。

4. 血液检查　可以确定是否存在炎症或感染等问题。这些问题可能会引起坐骨神经痛。

5. 骨密度检查　可以帮助医师诊断骨质疏松症，这种疾病可能会导致坐骨神经痛。

四、诊断

1. 临床表现　坐骨神经痛的主要症状是臀部和下肢的疼痛、麻木、刺痛和感觉异常。体检可能会显示肌无力。

2. 疼痛位置　坐骨神经痛通常表现为臀部、大腿后侧、小腿和足底的疼痛，疼痛可能会向下延伸到脚趾。疼痛通常是单侧的，但也可能会出现双侧症状。

3. 压痛和疼痛加重　医师可能会在臀部或腿部施加压力，并询问是否出现加重的疼痛。压痛和疼痛加重可能是坐骨神经痛的标志。

4. 影像学检查　医师可能会进行 X 线、CT 或 MRI 等影像学检查，以便诊断病因。这些检查可以显示椎间盘膨出、脊柱侧弯、骨质疏松等问题，这些问题可能导致坐骨神经受压。

5. 神经电生理检查　可以检测神经传导和肌肉活动情况。这些测试可以帮助医师诊断坐骨神经痛或其他神经系统疾病。

五、鉴别诊断

1. 脊柱疾病　如脊柱侧弯、腰椎间盘突出、脊柱骨折等可能导致类似坐骨神经痛的症状。医师可能会进行 X 线、CT 或 MRI 等影像学检查，以便确定病因。

2. 神经根病变　可能导致类似坐骨神经痛的症状，但通常是更广泛的神经根受损。医师可能会进行神经电生理检查，以帮助确定病因。

3. 骨盆疾病　如盆骨骨折、骶骨疼痛综合征等可能导致坐骨神经痛样症状。医师可能会进行影像学检查以确定病因。

4. 肌肉疾病　如肌肉扭伤、肌肉劳损等可能导致类似坐骨神经痛的症状。医师可能会进行身体检查以帮助确定病因。

5. 其他神经系统疾病　如多发性神经炎、神经纤维瘤等可能导致坐骨神经痛样症状。医师可能会进行神经电生理检查以确定病因。

六、西医治疗

坐骨神经痛的治疗措施通常包括非手术治疗和手术治疗两种方法。

1. 非手术治疗

（1）药物治疗：包括非甾体抗炎药、肌肉松弛药、镇痛剂和抗抑郁药等。这些药物可帮助减轻疼痛、肌肉紧张和神经炎症等症状。

（2）运动疗法：针对坐骨神经痛的运动疗法可帮助减轻疼痛、增加肌肉强度和柔韧性。医师可能会推荐进行柔和的拉伸运动、渐进式的强度训练和有氧运动等。

（3）改变生活方式：包括减轻体重、改变坐姿和睡姿、避免重物提拿、调整工作方式等。这些方法可帮助减轻坐骨神经痛的症状和预防疾病复发。

2. 手术治疗　在某些情况下，非手术治疗可能无法有效缓解症状，此时手术治疗可能是一个选择。手术治疗通常包括椎间盘切除、脊柱融合和神经减压等，这些方法可帮助减轻神经受压和疼痛等症状。

七、中医治疗

中医认为，坐骨神经痛的主要病因是气滞血瘀、痰湿内生等因素导致，因此，中医治疗坐骨神经痛应从以下四个方面入手：

1. 疏风散寒　选用中药疏风解表、散寒止痛的功效，有助于缓解坐骨神经痛的症状。常用药物包括葛根、桂枝、荆芥等。

2. 祛瘀通络　采用活血化瘀、祛瘀通络的中药，可以促进坐骨神经周围血液循环，减轻神经痛。常用药物包括川芎、丹参、红花等。

3. 温通散寒　采用中药温通散寒的作用，有助于改善寒凝气滞、痰湿内生的情况，缓解坐骨神经痛的症状。常用药物包括制附片、制半夏、附子等。

4. 针灸推拿　是一种常用的中医治疗坐骨神经痛的方法，可以刺激神经末梢、改善血液循环、缓解神经痛等症状。常用的针灸穴位包括足太阳膀胱经、足三里、气海等。

第三节　吉兰－巴雷综合征

吉兰－巴雷综合征（GBS）是一种自身免疫性疾病，其特征是出现进行性的神经系统症状和病理改变，包括肌无力、感觉障碍和自主神经系统症状等。该症状通常是由于自身免疫系统攻击周围神经系统导致的，这可能会导致神经传导功能受损，从而导致肌无力和感觉异常等症状。这种症状通常在数日或数周内迅速加重，通常需要医疗干预以防止进一步的神经损伤和并发症。

一、病因

吉兰－巴雷综合征的确切病因目前还没有完全明确，但是感染、疫苗、免疫系统疾病、恶性肿瘤等因素可能会引起自身免疫系统攻击神经系统，导致吉兰－巴雷综合征的发生。

1. 感染　吉兰－巴雷综合征的一些情况可能是由于感染引起的，如流感病毒、巨细胞病毒、单纯疱疹病毒、细菌感染、肺炎球菌、大肠埃希菌等。

2. 疫苗　接种某些疫苗也可能会引起吉兰－巴雷综合征，如乙肝疫苗、流感疫苗等。

3. 免疫系统疾病　患有自身免疫性疾病的人更容易患上吉兰－巴雷综合征，如系统性红斑狼疮、类风湿关节炎等。

4. 恶性肿瘤　有些肿瘤可能会引起吉兰－巴雷综合征，如霍奇金淋巴瘤等。

二、临床表现

吉兰－巴雷综合征的临床表现可能会因个体差异而有所不同，但通常表现为以下症状：

1. 肌无力　通常是吉兰－巴雷综合征的主要症状，表现为肢体、躯干和面部肌肉的无力和疲劳。这种肌无力可能会逐渐加重，直到患者无法行走或需要呼吸机支持。

2. 感觉障碍　是吉兰－巴雷综合征的常见症状之一，可能表现为刺痛、麻木、针刺感或触感异常等。

3. 自主神经系统症状　吉兰－巴雷综合征可能会导致自主神经系统症状，如心率不规则、血压低、泌尿系统功能障碍、消化系统问题等。

4. 运动障碍　吉兰－巴雷综合征可能会导致运动障碍，如肌肉痉挛、抽搐、震颤、肌肉僵硬等。

5. 呼吸系统症状　在吉兰－巴雷综合征的严重情况下，可能会影响呼吸肌肉，导致呼吸系统问题，如呼吸急促、气短、呼吸困难等。

6. 情绪改变　吉兰－巴雷综合征可能会导致情绪问题，如焦虑、抑郁、失眠等。

三、辅助检查

1. 脑脊液检查　通过脑脊液检查可以发现蛋白质升高和淋巴细胞增多等异常，这是GBS的典型表现之一。脑脊液检查需要穿刺腰椎取得脑脊液样本，可能会有一定的风险。

2. 神经传导速度检查（NCS）　可以评估神经传导速度和反应时间，可以发现神经损伤的程度和位置。NCS是一种无创的检查方法，但可能需要进行多次检查才能确定诊断。

3. 肌电图检查（EMG）　可以评估肌肉电活动的情况，可以发现肌肉损伤的程度和位置。肌电图是一种无创的检查方法，但可能需要进行多次检查才能确定诊断。

4. 血液检查　可以检查自身免疫疾病的相关抗体和炎症标志物，如抗神经元抗体、抗GQ1b抗体等。

四、诊断

1. 病史和临床表现　吉兰－巴雷综合征通常开始表现为双侧对称性肌无力和麻痹，

症状可能从脚部开始，逐渐向上蔓延到手部、躯干和颜面部。病程通常为数日至数周，可伴有神经痛、感觉障碍和自主神经功能障碍等症状。医师通常会询问患者病史，了解病情发展的过程，并通过体格检查来评估肌力和感觉。

2. 脑脊液检查　吉兰－巴雷综合征患者的脑脊液中通常会出现蛋白质升高和白细胞计数正常或轻度升高的情况。医师会通过腰椎穿刺等方法收集脑脊液样本进行检查，以排除其他神经系统疾病的可能性。

3. 神经传导速度检查（NCS）　可以评估神经传导速度和反应时间，可以发现神经损伤的程度和位置。医师会通过将电极放置在肌肉和神经上来进行检查，以确定是否存在神经损伤。

4. 肌电图检查（EMG）　可以评估肌肉电活动的情况，可以发现肌肉损伤的程度和位置。医师会通过将电极放置在肌肉上来进行检查，以确定是否存在肌肉损伤。

5. 抗体检测　吉兰－巴雷综合征与一些病毒感染有关，因此医师可能会进行病毒感染的抗体检测，如流感病毒、巨细胞病毒、EB病毒、单纯疱疹病毒等。

五、鉴别诊断

1. 急性炎症性脱髓鞘性多神经病　是吉兰－巴雷综合征最常见的亚型之一，也是吉兰－巴雷综合征最容易被误诊为的疾病之一。急性炎症性脱髓鞘性多神经病和吉兰－巴雷综合征的症状非常相似，但急性炎症性脱髓鞘性多神经病的病程可能更加急性和严重。

2. 脊髓炎　可以表现为四肢麻痹和肌无力，但是脊髓炎通常会伴有疼痛和感觉异常，而GBS则通常不会出现这些症状。

3. 多发性神经病　多发性神经病也可以表现为四肢麻痹和肌无力，但通常病程比GBS更加慢，而且病情不会像吉兰－巴雷综合征那样迅速恶化。

4. 肌无力症　是一种自身免疫性疾病，也会导致肌无力和疲劳，但是肌无力症的症状通常不会像GBS那样对称性，而且往往会伴有眼睑下垂和双视等症状。

六、西医治疗

1. 支持治疗　包括机械通气、补液、营养支持等，以维持患者生命体征的稳定。

2. 免疫球蛋白治疗（IVIG）　是一种有效的治疗方法，可以缩短病程和减轻症状。IVIG可以抑制自身免疫反应，减少免疫介导的神经损伤。通常建议在诊断后的2周内开始治疗，每日0.4g/kg的IVIG，连续5日。

3. 类固醇治疗　类固醇可以抑制炎症反应，但其治疗效果存在争议。通常不作为一线治疗方法，可以考虑在IVIG治疗无效时使用。

4. 血浆置换　可以通过去除循环系统中的自身抗体和其他致病因子，以减轻免疫介导的神经损伤。通常建议在IVIG治疗无效时使用。

七、中医治疗

中医认为，吉兰－巴雷综合征的主要病机是湿毒内蕴，阻滞气血流通，导致神经炎症反应。中医治疗吉兰－巴雷综合征应从以下四个方面入手：

1. 祛湿化痰　选用中药祛湿化痰的功效，有助于清除体内湿毒，改善痰湿内阻的情况。

常用药物包括苏叶、半夏、藿香等。

2. 补益气血　采用中药补益气血、活血化瘀的作用，可以促进神经的恢复和修复，缓解吉兰－巴雷综合征的症状。常用药物包括黄芪、当归、川芎等。

3. 调理肝肾　吉兰－巴雷综合征的患者多伴有肝肾不足的情况，应选用中药调理肝肾，以提高机体免疫力，促进神经系统的恢复。常用药物包括枸杞、山药、龟板等。

4. 针灸推拿　是一种常用的中医治疗吉兰－巴雷综合征的方法，可以刺激神经末梢，改善血液循环，促进神经的恢复。常用的针灸穴位包括足太阳膀胱经、足三里、大椎等。

第四节　急性炎性脱髓鞘性多发神经病

急性炎性脱髓鞘性多发神经病（AIDP）又称 Guillain-Barre 综合征，是一种自身免疫性疾病，通常表现为对称性肢体无力和麻痹，由于周围神经系统受损而引起。AIDP 可以影响任何年龄的人，但常在青壮年发病。

急性炎性脱髓鞘性多发神经病通常是由于身体对感染、手术、疫苗等外部因素产生的免疫反应而引起的。这种免疫反应导致自身免疫细胞攻击周围神经系统，损害神经髓鞘和轴突，影响神经传导和肌肉功能。

一、病因

急性炎性脱髓鞘性多发神经病的病因尚不完全清楚，目前认为是由于自身免疫系统对神经髓鞘进行攻击，导致神经髓鞘脱失所致。具体来说，急性炎性脱髓鞘性多发神经病的发生可能与以下因素有关：

1. 感染　是急性炎性脱髓鞘性多发神经病的主要诱因之一，尤其是前一到四周内的感染，如细菌感染、病毒感染、寄生虫感染等，包括一些常见的感染如流感病毒、巨细胞病毒、EB 病毒、单纯疱疹病毒等。

2. 自身免疫疾病　如系统性红斑狼疮、类风湿关节炎等，也可能与急性炎性脱髓鞘性多发神经病的发生有关。

3. 遗传因素　急性炎性脱髓鞘性多发神经病的发生可能与遗传因素有关，部分家族发生率较高。

4. 其他因素　急性炎性脱髓鞘性多发神经病的发生可能还与免疫功能异常、药物、化学品等因素有关。

二、临床表现

1. 运动障碍　患者常常感觉肌无力或麻痹，尤其是在下肢和足部。患者可能会出现步态不稳，不能站立或行走。肌肉的弱点可能会逐渐发展，甚至会出现完全瘫痪。

2. 感觉障碍　患者可能会感觉到刺痛、针刺或麻木等感觉异常，这些异常感觉通常从脚部开始，并向上扩散到腿部、臀部、手臂和上半身。感觉障碍可能会导致疼痛或不适感。

3. 自主神经系统障碍　患者可能会出现心跳加速或减慢、血压降低、体温调节障碍等症状。这些症状通常表现为头晕、晕厥、口干、便秘等。

4. 眼部运动异常　患者可能会出现眼部肌肉运动异常，包括复视、斜视和瞳孔异常。

5. 咽喉肌无力　患者可能会出现吞咽困难、说话困难和呼吸困难等症状。严重时可能需要呼吸机支持。

三、辅助检查

1. 神经电生理检查　是急性炎性脱髓鞘性多发神经病的主要诊断方法之一，可以评估神经传导速度和神经-肌肉功能，以及检测肌肉病理性变化。

2. 脊髓液检查　是急性炎性脱髓鞘性多发神经病的另一种诊断方法。检查结果通常显示蛋白质升高，同时白细胞计数可能轻度升高。

3. 血液检查　急性炎性脱髓鞘性多发神经病患者的血液中可能会有一些特殊的标志物，如抗 GQ1b 抗体和 GM1 抗体等。

4. 神经-肌肉活检　可以帮助确定是否存在肌肉病理性变化，但不是常规的诊断方法。

5. 影像学检查　MRI 或 CT 扫描等影像学检查可以排除其他可能的神经系统疾病，如脑膜瘤或脑卒中等。

四、诊断

急性炎性脱髓鞘性多发神经病的诊断通常基于患者的病史、体格检查和辅助检查结果。临床上最常用的急性炎性脱髓鞘性多发神经病诊断标准为韦斯特-Hughes 标准和 NINDS 标准，其中韦斯特-Hughes 标准被广泛采用。

根据韦斯特-Hughes 标准，急性炎性脱髓鞘性多发神经病的诊断需要满足以下四个主要标准和两个辅助标准：

1. 主要标准

（1）进展性对称性肢体无力和反射减弱或消失，开始于腰以下。

（2）病程不超过 4 周。

（3）脊髓液检查显示升高的蛋白质水平，而白细胞计数通常正常。

（4）神经电生理检查支持脱髓鞘性多发性神经病的诊断。

2. 辅助标准

（1）病毒感染或胃肠道感染的前驱病史。

（2）对静脉免疫球蛋白（IVIG）或血浆置换的治疗反应。

五、鉴别诊断

1. 急性传染性多神经炎　是一种自身免疫性疾病，与急性炎性脱髓鞘性多发神经病类似，但其主要影响运动神经纤维。急性传染性多神经炎常与肺炎衣原体感染相关联。

2. 脊髓灰质炎　是由脊髓灰质炎病毒感染引起的神经系统疾病，通常在肢体无力的同时伴有其他症状，如腹泻、发热和呼吸困难。

3. 脑干病变　可能会导致肌无力、双眼下垂、吞咽困难等症状，但它不是自身免疫性疾病，因此与急性炎性脱髓鞘性多发神经病的治疗方法不同。

4. 肌无力症　是一种神经-肌肉疾病，通常表现为肌肉疲劳和无力，但与 AIDP 不同，肌无力症通常不影响感觉神经。

5. 筋膜炎　是一种肌肉疾病，通常表现为肌肉疼痛和无力，但与 AIDP 不同，筋膜炎通常不影响感觉神经。

六、西医治疗

1. 免疫疗法 急性炎性脱髓鞘性多发神经病的主要治疗方法为免疫疗法，包括静脉注射免疫球蛋白（IVIG）和血浆置换。这些方法可以有效抑制自身免疫反应，并加速病情缓解。临床研究表明，这两种治疗方法的疗效相当。

2. 对症治疗 包括对症支持、抗生素治疗等。如果患者有呼吸困难，需要使用呼吸机；如果患者出现感染症状，需要使用抗生素治疗。

3. 康复治疗 可以帮助患者在缓解后恢复肌肉力量和功能。常见的康复治疗包括物理治疗、职业治疗和言语治疗等。

七、中医治疗

中医认为，急性炎性脱髓鞘性多发神经病的主要病机是湿毒内蕴，阻滞气血流通，导致神经炎症反应。中医治疗急性炎性脱髓鞘性多发神经病应从以下几个方面入手：

1. 祛湿化痰 选用中药祛湿化痰的功效，有助于清除体内湿毒，改善痰湿内阻的情况。常用药物包括苏叶、半夏、藿香等。

2. 补益气血 采用中药补益气血、活血化瘀的作用，可以促进神经的恢复和修复，缓解 AIDP 的症状。常用药物包括黄芪、当归、川芎等。

3. 调理肝肾 急性炎性脱髓鞘性多发神经病患者多伴有肝肾不足的情况，应选用中药调理肝肾，以提高机体免疫力，促进神经系统的恢复。常用药物包括枸杞、山药、龟板等。

4. 针灸推拿 是一种常用的中医治疗 AIDP 的方法，可以刺激神经末梢，改善血液循环，促进神经的恢复。常用的针灸穴位包括足太阳膀胱经、足三里、大椎等。

第五节 遗传性多发性神经病

遗传性多发性神经病（HMSN）是一组遗传性疾病，其特征是神经系统的逐渐退化和损伤，导致肌无力、运动障碍、感觉异常和神经疼痛等症状。这种疾病通常由基因突变引起，可在家族中遗传。

一、病因

1. 遗传突变 遗传性多发性神经病是由一些基因突变引起的，其中最常见的是 PMP22、MPZ、GJB1、GDAP1、MFN2 和 NEFL 等基因突变。这些基因编码神经元和髓鞘中的蛋白质，而这些蛋白质在神经元和髓鞘的正常功能中起着重要的作用。当这些基因发生突变时，它们所编码的蛋白质可能会失去正常的功能，导致神经元和髓鞘的损伤和退化。

2. 自身免疫性疾病 遗传性多发性神经病也可能与自身免疫性疾病有关，这些疾病可能会导致免疫系统攻击神经元和髓鞘，从而导致损伤和退化。

3. 神经营养不良 遗传性多发性神经病可能与神经营养不良有关，这可能是由于神经元和髓鞘无法得到足够的营养支持，从而导致损伤和退化。

4. 毒性物质 可能导致神经元和髓鞘的损伤和退化，从而导致遗传性多发性神经病。

二、分型

HMSN Ⅰ：由 PMP22 基因的突变引起，症状包括肌无力、运动障碍、感觉异常和手足冰冷等。

HMSN Ⅱ：由 MFN2 基因的突变引起，症状包括肌无力、运动障碍、感觉异常和视网膜萎缩等。

HMSN Ⅲ：由 GDAP1 基因的突变引起，症状包括肌无力、运动障碍、感觉异常和足底疼痛等。

HMSN Ⅳ：由基因的突变引起，症状包括肌无力、运动障碍、感觉异常和自主神经功能障碍等。

三、临床表现

1. 运动障碍　遗传性多发性神经病的患者通常会出现运动障碍，包括肌无力、肌萎缩、肌肉僵硬、肌肉痉挛等症状。这些症状通常会导致患者的运动能力下降，甚至无法行走和站立。

2. 感觉异常　遗传性多发性神经病的患者通常会出现感觉异常，包括触觉、温度和痛觉等感觉的改变。这些症状可能会导致患者感觉麻木或刺痛等不适。

3. 自主神经功能障碍　某些类型的遗传性多发性神经病可能还伴有自主神经功能障碍，包括心血管、消化和泌尿系统等方面的问题，如心动过速、便秘和尿失禁等。

4. 手脚冰冷　某些类型的遗传性多发性神经病可能会导致手足冰冷的症状，这是由于血管收缩和循环不良导致的。

5. 视力下降　某些类型的遗传性多发性神经病可能还会导致视力下降或视网膜萎缩等症状。

四、辅助检查

1. 肌电图（EMG）　是一种记录肌肉电活动的检查，可以检测神经和肌肉的功能障碍，通常在神经病学检查后进行。对于遗传性多发性神经病，肌电图可以检测到神经传导速度缓慢或异常、肌肉电活动减少或消失等。

2. 肌肉生物 opsy　是一种通过取肌肉组织样本进行病理学检查的方法，可以检测到肌肉和神经的病变情况，对于一些遗传性多发性神经病如肌阵挛性侧索硬化等，可以通过肌肉生物 opsy 进行诊断。

3. 血清酶活性测定　如肌阵挛性侧索硬化，会导致肌肉酶水平异常升高，可以通过血清酶活性测定进行诊断。

4. 基因检测　遗传性多发性神经病是由基因突变导致的，可以通过基因检测来诊断疾病和确定疾病的遗传模式。一些遗传性多发性神经病，如肌萎缩性脊髓侧索硬化，已经确定了相关基因突变，可以通过基因检测进行诊断。

5. 影像学检查　一些遗传性多发性神经病，如神经纤维瘤病，可以通过影像学检查如 CT、MRI、X 线等检查方法进行诊断。

五、诊断

1. 临床表现　遗传性多发性神经病的患者通常表现为肢体肌无力和萎缩、感觉异常、运动神经元病变和神经根受累等症状。此外，遗传性多发性神经病的临床表现还包括步态异常、骨骼畸形、手指变形等。

2. 家族病史　遗传性多发性神经病是一种常见的遗传性疾病，多数为常染色体显性遗传，因此在患者家族中存在相似的症状或病史是遗传性多发性神经病诊断的重要依据之一。

3. 肌电图（EMG）　可以测量肌肉电活动和神经传导速度，对于遗传性多发性神经病的诊断具有重要意义。肌电图检查可以发现神经传导速度缓慢、复合动作电位减少、肌电图波幅降低等特征，这些都是遗传性多发性神经病的典型表现。

4. 神经病理学检查　对于一些难以确诊的遗传性多发性神经病亚型，神经病理学检查可以提供重要的帮助。通过对神经组织进行组织学检查，可以确定神经病变的类型和严重程度，帮助诊断遗传性多发性神经病。

5. 分子遗传学检查　遗传性多发性神经病的许多亚型与不同基因的突变有关，分子遗传学检查可以用于确诊或排除遗传性多发性神经病的特定亚型。通过基因测序或其他分子遗传学检测方法，可以确定遗传性多发性神经病与哪些基因突变有关。

六、鉴别诊断

1. 慢性炎症性脱髓鞘性多神经病　是一种罕见的自身免疫性神经疾病，其临床表现与遗传性多发性神经病相似，包括肢体肌无力和萎缩、感觉异常、运动神经元病变等。但慢性炎症性脱髓鞘性多神经病通常表现为进展性病程，而遗传性多发性神经病的病程相对稳定。

2. 脊髓性肌萎缩症　是一种遗传性疾病，其临床表现与遗传性多发性神经病有些相似，但脊髓性肌萎缩症主要影响肌肉力量和肌萎缩，而不影响感觉神经。

3. 肌炎和肌无力症　肌炎和肌无力症都是影响神经和肌肉的疾病，其临床表现与遗传性多发性神经病相似，但通常伴有炎症和免疫异常。

4. 神经纤维瘤病　是一种遗传性疾病，其临床表现与遗传性多发性神经病相似，但神经纤维瘤病主要影响周围神经，而遗传性多发性神经病主要影响神经传导。

5. 周围神经炎　周围神经炎是一种神经炎症性疾病，其临床表现与遗传性多发性神经病相似，但周围神经炎通常表现为急性起病，而遗传性多发性神经病病程较为缓慢。

七、西医治疗

遗传性多发性神经病目前尚无特效治疗方法。但可以采取一些治疗措施来缓解症状、改善生活质量，包括以下五种：

1. 物理治疗　可以帮助恢复或保持肌肉力量、改善关节活动度，减轻肌肉痉挛和疼痛等症状。

2. 康复训练　可以帮助患者改善平衡能力、肌肉控制和运动协调能力等，从而提高生活质量和自理能力。

3. 药物治疗　对于一些遗传性多发性神经病患者，药物治疗可以帮助缓解症状。如肌肉松弛药、镇痛药和抗抑郁药等，可以缓解肌肉痉挛和疼痛等症状。

4. 手术治疗　对于一些遗传性多发性神经病患者，如严重的足底弯曲畸形，可以通过手术矫正畸形，改善患者步态和生活质量。

5. 遗传咨询　遗传性多发性神经病是一种遗传性疾病，遗传咨询可以为患者和家族提供遗传风险评估、遗传咨询和遗传检测等服务，以制订适当的家族计划和治疗方案。

八、中医治疗

中医认为，遗传性多发性神经病的发病机制多与遗传、气血不足、气滞血瘀、痰湿等因素有关。因此，中医治疗应根据病因病机进行辨证施治，常用方法如下：

1. 益气养血　多发性神经病多伴有气血不足的情况，应选用中药益气养血、活血化瘀的作用，以增强机体免疫力，改善病情。常用药物包括人参、黄芪、当归等。

2. 祛湿化痰　遗传性多发性神经病的患者易受寒湿之邪侵袭，导致气滞血瘀，应选用中药祛湿化痰的作用，以调理体内湿气，缓解病情。常用药物包括苏叶、半夏、藿香等。

3. 针灸推拿　是一种常用的中医治疗遗传性多发性神经病的方法，可以刺激神经末梢，改善血液循环，促进神经的恢复。常用的针灸穴位包括足太阳膀胱经、足三里、大椎等。

4. 草药熏蒸　遗传性多发性神经病的患者可选择草药熏蒸治疗，以加速药物的吸收和神经的恢复。常用草药包括艾叶、香附、白芷等。

第八章 神经－肌肉接头疾病和肌肉疾病

第一节 多发性肌炎和皮肌炎

多发性肌炎（PM）和皮肌炎（DM）是两种自身免疫性疾病，都会引起肌肉和皮肤的炎症和损伤。

多发性肌炎是一种罕见的疾病，主要影响骨骼肌，尤其是肌肉的近端部位。患者常常感到肌无力和疲劳，尤其是在进行活动时。多发性肌炎可以影响患者的日常生活，如上楼梯、爬坡等活动会变得异常困难。

皮肌炎则除了肌肉的受损外，还会导致皮肤的炎症和损伤。患者的皮肤可能会出现斑点、红疹、疱疹、色素沉着和水肿等症状。皮肤症状可能会在肌肉症状之前出现，也可能在肌肉症状之后出现。

一、病因

多发性肌炎和皮肌炎的确切病因仍然不清楚，但它们被认为是由免疫系统攻击身体自身的肌肉和皮肤组织而引起的自身免疫性疾病。

研究表明，多发性肌炎和皮肌炎与遗传因素有关，但具体的遗传因素仍未完全理解。某些感染、药物和环境因素也可能在疾病的发生和发展中发挥一定的作用。

在多发性肌炎和皮肌炎的发病过程中，免疫系统的 T 细胞攻击肌肉和皮肤组织，导致炎症和组织损伤。这些 T 细胞释放细胞因子和抗体，进一步刺激和加重炎症反应，最终导致肌肉和皮肤组织的受损。

二、临床表现

多发性肌炎的主要症状是肌无力和疲劳感，特别是在进行活动时。患者可能会感到肌肉疼痛和僵硬，尤其是在肩部、髋部和颈部等近端肌肉部位。在严重的情况下，患者可能会出现呼吸困难等危及生命的症状。

皮肌炎的主要症状是皮肤损伤和炎症，通常在肌肉症状之前出现。患者的皮肤可能会出现斑点、红疹、水疱、色素沉着等症状。患者还可能会出现肢体水肿、乏力、关节痛和低热等全身症状。

有些患者既有多发性肌炎的肌无力和疲劳感，又有皮肤症状，这种情况称为多发性肌炎和皮肌炎重叠综合征。

另外，多发性肌炎和皮肌炎还可能导致其他器官的受损，如肺部、心脏和消化系统等。患者可能会出现呼吸困难、心律不齐、消化不良等症状。

三、辅助检查

1. 肌电图（EMG） 是一种测量肌肉电活动的检查方法，可以帮助诊断多发性肌炎和皮肌炎。肌电图可以检测到肌肉损伤、炎症和神经损伤等情况。

2. 肌酸激酶（CK）测定　肌酸激酶是一种酶，主要存在于肌肉细胞中，当肌肉受损时会释放出来。血液中的肌酸激酶水平升高可以提示肌肉损伤或炎症。

3. 自身抗体检测　多发性肌炎和皮肌炎的患者往往会产生一些自身抗体，如抗Jo-1、抗 Mi-2、抗 SRP 等。这些抗体可以通过血液检测来诊断。

4. 肌肉活检　是一种通过取出一小块肌肉进行镜下检查的方法，可以确定多发性肌炎和皮肌炎的诊断。

5. 影像学检查　如 X 线、CT、MRI 等可以用于检查肌肉、关节和肺部等器官的情况，可以发现多发性肌炎和皮肌炎的并发症。

四、诊断

多发性肌炎和皮肌炎是两种自身免疫性肌肉疾病。以下是多发性肌炎和皮肌炎的诊断标准：

1. 临床表现　多发性肌炎和皮肌炎通常表现为进行性近端肌无力，也可能伴随皮肤病变。DM 还可以伴随肺部、心脏、食管等器官的受损。

2. 电生理检查　肌电图（EMG）和神经传导速度（NCS）可以检测到肌肉和神经系统的异常活动。

3. 肌肉组织检查　可以检测到肌肉组织的炎症和变性，以及自身免疫反应。

4. 血清学检查　可以检测到肌肉损伤的标志物，如肌酸激酶（CK）、乳酸脱氢酶（LDH）及自身抗体，如抗 Jo-1 抗体。

五、鉴别诊断

多发性肌炎和皮肌炎是两种自身免疫性肌肉疾病，它们有许多相似的临床表现和实验室结果，但也存在一些不同之处，下面是它们的鉴别诊断：

1. 皮疹　多发性肌炎通常伴有皮疹，而皮肌炎则不一定，当皮肌炎有皮疹时，一般为典型的 Gottron 皮疹和 Heliotype 表现。

2. 肌酶水平　在实验室检查中，多发性肌炎和皮肌炎都表现出肌酶水平升高，特别是肌酸激酶（CK）和乳酸脱氢酶（LDH），但是多发性肌炎的肌酶水平一般要比皮肌炎更高。

3. 抗体水平　在血液检查中，多发性肌炎患者经常有抗 Jo-1 抗体、抗 PL-7 和抗 PL-12 抗体阳性，而皮肌炎患者则多是抗 Mi-2 抗体阳性。

4. 肌电图　多发性肌炎和皮肌炎患者的肌电图检查也有不同之处，多发性肌炎患者常常表现为间歇性的高频率肌纤维振荡，而皮肌炎患者则常常表现为肌电图的改变不如多发性肌炎明显。

5. 其他表现　多发性肌炎和皮肌炎还有一些其他表现不同，如多发性肌炎患者更容易出现肺纤维化、关节炎、干燥综合征等自身免疫性疾病的表现，而皮肌炎患者更容易出现全身衰弱和呼吸道肌肉疲劳等表现。

六、西医治疗

1. 糖皮质激素　多发性肌炎和皮肌炎的标准治疗是口服糖皮质激素，如泼尼松，用于减轻肌肉炎症和改善肌力。治疗剂量应根据患者的年龄、体重、病情严重程度和肌肉酶水平等因素进行调整。

2. 免疫抑制剂　对于病情严重或无法耐受糖皮质激素的患者，可以加用免疫抑制剂，如环磷酰胺、甲氨蝶呤等，来抑制免疫系统的异常活动。

3. 生物制剂　如依托珠单抗和阿达木单抗等，也可用于治疗多发性肌炎和皮肌炎。这些药物通过抑制免疫系统的特定部分来减少炎症和改善症状。

4. 物理治疗　可以帮助患者增强肌肉力量和改善关节活动度。通常包括伸展、抗阻力训练、有氧运动和按摩等。

5. 其他　除了治疗肌肉炎症外，还需要控制其他症状，如皮肤疹、关节炎和肺部感染等。根据病情可以使用抗生素、抗疟药、非甾体抗炎药等药物来控制这些症状。

七、中医治疗

中医认为，多发性肌炎和皮肌炎的发病机制多与气血不足、气滞血瘀、痰湿等因素有关。因此，治疗应根据病因病机进行辨证施治，常用方法如下：

1. 益气养血　多发性肌炎和皮肌炎多伴有气血不足的情况，应选用中药益气养血、活血化瘀的作用，以增强机体免疫力，改善病情。常用药物包括人参、黄芪、当归等。

2. 祛湿化痰　多发性肌炎和皮肌炎的患者易受寒湿之邪侵袭，导致气滞血瘀，应选用中药祛湿化痰的作用，以调理体内湿气，缓解病情。常用药物包括苏叶、半夏、藿香等。

3. 草药熏蒸　多发性肌炎和皮肌炎的患者可选择草药熏蒸治疗，以加速药物的吸收和神经的恢复。常用草药包括艾叶、香附、白芷等。

4. 针灸推拿　针灸推拿是一种常用的中医治疗多发性肌炎和皮肌炎的方法，可以刺激神经末梢，改善血液循环，促进肌肉的恢复。常用的针灸穴位包括足太阳膀胱经、足三里、大椎等。

第二节　包涵体肌炎

包涵体肌炎（IBM）是一种进行性的肌肉疾病，通常发生在 50 岁以上的中老年人中，男性发病率高于女性。它是一种炎症性和退行性疾病，主要影响手指和手腕、膝盖和脚踝的近端肌肉。

包涵体肌炎的名称来自于肌肉细胞中包涵体的存在，这些包涵体是一些异常的蛋白质聚集物，可能由免疫系统的异常活动引起。这些包涵体在肌肉细胞中逐渐积聚，导致肌肉细胞退化和死亡。除了肌肉症状外，包涵体肌炎还可能伴有轻度的感觉神经病变和代谢性疾病。

一、病因

1. 遗传因素　虽然大多数包涵体肌炎的病例是散发性的，但也有一些家族性包涵体肌炎的病例。目前已经发现一些与包涵体肌炎相关的基因突变，如 TDP-43 和 VCP 等。这些基因突变可能导致蛋白质代谢异常，从而引发炎症反应和包涵体的形成。

2. 免疫系统异常　包涵体肌炎被认为是一种自身免疫性疾病，即免疫系统错误地攻击正常肌肉组织。研究表明，包涵体肌炎患者的免疫系统中存在一些异常的 T 细胞和 B

细胞，这些细胞可能误认包涵体中的蛋白质为外来抗原并攻击肌肉细胞。

3. 神经系统因素 研究表明，包涵体肌炎可能涉及神经系统因素。神经 – 肌肉接头处的神经元可以释放一些调节肌肉收缩的神经递质，如乙酰胆碱。包涵体肌炎可能会导致神经 – 肌肉接头的功能紊乱，从而干扰神经递质的正常释放，进而导致肌肉收缩异常。

二、临床表现

1. 肌无力 最初出现在近端肌肉，如手指、手腕、膝盖和脚踝等。肌无力的程度逐渐加重，导致患者难以完成日常活动，如上楼梯、爬山等。

2. 肌萎缩 随着疾病的发展，肌萎缩会逐渐出现，特别是在手指、手腕和前臂等部位。肌萎缩导致手指变细、手掌变扁平等症状。

3. 感觉障碍 虽然包涵体肌炎主要影响肌肉，但有些患者也可能有轻度的感觉障碍，如触觉和振动感觉的减退。

4. 摔倒和行走困难 由于肌无力和萎缩，患者容易摔倒和行走困难，需要借助支撑物或辅助器具。

5. 发音困难 在病情严重的情况下，包涵体肌炎还可能影响口腔和喉咙肌肉，导致发音困难和吞咽困难等问题。

三、辅助检查

1. 肌肉生物检查 肌肉活检是诊断包涵体肌炎的重要手段。在肌肉活检中，医师可以观察到肌纤维中的包涵体和肌萎缩，同时可以评估炎症程度和肌肉纤维的结构变化。在病变区域肌肉纤维中的包涵体可以通过特殊染色方式（如 Gomori 三色染色、免疫组织化学染色）来显示。

2. 肌肉电图（EMG） 可以帮助评估肌肉神经传导功能，发现异常肌肉活动和肌肉损伤。在包涵体肌炎中，肌电图通常显示肌电活动减弱、肌电波幅度下降和肌肉病变范围扩大等异常表现。

3. 肌肉酶谱检查 包涵体肌炎可能导致肌肉酶（如肌酸激酶、乳酸脱氢酶）升高，这些酶可以通过血液检查来测量。肌肉酶谱检查可以帮助评估肌肉损伤和炎症程度。

4. 血液免疫学检查 包涵体肌炎可能与免疫系统异常有关，因此血液免疫学检查可以帮助评估免疫系统功能。例如，血液中的肌酸激酶抗体和核糖体 P 蛋白抗体等可能会升高。

四、诊断

1. 临床症状 包括进行性的、对称性的肌无力和肌萎缩，通常发生在手指、手腕、膝盖和脚踝等近端肌肉。同时，还可能出现轻度的感觉神经病变和代谢性疾病。

2. 肌肉活检 是诊断包涵体肌炎的重要手段。在肌肉活检中，医师可以观察到肌纤维中的包涵体和肌萎缩，同时可以评估炎症程度和肌肉纤维的结构变化。

3. 肌电图（EMG） 可以帮助评估肌肉神经传导功能，发现异常肌肉活动和肌肉损伤。在包涵体肌炎中，肌电图通常显示肌电活动减弱、肌电波幅度下降和肌肉病变范围扩大等异常表现。

4. 血液检查　包涵体肌炎可能导致肌肉酶（如肌酸激酶、乳酸脱氢酶）升高，同时可能存在肌酸激酶抗体和核糖体 P 蛋白抗体等血液免疫学异常。

五、鉴别诊断

1. 肌萎缩性侧索硬化症　是一种进展性神经系统疾病，也会引起肌无力和萎缩。但与包涵体肌炎不同的是，肌萎缩性侧索硬化症通常在肌肉较为远端的位置开始，如手和脚的末梢肌肉。另外，肌萎缩性侧索硬化症还可能导致言语、吞咽和呼吸困难等神经系统表现。

2. 多发性肌炎　是一种自身免疫性肌肉疾病，也会引起肌无力和疼痛。与包涵体肌炎不同的是，多发性肌炎的肌无力通常是对称性的，可能出现在近端和远端肌肉。同时，多发性肌炎还可能伴有皮肤损伤和全身乏力等表现。

3. 肌营养不良　是一种营养缺乏引起的肌萎缩和无力。与包涵体肌炎不同的是，肌营养不良的肌萎缩通常是对称性的，同时还可能出现皮肤干燥、头发脆弱等营养缺乏的表现。

4. 肌肉肿瘤　也可能引起肌无力和萎缩，但通常是局限于一个肌肉区域。此外，肌肉肿瘤还可能伴有肿块和疼痛等表现。

六、西医治疗

1. 免疫抑制剂　可以抑制免疫系统的功能，减轻炎症反应和肌肉损伤。如甲泼尼龙、环孢素、阿托品等。

2. 丙种球蛋白　是一种血浆制品，可以提供免疫抗体和免疫调节因子。在一些病例中，丙种球蛋白治疗可有短期的疗效。

3. 康复训练　可以帮助患者保持肌肉功能和日常生活自理能力。适当的锻炼可以增加肌肉力量和改善身体协调能力。

4. 对症治疗　可以缓解症状，如使用疼痛和抽搐的药物。另外，食管松弛剂和吞咽训练可以帮助改善吞咽困难。

七、中医治疗

中医认为包涵体肌炎的发病机制多与气血不足、气滞血瘀、痰湿等因素有关，因此治疗应根据病因病机进行辨证施治，常用方法如下：

1. 益气养血　包涵体肌炎多伴有气血不足的情况，应选用中药益气养血、活血化瘀的作用，以增强机体免疫力，改善病情。常用药物包括人参、黄芪、当归等。

2. 祛湿化痰　包涵体肌炎的患者易受寒湿之邪侵袭，导致气滞血瘀，应选用中药祛湿化痰的作用，以调理体内湿气，缓解病情。常用药物包括苏叶、半夏、藿香等。

3. 草药熏蒸　包涵体肌炎的患者可选择草药熏蒸治疗，以加速药物的吸收和神经的恢复。常用草药包括艾叶、香附、白芷等。

4. 针灸推拿　是一种常用的中医治疗包涵体肌炎的方法，可以刺激神经末梢，改善血液循环，促进肌肉的恢复。常用的针灸穴位包括足太阳膀胱经、足三里、大椎等。

第三节　线粒体肌病

线粒体肌病（MM）是一类由线粒体功能障碍引起的肌肉疾病。线粒体是细胞中的能量中心，负责维持细胞的代谢活动和生命活动。线粒体肌病的发生通常是由于线粒体DNA发生突变，影响了线粒体内的氧化磷酸化反应，导致细胞能量代谢障碍和细胞功能异常，进而引发肌无力、萎缩等症状。

线粒体肌病是一种罕见的疾病，经常伴有其他系统的受累，如神经系统、心血管系统和消化系统等。线粒体肌病具有多样性的表现和临床表现，包括进行性的肌无力和萎缩、眼肌麻痹、心脏病变、消化道问题、神经系统受损等。线粒体肌病通常在儿童或成年早期发病，也有一些线粒体肌病的发病年龄较晚。

一、病因

1. 线粒体DNA突变　是线粒体肌病最常见的原因，因为线粒体有自己的基因组。突变可能是由线粒体DNA自身的错误修复引起的，也可能是由于DNA受到环境因素（如辐射）的损害。

2. 核基因突变　可能导致线粒体肌病，因为这些基因编码与线粒体功能相关的蛋白质。这些突变可能是遗传的，也可能是由环境因素引起的。

3. 线粒体DNA缺陷　可能是由于线粒体DNA数量不足或线粒体DNA损伤所致。

4. 线粒体功能障碍　可能是由于线粒体内膜的功能障碍、线粒体内膜膜电位的下降或氧化磷酸化过程的受损所致。

二、临床表现

1. 肌肉病变　肌无力和萎缩是线粒体肌病最常见的症状。肌无力可能会从脚部和腿部开始，然后扩散到其他肢体和身体部位。肌萎缩通常是在肌无力之后发生的。疼痛和痉挛也可能出现。

2. 神经系统症状　线粒体肌病患者可能会出现眼睛的运动障碍，包括上眼睑下垂、斜视、复视等，也会出现其他神经系统症状，如智力退化、头痛、共济失调等。

3. 心脏病变　线粒体肌病可以导致心脏肌肉的退化和心脏功能障碍，表现为心脏肥大、心律失常和心力衰竭等。

4. 消化系统症状　线粒体肌病还可能影响消化系统，导致口腔干燥、呕吐、腹泻、便秘等。

5. 眼部症状　线粒体肌病也可能影响视网膜和视神经，导致视力下降、眼球震颤等。

三、辅助检查

1. 肌电图检查　是评估肌肉电活动的一种方法，可以评估肌肉的电活动是否异常，包括是否存在肌无力表现等。

2. 肌肉生物化学分析　肌肉生物化学分析可以评估肌肉线粒体酶活性，对于线粒体疾病的诊断和分类非常有帮助。

3. 血液和尿液检查　线粒体肌病患者可能会出现电解质异常、乳酸酸中毒和代谢性酸中毒等，因此血液和尿液检查可以评估这些异常情况。

4. 影像学检查　包括核磁共振成像（MRI）、计算机断层扫描（CT）等，可以评估线粒体肌病的肌肉、神经和脑部的损害程度。

5. 神经－肌肉活检　是一种通过取样检查肌肉或神经组织来诊断疾病的方法，可以评估线粒体肌病患者肌肉和神经组织的线粒体数目和功能。

6. 分子遗传学检查　通过对相关基因进行遗传学检查，可以确定线粒体肌病的遗传类型和具体基因突变的情况。

四、诊断

1. 临床特征　线粒体肌病患者的主要临床特征包括肌无力、视网膜病变、心肌病变、神经系统病变、代谢性酸中毒等。

2. 影像学特征　包括 MRI、CT 等，可以评估线粒体肌病的肌肉、神经和脑部的损害程度。

3. 生物化学特征　通过肌肉或组织的生物化学分析，检测线粒体酶活性和能量代谢等指标。

4. 遗传学特征　包括遗传学检查、分子生物学检查等，可以确定线粒体肌病的遗传类型和具体基因突变的情况。

5. 组织学特征　通过组织切片的光学显微镜和电镜检查，评估线粒体数量和形态等。

五、鉴别诊断

1. 肌肉病理学检查　是诊断线粒体肌病的重要方法。在肌肉组织的病理学检查中，线粒体肌病患者肌肉细胞内线粒体的形态、数量、大小等会有变化。

2. 血液检查　线粒体肌病患者血清乳酸浓度升高，肌酸激酶、谷草转氨酶等肌肉酶也会升高。

3. 影像学检查　线粒体肌病患者肌肉影像学检查中，肌肉体积减少，密度减低。

4. 分子遗传学检查　线粒体肌病有些是由基因突变引起的，通过对患者基因的检测，可以确认是否存在突变。

5. 临床表现　线粒体肌病的临床表现与病变部位和范围有关。常见表现包括肌无力、肌肉痉挛、眼肌麻痹、心肌病等。根据患者的临床表现，可以初步判断是否可能患有线粒体肌病。

六、西医治疗

1. 药物治疗　如抗氧化剂、维生素、酶类制剂等，以减轻线粒体功能损害。

2. 物理治疗　如物理疗法、康复训练等，可以改善肌力、运动功能和生活质量。

3. 营养支持　如高能量、高蛋白饮食，补充必需营养素，维持机体正常代谢。

4. 基因治疗　针对某些线粒体肌病的基因突变，可以进行基因修复或基因替换等治疗。

5. 对症治疗　如针对特定症状进行对症治疗，如心衰治疗、呼吸支持等。

七、中医治疗

中医认为，线粒体肌病的发病机制多与气血不足、气滞血瘀、痰湿等因素有关，因此治疗应根据病因病机进行辨证施治，常用方法如下：

1. 益气养血　线粒体肌病多伴有气血不足的情况，应选用中药益气养血、活血化瘀的作用，以增强机体免疫力，改善病情。常用药物包括人参、黄芪、当归等。

2. 祛湿化痰　线粒体肌病的患者易受寒湿之邪侵袭，导致气滞血瘀，应选用中药祛湿化痰的作用，以调理体内湿气，缓解病情。常用药物包括苏叶、半夏、藿香等。

3. 草药熏蒸　线粒体肌病的患者可选择草药熏蒸治疗，以加速药物的吸收和神经的恢复。常用草药包括艾叶、香附、白芷等。

4. 针灸推拿　是一种常用的中医治疗线粒体肌病的方法，可以刺激神经末梢，改善血液循环，促进肌肉的恢复。常用的针灸穴位包括足太阳膀胱经、足三里、大椎等。

第四节　肌萎缩性侧索硬化症

肌萎缩性侧索硬化症（ALS）又称渐冻人病，是一种神经系统退行性疾病，主要累及上运动神经元和下运动神经元。病变区域包括大脑皮质、脑干和脊髓，导致患者出现进行性肌萎缩和运动神经元损伤的症状。

肌萎缩性侧索硬化症最常见的表现是肌无力和肌萎缩，特别是四肢和肌肉团病变。疾病早期可能出现肢体无力、肌萎缩、痉挛、痉挛性瘫痪、语言障碍、吞咽困难、呼吸肌无力等症状。随着病情进展，患者会失去自主呼吸功能，最终导致死亡。

一、病因

肌萎缩性侧索硬化症的病因目前还不完全清楚，但是研究表明，多种因素可能会影响肌萎缩性侧索硬化症的发生和发展，如下所述：

1. 基因突变　10%的肌萎缩性侧索硬化症患者是家族性遗传的，可能与SOD1基因突变有关。

2. 神经元蛋白质异常　在肌萎缩性侧索硬化症患者的神经元中发现了异常的蛋白质聚集，如TDP-43、FUS等，这些聚集可能会导致神经元功能损伤和死亡。

3. 炎症和免疫反应　有研究发现，神经元和非神经元细胞的炎症反应和免疫反应可能会引起ALS。

4. 环境因素　有研究表明，环境因素（如重金属、农药、有机溶剂等）可能会增加肌萎缩性侧索硬化症的发生风险。

5. 氧化应激　是一种导致细胞损伤的过程，有研究发现，氧化应激可能参与肌萎缩性侧索硬化症的病理机制。

二、临床表现

1. 运动损害　肌萎缩性侧索硬化症主要侵犯运动神经元，最初表现为局部肌无力、肌萎缩和肌束痉挛，进而出现进行性运动功能障碍，如肢体、颈部、喉咙和面部肌肉的弱化、麻痹、僵硬等症状。

2. 语言和咀嚼障碍　肌萎缩性侧索硬化症患者的舌头和喉咙肌肉容易受到影响，表现为口齿不清、咀嚼困难、吞咽困难等症状。

3. 呼吸肌无力　随着病情进展，肌萎缩性侧索硬化症患者的呼吸肌肉也会逐渐受到影响，出现呼吸困难、呼吸浅快等症状。

4. 情感和认知障碍　部分肌萎缩性侧索硬化症患者会出现情感不稳定、抑郁、焦虑等症状，同时还可能伴有轻度的认知障碍。

5. 体重下降和疲劳　肌萎缩性侧索硬化症患者经常出现体重下降和疲劳，这与肌无力、代谢率降低有关。

三、辅助检查

1. 电生理检查　包括神经－肌肉传导速度（NCS）、肌电图（EMG）等，可以检测患者肌肉运动神经元的功能状态和损害情况。

2. 影像学检查　包括 MRI、CT 等，可以观察患者脑部和脊髓的病变情况。

3. 神经－肌肉活检　可以通过取得患者肌肉组织进行病理学检查，观察患者肌肉的损伤情况。

4. 实验室检查　可以检测患者肌肉酶谱、肝肾功能、电解质和免疫功能等，以评估患者的全身健康状况。

5. 呼吸功能检查　可以通过肺功能检查、血气分析等检查方法，评估患者呼吸功能的状况。

四、诊断

1. El Escorial 标准　该标准是最常用的诊断肌萎缩性侧索硬化症的标准，于 1994 年提出。根据患者症状、神经系统体检、电生理和影像学检查等方面的表现，将肌萎缩性侧索硬化症分为临床可疑、可能、可能有和肯定有四种临床诊断级别。

2. Awaji 标准　于 2008 年提出，相对于 El Escorial 标准更加灵敏。该标准根据患者的临床特点、电生理检查和影像学检查等方面的表现，将肌萎缩性侧索硬化症分为肢体型、呼吸肌型、脊髓型和锥体束型四种亚型。

五、鉴别诊断

1. 运动神经元病　如脊髓性肌萎缩症、原发性侧索硬化等，这些疾病也会导致肌萎缩和运动功能障碍，但其病变范围不同于肌萎缩性侧索硬化症。

2. 肌营养不良症　是一种遗传性肌肉疾病，主要表现为进行性肌无力和萎缩，但其发病年龄较早，且常常伴有其他系统的症状。

3. 筋膜炎性肌病　如多发性肌炎、皮肌炎等，这些疾病常常伴有皮疹、肌肉疼痛和体重下降等症状，但它们的肌肉病变机制不同于肌萎缩性侧索硬化症。

4. 神经麻痹性疾病　如脑卒中、多发性硬化等，这些疾病常常伴有神经系统的症状和体征，但其病变部位和病变机制不同于肌萎缩性侧索硬化症。

5. 神经－肌肉传导性疾病　如重症肌无力、肌萎缩性脊髓侧索萎缩症等，这些疾病也会导致肌无力和萎缩，但其病变机制和部位不同于肌萎缩性侧索硬化症。

六、西医治疗

1. 药物治疗　目前已经有几种药物可以用于治疗肌萎缩性侧索硬化症，如拉米普利、利舍平、苯妥英钠等，这些药物可以减缓病情进展和改善生存期，但并不能治愈疾病。

2. 物理治疗　可以帮助肌萎缩性侧索硬化症患者增强肌肉力量，缓解肌肉僵硬和疼痛，预防脱力和坐骨神经痛等并发症。

3. 呼吸治疗　肌萎缩性侧索硬化症患者经常出现呼吸功能受限的情况，因此需要进行呼吸治疗，如使用呼吸机、氧气、呼吸肌群训练等。

4. 营养治疗　合理的营养摄入对于肌萎缩性侧索硬化症患者的健康至关重要。如果患者不能通过口腔进食，可以考虑使用胃管或者经口外喂食等方式。

5. 心理治疗　由于肌萎缩性侧索硬化症是一种进展性疾病，会给患者带来很大的心理压力，因此心理治疗也是必不可少的。

七、中医治疗

肌萎缩性侧索硬化症目前尚无特效治疗方法，但中医药可以辅助缓解症状、改善生活质量，常用方法如下：

1. 补益肝肾　肌萎缩性侧索硬化症多伴有肝肾不足的情况，应选用中药补益肝肾、益气养血的作用，以增强机体免疫力，缓解病情。常用药物包括人参、黄芪、当归、巴戟天等。

2. 活血化瘀　肌萎缩性侧索硬化症患者的肌肉容易出现萎缩、瘀血的情况，应选用中药活血化瘀的作用，以改善肌肉营养供应，促进病变肌肉的修复。常用药物包括桃仁、红花、当归等。

3. 针灸推拿　是一种常用的中医治疗肌萎缩性侧索硬化症的方法，可以刺激神经末梢，改善血液循环，促进肌肉的恢复。常用的针灸穴位包括大椎、足三里、合谷等。

4. 理疗按摩　肌萎缩性侧索硬化症患者的肌肉易于僵硬、紧张，应进行理疗按摩以松弛肌肉、促进血液循环。常用的理疗按摩包括按摩、拍打、振动等。

第五节　重症肌无力

重症肌无力（MG）是一种自身免疫性疾病，主要表现为肌无力和疲劳。重症肌无力患者的免疫系统会攻击和破坏神经－肌肉接头的乙酰胆碱受体，导致神经冲动无法正常传递，从而引起肌无力和疲劳。

重症肌无力通常发生于 20～50 岁的成年人，女性比男性更容易患病。重症肌无力的症状通常开始于眼肌和口腔肌肉，包括眼睑下垂、双视、吞咽困难、说话困难等。随着时间的推移，肌无力和疲劳可能会扩散到其他部位，包括四肢、颈部和躯干等。

一、病因

1. 遗传因素　重症肌无力有时可能与特定的基因有关，特别是与人类白细胞抗原（HLA）基因有关。某些 HLA 类型可能会增加发生重症肌无力的风险。

2. 免疫系统异常　重症肌无力的发病可能与免疫系统出现异常有关，免疫系统中的某些细胞和分子可能会攻击乙酰胆碱受体。

3. 神经-肌肉接头结构异常　在某些重症肌无力患者中，神经-肌肉接头的结构可能与正常情况不同，这可能会导致神经冲动无法正常传递。

4. 某些药物和疾病　可能会引起重症肌无力症状，如抗生素、抗心律失常药物、肌肉松弛药等。

二、临床表现

1. 肌无力　是重症肌无力最常见的症状之一，尤其是在肌肉持续使用后会更加明显。肌无力通常起始于眼睑、眼肌、口部和咽喉肌肉，可能会随着时间的推移而扩散到全身其他部位。

2. 眼睑下垂　是重症肌无力的另一个常见症状，通常表现为一侧或双侧眼睑下垂，导致眼睛无法完全闭合。

3. 双视　在重症肌无力中，眼肌无力可能会导致双视（双重影像）。

4. 喉咙肌无力　可能导致吞咽困难、饮水呛咳、声音嘶哑等症状。

5. 肢体无力　重症肌无力也可能会导致肢体无力，这可能会影响日常活动和运动能力。

6. 呼吸困难　在严重的重症肌无力患者中，呼吸肌无力可能会导致呼吸困难和低氧血症。

三、辅助检查

1. 重复神经刺激检查（RNS）　是一种常见的检查方法，通过在神经和肌肉之间反复传递电信号来检测肌无力和疲劳。

2. 乙酰胆碱受体抗体检测　在重症肌无力患者中，免疫系统会攻击和破坏神经-肌肉接头的乙酰胆碱受体。因此，检测血液中的乙酰胆碱受体抗体水平可以帮助诊断重症肌无力。

3. 肌电图检查　是一种用来检测肌肉电活动的检查方法，可以帮助诊断肌无力和疲劳。

4. CT或MRI扫描　这些成像技术可以检测重症肌无力患者中胸腺肿大和其他潜在的病因。

5. 血液检查　重症肌无力患者的血液检查可以检测其他病因和相关问题，如甲状腺功能异常和肝功能异常等。

四、诊断

1. 临床表现　具有典型的重症肌无力症状，如肌无力、眼睑下垂、双视、喉肌无力等。

2. 乙酰胆碱受体抗体检测　检测血液中的乙酰胆碱受体抗体水平，对于大多数MG患者而言，血液中的抗体水平将升高。

3. 重复神经刺激检查（RNS）　肌电图记录经过电刺激的神经-肌肉接头的反应，如果在重复神经刺激时出现肌肉疲劳，则可以诊断重症肌无力。

4. 静息和运动肌电图　可以检测肌无力和疲劳，并帮助区分重症肌无力和其他神经-

肌肉疾病。

5. 胸腺检查　胸腺在重症肌无力发病机制中发挥着重要的作用。对于成人患者，通过胸腺 CT 或 MRI 检查，可以检测到大约 70％的患者胸腺发生变化。

五、鉴别诊断

1. 周围神经疾病　可能导致肌无力和疲劳，如肌萎缩性侧索硬化症（ALS）和脊髓性肌萎缩症（SMA）等。但这些疾病通常与重症肌无力有不同的症状和发展方式。

2. 神经－肌肉传导阻滞　是一种类似于重症肌无力的疾病，但通常会发生在药物中毒或神经毒性因素作用下。

3. 肌病（如肌营养不良症、多发性肌炎等）　也可能导致肌无力和疲劳，但与重症肌无力不同，肌病通常是慢性进行性的。

4. 其他疾病　如甲状腺功能亢进、恶性肿瘤、系统性红斑狼疮等也可能引起肌无力和疲劳。

六、西医治疗

1. 抗胆碱酯酶药物　可以增加乙酰胆碱在神经－肌肉接头的浓度，从而帮助改善肌无力和疲劳症状。常用的抗胆碱酯酶药物包括吡拉西坦、新斯的明等。

2. 免疫抑制剂　可以抑制免疫系统攻击神经－肌肉接头的乙酰胆碱受体，从而减轻症状和延缓病情进展。常用的免疫抑制剂包括环孢素、甲氨蝶呤等。

3. 胸腺切除术　胸腺是重症肌无力发病机制中的重要组成部分，胸腺切除术可以去除这个异常组织，并减少免疫系统对神经－肌肉接头的攻击。

4. 其他治疗　包括静脉免疫球蛋白、血浆置换等治疗方法，可以帮助缓解症状和控制疾病进展。

七、中医治疗

重症肌无力目前尚无特效治疗方法，但中医药可以辅助缓解症状、改善生活质量，常用方法如下：

1. 清热解毒　重症肌无力多数患者发病与过敏有关，应选用中药清热解毒、疏风止痒的作用，以改善患者的免疫功能。常用药物包括连翘、金银花、黄连等。

2. 益气健脾　重症肌无力患者常伴有脾虚、气虚的情况，应选用中药益气健脾、补中益气的作用，以增强机体免疫力，缓解病情。常用药物包括黄芪、党参、白术等。

3. 祛风通络　重症肌无力患者肌肉麻木、无力的情况多与风湿有关，应选用中药祛风通络、活血化瘀的作用，以改善症状。常用药物包括桑枝、川芎、红花等。

4. 针灸推拿　是一种常用的中医治疗重症肌无力的方法，可以刺激神经末梢，改善血液循环，促进肌肉的恢复。常用的针灸穴位包括大椎、足三里、合谷等。

第六节　进行性肌营养不良症

进行性肌营养不良症是一组遗传性骨骼肌变性疾病，病理上以骨骼肌纤维变性、坏死为主要特点，临床上以缓慢进行性发展的肌萎缩、肌无力为主要表现，部分类型还可累及心脏、骨骼系统。传统上分为假肥大型肌营养不良、面肩肱型肌营养不良、肢带型肌营养不良、Emery-Dreifuss 肌营养不良、眼咽性肌营养不良、眼型肌营养不良、远端型肌营养不良和先天性肌营养不良。按照遗传方式可分为性连锁隐性遗传型、常染色体显性遗传和常染色体隐性遗传型。

进行性肌营养不良症的发病机制目前尚不清楚，但是病理学检查表明，进行性肌营养不良症患者的运动神经元会逐渐死亡和萎缩，从而导致肌无力和萎缩。进行性肌营养不良症通常起始于四肢、躯干或颈部肌肉，肌无力和萎缩会逐渐扩散到其他部位。与 ALS 不同的是，进行性肌营养不良症患者的病情发展相对缓慢，生命预期通常比 ALS 患者更长。

一、病因

1. 突变的基因　进行性肌营养不良症通常由一种或多种基因的突变引起，其中最常见的是 DMD 基因的突变，这是导致杜氏肌营养不良症的基因之一。其他与进行性肌营养不良症相关的基因突变包括 BMD、LGMD、CMD、FSHD 等。

2. 遗传因素　进行性肌营养不良症通常是一种遗传性疾病，通常由父母遗传给子女。这种疾病可以通过 X 染色体连锁遗传、常染色体显性遗传、常染色体隐性遗传、复杂遗传等方式传递。

3. 免疫系统异常　有些进行性肌营养不良症可能是由于免疫系统的异常导致的。例如，肌萎缩性侧索硬化症和多发性硬化等免疫系统异常疾病可能会引起进行性肌营养不良症。

4. 环境因素　有些研究表明，环境因素如暴露在有害化学物质或放射线等环境污染物中，可能会增加进行性肌营养不良症的风险。

二、临床表现

1. 运动功能障碍　进行性肌营养不良症通常会导致进行性的肌无力和运动功能障碍，最初表现为步态不稳、跌倒和爬楼困难等。随着病情的进展，患者可能逐渐失去行走和站立能力，需要依赖轮椅和其他辅助器具。

2. 肌萎缩和肌肉肥大　进行性肌营养不良症可以导致不同程度的肌萎缩和肌肉肥大，导致肌肉组织逐渐变得松弛和脆弱。

3. 呼吸困难　某些类型的进行性肌营养不良症可能会导致呼吸肌肉受损，导致呼吸困难、肺功能下降和呼吸衰竭。

4. 心脏问题　某些类型的进行性肌营养不良症可能会影响心肌，导致心肌病变和心力衰竭。

5. 智力障碍　某些类型的进行性肌营养不良症可能会影响智力发育，导致智力障碍和认知障碍。

6. 视力和听力障碍　某些类型的进行性肌营养不良症可能会导致视力和听力障碍。

三、辅助检查

1. 肌电图检查　是一种检测肌肉电活动的方法，可用于评估肌肉病变的程度和类型，有助于确定进行性肌营养不良症的诊断。

2. 肌肉生物检查 是通过取出肌肉组织进行显微镜检查和化学分析，以评估肌肉病变的程度和类型。

3. 血液学检查 用于评估患者的肌肉酶水平（如肌酸激酶和肌酸激酶同工酶等），以及其他与进行性肌营养不良症相关的指标，如肌钙蛋白和肌红蛋白等。

4. 遗传学检查 是通过检测患者的 DNA，以确定进行性肌营养不良症的遗传类型和基因突变。

5. 影像学检查 如 X 射线、CT 和 MRI 等可用于评估患者的肌肉和神经病变的程度和类型。

四、诊断

1. 完善病史和身体检查 医师将询问患者的病史和家族病史，以及对患者的肌肉和神经系统进行详细的体格检查。

2. 肌电图检查 可以检测肌肉电活动，帮助确定肌肉病变的类型和程度。

3. 肌肉活检 如果肌电图检查异常或可疑，医师可能会建议进行肌肉活检，以确定肌肉病变的类型和程度。

4. 血液学检查 可以检测肌肉酶水平（如肌酸激酶和肌酸激酶同工酶等），以及其他与进行性肌营养不良症相关的指标，如肌钙蛋白和肌红蛋白等。

5. 遗传学检查 是通过检测患者的 DNA，以确定进行性肌营养不良症的遗传类型和基因突变。

6. 影像学检查 如 X 射线、CT 和 MRI 等可用于评估患者的肌肉和神经病变的程度和类型。

五、鉴别诊断

1. 脊髓性肌萎缩症 是一种由脊髓前角神经元损伤引起的疾病，其临床表现和进行性肌营养不良症类似。但是，脊髓性肌萎缩症的肌电图检查和遗传学检查结果与进行性肌营养不良症不同，可以通过这些检查进行鉴别。

2. 代谢性疾病 如多种酸中毒病、糖原贮积病、脂肪酸代谢缺陷等也可能导致肌无力和肌肉病变。这些疾病通常可以通过血液学和代谢物检查进行鉴别。

3. 运动神经元疾病 如肌萎缩性侧索硬化症和原发性侧索性硬化症等也可能导致肌无力和肌肉病变。这些疾病通常可以通过神经电生理和影像学检查进行鉴别。

4. 炎症性疾病 如多发性硬化和多肌炎等也可能导致肌无力和肌肉病变。这些疾病通常可以通过神经电生理和影像学检查进行鉴别。

六、西医治疗

1. 物理治疗 可帮助患者保持肌肉的柔韧性和强度，减少肌萎缩和肌肉僵硬，提高日常生活的能力。

2. 药物治疗 可以缓解患者的症状和减轻肌肉疼痛。例如，糖皮质激素和免疫抑制剂可用于减轻炎症和肌肉疼痛。

3. 呼吸支持治疗 可用于管理呼吸肌肉受损的患者，如呼吸机和氧疗等。

4. 营养支持治疗 可以提供足够的营养物质，以维持患者的肌肉和骨骼健康。

5. 心理支持治疗 可以帮助患者应对疾病的影响，减少心理压力和情绪困扰。

七、中医治疗

进行性肌营养不良症目前尚无特效治疗方法。中医药可以辅助缓解症状、改善生活质量，常用方法如下：

1. 益气健脾 进行性肌营养不良症患者常伴有脾虚、气虚的情况，应选用中药益气健脾、补中益气的作用，以增强机体免疫力，缓解病情。常用药物包括黄芪、党参、白术等。

2. 补肝肾 进行性肌营养不良症患者常伴有肝肾亏损，应选用中药补肝肾、滋阴养血的作用，以促进病情的恢复。常用药物包括当归、熟地、枸杞等。

3. 活血化瘀 进行性肌营养不良症患者肌萎缩、无力的情况多与血液循环不畅有关，应选用中药活血化瘀、通络止痛的作用，以改善症状。常用药物包括红花、川芎、桑枝等。

4. 针灸推拿 是一种常用的中医治疗进行性肌营养不良症的方法，可以刺激神经末梢，改善血液循环，促进肌肉的恢复。常用的针灸穴位包括大椎、足三里、合谷等。

第七节　周期性瘫痪

周期性瘫痪是一种罕见的遗传性神经 - 肌肉疾病，其特征为周期性出现的肌肉瘫痪和肌无力。该疾病分为原发性周期性瘫痪和继发性周期性瘫痪两种类型。

原发性周期性瘫痪是由基因突变引起的，主要影响钠离子通道的功能，导致肌肉细胞内的钠离子水平异常增高，从而影响肌肉细胞的电位变化和肌肉收缩。继发性周期性瘫痪则是由其他疾病或因素引起的周期性瘫痪和肌无力，如低钾血症、高钙血症、甲状腺功能亢进等。

一、病因

周期性瘫痪的病因是基因突变或其他因素导致的离子通道异常。具体来说，原发性周期性瘫痪主要是由钠通道基因突变引起，继发性周期性瘫痪则是由其他因素引起的离子通道功能异常，如低钾血症、高钙血症、甲状腺功能亢进等。

钠通道基因突变会导致肌肉细胞内的钠离子水平异常增高，从而影响肌肉细胞的电位变化和肌肉收缩。钠离子通道的突变包括三种：高血钾型周期性瘫痪、低血钾型周期性瘫痪和正常血钾型周期性瘫痪，分别对应不同的基因突变。此外，钾通道基因突变和钙通道基因突变也可能引起周期性瘫痪。

继发性周期性瘫痪通常是由其他疾病或因素引起的离子通道功能异常，如低钾血症、高钙血症、甲状腺功能亢进等。这些因素可以改变细胞内离子浓度和膜电位，导致肌肉瘫痪和肌无力。

二、临床表现

周期性瘫痪的临床表现主要是周期性发作的肌肉瘫痪和肌无力，通常影响四肢、面部、喉咙和眼睑等部位，也可能影响呼吸肌肉和舌肌等。瘫痪和肌无力发作通常是暂时性的，持续时间从数分钟到数小时不等，随后可自行恢复。

在发作期间，患者会感到肌肉痉挛或剧烈收缩，常伴有疼痛和麻木感。在肌无力发作时，患者可能会感到肌无力和乏力。发作期间也可能出现其他症状，如头晕、呼吸困难、发热和心悸等。

周期性瘫痪的发作时间、频率、程度和症状表现因人而异，通常受遗传因素、性别、年龄和环境等多种因素影响。病情的轻重和预后也因人而异，但周期性瘫痪一般是一种进行性恶化的疾病，严重时可能导致呼吸困难和窒息，危及生命。

三、辅助检查

1. 电生理检查　包括肌电图、神经传导速度检查和脑电图等。肌电图和神经传导速度检查可以评估肌肉电活动和神经传导功能是否正常，脑电图可以评估脑电活动是否异常。

2. 遗传学检查　可以检测钠通道基因突变和其他遗传变异。常用的方法包括 DNA 测序和单核苷酸多态性（SNP）分析等。

3. 生化检查　可以评估电解质、酸碱平衡和内分泌功能等指标是否正常。这些指标可以帮助排除继发性周期性瘫痪的可能性，如低钾血症、高钙血症和甲状腺功能亢进等。

4. 影像学检查　可以检测脑、颈椎和脊髓等部位是否存在异常。常用的影像学检查包括 CT 扫描、MRI 和 X 线等。

四、诊断

目前尚无统一的周期性瘫痪诊断标准，但根据疾病的临床特征和病因学等方面，可以进行初步的诊断。周期性瘫痪的诊断应考虑以下因素：

1. 家族史　周期性瘫痪多具有家族性，因此患者的家族史对于诊断非常重要。

2. 发作特点　周期性瘫痪的发作通常呈间歇性，包括肌肉瘫痪、肌无力和其他症状，发作时间、频率和持续时间因人而异。

3. 电生理检查　周期性瘫痪的电生理检查通常表现为特征性的波形和异常电位，如肌电图和神经传导速度检查等。

4. 遗传学检查　周期性瘫痪通常是一种遗传性疾病，因此可以通过遗传学检查来检测是否存在钠通道基因突变等遗传变异。

五、鉴别诊断

1. 低钾血症　会引起周期性肌肉瘫痪和肌无力，与周期性瘫痪的临床表现相似。但低钾血症的病因与周期性瘫痪不同，通常是由肾上腺素分泌不足、药物不良反应、胰岛素过量等因素引起。

2. 高钙血症　会引起肌肉瘫痪和肌无力，但发作的时间和频率与周期性瘫痪不同。高钙血症通常是由甲状旁腺功能亢进、恶性肿瘤等引起。

3. 甲状腺功能亢进　可以引起肌肉痉挛和肌肉瘫痪，但病因和发作机制与周期性瘫痪不同。甲状腺功能亢进通常是由甲状腺功能异常引起。

4. 其他神经－肌肉疾病　如肌萎缩侧索硬化、多发性硬化等神经－肌肉疾病也可能引起肌肉痉挛和肌肉瘫痪，需要进行鉴别诊断。

六、西医治疗

目前尚无特效的治疗周期性瘫痪的药物，但可以通过一些方法来缓解和控制症状。

1. 钾盐补充　周期性瘫痪的发作通常与钾离子通道的异常有关，因此可以通过钾盐补充来控制发作。患者应该遵循医师的指示，按时按量补充钾盐。

2. 避免诱因　周期性瘫痪的发作可能与一些外部刺激有关，如寒冷、劳累、饮酒、食用高钾食物等。因此，患者应尽量避免这些诱因，以减少发作的可能性。

3. 药物治疗　一些药物可以减少周期性瘫痪的发作次数和严重程度，如碳酸酐酶抑制剂、钙通道拮抗剂和麻醉剂等。但这些药物的疗效和安全性需要进一步研究和评估。

4. 康复治疗　患者可以通过康复治疗来加强肌肉的力量和灵活性，减轻症状并预防并发症。康复治疗包括物理治疗、按摩、理疗和运动等。

七、中医治疗

周期性瘫痪目前尚无特效的药物治疗方法。中医治疗可以辅助改善患者的症状和预防发作，具体治疗方法如下：

1. 中药治疗　选用具有祛风化痰、行气活血、止痛舒筋等功效的中药，如桂枝加附子汤、越鞠丸、乌梅丸等。

2. 针灸治疗　通过针刺经络、调节气血、平衡阴阳等方式，缓解痉挛、减轻疼痛等症状，常用穴位包括风池、大椎、足三里等。

3. 推拿按摩　通过推拿按摩肌肉、放松筋膜、改善血液循环等方式，缓解肌肉痉挛、减轻疼痛等症状。

第九章　运动障碍疾病

第一节　亨廷顿病

亨廷顿病（HD）是一种由遗传突变引起的神经退行性疾病，主要影响中枢神经系统，导致运动障碍、认知障碍和精神障碍等多种症状。该疾病以美国医师 George Huntington 的名字命名。

亨廷顿病是一种常染色体显性遗传疾病，由 HTT 基因上的突变引起，该基因编码一种称为亨廷顿蛋白（HTT）的蛋白质。这种突变导致 HTT 蛋白的异常积累和聚集，最终导致神经元的死亡和神经功能的丧失。

亨廷顿病的症状通常在成年后出现，病情会逐渐恶化。最初的症状通常是轻微的运动障碍，如肢体不自主抽动、面部抽搐和舞蹈样动作等。随着病情的进展，患者可能会出现认知障碍、情绪障碍、精神障碍和行为异常等症状。

一、病因

亨廷顿病是由 HTT 基因的突变引起的遗传性疾病，HTT 基因位于第 4 号染色体上。正常情况下，HTT 基因编码的蛋白质亨廷顿蛋白（HTT）对神经细胞的正常功能具有重要作用。但是，HTT 基因发生突变后，蛋白质的结构和功能发生改变，导致神经细胞受损和死亡，从而引起亨廷顿病的发生。

亨廷顿病的遗传模式为常染色体显性遗传，这意味着只要一个患有 HTT 基因突变的父母将其基因传给子女，后代就有 50% 的概率继承该突变基因并发展亨廷顿病。突变基因在患者身上的表现为一个"CAG"三核苷酸重复地扩增，正常情况下该重复数小于等于 35 个，而患有亨廷顿病的人则往往会有大于 36 个的 CAG 重复数。CAG 重复数的增加会导致 HTT 蛋白的异常积聚和聚集，最终导致神经细胞的死亡和神经系统的损伤。

尽管亨廷顿病是由单一基因突变引起的疾病，但患者的症状和病情表现有很大的差异，这可能与其他基因、环境和生活方式等因素的相互作用有关。

二、临床表现

1. 运动症状　包括无意识的抽动、不自主的肌肉收缩和舞蹈样动作。这些症状通常从 40 岁左右开始出现，逐渐加重，导致行走、说话和吞咽困难。

2. 认知症状　包括记忆力减退、思维弛缓、失去判断力和决策能力等。这些症状通常在运动症状之后出现，但也可能在早期就有表现。

3. 行为和情绪问题　包括抑郁、焦虑、易怒和冲动等。这些问题也可能在早期就出现，导致患者和家人的生活质量下降。

三、辅助检查

1. 遗传学检查 亨廷顿病是由 HTT 基因的突变引起的，因此可以通过检查 HTT 基因是否突变来确定是否患有亨廷顿病。

2. 神经影像学检查 如 MRI 和 CT 等，可以检查患者脑部结构是否异常。

3. 精神评估 可以通过心理测量和问卷调查等方法，评估患者的认知和情绪状况。

4. 运动功能评估 可以通过观察患者的运动表现，如步态、姿势、肢体运动协调性等，评估患者的运动功能。

5. 血液检查 可以检查患者的血液生化指标，如肝肾功能、电解质、血脂等，以评估患者全身健康状况。

四、诊断

1. 临床表现 医师会通过询问患者的病史和观察患者的临床表现来确定是否存在亨廷顿病的症状。

2. 遗传学检查 亨廷顿病是由 HTT 基因的突变引起的，可以通过检查 HTT 基因是否突变来确定是否患有亨廷顿病。通常使用基因检测来进行检查。

3. 神经影像学检查 如核磁共振成像（MRI）和计算机断层扫描（CT）等，可以检查患者脑部结构是否异常，确定是否存在神经退化和萎缩等现象。

4. 精神评估 可以通过心理测量和问卷调查等方法，评估患者的认知和情绪状况。

五、鉴别诊断

1. 帕金森病 是一种神经退行性疾病，其主要症状是静止性震颤、肌肉僵硬和运动缓慢。与亨廷顿病不同的是，帕金森病的运动症状主要表现为肌肉僵硬和运动缓慢。

2. 帕金森病样痴呆 是一种认知障碍性疾病，其主要症状是运动障碍和认知障碍。与亨廷顿病不同的是，帕金森病样痴呆的运动症状类似于帕金森病，但其认知障碍较为严重。

3. 肌张力障碍 是一种由基底节功能障碍引起的疾病，其主要症状是不自主的运动和肌肉紧张。与亨廷顿病不同的是，肌张力障碍的运动症状主要表现为不自主的肌肉收缩和肌肉紧张。

4. 阿尔茨海默病 是一种认知障碍性疾病，其主要症状是记忆力减退、思维迟缓和失去判断力。与亨廷顿病不同的是，阿尔茨海默病的运动症状较轻，通常表现为行走不稳和平衡障碍。

六、西医治疗

1. 药物治疗 常用的药物包括抗精神病药、抗抑郁药和抗焦虑药等，用于缓解患者的行为和情绪问题。此外，还可以使用针对症状的药物，如肌肉松弛药和抗震颤药等。

2. 物理治疗 物理治疗可以帮助患者维持肌肉功能和平衡能力，减轻运动症状的程度和频率。

3. 职业治疗 可以帮助患者维持日常生活能力，提高生活质量。

4. 心理治疗　可以帮助患者应对情绪和行为问题，减轻精神痛苦，提高生活质量。

七、中医治疗

亨廷顿病目前尚无中医治疗的确切方法。但是，中医药治疗可以辅助减轻一些症状，提高患者的生活质量。中医治疗主要包括以下三个方面：

1. 中药治疗　中药可以缓解亨廷顿病患者的肌肉僵硬、手足抽搐等症状，改善睡眠和食欲。常用的中药包括柴胡、黄芩、丹参、大枣等。

2. 针灸治疗　可以刺激人体的神经、肌肉系统，调节机体的生理功能，缓解运动障碍和精神问题。常用的针灸治疗包括耳穴针刺、头部针刺等。

3. 推拿按摩　可以改善患者的肌肉僵硬和疼痛，促进血液循环，缓解精神压力和焦虑情绪。

第二节　肝豆状核变性

肝豆状核变性是一种遗传性的神经退行性疾病，通常在成年期发病。这种疾病的病因是染色体上 HTT 基因发生突变，导致神经元在体内逐渐死亡，从而影响运动、认知和情感等方面的功能。肝豆状核是大脑深部的一部分，控制运动和认知功能，所以这种疾病也被称为肝豆状核病。

肝豆状核变性的症状包括运动障碍、认知障碍和情感问题。运动障碍表现为不自主的动作和肌肉僵硬，以及动作的缓慢和不协调等。认知障碍表现为记忆力减退、决策困难和注意力不集中等。情感问题包括情绪波动、抑郁和焦虑等。这些症状会随着疾病的进展逐渐加重，最终导致患者完全失去自理能力。目前尚无治愈肝豆状核变性的方法，但可通过药物和康复治疗等手段减轻症状。

一、病因

肝豆状核变性是由 HTT 基因发生突变导致的。HTT 基因位于第 4 号染色体上，编码一种叫作亨廷丁蛋白的蛋白质。正常情况下，亨廷丁蛋白对神经元有保护作用。但是，当 HTT 基因突变时，亨廷丁蛋白的结构发生改变，变得异常，不再能够正常地发挥其保护作用。

突变的 HTT 基因会导致亨廷丁蛋白的特定部分重复出现，这种重复出现的长度会决定疾病的严重程度。如果重复的长度小于 36 个核苷酸，那么亨廷丁蛋白的结构不会改变，也不会导致疾病发生。但是，当重复的长度达到一定阈值（通常为 40 个核苷酸以上），就会导致亨廷丁蛋白的结构发生改变，从而引起神经细胞死亡和神经元网络的失调，最终导致肝豆状核变性的发生。

肝豆状核变性是一种遗传性疾病，通常是由患者的父母中至少一人携带突变的 HTT 基因传给下一代引起的。如果一个父母携带 HTT 基因突变，那么每个子女患上肝豆状核变性的概率为 50%。

二、临床表现

肝豆状核变性的临床表现非常复杂，会影响患者的运动、认知、情感和行为等多个方面。以下是肝豆状核变性的一些常见症状：

1. 运动障碍　肝豆状核变性患者常常表现出肌肉僵硬、震颤、不自主的动作和动作的缓慢和不协调等症状。这些症状会随着疾病的进展而加重，最终导致患者完全失去行动能力。

2. 认知障碍　肝豆状核变性患者也会出现记忆力减退、决策困难、语言障碍和注意力不集中等认知障碍。这些症状会随着疾病的进展而加重，最终导致患者完全失去认知能力。

3. 情感问题　肝豆状核变性患者也常常表现出情绪波动、抑郁、焦虑和易怒等情感问题。这些症状也会随着疾病的进展而加重。

4. 行为问题　肝豆状核变性患者有时也会出现行为问题，如冲动、暴力和进食障碍等。这些症状会给患者的家庭和社会造成很大的负担。

三、辅助检查

1. 神经系统检查　医师会通过观察患者的行动和动作、检查肌肉的紧张程度、观察眼球的运动和判断感觉神经的功能状况等，来评估患者的神经系统功能。

2. 影像学检查　MRI 是一种可以检查大脑结构和功能的影像学检查方法，可以帮助医师确定患者是否存在肝豆状核萎缩等大脑异常。

3. 遗传学检查　肝豆状核变性是一种遗传性疾病，因此可以通过遗传学检查来确定患者是否携带 HTT 基因突变。

4. 生物化学检查　可以通过检查患者的血清中的谷氨酸盐水解酶（GABA）浓度、甲状腺功能、肝功能等来排除其他可能引起症状的疾病。

四、诊断

1. 症状表现　患者需要有明显的肝豆状核变性的症状，如运动障碍、认知障碍和情感问题等。

2. 遗传学检查　患者需要有 HTT 基因突变的证据，通常是通过基因检测来确定。

3. 影像学检查　患者需要有大脑萎缩的证据，通常是通过 MRI 等影像学检查来确定。

五、鉴别诊断

1. 帕金森病　是一种神经退行性疾病，也会表现出震颤、肌肉僵硬和动作不协调等症状。但帕金森病的运动障碍通常比肝豆状核变性的运动障碍轻，且患者往往不会表现出情感和认知问题。

2. 多发性硬化　是一种自身免疫性疾病，会导致中枢神经系统受损，表现出运动和感觉障碍、视力障碍和认知问题等症状。但多发性硬化的运动障碍通常与肝豆状核变性不同，多发性硬化的症状会发作性出现，而且通常不会表现出肌肉僵硬和不自主的动作等症状。

3. 阿尔茨海默病　是一种神经退行性疾病，通常表现为记忆力减退、语言障碍和认知障碍等症状。但阿尔茨海默病的运动和情感问题通常比肝豆状核变性轻，且不会表现出肌肉僵硬和动作不协调等症状。

六、西医治疗

肝豆状核变性目前还没有根治方法，但可以通过一些药物和康复治疗等手段来减轻症状和提高生活质量。以下是一些常用的治疗方法：

1. 药物治疗 肝豆状核变性患者可以使用一些药物来减轻症状，如抗精神病药、抗抑郁药、镇静剂和抗焦虑药等。这些药物可以帮助控制运动障碍、情感问题和认知障碍等症状，但需要根据患者的具体情况进行选择和调整。

2. 康复治疗 肝豆状核变性患者可以通过康复治疗来提高运动和认知功能，如物理治疗、语言治疗和认知训练等。这些治疗可以帮助患者维持和提高日常生活能力，减轻症状，提高生活质量。

3. 支持性治疗 肝豆状核变性患者需要定期进行身体检查和医疗管理，包括营养支持、呼吸治疗、预防感染等方面。支持性治疗可以帮助患者维持身体健康，减轻并发症，提高生活质量。

七、中医治疗

肝豆状核变性目前尚无特效的药物治疗方法。中医治疗可以缓解症状、改善生活质量，具体治疗方法如下：

1. 中药治疗 选用具有清热解毒、补肝养血、安神益智等功效的中药，如当归补血汤、天麻钩藤饮等。

2. 针灸治疗 通过针刺经络、调节气血、平衡阴阳等方式，缓解肌肉痉挛、改善运动障碍等症状，常用穴位包括足三里、大椎、百会等。

3. 推拿按摩 通过推拿按摩肌肉、放松筋膜、改善血液循环等方式，缓解肌肉痉挛、减轻疼痛等症状。

第三节 进行性肌萎缩症

进行性肌萎缩症（PMA）是一种罕见的神经退行性疾病，属于运动神经元疾病的一种。它会导致运动神经元逐渐退化和死亡，影响身体的肌肉运动功能。

PMA通常开始于四肢的运动神经元，随着疾病的进展，肌无力逐渐加重，并扩散到躯干和呼吸肌。患者的肌肉会出现萎缩和无力，最终导致瘫痪和呼吸衰竭等严重后果。PMA与肝豆状核变性、渐冻人综合征等疾病类似，但它通常只影响运动神经元，而不涉及认知和情感功能。

一、病因

1. 遗传因素 进行性肌萎缩症有时是由基因突变引起的，遗传因素可能是这种疾病的主要因素之一。目前已知，一些基因可能与进行性肌萎缩症的发生和发展有关，如SOD1基因、VAPB基因和SETX基因等。

2. 环境因素 也可能与进行性肌萎缩症的发生有关，如长期暴露于重金属、有机溶剂、农药和电磁辐射等有害物质，可能会对神经系统产生损害，导致进行性肌萎缩症的发生。

3. 其他因素 一些研究还发现，进行性肌萎缩症的发生可能与免疫系统异常、神经元代谢障碍和氧化应激等因素有关。

二、临床表现

1. 肌无力和萎缩　进行性肌萎缩症最突出的症状就是肌无力和萎缩，这种无力和萎缩通常从肌肉的远端开始出现，逐渐向近端扩散。

2. 运动障碍　肌无力和萎缩会导致患者的运动功能受到影响，如患者可能会出现走路困难、手指不灵活、上臂不支持等症状。

3. 疲劳　患者容易感到疲劳和乏力，即使在休息之后也很难恢复体力。

4. 肌肉抽搐　患者可能会出现肌肉抽搐，这是由于运动神经元受损而引起的。

5. 呼吸困难　当进行性肌萎缩症扩散到呼吸肌时，患者可能会出现呼吸困难和发作性窒息等症状。

三、辅助检查

1. 神经电生理检查　可以检查运动神经元的功能状态和传导情况，对于进行性肌萎缩症的诊断和鉴别诊断具有重要意义。

2. 肌肉活检　可以检查肌肉组织的形态和功能状态，包括肌纤维结构、脂肪和胶原纤维的沉积和肌肉细胞的变性等。

3. 血液和尿液检查　进行性肌萎缩症患者的血液和尿液检查可能会显示肌肉损伤的标志物，如肌酸激酶（CK）和肌红蛋白等。

4. 影像学检查　可以帮助确定肌肉和神经系统的损伤情况，如肌肉 CT 或 MRI、脑和脊髓 MRI 等。

5. 基因检测　一些进行性肌萎缩症可能是由基因突变引起的，因此基因检测可以确定患者的基因突变情况，以确定疾病的遗传性质。

四、诊断

1. 确认神经元损害　必须明确患者的神经元受到了损害，即运动神经元的功能受损。

2. 排除其他疾病　需要排除其他神经退行性疾病和一些神经－肌肉接头传递障碍等其他疾病的可能性。

3. 确认运动神经元受损的区域　需要确定运动神经元损害的区域和范围，以确定病变的性质和类型。

4. 考虑病程　需要考虑患者的病程，以确定病变的进行性。

5. 其他　需要明确患者的肌无力和萎缩，以及其他临床表现。

五、鉴别诊断

1. 肌萎缩性侧索硬化症　是一种运动神经元疾病，与进行性肌萎缩症的症状和临床表现非常相似，包括肌无力、萎缩和呼吸困难等。但与进行性肌萎缩症不同，肌萎缩性侧索硬化症通常会涉及上、下运动神经元，而进行性肌萎缩症只涉及下运动神经元。

2. 脊髓性肌萎缩症　是一种遗传性疾病，与进行性肌萎缩症的症状和临床表现相似，包括肌无力、萎缩和呼吸困难等。但与进行性肌萎缩症不同，脊髓性肌萎缩症通常出现在婴儿期或儿童期，并且涉及上、下运动神经元。

3. 肌萎缩性肌无力症　是一种自身免疫性疾病，也可以引起肌无力和萎缩等症状。与进行性肌萎缩症不同，肌萎缩性肌无力症通常涉及神经－肌肉接头传递障碍。

4. 肌萎缩侧索硬化症　是一种运动神经元疾病，与进行性肌萎缩症的症状和临床表现相似，包括肌无力、萎缩和呼吸困难等。但与进行性肌萎缩症不同，肌萎缩侧索硬化症通常只涉及下运动神经元。

六、西医治疗

1. 药物治疗　针对肌无力、痉挛、抽搐、口干、口腔溃疡、焦虑等症状，可以使用肌肉松弛药、抗痉挛剂、抗抽搐剂、口腔保护剂、抗抑郁药等药物进行治疗。

2. 物理治疗　包括肌肉锻炼、理疗、电疗等，可以帮助患者维持肌肉力量和运动功能。

3. 呼吸治疗　当进行性肌萎缩症涉及到呼吸肌时，需要进行呼吸治疗，包括氧气治疗、呼吸肌锻炼、支持性呼吸机等。

4. 营养治疗　进行性肌萎缩症患者的能量消耗往往较高，容易出现营养不良，需要根据患者的营养需求进行营养治疗。

5. 支持治疗　包括心理支持、社会支持、疼痛管理等，可以帮助患者改善心理状态和生活质量。

七、中医治疗

进行性肌萎缩症的中医治疗主要是以中药为主，配合针灸、推拿等辅助治疗。

1. 中药　根据患者的具体病情和辨证分型，可选用益气固表、活血化瘀、温经散寒、补肾填精等方剂进行治疗。常用的中药有人参、黄芪、当归、白芍、川芎、桂枝、肉桂、干姜、附子、熟地黄、五味子、杜仲等。同时还需注意调整患者的饮食结构，增加高蛋白、高热量食物的摄入，避免食用生冷、辛辣、油腻等刺激性食物。

2. 针灸　可针刺足三里、肝俞、肾俞、命门等穴位进行治疗。推拿方面，可采用推拿结合腰椎牵引、拔罐、艾灸等手段进行治疗。

第四节　脊髓性肌萎缩症

脊髓性肌萎缩症（SMA）是一种常见的神经－肌肉疾病，主要影响运动神经元，导致肌无力、萎缩和功能障碍。脊髓性肌萎缩症通常是由一个特定基因的缺陷或突变引起的，这个基因叫作 SMN 1。SMN 1 基因编码一种蛋白质，这种蛋白质对于维持运动神经元的正常功能非常重要。

一、病因

脊髓性肌萎缩症是由基因突变或缺陷引起的遗传性疾病。脊髓性肌萎缩症与染色体上的 SMN 1 基因有关，该基因编码一种名为 SMN 蛋白的关键蛋白。SMN 蛋白对于运动神经元的生存和功能维持至关重要。

脊髓性肌萎缩症是一种隐性遗传疾病，意味着患者必须从父母双方都继承有缺陷的 SMN 1 基因才会患病。如果只从一个父母继承有缺陷的 SMN 1 基因，那么患者就是脊髓性肌萎缩症基因携带者，没有症状。

SMN 1 基因缺陷会导致 SMN 蛋白的表达减少，进而影响运动神经元的正常功能，最终导致肌无力、萎缩和功能障碍。缺陷的 SMN 1 基因可能是完全缺失，也可能是部分缺失或突变。SMN 1 缺失的程度通常决定了脊髓性肌萎缩症的严重程度和类型。

除了 SMN 1 基因的突变或缺陷外，还有一些因素可能会影响脊髓性肌萎缩症的严重程度和症状表现，如 SMN 2 基因的拷贝数、患者的性别和其他基因变异等。但 SMN 1 基因缺陷是脊髓性肌萎缩症的主要病因。

二、临床表现

脊髓性肌萎缩症的临床表现因病情严重程度和病程不同而异。脊髓性肌萎缩症主要影响运动神经元，导致肌无力、萎缩和功能障碍，下面是不同类型脊髓性肌萎缩症的主要临床表现：

SMA 1 型：又称 Werdnig-Hoffmann 病，是脊髓性肌萎缩症类型中最常见和最严重的类型。通常在出生后的前几个月内出现。患者无法坐立或抬头，甚至无法吞咽和呼吸，需要依靠呼吸机维持生命。

SMA 2 型：通常在 6～18 个月的婴幼儿期出现。患者可以坐立，但无法行走，需要依赖轮椅。

SMA 3 型：通常在 2～17 岁出现，称为 Kugelberg-Welander 病。患者可以站立和行走，但肌无力和萎缩会随着时间的推移而加重。

SMA 4 型：又称成年型脊髓性肌萎缩症，是最少见的类型，通常在成年人中出现。症状轻微，进展缓慢，可能会影响行动能力和肌肉力量。

三、辅助检查

1. 基因检测　通过基因测序技术检测 SMN 1 基因是否存在缺陷或突变，是确诊脊髓性肌萎缩症的金标准。

2. 肌电图　是一种检测肌肉和神经系统功能的常规方法，可检测脊髓性肌萎缩症患者是否存在肌电传导速度慢、肌电活动幅度小等异常。

3. 神经－肌肉图　是一种检测神经和肌肉功能的方法，可以帮助评估脊髓性肌萎缩症患者的神经－肌肉传导速度和潜伏期等指标。

4. 脊髓 MRI　可以显示脊髓的形态和结构，有助于评估脊髓性肌萎缩症患者的脊髓病变情况。

5. 血液检测　可以检测肌肉酶的水平，如肌酸激酶等。在脊髓性肌萎缩症患者中，CK 水平通常正常或轻度升高。

6. 呼吸功能检测　可以评估脊髓性肌萎缩症患者的呼吸肌功能和肺活量。

四、诊断

1. 详细询问病史　包括症状的起始时间、进展情况、家族病史等信息。

2. 进行全面的身体检查　主要包括神经系统和肌肉系统的检查，以评估肌力、反射、感觉和肌萎缩等情况。

3. 进行辅助检查 包括基因检测、肌电图、神经－肌肉图、脊髓磁共振成像、血液检测、呼吸功能检测等。

五、鉴别诊断

1. 帕金森病 是一种常见的神经退行性疾病，主要表现为静止性震颤、肌肉僵硬、动作弛缓和平衡障碍等。

2. 肌营养不良 是一种遗传性疾病，主要表现为肌无力和萎缩、智力障碍和肝脾肿大等。

3. 神经－肌肉疾病 包括肌萎缩性侧索硬化症、肌病等，这些疾病也会导致肌无力和萎缩，需要通过辅助检查进行鉴别诊断。

4. 脊髓疾病 如脊髓损伤、脊髓炎等也会导致肌无力和萎缩，需要通过 MRI 等辅助检查进行鉴别诊断。

5. 运动神经元病 如肌萎缩侧索硬化症等也会导致肌无力和萎缩，需要通过肌电图和神经－肌肉图等辅助检查进行鉴别诊断。

六、西医治疗

1. 药物治疗 目前已经批准的脊髓性肌萎缩症治疗药物包括纳洛酮和里博韦林。这些药物可以帮助恢复或增加运动神经元的功能，延缓病情进展。

2. 物理治疗 物理治疗包括康复训练、肌肉牵张、按摩等，可以帮助提高肌肉力量和保持关节灵活性。康复训练还可以帮助提高患者的日常生活能力和独立性。

3. 手术治疗 手术治疗包括脊柱手术和关节手术等，可以纠正脊柱侧弯、髋关节脱臼等畸形，提高患者的行动能力和生活质量。

4. 呼吸支持 对于脊髓性肌萎缩症患者的呼吸肌无力和肺功能受损，可以采取呼吸支持措施，包括使用呼吸机、使用支氧设备等，以帮助维持呼吸功能和预防呼吸道感染。

七、中医治疗

中医治疗脊髓性肌萎缩症主要是通过调整身体的阴阳平衡和气血流通，促进气血的运行和调整神经系统的功能，缓解症状和延缓病情进展。常用的中医治疗方法包括：

1. 中药治疗 是中医治疗脊髓性肌萎缩症的主要方法，常用的中药包括补益肝肾、温通经络、化痰止咳等功效的药物，如当归、巴戟天、黄芪、熟地等。

2. 针灸治疗 可以刺激和调节神经系统的功能，促进局部的血液循环和气血的流通，从而缓解症状和延缓病情进展。常用的针灸方法包括电针、温针、艾灸等。

3. 推拿按摩 可以促进身体的气血流通，调节神经系统的功能，缓解症状和改善身体的状态。常用的推拿按摩包括经络推拿、穴位按摩等。

第十章 功能性疾病

第一节 三叉神经痛

三叉神经痛是最常见的脑神经疾病，以一侧面部三叉神经分布区内反复发作的阵发性剧烈痛为主要表现，国内统计的发病率 52.2/10 万，女略多于男，发病率可随年龄而增长。三叉神经痛多发生于中老年人，右侧多于左侧。该病的特点是：在头面部三叉神经分布区域内，发病骤发，骤停、闪电样、刀割样、烧灼样、顽固性、难以忍受的剧烈性疼痛。说话、洗脸、刷牙或微风拂面，甚至走路时都会导致阵发性时的剧烈疼痛。疼痛历时数秒或数分钟，疼痛呈周期性发作，发作间歇期同正常人一样。

一、病因

三叉神经痛的病因并不完全清楚，但一般认为它与三叉神经的异常活动有关。三叉神经痛的病因包括以下五个方面：

1. 血管压迫　三叉神经与周围的血管密切相关，如果血管过大或异常增生，就可能压迫或刺激三叉神经，导致三叉神经痛。

2. 神经系统疾病　如脑膜炎、脑出血、脑肿瘤等神经系统疾病，可能导致三叉神经的受损或炎症，进而引起三叉神经痛。

3. 感染　如牙齿感染、鼻窦炎等感染疾病，也可能引起三叉神经的受损和疼痛。

4. 外伤　三叉神经痛也可以由头部外伤引起，如颅骨骨折、牙齿抽搐等。

5. 长期用药　某些药物如抗抑郁药、抗惊厥药等，长期使用可能导致神经系统损伤和三叉神经痛。

二、临床表现

三叉神经痛的临床表现主要是反复发作的剧烈疼痛，通常限于面部和头部的一侧，疼痛通常是刺痛或电击样的感觉，且疼痛会在数秒或数分钟内迅速出现和消失。疼痛可以在不同的位置出现，如下颌、颧骨、眼眶、耳后、鼻孔、牙齿等部位，但通常不会波及到头皮、颈部或肩膀等区域。

在疼痛发作期间，患者往往会出现反射性闭眼、面部扭曲、口角㖞斜等症状，严重时甚至会导致晕厥。疼痛通常由特定的刺激或触发因素引起，如洗脸、刷牙、吃东西、讲话、吹风等。因此，患者往往会尽可能避免这些刺激性动作，以减轻疼痛。

除了剧烈的疼痛之外，三叉神经痛还可能伴有面部麻木、刺痛、感觉异常、肌肉痉挛等症状，这些症状通常出现在疼痛发作前或后。三叉神经痛通常是一种间歇性发作的疾病，发作的频率和持续时间不一定相同，但随着病情进展，疼痛的频率和强度往往会逐渐加剧，严重影响患者的生活质量。

三、辅助检查

1. 神经影像学检查 包括 CT、MRI 等，可以帮助确定三叉神经是否受到压迫、损伤或病变。如果有明显的神经结构异常，通常需要进一步评估和治疗。

2. 麻醉试验 是一种常用的诊断方法，通过注射局部麻醉药物来判断疼痛是否来自于三叉神经，如果注射后疼痛立即消失或减轻，则可以确定三叉神经痛的诊断。

3. 神经传导速度检查 可以帮助评估三叉神经是否受到损伤或病变，以及病变的位置和程度。

4. 血液检查 可以排除其他疾病的可能性，如感染、代谢性疾病等。

三叉神经痛的诊断通常基于患者的症状和病史，但也有一些诊断标准可以作为参考。目前常用的三叉神经痛诊断标准包括以下两种：

四、诊断

1. 病史 医师需要询问患者疼痛的特点、发作的频率、持续时间等信息，以确定是否符合三叉神经痛的症状特征。

2. 体格检查 医师需要进行面部神经和感觉的检查，以确定是否存在神经损伤和感觉异常。检查可能包括触摸、冷热刺激和敲击等。

3. 影像学检查 如果需要排除其他神经系统疾病，可以进行头部 CT、MRI 等影像学检查。

4. 鉴别诊断 需要排除其他可能引起面部疼痛的疾病，如颅神经痛、三叉神经炎、口腔疾病等。

5. 诊断标准 可以参考国际头痛学会的三叉神经痛诊断标准，对症状进行综合评估和诊断。

五、鉴别诊断

1. 牙齿痛和牙龈炎 可能会引起面部疼痛和刺痛，因此需要进行口腔检查来确定是否存在牙齿问题。

2. 三叉神经炎 是一种由病毒感染引起的疾病，与三叉神经痛的症状相似，但通常伴有面部肿胀、发热等症状。

3. 脑神经瘤 是一种罕见的肿瘤，可能在三叉神经分布的区域生长，引起面部疼痛和感觉障碍。

4. 面肌痉挛 是一种肌肉收缩和痉挛引起的面部疼痛，通常与表情运动相关，不同于三叉神经痛。

5. 三叉神经周围炎 是一种由病毒或细菌感染引起的炎症，可能引起面部疼痛和感觉异常。

六、西医治疗

三叉神经痛的治疗方法包括药物治疗、手术治疗和其他治疗方法。具体治疗方案应根据病因、症状严重程度和患者情况等因素而定。

1. 药物治疗

（1）抗痛风药物：可减轻疼痛和减少发作，常用的药物包括卡马西平、苯妥英钠等。

（2）抗抑郁药物：可减轻疼痛和改善情绪，常用的药物包括阿米替林、帕罗西汀等。

（3）抗癫痫药物：可减轻疼痛和减少发作，常用的药物包括卡马西平、加巴喷丁等。

（4）镇痛药物：可缓解疼痛，常用的药物包括氯胺酮、芬太尼等。

2. 手术治疗　对于药物治疗无效或不能耐受的患者，可以考虑手术治疗，包括微血管减压术、射频治疗、激光治疗等。微血管减压术是目前最常用的手术治疗方法，其原理是通过减轻三叉神经受压，缓解疼痛。射频治疗和激光治疗都是无创的治疗方法，通过高温烧灼病变组织，减轻神经痛症状。

七、辨证施治

中医认为，三叉神经痛的病机主要为虚实夹杂，治疗应根据具体情况进行辨证施治。

1. 肝郁火旺型　因肝气郁结，郁而化火，导致三叉神经痛发作。治疗应以疏肝解郁、清热泻火为主，常用的中药有柴胡、枳壳、龙胆草等。

2. 痰湿内蕴型　因体内湿气重，痰湿内蕴，痰火上扰，导致三叉神经痛。治疗应以祛湿化痰、清热解毒为主，常用的中药有半夏、陈皮、黄连等。

3. 脾肾阳虚型　因体内阳气不足，阴盛阳衰，导致三叉神经受损。治疗应以温补脾肾、固摄精气为主，常用的中药有当归、巴戟天、杜仲等。

4. 血瘀阻络型　因体内气血不畅，瘀血阻滞，导致三叉神经痛。治疗应以活血化瘀、通络止痛为主，常用的中药有丹参、川芎、桃仁等。

第二节　面肌痉挛

面肌痉挛是一种由面部肌肉的异常收缩和痉挛引起的疾病，通常表现为面部肌肉疼痛、抽搐和不自主的面部表情运动。面肌痉挛是一种神经性疾病，主要影响面部肌肉和面神经，通常会影响到面部表情、口腔和喉咙的运动，甚至影响到说话、吞咽和呼吸。

一、病因

面肌痉挛的发病原因不完全清楚，可能与遗传、环境、药物、感染、外伤和神经系统疾病等因素有关。

1. 遗传　研究表明，面肌痉挛可能与遗传有关。有些人可能会因为基因突变而导致神经－肌肉连接的异常，进而导致面肌痉挛。

2. 环境　可能会诱发面肌痉挛，如空气污染、长时间面对电脑或手机等。

3. 药物　某些药物可能会引起面肌痉挛，如抗精神病药、抗抑郁药和抗惊厥药等。

4. 感染　面肌痉挛也可能与感染有关，如颅脑损伤、中耳炎、口腔疾病等。

5. 外伤　颅脑外伤可能会损伤面部神经和肌肉，导致面肌痉挛的发生。

6. 神经系统疾病　面肌痉挛有时可能是神经系统疾病的表现，如帕金森病、多发性硬化等。

二、临床表现

1. 面部肌肉疼痛　患者会感到面部肌肉的持续性或间歇性疼痛，疼痛可能会扩散到颈部和肩部。

2. 面部抽搐　患者会出现面部肌肉的不自主收缩和抽搐，通常会影响到面部表情的正常运动，如眼、嘴唇、额头等。

3. 面部表情运动　患者会出现不自主的面部表情运动，如面部抽搐、嘴唇扭曲等，通常会引起他人的注意和困扰。

4. 说话和吞咽困难　由于面肌痉挛的影响，患者可能会出现说话困难、口齿不清和吞咽困难等症状。

5. 头痛和眼部症状　有些患者可能会出现头痛、眼睛疼痛和视物模糊等症状。

三、辅助检查

1. 血液检查　面肌痉挛与炎症等疾病有关，因此可以通过血液检查来排除其他潜在的疾病。

2. 神经系统检查　可以通过神经系统检查来确定面肌痉挛的特点和症状，如检查面部神经和感觉，以及评估面部肌肉的活动度。

3. CT 或 MRI 扫描　可以通过头部 CT 或 MRI 扫描来排除其他神经系统疾病的可能性。

4. 药物试验　可以通过使用一些特定的药物来诊断面肌痉挛，如肌肉松弛药、神经节阻滞剂和肌肉松弛药等。

5. 眼科检查　对于伴有眼睛症状的患者，可以进行眼科检查以排除眼部疾病的可能性。

四、诊断

面肌痉挛的诊断标准并不统一，不同的医师和医学组织可能会有不同的标准。以下是国际头痛学会（IHS）关于面肌痉挛的诊断标准：

1. 临床特征　周期性或不规则的面部抽搐或痉挛，通常会导致面部肌肉疼痛和不自主的面部表情运动。

2. 持续时间　症状持续时间不少于 3 个月。

3. 排除其他疾病　需要排除其他疾病的可能性，如帕金森病、脑卒中、面神经损伤等。

五、鉴别诊断

1. 意向性震颤　与面肌痉挛相似，但通常伴有手臂、手腕和手指的震颤，而且在动作中发生，静止时会消失。

2. 口腔－面部疼痛综合征　通常伴随牙痛和颞下颌关节痛，而不是面肌痉挛的特征性症状。

3. 眼睑痉挛　面肌痉挛的症状通常涉及面部和口腔，而眼睑痉挛则主要涉及眼睑和周围区域。

4. 肌张力障碍　如张力性头痛、肌肉痉挛、肌张力障碍性难以控制运动等疾病。

5. 神经源性疼痛　如三叉神经痛、舌咽神经痛、枕神经痛等。

六、西医治疗

1. 肌肉松弛药　常用的肌肉松弛药包括苯海索和左旋多巴等，可减轻面肌痉挛的症状。

2. 抗痉挛药物　如丙戊酸钠等，可通过抑制神经冲动传导来减轻面肌痉挛的症状。

3. 肌注肉毒杆菌素　通过注射肉毒杆菌素来削弱肌肉收缩，减轻面肌痉挛的症状。这种治疗方法需要经过医师的严格评估和操作。

4. 手术治疗　对于严重的面肌痉挛，可以考虑手术治疗，如微血管减压术和神经切除术等。

七、辨证施治

中医认为，面肌痉挛是由于气滞血瘀、肝肾不足、情志失调等因素引起。其辨证施治应根据不同病因病机采用不同的中医治疗方法：

1. 气滞血瘀型　以面部痉挛、口角㖞斜、舌强不语、口干口苦、心烦易怒等症状为主。可采用活血化瘀、行气舒络的方法治疗，如用桃仁、红花、川芎等活血化瘀药物，配合香附、青皮、柴胡等行气舒络药物。

2. 肝肾不足型　以面部痉挛、口干、视物模糊、耳鸣、腰膝酸软等症状为主。可采用滋肾益肝、益气活血的方法治疗，如用枸杞子、山药、当归、白芍等滋肾益肝药物，配合人参、黄芪、桂枝等益气活血药物。

3. 情志失调型　以面部痉挛、情绪波动、失眠、多梦等症状为主。可采用安神定志、调节情绪的方法治疗，如用龙骨、牡蛎、远志、酸枣仁等安神定志药物，配合柴胡、甘草、茯苓等调节情绪的药物。

第三节　癫痫

癫痫是指患者在无发热或其他诱因情况下，长期反复地出现至少两次或两次以上痫性发作者，某些癫痫患者，无论其病因是否相同，因具有一组相同症状与特征，在临床上特称为癫痫综合征，是很多疾病的症状之一，临床上表现复杂。

一、病因

1. 遗传　癫痫有一定的遗传倾向，有癫痫家族史的人更容易患病。

2. 脑部疾病或损伤　脑部疾病或损伤，如脑血管病变、脑肿瘤、脑炎、头部外伤等，可能会引起癫痫。

3. 先天性异常　出生时就存在的大脑发育异常、胎儿缺氧等也可能会导致癫痫的发生。

4. 代谢紊乱　代谢紊乱，如低血糖、低钙血症、低钠血症等，也可能引起癫痫。

5. 暴露于化学物质或物理刺激　某些化学物质或物理刺激，如酒精、可卡因、闪光灯等，也可能导致癫痫发作。

6. 某些药物或戒断反应　某些药物的不良反应或戒断反应可能导致癫痫，如安眠药、抗抑郁药等。

7. 其他　如压力过大、睡眠不足、免疫系统异常等也可能是癫痫的发病因素之一。

二、临床表现

1. 局灶性（部分性、局限性）发作

（1）单纯局灶性发作：发作中无意识丧失、也无发作后不适现象。持续时间平均10～20s。其中以局部一灶性运动性发作最常见，表现为面、颈、或四肢某部分的强直或阵挛性抽动，特点易见头、眼持续性同向偏斜的旋转性发作年长儿可能会诉说发作初期有头痛、胸部不适等先兆。有的患儿于局限性运动发作后出现抽搐后肢体短暂麻痹，持续数分钟至数小时消失，称为 Todd 麻痹。

局灶性感觉发作（躯体或特殊感觉异常）、自主神经发作和局灶性精神症状发作在小儿时期少见，部分与其年幼无法表达有关。

（2）复杂局灶性发作：见于颞叶和部分额叶癫痫发作，可从单纯局灶性发作发展而来，或一开始即有意识部分丧失伴精神行为异常。50%～75%患儿为意识不清自动症，如吞咽、咀嚼、解衣扣、摸索行为或自言自语等。少数患者表现为发作性视物过大或过小、听觉异常、冲动行为等。

（3）局灶性发作演变为全部性发作：由单纯局灶性或复杂局灶或复杂局灶性发作扩大为全部性发作。

2. 全部性发作 发作中两侧半球同步放电，均伴有程度不同的意识丧失。

（1）强直-阵挛发作：又称大发作。是临床最常见的发作类型。包括原发性，以及从局部一灶性扩展而来的继发性全部性强直-痉挛发作。发作主要分为两期：一开始为全身骨骼肌伸肌或屈肌强直性收缩伴意识丧失、呼吸暂停与发绀及颈强直。接着全身反复、短促地猛烈屈曲性抽动，即阵挛期。常有头痛、嗜睡、疲乏等发作后现象。发作中脑电图呈全脑棘或棘-慢复合波发放。继发性者从局灶放电扩散到全脑，部分患儿能会意发作前有眼前闪光、胸中一股气向上冲等先兆，直接提示继发性癫痫的可能性。

（2）失神发作：发作时突然停止正在进行的活动，意识丧失但不摔倒，手中物品不落地，两眼凝视前方，持久数秒钟后意识恢复。对刚才的发作不能会意，过度换气往往可以诱发其发作，脑电图有典型的全脑同步 3Hz 棘-慢复合波。

（3）非典型失神发作：与典型失神发作表现类似，但开始及恢复速度均较典型失神发作慢，脑电图为 1.5～2.5Hz 的全脑慢-棘慢复合波，多见于伴有广泛性脑损害的患儿。

（4）肌阵挛发作：为突发的全身或部分骨骼肌触电样短暂，< 0.35s 收缩，常表现为突然点头、前倾或后仰，而两臂快速抬起。重者致跌倒，发作中通常伴全脑棘慢或多棘慢波爆发，大多见于有广泛性脑损伤的患儿。

（5）阵挛性发作：仅有肢体、躯干或面部肌肉节律性抽动而无强直发作成分。

（6）强直性发作：突发的全身肌强直收缩伴意识丧失，使患儿固定于某种姿势，但持续时间较肌阵挛长，为 5～60s，常见到角弓反张、伸颈、头仰起、头躯体旋转或强制性张嘴、睁眼等姿势。通常有跌倒和发作后症状，发作间期脑电图背景活动异常，伴多灶性棘慢或多棘慢波爆发。

（7）失张力发作：全身或躯体某部分的肌肉张力突然短暂性丧失，伴意识障碍。前者致患儿突然跌倒，头着地甚至头部碰伤，部分性失张力发作者表现为点头样或肢体突然下垂动作。脑电图间节律性或不规则、多灶性棘-慢复合波。

（8）痉挛：这种发作最常见于婴儿，表现为同时出现点头、伸臂（或屈肘）、弯腰、踢腿（或屈腿）或过伸样等动作，其肌肉收缩的整个过程只有 1～3s，肌收缩速度比肌阵挛发作慢，持续时间较长，但比强直性发作短。

三、辅助检查

1. 脑电图检查　是诊断癫痫最重要的实验室检查，不仅对癫痫的确认，而且对临床发作分型和转归分析均有重要价值，脑电图中出现棘波、尖波、棘-慢复合波等痫样发放波者，有利于癫痫的诊断。

多数痫性波的发放是间歇性的，描记时间越长，异常图形发现率越高。若仅作常规清醒描记，阳性率不到 40%，加上睡眠等各种诱发试验可增至 70%，故一次常规脑电图报告正常不能排除癫痫病的诊断，必要时可进一步作动态脑电图（AEEG）或录像脑电图（VEEG）连续作 24h 或更长时间记录，可使阳性率提高至 80%～85%。或在长时记录中出现临床发作，不仅能获得发作期痫性发放图形，还可弄清癫痫波发放的皮质起源区，区分原发与继续脑电图伴随，癫痫发作的可能性很小。

2. 影像学检查　当临床表现或脑电图提示为局灶性发作或局灶-继发全面性发作的患者，应作颅脑影像学 CT、MRI，甚至功能影像学检查可发现相应的病灶。

四、诊断

1. 详细病史　医师会询问患者的病史，包括发作的症状、频率、持续时间、触发因素、家族史等。

2. 体格检查　医师会进行身体检查，以排除其他病因可能导致的症状。

3. 神经系统检查　医师会进行神经系统检查，以评估患者的神经系统状况，包括注意力、认知能力、反应、肌肉和感觉功能等。

4. 脑电图　是癫痫诊断中的重要检查方法。通过将电极放置在患者头皮上，记录大脑活动的电信号，可以检测到异常放电的存在，帮助确定癫痫类型。

5. 神经影像学检查　CT 扫描、MRI 等神经影像学检查可以帮助医师排除其他病因可能导致的症状，并确定是否存在脑部异常。

6. 神经心理学评估　对于复杂的癫痫患者，神经心理学评估可以帮助确定患者的认知和情感方面的问题。

五、鉴别诊断

1. 偏头痛　可能引起类似癫痫的头痛、眩晕和视觉幻觉等症状，但与癫痫不同的是，偏头痛的症状通常会伴有头痛和恶心。

2. 突发性意识丧失综合征　也可能导致短暂的意识丧失和痉挛，但与癫痫不同的是，突发性意识丧失综合征通常发生在睡眠时，并且是一种罕见的并发症。

3. 心脏疾病　如心律失常或瓣膜疾病等也可能导致短暂的意识丧失和晕厥。

4. 睡眠障碍　如梦魇和夜间惊厥等也可能导致晕厥和痉挛。

5. 脑部肿瘤　可能导致类似癫痫的症状，如意识丧失、痉挛和抽搐，但与癫痫不同的是，肿瘤通常会导致局部神经功能异常，如视力丧失、言语障碍等。

6. 血糖异常　如低血糖和高血糖也可能导致类似癫痫的症状，但与癫痫不同的是，血糖异常通常会伴有其他症状，如出汗、头晕等。

六、西医治疗

1. 药物治疗　合理使用抗癫痫药物是当前治疗癫痫的主要手段。抗癫痫药物使用原则是实现合理用药的基础。

（1）早期治疗：反复的癫痫发作将导致新的脑损伤、早期规则治疗者成功率高。但对首次发作轻微，且无其他脑损伤伴随表现者，也可待第二次发作后再用药。

（2）根据发作类型选药：常用药物中，丙戊酸与氯硝西泮是对大多数发作类型均有效的广谱抗癫痫药，而抗癫痫新药中主要是妥泰（托吡酯）和拉莫三嗪有较广抗癫痫谱。

（3）单药或联合用药的选择：近3/4的病例仅用一种抗癫痫药药物即能控制其发作，但经2～3种药物合理治疗无效，尤其多种发作类型患儿，应考虑2～3种作用机制互补的药物联合治疗。

（4）用药剂量个体化：从小剂量开始依据疗效、患者依从性和药物血浓度逐渐增加并调整剂量，达最大疗效或最大血浓度时为止。一般经5个半衰期服药时间该药的稳态血液浓度。

（5）长期规则服药以保证稳定血药浓度：一般应在服药后完全不发作2～4年，经3～6个月逐渐减量过程才能停药，不同发作类型的疗程也不同，失神发作在停止发作2年、复杂性局灶性发作等则要停止发作后4年考虑停药，婴幼儿期发病、不规则服药、脑电图持续异常，以及同时合并大脑功能障碍者，停药后复发率高，青春期来临易致癫痫复发加重，故要避免在这个年龄期减量与停药。

（6）定期复查：密切观察疗效与药物不良反应，除争取持续无临床发作外，至少每年应复查一次常规脑电图检查。针对所用药物主要不良反应，定期检测血常规、血小板计数或肝肾功能，在用药初期，联合用药、病情反复或更换新药时，均应监测药物血浓度。

2. 手术治疗　有20%～25%的患儿童对于各种抗癫痫药物治疗无效而称为难治性癫痫，对有明显局灶癫痫发作起源的难治性癫痫，可考虑手术治疗。近年对儿童难治性癫痫的手术治疗有增多趋势，其中2/3因颞叶病灶致癫痫难治而行病灶切除，术后约52%发作完全停止。36%有不同程度改善，其他手术方式包括非颞叶皮质区病灶切除术，病变半球切除术，以及不切除癫痫灶的替代手术（如胼胝体切断术、软脑膜下皮质横切术）。

（1）术前评估：做好术前评估是决定术后疗效的关键，术前评估的具体目的在于：①确认手术中要切除的癫痫放电灶，主要借助脑电图、动态脑电图（AEEG）、视频脑电图（VEEG）、影像学检查和功能影像学检查（PET、SPET等）技术；②确认即将进行的手术能够回避对皮质重要功能区的损伤，以保证术后语言、肢体运动等重要功能的完好。

（2）手术禁忌证：包括伴有进行性大脑疾病、严重精神智力障碍，智力＜70，或活动性精神病，或失语后导致更严重脑功能障碍的难治性癫痫患者。

七、辨证施治

中医认为，癫痫的病因复杂，病机多种多样，需根据不同的病因病机进行辨证施治。一般可根据病情表现分为内动风症、肝火上扰症、痰浊内盛症、阴阳失调症等不同类型，具体治疗方案如下：

1. 内动风症　患者多表现为癫痫发作突然，病情多变，病程较短，常伴有头痛、目眩、口苦等症状。治疗应以平肝熄风为主，可选用丹参、川芎、龙骨、牡蛎等中药进行调理。

2. 肝火上扰症　患者多表现为情绪波动较大，易激动、易怒，发作时口苦、口干、头晕，症状较明显。治疗应以清肝泻火为主，可选用菊花、龙胆草、丹皮等中药进行治疗。

3. 痰浊内盛症　患者多表现为癫痫发作时有咳嗽、痰多、胸闷等症状，舌苔厚腻，脉濡。治疗应以化痰降逆为主，可选用半夏、枳实、陈皮等中药进行治疗。

4. 阴阳失调症　患者多表现为癫痫发作时身体不适，心悸、失眠、盗汗等症状明显，舌质暗红，脉弦。治疗应以调和阴阳为主，可选用黄连、黄芪、当归等中药进行治疗。

第四节　癫痫持续状态

癫痫持续状态是指持续、频繁的癫痫发作，发作时间持续 30min 以上或连续多次发作，发作间期意识不恢复。癫痫持续状态若在 1 ～ 2h 内不能制止，可危及生命而死亡，或造成永久性脑损害。

一、病因

1. 未能按时服药　癫痫患者如果未能按时服药，可能会导致药物浓度不足，引起癫痫持续状态。

2. 脑疾病或颅脑创伤　如脑出血、脑肿瘤、颅脑外伤等，可能会导致癫痫持续状态的发生。

3. 感染　可能会引起癫痫持续状态的发生，尤其是病毒性脑炎和细菌性脑膜炎等脑部感染。

4. 暴露于物质　某些化学物质、毒品或酒精等物质的暴露也可能导致癫痫持续状态。

5. 代谢紊乱　如低血糖、低钠血症等，也可能引起癫痫持续状态的发生。

6. 癫痫手术后　即使经过手术治疗，癫痫患者仍有可能出现癫痫持续状态的发作。

二、临床表现

1. 全面性发作持续状态

（1）全面性强直-阵挛发作持续状态：是临床最常见、最危险的癫痫状态，表现强直-阵挛发作反复发生，意识障碍（昏迷）伴高热、低血性酸中毒、低血糖、休克、电解质紊乱（低血钾、低血钙等）和肌红蛋白尿等，可发生脑、心、肝、肺等多器官功能衰竭，自主神经和生命体征改变。脑炎、脑卒中等引起者是继发性强直-阵挛发作持续状态，先出现部分性发作，然后继发泛化为全面性强直-阵挛发作。

（2）强直性发作持续状态：多见于 Lennox-Gastaut 综合征患儿，表现不同程度意识障碍（昏迷较少），间有强直发作或其他类型发作，如非典型失神、失张力发作等，脑电图出现持续性较慢的棘-慢或尖-慢波放电。

（3）阵挛性发作持续状态：阵挛性发作持续时间较长时可出现意识模糊，甚至昏迷。

（4）肌阵挛发作持续状态：（良性）特发性肌阵挛发作患者很少出现癫痫状态，严重器质性脑病晚期如亚急性硬化全脑炎、家族性进行性肌阵挛癫痫等较常见。肌阵挛多为局灶或多灶性，脑电图表现泛化性放电。

（5）失神发作持续状态：主要表现意识水平降低，甚至只表现反应性下降、学习成绩下降；脑电图可见持续性棘－慢波放电，频率较慢（＜3Hz）。多由治疗不当或停药等诱发，临床要注意识别。

2. 部分性发作持续状态

（1）单纯部分性运动发作持续状态（癫痫）：病情演变取决于病变性质，部分隐源性患者治愈后可能不再发；某些非进行性器质性病变后期可伴同侧肌阵挛，但脑电图背景正常。Rasmussen 综合征（部分性连续性癫痫）早期出现肌阵挛及其他形式发作，伴进行性弥漫性神经系统损害表现。

（2）边缘叶性癫痫持续状态：常表现意识障碍（模糊）和精神症状，又称精神运动性癫痫状态，常见于颞叶癫痫，须注意与其他原因导致的精神异常鉴别。

（3）偏侧抽搐状态伴偏侧轻瘫：多发生于幼儿，表现一侧抽搐，伴发作后一过性或永久性同侧肢体瘫痪。

（4）自动症持续状态：少数患者表现自动症，意识障碍可由轻度嗜睡至木僵、昏迷和大尿失禁，如不及时治疗常发生全身性发作，可持续数小时至数日，甚至半年，患者对发作不能回忆，发作后近事或远事记忆受损。脑电图可见颞叶及额叶局灶性痫性放电。

3. 新生儿期癫痫持续状态　表现多样，不典型，多为轻微抽动，肢体奇异的强直动作，常由一个肢体转至另一肢体或半身抽动，发作时呼吸暂停，意识不清。脑电图可见特征性异常，1 ～ 4Hz 慢波夹杂棘波或 2 ～ 6Hz 节律性棘慢波综合，强直发作呈 δ 波，阵挛性发作有棘波、尖波发放。

三、辅助检查

1. 实验室检查　①血常规检查：可除外感染或血液系统疾病导致症状性持续状态；②血液生化检查：可排除低血糖、糖尿病酮症酸中毒、低血钠，以及慢性肝、肾功能不全和一氧化碳中毒等所致代谢性脑病癫痫持续状态。

2. 脑电图和心电图检查　①常规脑电图、视频脑电图和动态脑电图监测可显示尖波、棘波、尖－慢波、棘－慢波等痫性波型，有助于癫痫发作和癫痫状态的确诊；②心电图检查可排除大面积心肌梗死、各种类型心律失常导致广泛脑缺血、缺氧后发作和意识障碍。

3. 影像学检查　①胸部 X 线检查可排除严重肺部感染导致低氧血症或呼吸衰竭；②必要时可行头部 CT 和 MRI 检查。

4. 实验室检查　实验室检查可以帮助确定是否存在代谢紊乱、电解质异常等症状，这些因素可能引起癫痫持续状态。

四、诊断

1. 病史询问　医师会询问患者的病史，包括癫痫发作的类型、频率、持续时间等，并询问患者是否有类似的癫痫持续状态病史。

2. 体格检查　医师会进行身体检查，以排除其他疾病可能导致的症状。

3. 脑电图　是癫痫诊断中的重要检查方法。通过将电极放置在患者头皮上，记录大脑活动的电信号，可以检测到异常放电的存在，帮助确定是否存在癫痫持续状态。

4. 影像学检查　CT 扫描、MRI 等神经影像学检查可以帮助医师排除其他病因可能导致的症状，并确定是否存在脑部异常。

五、鉴别诊断

1. 代谢性疾病　如低血糖、高钠血症等，可能引起类似癫痫持续状态的症状。

2. 脑部肿瘤　可能引起类似癫痫持续状态的症状，但与癫痫不同的是，肿瘤通常会导致局部神经功能异常，如视力丧失、言语障碍等。

3. 脑出血或脑梗死　可能导致类似癫痫持续状态的症状，但与癫痫不同的是，这些疾病通常伴有急性头痛、肢体麻木等神经系统症状。

4. 突发性意识丧失综合征　也可能导致类似癫痫持续状态的症状，但与癫痫不同的是，突发性意识丧失综合征通常发生在睡眠时，并且是一种罕见的并发症。

5. 抗药性癫痫　可能导致类似癫痫持续状态的症状，但这种情况需要通过患者的癫痫病史和治疗反应情况进行鉴别。

六、西医治疗

1. 治疗原则　①注意保护，防止窒息、吸入性肺炎和外伤，保持呼吸道通畅，经常吸痰。如发绀明显、痰液难以清除，则行气管切开。②迅速控制发作是治疗的关键根据癫痫状态类型选择用药。

2. 家庭应急处理　①将压舌板或竹筷子置于患者一侧的上下磨牙间，以防咬伤舌头。②解开衣扣，及时清除口腔内异物，保持呼吸道通畅，以利于呼吸。

3. 迅速控制发作　是治疗的关键，否则可危及生命；同时给予有效的支持、对症治疗，如保持呼吸道通畅，纠正酸碱平衡、电解质紊乱，预防或治疗感染等。防治脑水肿可用 20% 甘露醇 250mL 快速静脉滴注，或地塞米松 10～20mg 静脉滴注；高热可物理降温。

（1）控制发作可选用下列药物

1）地西泮：是成人或儿童各型癫痫状态有效的首选药。成人剂量为 10～20mg，单次最大剂量不超过 20mg；儿童 0.3～0.5mg/kg。以每分钟 3～5mg 速度静脉注射。如15min 后复发可重复给药，或用地西泮 100～200mg 溶于 5% 葡萄糖盐水中，于 12h 内缓慢静脉滴注。地西泮偶可抑制呼吸，需停药。

2）10% 水合氯醛：成人剂量为 25～30mL，小儿剂量 0.5～0.8mL/kg，加等量植物油保留灌肠。

3）氯硝西泮：药效是地西泮的 5 倍，半衰期为 22～32h，成人剂量 3mg 静脉注射，对各型癫痫状态疗效俱佳，以后 5～10mg/d，静脉滴注或过渡至口服药。须注意对呼吸及心脏抑制较强。

4）异戊巴比妥钠：成人 0.5g 溶于注射用水 10mL 静脉注射，儿童 1～4 岁每次 0.1g，5 岁以上每次 0.2g，速度不超过每分钟 0.05g，至控制发作为止；0.5g 以内多可控制发作，剩余未注完的药物可肌内注射。

5）利多卡因：2～4mg/kg 加入 10% 葡萄糖溶液内，以 50mg/h 速度静脉滴注，有效或复发时均匀客观重复应用。心脏传导阻滞及心动过缓者慎用。

（2）控制发作后应使用长效抗癫痫药物过渡和维持，早期应用苯巴比妥钠，成人 0.2g

肌内注射，每日 3～4 次，儿童酌减，连续 3～4 日。同时应根据癫痫类型选择有效的口服药（早期可鼻饲），过渡到长期维持治疗。

七、辨证施治

1. 气血两虚型　常见于长期慢性疾病、失血过多等导致的气血虚弱。治疗方案为益气养血，如四君子汤加减、八珍汤加减等。

2. 热毒蕴结型　常见于感染、中毒等引起的病理变化。治疗方案为清热解毒，如黄连解毒汤、龙胆泻肝汤等。

3. 肝肾阴虚型　常见于肝肾亏损、精神紧张等因素导致的阴虚内热。治疗方案为滋阴降火，如六味地黄丸、大补阴丹等。

4. 痰湿阻络型　常见于脾胃湿困、痰湿内停等因素引起的病理变化。治疗方案为化痰祛湿，如二陈汉术丸、半夏泻心汤等。

第五节　帕金森病

帕金森病（PD）又称震颤麻痹，是发生在中老年人的锥体外系统的进行性变性疾病。主要病变部位在黑质和纹状体。主要临床特征是震颤、肌强直及随意运动减少。

在临床上还有许多由其他多种疾病引起的综合征，临床表现类似帕金森病，称为帕金森综合征，而帕金森病又称原发性帕金森病或原发性震颤麻痹。帕金森病的发病率在黄种人（亚洲）为 10/10 万，随年龄升高，男性稍多于女性。

一、病因

1. 遗传因素　帕金森病可能与遗传因素有关。研究表明，某些基因突变可能会增加患上帕金森病的风险。

2. 环境因素　环境因素，如长期暴露于农药、重金属等化学物质，可能会增加帕金森病的发生风险。

3. 脑部损伤　头部损伤或外伤可能增加患帕金森病的风险。

4. 年龄因素　帕金森病通常在 50 岁以上发生的可能性更高。

5. 性别　男性比女性更容易患上帕金森病。

6. 其他疾病　研究表明，某些疾病，如糖尿病和甲状腺疾病等可能增加患上帕金森病的风险。

二、临床表现

1. 一般特点　帕金森病多于 60 岁以后发病，起病隐匿，缓慢进展。初发症状以震颤最多，其次为步行障碍、肌强直和运动迟缓。症状常自一侧上肢开始，逐渐波及同侧下肢、对侧上肢及下肢，有的病例症状先从一侧下肢开始。症状出现顺序因人而异。

2. 临床类型　在临床上，帕金森病以肌强直、震颤及运动减少为三大主要症状，加之姿势反射障碍、自主神经障碍、精神障碍等共存，形成了极具特征的临床征象。

（1）静止性震颤：常为首发症状，多由一侧上肢远端开始，上肢呈节律性伸展和拇指对掌运动，如"搓丸样"动作，频率为每秒 4～6 次，静止时出现，精神紧张时加重，随意运动时减轻，睡眠时消失；可逐渐扩展到同侧及对侧上下肢，下颌、口唇、舌及头部一般较少受累。

（2）肌强直：表现为屈肌与伸肌张力同时升高，可呈"铅管样强直"和"齿轮样强直"，一般不出现"折刀样强直"。

（3）运动迟缓：表现随意运动减少，主动运动缓慢；面部表情呆板，常双眼凝视，笑容少，笑容出现和消失减慢，如同"面具脸"。姿势反射障碍使起床、翻身、变换方向等运动缓慢；手指精细动作如系纽扣或鞋带困难；书写时越写越小，呈现"写字过小征"。

（4）姿势步态异常：立位、步行时可见各种姿势异常。立位时头部稍稍向前探出，膝部稍稍弯曲，上体稍稍前屈，呈特征性的前倾姿势。步态障碍突出，开始迈出第一步时启步困难，想迈步但迈不开，双足似黏附在地面上一般，即凝滞现象或凝滞步态，小步碎步；开始迈出第一步后，即以极小的步伐向前冲去，越走越快，不能及时停步或转弯，称为慌张步态或加速现象。

（5）自主神经障碍：自主神经症状较普遍，可见皮质腺分泌亢进所致的"脂颜"，汗腺分泌亢进所致的多汗、流涎，消化道蠕动障碍引起的顽固性便秘，交感神经系统功能障碍所致的直立性低血压，血管反射性反应障碍为基础的四肢循环障碍等。

（6）精神症状：帕金森病患者病前性格多呈固执倾向。帕金森病精神症状中以抑郁最多见，焦虑、激动、谵妄等症状也较多见。14%～80%患者逐渐发生痴呆。

三、辅助检查

1. 生化检查　采用高效液相色谱可检出脑脊液中高香草酸（HVA）水平降低，尿中 HVA 的排泄量也减少。

2. 基因检测　在少数家族性帕金森病患者，采用 DNA 印迹技术、聚合酶链式反应、DNA 序列分析等可能出现基因突变。

3. 单光子发射计算机断层扫描（SPECT）及正电子发射断层扫描（PET）　采用 PET 或 SPECT 用特定的放射性核素检测，疾病早期可显示帕金森病患者脑内 DAT 功能显著降低，D_2 型多巴胺受体（D_2R）活性在早期超敏，后期低敏，多巴胺递质合成减少；对帕金森病早期诊断、鉴别诊断及监测病情进展有一定价值。

4. 脑电图　除基础波型稍呈慢波化外，无明显变化。

5. CT、MRI 检查　无特征性所见，仅在部分智力减退的患者可见脑萎缩。

四、诊断

帕金森病的诊断标准一般采用英国帕金森病学会标准，包括以下三个方面：

1. 运动症状　包括静止性震颤、肌强直、运动减缓、姿势平衡障碍等。

2. 自主神经症状　包括便秘、多汗、尿失禁等。

3. 帕金森病药物治疗对症状的反应　药物对帕金森病症状的改善，如左旋多巴等。

五、鉴别诊断

1. 特发性震颤　多在早年起病，震颤为姿势性或动作性，常常影响头部引起点头或摇晃，无肌强直和运动迟缓。约 1/3 的患者有家族史，饮酒或服用普萘洛尔震颤可显著减轻，而帕金森病典型影响面部和口唇。

2. 继发性帕金森综合征 有明确病因可寻，如脑外伤、脑卒中、病毒性脑炎、药物、金属及一氧化碳中毒等。①药物或中毒性：如酚噻嗪类药物、甲氧氯普胺、氟桂嗪等可导致可逆性帕金森综合征，发生于治疗后或停药后数个月；锰、锂、一氧化碳或焊接时接触烟尘也可引起；②血管性：如多发性脑梗死病史、假性球麻痹、腱反射亢进、病理征和神经影像学检查可提供证据；③脑炎：20 世纪上半叶流行的昏睡性脑炎后常遗留帕金森综合征目前已罕见。

3. 遗传性帕金森综合征 ①弥散性路易体病：多见于 60 ～ 80 岁，以痴呆、幻觉、帕金森综合征运动障碍为临床特征，痴呆最早出现，进展迅速，可有肌阵挛；②肝豆状核变性：可引起帕金森综合征。青少年发病，可有一侧或两侧上肢粗大震颤、肌强直、动作缓慢及不自主运动等。但患者有肝损害或角膜 K-F 环，血清铜、铜蓝蛋白、铜氧化酶活性降低，尿铜增加等；③亨廷顿病：如患者运动障碍以肌强直、运动减少为主，易被误认为帕金森病，根据家族史或伴痴呆可资鉴别，遗传学检查可以确诊。

（4）抑郁症：可伴表情贫乏、言语单调、自主运动减少，可类似帕金森病，且两者常在同一患者并存。但抑郁症无肌强直和震颤，抗抑郁药试验治疗可能有助于鉴别。

六、西医治疗

本病的治疗包括功能康复、药物、手术等。通常早期以功能康复为主，中晚期以药物治疗为主。

本病早期无须特殊治疗，应鼓励患者进行适度的活动和体育锻炼，若疾病影响患者的日常生活和工作能力则需药物治疗。

1. 药物治疗

（1）抗胆碱能药物：此类药物可通过调节多巴胺（DA）与乙酰胆碱（ACh）的动态平衡而发挥治疗作用。

1）苯海索：具有中枢性抗胆碱作用，每次 2 ～ 4mg，每日 3 次，老年患者应减量开始。

2）开马君：中枢性抗胆碱药，还有较强的兴奋大脑的作用，可用于伴有迟钝、抑郁的帕金森病患者，起始用量每次 2.5mg，每日 3 次，逐渐增量至 20 ～ 30mg/d，分 3 次服用。因有胃肠道刺激，可于饭后服药，或于服药同时大量饮水。

3）苯甲托品：有抗胆碱、抗组胺及肌肉松弛作用，可减轻肌强直，每次 2 ～ 4mg，每日 2 ～ 4 次。

4）东莨菪碱：0.2mg，每日 3 ～ 4 次。

5）环戊丙醇：每日总量 2.5 ～ 20mg，分 3 次服用。动脉硬化者常因不良反应大而不能耐受。

6）比哌立登：其作用与苯海索相似，每次 2 ～ 4mg，每日 3 次，每日量可达 20mg。

7）苯纳哌嗪：初量 50mg/d，维持量 100 ～ 300mg/d，一般分 3 次服用。

8）二乙嗪：初量 50mg/d，维持量 200 ～ 500mg/d，分次服用。

9）甲哌噻唑：初量 7.5mg/d，维持量 15 ～ 20mg/d，分次服用。

（2）多巴胺替代治疗药物：帕金森病的主要生化异常是多巴胺减少，补充脑内多巴胺不足，使乙酰胆碱－多巴胺系统重获平衡，从而改善症状。

1）左旋多巴：是治疗轻中度帕金森病的首选药物，给药从小剂量开始，每次125mg，每日3次。每隔4～5日增加250mg/d，分4～5次服用，直至症状明显改善而不良反应尚轻为止，维持量一般在1.5～4g/d，但个体差异很大，应注意个体化原则，尽可能为每个患者确定其最合适的维持量。

2）左旋多巴复合制剂：①美多巴：有125mg和250mg两种剂型，前者含苄丝肼25mg和左旋多巴100mg，后者含量为前者的1倍。第1周为125mg/d，分1次或分2次服用，其后每隔1周加药量为125mg/d，分2～3次服用，一般最大剂量为每次250mg，每日4次。症状稳定后改为维持量，一般为375～500mg/d，分3～4次服用。②美多巴缓释剂及帕金宁控释片：优点是有效血药浓度较稳定，作用时间较长，有利于控制症状波动，可减少每日服药次数；缺点是生物利用度较低，起效缓慢，标准剂转换为控释剂时应增加每日剂量并提前服用，适用于伴症状波动或早期轻症患者。

（3）多巴胺受体激动剂：主要通过激活D_2型受体而起作用。

1）溴隐亭：开始剂量为0.625mg/d，每隔3～5日增加0.625mg，通常治疗剂量7.5～15mg/d，分3次服，根据疗效和出现不良反应而定，最大不超过20mg/d，不良反应与左旋多巴类似，但错觉和幻觉常见，有精神病史患者禁用，近期心肌梗死、严重周围血管病和活动性消化性溃疡等是相对禁忌证。

2）培高利特：药效及作用时间较溴麦角隐亭略强和长，后者无效时改用培高利特可能有效，开始剂量为0.025mg/d，每隔5日增加0.025mg，一般有效剂量0.375mg/d，最大不超过2.0mg/d。

3）新型多巴胺受体激动剂：①派拉米苏：0.125mg，每日3次，逐渐加量至0.5～1.0mg，每日3次；②罗吡尼洛：0.25mg，每日3次，逐渐加量至2～4mg，每日3次；以上两种药物均不是麦角衍生物，无麦角不良反应，用于早期或进展期帕金森病，症状波动和运动障碍发生率低，但意识模糊、幻觉及直立性低血压发生率较高。

（4）金刚烷胺：可促进神经末梢释放多巴胺和减少多巴胺再摄取，对帕金森病患者运动减少、强直及震颤症状有轻度改善作用，可单独或与抗胆碱能药合用，适用于早期轻症患者，但许多患者用药无效或疗效短暂。常用量50～100mg/d，每日3次，不宜超过300mg/d，服药一周无效应停药，不宜盲目加量和长期应用。不良反应有不安、意识模糊、下肢网状青斑、踝部水肿和心律失常等，肾功能不全、癫痫、严重胃溃疡和肝病患者慎用，哺乳期妇女禁用。

（5）抗组胺药物：用以调节5-HT与组胺之间的动态平衡，有镇痛作用及轻度抗胆碱作用。属低效抗帕金森病药物，可作为其他抗帕金森病药物的辅助剂。常用苯海拉明，每次12.5～25mg，每日2～3次。

（6）儿茶酚－氧位－甲基转移酶抑制剂：通过抑制左旋多巴在外周代谢，维持左旋多巴血浆浓度稳定，加速通过血－脑脊液屏障，阻止脑胶质细胞内多巴胺降解，增加脑内多巴胺含量。与美多巴或息宁合用可增强后者疗效，减少症状波动反应，单独使用无效。

（7）单胺氧化酶 B 抑制剂：可抑制神经元内多巴胺分解代谢，增加脑内多巴胺含量。常用思吉宁即丙炔苯丙胺 2.5～5mg，每日 2 次，宜早、午服用，傍晚服用可引起失眠。不良反应有口干、胃纳减退和体位性低血压等，胃溃疡患者慎用。

2. 外科治疗　①苍白球或丘脑底核毁损或切除术；②脑深部电刺激；③细胞移植术；宜慎用。

3. 康复治疗　对患者进行走路、进食、语言及日常生活的指导和训练，可改善生活质量。晚期卧床患者进行被动康复治疗可减少并发症。

（三）治疗注意事项

临床上治疗帕金森病的药物较多，且多数药物不良反应较多，用药时应予以重视。左旋多巴制剂常见的不良反应及配伍禁忌简述如下：

1. 左旋多巴制剂的早期不良反应

（1）外周不良反应：食欲缺乏、恶心、呕吐、腹痛、直立性低血压、心绞痛、心律失常、心肌损害、血尿素氮升高等。

（2）中枢不良反应：失眠、烦躁不安、妄想、幻觉等精神障碍。

2. 左旋多巴制剂的长期治疗综合征

（1）运动障碍：发生率较高，多见于持续服用多巴胺数月至数年后、治疗显效的患者。一般在服用左旋多巴制剂 30min 至 1h 后出现，持续 2～3h 消失。高龄起病型易出现口唇、下颌如咀嚼样运动，伴头颈前后摆动、左右摇动或不规则扭动，以及蹙额、皱眉、吐舌等多种头面部不自主运动，称为多巴胺诱发性口－舌运动障碍；低龄起病型多表现为四肢剧烈地冲击样、舞蹈样或肌张力障碍样异常运动，往往因此而影响起立、饮食、写字等日常生活，称为多巴胺诱发性肢体运动障碍。两型运动障碍一般均可在停药或减量后改善或消失。

（2）开关现象：常见于大剂量服用多巴胺后疗效显著、起病较年轻的帕金森病患者。大多于服药 1 年以上发生。与服药时间、剂量无关。处于"关"状态时相时，症状突然加重或突然短暂性少动，此现象可持续 10min 至数小时，然后突然转为"开"状态时相，即症状突然恢复良好状态。一旦产生开关现象，多巴胺制剂应减量或停用 1～2 周，使受体复敏；亦可改用其他抗多巴胺药物。

（3）"冻僵足"状态：无论在走路、饮食或会话时，迈第一步、挟第一筷、讲第一句话时均产生困难，宛如冻僵状态一般。

3. 服用左旋多巴期间禁用药物

（1）维生素 B_6：是左旋多巴在脑外脱羧的辅酶，可使左旋多巴在脑外脱羧变成 DA，不能通过血－脑脊液屏障，使疗降低。

（2）酚噻嗪类药物及氟哌啶醇：它们可阻滞纹状体中多巴胺受体，阻断多巴胺能神经的传递作用；利血平可阻碍多巴胺在轴突末端的储存，耗竭纹状体及脑内其他部位的多巴胺；甲基多巴的代谢产物作为假性递质争占多巴胺的受体。

七、辨证施治

中医认为，帕金森病主要属于痰浊内扰、气血不足、肝肾阴虚等范畴。因此在辨证施治上，可采用以下方法：

1. 祛痰化饮法　使用薏苡仁、桔梗、半夏、陈皮等药物，祛痰化饮，以缓解患者的痰浊内扰症状。

2. 益气滋补法　采用人参、黄芪、党参、肉桂等药物，以益气固表，滋补脾胃，增强机体抵抗力，改善病情。

3. 补肝肾法　采用当归、熟地、枸杞子、菟丝子等药物，以补肝肾之阴，滋养肝肾，改善帕金森病患者肝肾阴虚的症状。

4. 调理脏腑法　采用四君子汤、六君子汤、加味四君子汤等药物，以调理脏腑，增强体质，缓解病情。

第十一章　脊髓疾病

第一节　急性脊髓炎

性脊髓炎是指在短时间内（通常为数小时至数日内）发生的脊髓的感染性或非感染性疾病。该疾病通常表现为脊髓的急性炎症，可引起脊髓的功能障碍和神经系统的损害。

一、病因

1. 感染　是急性脊髓炎最常见的原因之一。病毒感染和细菌感染都可能导致脊髓的炎症和功能障碍。

2. 自身免疫性疾病　如多发性硬化症、系统性红斑狼疮等，也可能导致脊髓炎症和功能障碍。

3. 神经系统中毒　如重金属中毒、药物过量等，也可能导致脊髓炎症和功能障碍。

4. 外伤或手术　脊髓的外伤或手术也可能导致脊髓的炎症和功能障碍。

5. 其他疾病　如糖尿病、高血压、脊髓结核等，也可能导致脊髓炎症和功能障碍。

二、临床表现

任何年龄均可发病，但好发于青壮年，无性别差异。本病起病较急，约半数以上患者在 2～3 日内症状发展到高峰。病前 1～2 周常有上呼吸道感染症状，或有疫苗接种史。劳累、受凉、外伤等为诱因。病变可累及脊髓的几个节段，最常侵犯胸段，尤其是 $T_{3\sim5}$ 节段，颈髓、腰髓次之。也有部分病例受累的脊髓节段呈上升性过程，可累及颈段或延髓，出现呼吸困难，是为病变的严重状态。由于受累脊髓的肿胀和脊膜受牵拉，常可出现病变相应部位的背痛。病变节段有束带感。典型的临床表现包括以下三个方面：

1. 运动障碍　如起病急且病变严重，可出现脊髓休克，则瘫痪肢体肌张力降低，腱反射消失，病理反射引不出，尿潴留可持续数日至数周，并发肺部、泌尿系统感染或压疮者休克期可延长至数月。肌力恢复从远端开始，肌张力与腱反射逐步增高。脊髓完全损害时，常导致屈肌张力增高，若股部皮肤受轻微刺激或内感受器受刺激如膀胱充盈，均可以引起下肢屈曲痉挛，伴有出汗、竖毛、小便排出等症状，称为总体反射。

2. 感觉障碍　脊髓损害平面以下所有的感觉均消失。有些患者在感觉消失区的上缘有一感觉过敏带，或束带样感觉异常，仔细检查常可发现。

3. 自主神经功能障碍　大小便潴留，膀胱无充盈感觉，呈无张力性膀胱。当膀胱充盈过度时，可出现充盈性尿失禁。病变节段以下皮肤干燥、无汗或少汗，皮肤营养障碍包括皮肤水肿、脱屑、指甲松脆等。病变水平以上可有发作性地出汗过度、皮肤潮红、反射性心动过缓等症状，称为自主神经反射异常。

三、辅助检查

1. 神经系统检查 通过检查患者的神经系统功能状况，包括感觉、运动、自主神经等方面的表现，可以初步判断是否存在脊髓炎症。

2. 影像学检查 包括脊髓 MRI、CT 等检查，可以观察脊髓的病变情况、大小和位置等信息，确定病变范围和程度。

3. 实验室检查 包括血液检查、脑脊液检查等，可以检测病毒感染、自身免疫性疾病、细菌感染等导致脊髓炎症的原因。

4. 神经－肌肉电生理检查 通过神经－肌肉电图（EMG）和诱发电位检查（EP）等，可以评估患者的神经－肌肉功能状态，判断是否存在肌萎缩、肌无力等表现。

5. 生物组织学检查 包括活组织检查和组织病理学检查，可以确定病变的性质和严重程度。

四、诊断

急性脊髓炎的诊断通常需要综合运用临床表现、神经系统检查和辅助检查等方法，具体步骤如下：

1. 询问病史 医师首先会询问患者的病史，包括病程、症状和病因等方面的信息。

2. 体格检查 医师会进行全面的体格检查，包括神经系统检查、肌力、感觉、反射、平衡等方面的表现。

3. 辅助检查 辅助检查包括影像学检查、生物组织学检查、神经－肌肉电生理检查、脑脊液检查等，可以确定病变的位置、范围和程度，确定病因。

4. 其他 通过分析病史、体格检查和辅助检查的结果，综合判断患者是否患有急性脊髓炎。

五、鉴别诊断

1. 视神经脊髓炎 为多发性硬化的一种特殊类型。除有脊髓炎的表现外，还有视力下降等视神经炎的表现或视觉诱发电位的异常。视神经症状可在脊髓炎的表现之前或之后出现。有些多发性硬化的首发症状为横贯性脊髓损害，但病情通常有缓解及复发，并可相继出现其他多灶性体征，如复视、眼球震颤和共济失调等可鉴别。

2. 急性硬脊膜外脓肿 由于有身体其他部位化脓感染史，如细菌性心内膜炎、皮肤疖痈、扁桃体化脓等；有根痛、发热等感染征象；有局限性脊柱压痛、椎管阻塞、脑脊液蛋白质增多等表现。影像学检查如 MRI 有助于诊断。

3. 脊髓出血 多由外伤或脊髓血管畸形引起。起病急骤并伴有剧烈背痛，出现肢体瘫痪和括约肌障碍，可呈血性脑脊液。MRI 有助于诊断，脊髓血管造影可发现血管畸形。

4. 梅毒性脊髓炎 通常伴视神经萎缩和阿罗瞳孔。疼痛是本病最常见的主诉。血清和脑脊液梅毒检查可确定诊断。

5. 周期性瘫痪 有多次发作史，且多在饱食后发病，表现为对称弛缓性瘫痪，无感觉和括约肌障碍，短时间内（数小时至数日）可自行缓解，部分病例发病时血钾降低，心电图有低钾改变，补钾后症状缓解。

6. 其他 急性脊髓压迫症、脊柱结核、脊柱转移性癌等，可由于病变椎体被破坏后突然塌陷而出现急性症状。其表现为有原发病史，局部脊椎压迫或有变形，椎管阻塞，脑脊液蛋白明显增高，CT、MRI 或脊柱 X 线平片均可有助于鉴别。

六、西医治疗

急性期激素治疗对减轻水肿有帮助，可短程使用糖皮质激素，如甲泼尼龙冲击治疗，500 ～ 1000mg 静脉滴注，每日 1 次，3 ～ 5 日为一个疗程，也可用氢化可的松或地塞米松静脉滴注，10 日左右为 1 疗程，然后改为泼尼松口服逐渐减量后停用。大剂量免疫球蛋白静脉滴注，按 0.4 g/kg 计算，每日 1 次，3 ～ 5 日为一个疗程。B 族维生素有助于神经功能的恢复。抗病毒药如阿昔洛韦等，重症患者合并感染需加用抗生素，血管扩张药如烟酸、尼莫地平及丹参等，神经营养药如三磷腺苷、细胞色素 C、辅酶 A 和胞磷胆碱等，在急性期亦可选择使用，但对其疗效尚有疑义。注意及时治疗泌尿系统或呼吸系统感染，以免加重病情。另外，中成药可选用清热解毒、活血通络的药物。

七、辨证施治

中医认为，急性脊髓炎多由外感邪气侵入，脏腑气血失调，引起经络阻滞，导致脊髓失养所致。中医辨证施治急性脊髓炎，可根据不同证型选用相应的治疗方法。

1. 风热痰浊型　表现为高热、头痛、咳嗽、痰黄稠厚、腰背部酸痛、肢体麻木等。治疗宜清热解毒、祛痰止咳，常用药物有连翘、板蓝根、黄芩、半夏、枳壳等。

2. 湿热蕴结型　表现为高热、恶心、呕吐、腰背部酸痛、肢体疼痛、皮肤湿热等。治疗宜清热解毒、祛湿化痰，常用药物有黄连、黄芩、栀子、茯苓、半夏等。

3. 瘀血凝滞型　表现为腰背部酸痛、肢体疼痛、感觉障碍、运动障碍等。治疗宜活血化瘀、祛风通络，常用药物有川芎、丹参、红花、桃仁、羌活等。

4. 肝肾不足型　表现为腰背部酸痛、四肢无力、肌萎缩等。治疗宜补肝肾、益气养血，常用药物有当归、黄精、人参、枸杞子、淫羊藿等。

第二节　脊髓血管病

脊髓血管病是指脊髓及其供应血管发生异常改变或损伤所致的疾病。脊髓血管病包括多种类型，常见的包括脊髓梗死、脊髓出血、脊髓血管畸形等。这些疾病均可导致脊髓血液供应不足，引起脊髓缺血、坏死、水肿等病变，从而引起神经系统的功能障碍。脊髓血管病发病率较低，但是患者往往病情严重，易引起残疾和致命后果，因此必须及早诊断和治疗。

一、病因

1. 动脉粥样硬化　是脊髓血管病最常见的病因之一，主要是由于血管壁的脂质沉积，导致血管狭窄或阻塞，引起脊髓的缺血和坏死。

2. 血栓形成　是脊髓血管病的常见病因之一，主要是由于血液凝固机制的异常，导致血栓形成，阻塞血管，引起脊髓的缺血和坏死。

3. 血管炎症　是引起脊髓血管病的一种常见病因，它可以导致血管壁的炎症和损伤，引起血管狭窄或阻塞，进而导致脊髓的缺血和坏死。

4. **外伤** 脊髓血管病也可以由外伤引起，如脊柱骨折、脊髓挫伤等。

5. **其他疾病** 可能导致脊髓血管病，如糖尿病、高血压、自身免疫性疾病等。

二、临床表现

脊髓血管病的临床表现取决于病变的位置、范围和严重程度，主要包括以下症状：

1. **运动障碍** 肢体无力、肌萎缩、肌肉痉挛、肢体活动受限等。

2. **感觉障碍** 感觉丧失、感觉异常、麻木、刺痛等。

3. **自主神经障碍** 尿失禁、便秘、性功能障碍等。

4. **平衡和协调障碍** 站立和行走困难、手部协调困难等。

5. **神经系统症状** 头痛、发热、恶心、呕吐等。

脊髓损伤部位以下感觉和运动功能障碍的表现，这种现象称为横贯性脊髓病变。

三、辅助检查

1. **影像学检查** 包括脊髓 MRI、CT 等检查，可以观察脊髓的病变的情况、大小和位置等信息，确定病变的范围和程度。

2. **实验室检查** 包括血液检查、脑脊液检查等，可以检测病毒感染、自身免疫性疾病、细菌感染等导致脊髓病变的原因。

3. **神经 - 肌肉电生理检查** 通过肌肉电图（EMG）和诱发电位检查（EP）等，可以评估患者的神经 - 肌肉功能状态，判断是否存在肌萎缩、肌无力等表现。

4. **血管造影** 通过血管造影可以确定血管的位置、通畅情况等信息，确定脊髓血管病的病因和范围。

5. **生物组织学检查** 包括活组织检查和组织病理学检查，可以确定病变的性质和严重程度。

四、诊断

脊髓血管病的诊断标准可以根据不同的类型进行划分，以下为常见类型的诊断标准：

1. 脊髓梗死

（1）急性起病的神经系统症状和体征，如肢体无力、感觉障碍、自主神经障碍等。

（2）脊髓 MRI 显示 T_2 加权像上有明显的高信号病变，且边缘清晰，没有坏死中心。

（3）脊髓畸形、血栓栓塞、动脉粥样硬化等其他原因导致的脊髓缺血性病变已被排除。

2. 脊髓出血

（1）急性起病的神经系统症状和体征，如肢体无力、感觉障碍、自主神经障碍等。

（2）脊髓 MRI 显示 T_2 加权像上有明显的高信号病变，且边缘模糊，中心存在坏死。

（3）脊髓外伤、脊髓肿瘤、脊髓血管畸形等其他原因导致的脊髓出血已被排除。

3. 脊髓血管畸形

（1）出现神经系统症状和体征，如肢体无力、感觉障碍、自主神经障碍等。

（2）脊髓 MRI 显示 T_2 加权像上有异常血管影像。

（3）除血管畸形外其他原因导致的脊髓病变已被排除。

五、鉴别诊断

1. 脊髓损伤　可导致肢体无力、感觉丧失、自主神经障碍等症状，与脊髓血管病的临床表现相似，但其病因和治疗方式有所不同。

2. 脊髓炎　是由感染或免疫性因素引起的脊髓病变，也可导致肢体无力、感觉丧失、自主神经障碍等症状，需要通过病原学检测和免疫学检查进行鉴别。

3. 脊髓肿瘤　通常是由于肿瘤压迫或侵犯脊髓而引起的神经系统症状，与脊髓血管病的临床表现类似，但需通过影像学检查进行鉴别。

4. 脊髓空洞症　是脊髓内的囊状扩张，可引起脊髓的病变和神经系统症状，与脊髓血管病的临床表现相似，但需通过影像学检查进行鉴别。

5. 脊髓变性疾病　是由于神经元退化引起的神经系统病变，也可导致肢体无力、感觉丧失、自主神经障碍等症状，需要通过神经系统检查和生物组织学检查进行鉴别。

六、西医治疗

1. 药物治疗　针对不同类型的脊髓血管病，选择合适的药物治疗。例如，对于脊髓梗死，可采用抗凝治疗、抗血小板治疗、溶栓治疗等方法；对于脊髓出血，需进行手术治疗，以减轻压迫脊髓的情况。

2. 物理治疗　包括康复训练、理疗、按摩、针灸等，可促进神经－肌肉的恢复和改善患者的功能状况。

3. 手术治疗　对于脊髓血管畸形等需要手术治疗的情况，可以选择开放手术或介入治疗等方式。

4. 营养支持和护理　对于脊髓血管病患者，需要进行营养支持和综合护理，包括饮食调理、床位休息、护理等。

七、辨证施治

中医认为，脊髓血管病多因气血瘀阻、痰浊内蕴、脾虚湿困、肾虚血燥等引起。因此，辨证施治主要包括以下四个方面：

1. 活血化瘀　通过活血化瘀，促进脊髓血液循环，缓解炎症反应，改善病情。常用的中药有川芎、丹参、红花、桃仁等。

2. 清热解毒　对于病情严重的脊髓血管病患者，容易发生细胞内毒素释放和炎症反应，应及时清热解毒，防止病情进一步恶化。常用的中药有金银花、连翘、黄芩、板蓝根等。

3. 补益肝肾　脊髓血管病常导致肝肾阴虚，应该采取补益肝肾的治疗。常用的中药有党参、熟地、枸杞、菟丝子等。

4. 调理脾胃　脾胃虚弱的患者易出现食欲不振、腹泻等消化系统症状，应采取调理脾胃的治疗。常用的中药有党参、白术、茯苓、砂仁等。

第三节　脊髓压迫症

脊髓压迫症指的是脊髓受到机械性压迫，导致脊髓功能障碍和神经系统症状的一类疾病。脊髓压迫症的原因可以是肿瘤、脱位、脊柱畸形、骨质增生、骨折、感染、血肿等。

脊髓压迫症常常是一种急性或慢性疾病，症状表现多种多样，包括肢体无力、感觉异常、尿失禁、排便困难、行走不稳等，病情严重时可危及患者的生命安全。及早诊断和治疗脊髓压迫症，对保护患者神经系统功能和预防并发症的发生具有重要意义。

一、病因

1. 脊柱结构异常　如脊柱畸形、椎体骨折、骨质增生、脊柱骨肿瘤等，这些结构异常可导致脊髓周围组织受压，从而引起脊髓压迫症。

2. 脊髓外伤　可以引起脊髓炎症和肿胀，从而导致脊髓压迫。

3. 感染性疾病　如椎间盘炎、结核性脊髓炎等，这些疾病可以引起脊髓周围组织的炎症和肿胀，从而导致脊髓压迫。

4. 血管病变　如脊髓血管畸形、动脉瘤、血栓形成等，这些病变可以影响脊髓血液供应，从而导致脊髓缺血、坏死和压迫。

5. 免疫性疾病　如自身免疫性脊髓病等，这些疾病可以引起免疫反应和炎症，导致脊髓周围组织肿胀和压迫。

二、临床表现

多数表现为慢性脊髓压迫引发的脊髓部分和（或）脊髓横贯性损害，以占位病变较常见。起病隐袭，进展缓慢。逐渐出现从根痛到脊髓部分受压及脊髓截瘫的过程。急性压迫较少见。

1. 神经根症状　根性神经痛常为髓外压迫的最早症状。表现为烧灼、刀割样疼痛或刺痛，用力、咳嗽、打喷嚏时，因脑脊液压力一时性增高，神经根被牵拉，可加剧疼痛。前根受累，出现相应节段性肌萎缩，肌束颤动及腱反射消失。后根受累，相应的皮肤分布区会有束带感，感觉过敏等症状。神经根症对确定病变部位有较大的价值。

2. 感觉障碍　脊髓丘脑束受损出现受损平面以下对侧躯体痛温觉减失。后索受压出现受损平面以下同侧身体深感觉减失。横贯性损害时上述两束均受损，此时表现为受损节段平面以下一切感觉均丧失。一侧脊髓损害时出现脊髓半切综合征。髓外压迫时，感觉障碍从下肢向上发展，髓内压迫者，感觉障碍自病变节段向下发展，鞍区（$S_{3\sim5}$）感觉保留至最后才受累，称为马鞍回避。因此，感觉障碍对判断髓内外病变有重要参考价值。

3. 运动障碍　单侧锥体束受压，引起病变以下同侧肢体痉挛样瘫痪。双侧锥体束受压，则双侧肢体痉挛性瘫痪。患肢肌张力增高，腱反射亢进，病理征阳性，初期的脊髓损害不完整，表现为伸展性截瘫。后期的脊髓损害完整，表现为屈曲性瘫痪。脊髓前角或前根受压可引起相应节段的肌束颤动或肌萎缩。急性脊髓损害，初期表现为脊髓休克，2～4周发展为痉挛性瘫痪。

4. 反射异常　受压节段因后根、前根或前角受损而出现相应节段的腱反射减弱或消失。锥体束受损时则病损水平以下同侧腱反射亢进，腹壁反射消失，出现 Babinski 征，脊髓休克时，各种反射均消失，病理反射也不出现。

5. 自主神经功能障碍　大小便障碍在髓内肿瘤早期出现，髓外肿瘤则在后期发生。双侧锥体束受压可出现尿潴留和便秘，晚期出现反射性膀胱。马尾、圆锥部受压可出现尿失禁、便失禁。病变水平以下因血管运动功能障碍和泌汗功能障碍，可有脱屑、干燥、苍白、发绀、少汗和指甲过度角化等。

6. 脊膜刺激症状　通常为硬膜外病变引起，表现为与病灶对应的椎体可有叩痛、压痛和活动受限等。

三、辅助检查

1. 影像学检查　包括 X 线检查、CT 扫描、MRI 等。这些检查可以显示脊柱、脊髓及周围组织的情况，如是否有骨折、脱位、肿瘤、炎症等。

2. 神经电生理检查　包括脑电图、肌电图等。这些检查可以评估神经－肌肉功能和病变程度。

3. 实验室检查　包括血常规、血生化、炎症指标等。这些检查可以帮助医师确定病因和病情严重程度。

4. 脊髓穿刺　可以采集脊髓液进行化验和检查，以便确定是否有感染、出血等情况。

5. 骨密度检查　对于老年人或有骨质疏松风险的患者，可以进行骨密度检查以排除骨折的可能性。

四、诊断

脊髓压迫症的诊断主要基于病史、体格检查和影像学检查等综合评估，一般需要满足以下条件：①存在脊髓功能障碍症状，如肢体无力、感觉异常、自主神经障碍等。②影像学检查证实脊髓受到机械性压迫，并与症状相符合。③排除其他原因引起的神经系统病变，如颅脑疾病、神经病毒感染等。④除外病因性脊髓病和脊髓外伤。

在诊断脊髓压迫症时，还需要综合考虑患者的病情、病史、年龄、症状及影像学表现等因素，以便做出正确的诊断。对于复杂病例，还需要结合神经电生理检查、脊髓液检查等进行综合评估，以帮助确定病因和制订合理的治疗方案。

五、鉴别诊断

1. 脊髓炎症　如急性横贯性脊髓炎和多发性硬化等，也可以导致类似脊髓压迫症的症状，但其病因和治疗方法不同。

2. 脊髓外伤　如脊髓震荡、挫伤等也可以导致脊髓功能障碍，但通常有明显的外伤史。

3. 脊柱结核　可以导致脊髓压迫症的症状，但通常伴有椎体骨质破坏、脓肿等明显的影像学表现。

4. 脊柱肿瘤　是导致脊髓压迫症的常见原因之一，但通常伴有肿瘤的影像学表现。

5. 脊髓血管病　如脊髓动脉瘤、脊髓血管畸形等，也可能导致脊髓功能障碍和神经系统症状。

六、西医治疗

脊髓压迫症的治疗取决于病因和病情的严重程度，包括以下四种治疗方法：

1. 保守治疗　对于轻度或中度的脊髓压迫症，可以采用保守治疗方法，如静卧、颈托、肌肉松弛药等，以减轻症状和缓解疼痛。

2. 手术治疗　对于严重的脊髓压迫症，如脊髓肿瘤、脊柱畸形等，手术治疗是常用的治疗方法。手术的目的是去除导致脊髓压迫的病变，从而缓解症状和恢复脊髓功能。

3. 放射治疗　对于一些脊髓压迫症的病因，如恶性肿瘤、血管畸形等，放射治疗也是一种有效的治疗方法，可以减轻肿瘤或异常组织的体积，从而减轻脊髓的压迫程度。

4. 药物治疗　可以用于缓解疼痛、减轻炎症反应等，常用的药物包括镇痛药、非甾体抗炎药等。

七、中医治疗

1. 中药治疗　针对不同的病因和病情，可以选用不同的中药组合，以活血化瘀、消肿止痛、温通经脉为主要治疗原则。例如，当脊髓压迫症由颈椎病引起时，可选用活血化瘀、通络止痛的中药，如桑枝、红花、川芎等；当脊髓压迫症由脊柱畸形引起时，可选用温通经脉、活血化瘀、消肿止痛的中药，如川乌、丹参、莪术等。

2. 针灸疗法　针刺腧穴，以调和气血、活血化瘀、通经络为主要治疗原则。例如，针灸治疗颈椎病引起的脊髓压迫症，可选择颈部的风池、天柱等穴位，以缓解局部疼痛、改善血液循环。

第四节　椎管内肿瘤

椎管内肿瘤又称脊髓肿瘤，是指发生于脊髓本身及椎管内与脊髓邻近的各种组织（如神经根、硬脊膜、血管、脂肪组织、先天性胚胎残余组织等）的原发性肿瘤或转移性肿瘤的总称。

椎管内肿瘤年发病率为（0.9～2.5）/10万，可发生于任何年龄，发病高峰年龄为20～50岁。肿瘤可发生于椎管内的任何节段，胸段发生率最高，约占半数；其次为颈段，约占1/4；其余分布于腰段及马尾。

一、病因

1. 遗传因素　一些遗传性肿瘤综合征如神经纤维瘤病、家族性多发性神经纤维瘤等与椎管内肿瘤的发生有关。

2. 暴露于致癌物质　长期暴露于某些化学物质、放射线等致癌物质会增加患椎管内肿瘤的风险。

3. 免疫系统异常　可能导致机体对肿瘤的抵抗力下降，从而增加患椎管内肿瘤的风险。

4. 感染　如艾滋病、人类T细胞白血病病毒1型感染等也可能增加患椎管内肿瘤的风险。

5. 年龄和性别　随着年龄的增长，患椎管内肿瘤的风险也会增加。女性患椎管内肿瘤的概率比男性略高。

6. 其他因素　一些慢性炎症、代谢紊乱等因素也可能增加患椎管内肿瘤的风险。

二、临床表现

椎管内肿瘤的临床表现因肿瘤的大小、位置和生长速度等因素而有所不同，常见的症状和表现包括：

1. 运动和感觉障碍　肿瘤压迫或损伤脊髓，导致运动和感觉障碍，表现为肢体无力、麻木、疼痛等。

2. 膀胱和肛门功能障碍　椎管内肿瘤可以影响脊髓控制膀胱和肛门的神经，导致尿失禁、大小便困难等症状。

3. 疼痛　椎管内肿瘤可以压迫神经根或神经干，导致疼痛，疼痛的部位和性质因肿瘤的位置和大小而异。

4. 运动协调障碍　椎管内肿瘤可能损伤脊髓运动协调中心，导致行走不稳、摇摆不定等症状。

5. 乏力　椎管内肿瘤可以影响脊髓的功能，导致患者感到乏力、疲倦。

6. 神经系统症状　椎管内肿瘤可以压迫或损伤脑神经，导致视力障碍、听力障碍、头晕等症状。

三、辅助检查

1. 影像学检查　包括 X 线、CT、MRI 等检查，可以清晰显示椎体和椎间盘的情况，评估肿瘤的位置、大小和性质。

2. 神经系统评估　包括神经系统体格检查和神经功能评估，评估肿瘤对脊髓和神经根的影响。

3. 活组织检查　通过取样分析肿瘤组织的细胞学和组织学特征，确定肿瘤类型和恶性程度。

4. 脑脊液检查　通过腰椎穿刺采集脑脊液，分析其中的肿瘤标志物等指标，评估肿瘤的恶性程度。

5. 影像学检查　包括正电子发射断层扫描（PET）和单光子发射计算机断层扫描（SPECT）等，可以评估肿瘤的代谢和血流情况。

四、诊断

1. 临床症状和表现　如运动和感觉障碍、疼痛、膀胱和肛门功能障碍、运动协调障碍等。

2. 影像学检查　如 X 线、CT、MRI 等检查，可以清晰显示肿瘤的位置、大小和形态特征等。

3. 活组织检查　通过取样分析肿瘤组织的细胞学和组织学特征，确定肿瘤类型和恶性程度。

4. 脑脊液检查　通过腰椎穿刺采集脑脊液，分析其中的肿瘤标志物等指标，评估肿瘤的恶性程度。

5. 其他辅助检查　如神经系统评估、核医学检查等。

需要注意的是，椎管内肿瘤的诊断需要综合考虑患者的临床症状、影像学和实验室检查等多方面信息，以尽可能准确地确定肿瘤的位置、类型和恶性程度，为治疗方案的制订提供依据。

五、鉴别诊断

1. 脊髓炎　是脊髓的炎症性疾病，其症状和表现包括感觉障碍、运动障碍、疼痛、痉挛等，需要通过脊髓液检查等方法进行诊断鉴别。

2. 脊髓损伤　常由外伤、跌倒等原因引起，其症状和表现与椎管内肿瘤类似，包括运动和感觉障碍、疼痛等，需要通过影像学检查等方法进行诊断鉴别。

3. 神经根病变　可能由椎间盘突出、脊柱关节炎等原因引起，其症状和表现包括神经根型疼痛、运动和感觉障碍等，需要通过影像学检查等方法进行诊断鉴别。

4. 脊髓血管病　包括椎管内动脉瘤、脊髓血管畸形等，其症状和表现也与椎管内肿瘤类似，需要通过影像学检查等方法进行诊断鉴别。

六、西医治疗

椎管内肿瘤的治疗方式取决于肿瘤的位置、大小、性质和恶性程度等因素，一般包括以下四个方面：

1. 手术治疗　对于一些较大的椎管内肿瘤或恶性肿瘤，手术切除是常用的治疗方法。手术可以减轻肿瘤压迫脊髓和神经根的情况，缓解症状。

2. 放射治疗　是一种无创性治疗方法，可以通过射线杀死癌细胞或控制肿瘤的生长。对于一些恶性椎管内肿瘤或手术后残留的肿瘤，放射治疗可以作为辅助治疗方式。

3. 化学治疗　针对一些恶性椎管内肿瘤，化学治疗可以通过药物杀死癌细胞或控制肿瘤的生长。

4. 对症治疗　针对不同的症状，如疼痛、感觉障碍、膀胱和肛门功能障碍等，可以采取相应的对症治疗措施。

需要注意的是，椎管内肿瘤的治疗需要综合考虑患者的年龄、身体状态、肿瘤的性质和位置等因素，选择最合适的治疗方式，以取得最佳的治疗效果。同时，椎管内肿瘤的治疗需要专业的医疗团队协作，包括神经内科医师、放射治疗医师、化学治疗医师、康复医师等，以确保患者得到全面的治疗和康复。

七、中医治疗

一般来说，椎管内肿瘤的中医辨证施治应综合考虑患者的病情、病因、临床表现和体质等因素，采用中药、针灸等方法进行治疗。

1. 根据病情的不同阶段进行治疗

（1）肿瘤生长期：以温阳、化瘀为主，选用温补药物如人参、黄芪、肉桂等，加入活血化瘀的药物如当归、川芎、红花等，辅以一定的化瘀透络法。常用方剂为桂枝茯苓丸、参苓白术散等。

（2）手术后期：以益气养血、化瘀消肿为主，选用具有活血化瘀、舒筋活络、止痛消肿作用的中药如当归、川芎、红花、川楝子、白芍等。常用方剂为当归芍药散、四物汤等。

2. 根据病因进行治疗

（1）血瘀型：选用活血化瘀、通经络、消肿止痛的中药，如川芎、当归、丹参、红花、赤芍、青竹叶等，常用方剂为桂枝茯苓丸、血府逐瘀汤等。

（2）痰湿阻滞型：选用化痰祛湿、通经络、活血化瘀的中药，如半夏、苏子、佩兰、丹参、红花等，常用方剂为二陈汉药、卧龙七珍汤等。

3. 配合针灸治疗

（1）选取经过肿瘤部位的穴位进行针灸治疗，以加强患处的局部循环，促进肿瘤吸收。

（2）针灸配合中药治疗可以提高治疗效果，常用的穴位有足三里、阳陵泉、曲池、肝俞、膀胱俞等。

第五节　脊髓蛛网膜炎

脊髓蛛网膜炎为一组因蛛网膜增厚与脊髓、脊神经根粘连（或形成囊肿）阻塞椎管导致脊髓功能障碍的病变。

一、病因

1. 感染性　有原发于脊柱附近或椎管内的疾病如脊柱结核、硬膜外脓肿和脑脊髓膜炎等，也有继发于全身疾病如流感、伤寒、结核和产褥感染等。

2. 外伤性　如脊髓损伤，反复腰椎穿刺。

3. 化学性　如神经鞘内注入药物（抗癌药、链霉素等）脊髓造影使用的碘油。

4. 其他　如脊髓肿瘤、空洞症、椎间盘突出，脊柱脊髓的先天性畸形。

二、临床表现

多为慢性起病且逐渐缓慢进展，但也有少数是急性或亚急性起病，由于蛛网膜的增厚和粘连及形成囊肿对脊髓、神经根和血管的压迫也为不对称和不规则，以及不同病变部位的临床表现呈多样性，可有单发或多发的神经根痛，感觉障碍多呈神经根型、节段型或斑块状不规则分布，两侧不对称。运动障碍为不对称的截瘫、单瘫或四肢瘫，一般以局限型症状较轻，弥漫型则较重，囊肿型类似于脊髓占位的压迫症表现。病程可有缓解或加剧。

三、辅助检查

1. 脊髓液检查　通过腰椎穿刺采集脑脊液，检查脊髓液中的白细胞计数、蛋白质含量、糖含量、细菌和病毒等病原体的检测，可以帮助诊断脊髓蛛网膜炎。

2. 影像学检查　包括 MRI 和 CT 等检查，可以显示脊髓和脊髓周围的结构，帮助确定病变的位置和范围。

3. 免疫学检查　通过检测血清中的特异性抗体或脑脊液中的免疫球蛋白，可以帮助诊断脊髓蛛网膜炎和区分不同类型的病原体。

4. 细菌培养和病毒检测　通过对脑脊液、血液和其他体液的培养和病毒检测，可以确定病原体的类型和感染情况。

四、诊断

根据慢性起病及各种脊髓受损的临床表现病程有波动等特点结合碘水造影可作出诊断。但应与脊髓肿瘤和颈椎间盘突出鉴别，脊髓肿瘤起病缓慢，有慢性进行性脊髓压迫症表现，椎管造影可见阻断平面，但囊肿型与脊髓外硬膜下肿瘤在手术前不易鉴别。颈椎间盘突出好发于中年人，单侧或双侧上肢根痛明显，手或前臂可有轻度肌萎缩及病理反射，脑脊液中蛋白正常或轻度增高，细胞数正常。影像学检查（如颈椎 X 线片、椎管造影和 MRI）可见椎间隙狭窄，生理弯曲消失及椎间隙有明显压迹或后突。

五、鉴别诊断

1. 急性传染病　如急性细菌性脑膜炎、脑脊髓膜炎等，这些疾病也可以引起脑脊液异常，但症状表现、脑脊液检查和治疗方法有所不同。

2. 脊髓炎和脊髓结核　也可引起脊髓炎症，但脑脊液检查和影像学检查结果不同于脊髓蛛网膜炎。

3. 横贯性脊髓炎　是一种罕见的脊髓疾病，表现为急性或亚急性的瘫痪，但脑脊液检查结果和影像学检查与脊髓蛛网膜炎有所不同。

4. 脊髓损伤　也可导致脊髓症状，但通常没有脑脊液异常，而且影像学检查结果不同于脊髓蛛网膜炎。

5. 脊髓肿瘤　也可引起脊髓症状，但其影像学表现和病理检查结果与脊髓蛛网膜炎不同。

六、西医治疗

脊髓蛛网膜炎的治疗应根据病原体类型、病情严重程度、患者年龄、免疫状态等因素综合考虑，常见的治疗方法包括以下五种：

1. 抗生素治疗　对于细菌性脊髓蛛网膜炎，应选择敏感的抗生素进行治疗。根据细菌药物敏感试验超敏反应结果，可选用青霉素、头孢菌素、氯霉素、万古霉素等抗生素，疗程一般为 14～21 日。

2. 抗病毒治疗　对于病毒性脊髓蛛网膜炎，应选用有效的抗病毒药物，如阿昔洛韦、利巴韦林等。在治疗过程中应注意肝肾功能，避免药物毒副反应。

3. 对症支持治疗　如口服或静脉输液补充液体和电解质，维持水电解质平衡；应用肌肉松弛药和止痛药等控制痉挛和疼痛。

4. 免疫调节治疗　如应用糖皮质激素、静脉免疫球蛋白等药物，可以增强机体免疫功能，促进病情恢复。

5. 病因治疗　对于脊髓蛛网膜炎的病因如结核、真菌感染等，应同时进行病因治疗。

七、辨证施治

脊髓蛛网膜炎中医治疗主要以清热解毒、祛瘀通络为主，常用的辨证施治如下：

1. 热毒内盛型　主要表现为高热、头痛、恶心、呕吐、脑膜刺激征等，可选用清热解毒药物治疗。常用的中药有连翘、板蓝根、黄连、黄芩等，可单独使用或配伍使用。

2. 湿热蕴结型　主要表现为高热、头痛、脑膜刺激征等，伴有舌苔厚腻、口干口渴、尿黄等症状。可选用清热利湿、解毒药物治疗。常用的中药有车前草、金银花、蒲公英、石菖蒲等。

3. 瘀血阻络型　主要表现为头痛、恶心、呕吐、眼花等，常伴有脑血栓形成。可选用活血化瘀、通络药物治疗。常用的中药有丹参、桃仁、川芎、红花等，可单独使用或配伍使用。

第六节　脊髓空洞症

脊髓空洞症是一种慢性进行性的脊髓变性疾病。临床特征为一侧上臂肌萎缩,病变节段的分离性感觉障碍及营养障碍。典型病理改变为脊髓中央的空洞形成及胶质增生。空洞多位于颈髓,某些病例,空洞向上扩展到延髓和脑桥(称为延髓空洞症),或向下延伸至胸髓甚至腰髓。

一、病因

脊髓空洞症与延髓空洞症的病因和发病机制目前尚未完全明确,概括起来有以下三种学说。

1. 脑脊液动力学异常　Gardner 等人认为由于第四脑室出口区先天异常,使正常脑脊液循环受阻,从而使得由脉络膜丛的收缩搏动产生的脑脊液压力搏动波通过第四脑室向下不断冲击,导致脊髓中央管逐渐扩大,最终形成空洞。支持这一学说的证据是脊髓空洞症常伴发颅颈交界畸形;其他影响正常脑脊液循环的病损如第四脑室顶部四周软脑膜的粘连也可伴发脊髓空洞症;通过手术解决颅颈交界处先天性病变后,脊髓空洞症所引起的某些症状可以获得改善。但是这种理论不能解释某些无第四脑室出口处阻塞或无颅颈交界畸形的脊髓空洞症,也不能解释空洞与中央管之间并无相互连接的病例;也有人认为传送到脊髓的搏动压力波太小,难以形成空洞。因此,他们认为空洞的形成是由于压力的影响,脑脊液从蛛网膜下腔沿着血管周围间隙或其他软脊膜下通道进入脊髓内所造成。

2. 先天发育异常　由于胚胎期神经管闭合不全或脊髓中央管形成障碍,在脊髓实质内残留的胚胎上皮细胞缺血、坏死而形成空洞。支持这一学说的证据是脊髓空洞症常伴发其他先天性异常,如颈肋、脊柱后侧突、脊椎裂、脑积水、Klippel-Feil 二联征(两个以上颈椎先天性融合)、先天性延髓下疝、弓形足等。临床方面也不断有家族发病的报道。但该学说的一个最大缺陷在于空洞壁上从未发现过胚胎组织,故难以形成定论。

3. 血液循环异常　脊髓空洞症是继发于血管畸形,脊髓肿瘤囊性变,脊髓损伤,脊髓炎伴中央软化,蛛网膜炎等。引起脊髓血液循环异常,产生髓内组织缺血、坏死、液化、形成空洞。目前,多数学者认为脊髓空洞症不是单一病因所造成的一个独立病种,而是由多种致病因素造成的综合征。

二、临床表现

本病的发病年龄通常为 20 ～ 30 岁,偶尔发生于儿童期或成年以后,最小年龄为 3 岁,最大为 60 岁。男女之比为 3 : 1。

1. 脊髓空洞症　脊髓空洞症的病程进行缓慢,最早出现的症状常呈节段性分布,首先影响上肢。当空洞逐渐扩大时,由于压力或胶质增生的作用,脊髓白质内的长传导束也被累及,在空洞水平以下出现传导束型功能障碍。两个阶段之间可以间隔数年。

(1)感觉症状:由于空洞时常始于中央管背侧灰质的一侧或双侧后角底部,最早症状常是单侧的痛觉、温度觉障碍,如病变侵及前连合时可有双侧的手部、臂部尺侧或一部分颈部、胸部的痛、温觉丧失,而触觉及深感觉完整或相对地正常,称为分离性感觉障碍。患者常在手部发生灼伤或刺伤、割伤后才发现痛觉、温觉的缺损。以后痛、温觉丧失范围可以扩大到两侧上肢、胸、背部,呈短上衣样分布。如向上影响到三叉丘脑束交叉处,可以造成面部痛、温觉减退或消失,包括角膜反射消失。许多患者在痛、温觉消失区域内有自发性的中枢痛。晚期后索及脊髓丘脑束也被累及，造成病变水平以下痛、温、触及深感觉的感觉异常及不同程度的障碍。

（2）运动障碍：前角细胞受累后，手部小肌肉及前臂尺侧肌萎缩软弱无力，可有肌束颤动，逐渐波及上肢其他肌肉、肩胛肌以及一部分肋间肌。腱反射及肌张力降低。以后在空洞水平以下出现锥体束征、肌张力增高及腱反射亢进，腹壁反射消失、巴宾斯基征呈阳性。空洞内如果发生出血，病情可突然恶化。空洞如果在腰骶部，则在下肢部位出现上述的运动及感觉症状。

（3）营养性障碍及其他症状：关节的痛觉缺失引起关节磨损、萎缩和畸形；关节肿大，活动度增加，运动时有摩擦音而无痛觉，称为夏科关节，在痛觉消失区域，表皮的烫伤及其他损伤可以造成顽固性溃疡及瘢痕形成。如果皮下组织增厚、肿胀及异样发软，伴有局部溃疡及感觉缺失时，甚至指、趾末端发生无痛性坏死、脱失，称为马方综合征。颈胸段病变损害交感神经通路时，可产生颈交感神经麻痹综合征。病损节段可有出汗功能障碍，出汗过多或出汗减少。晚期可以有神经源性膀胱以及大便失禁现象。

2. 延髓空洞症　由于延髓空洞常不对称，症状和体征通常为单侧型。累及疑核可造成吞咽困难，软腭与咽喉肌无力，腭垂偏斜，舌下神经核受影响时造成伸舌偏向患侧，同侧舌肌萎缩伴有肌束颤动。如面神经核被累及时可出现下运动神经元型面瘫。三叉神经下行束受累时造成同侧面部感觉呈中枢型痛、温觉障碍，侵及内侧弓状纤维则出现半身触觉、深感觉缺失。如果前庭小脑通路被阻断可引起眩晕，可能伴有步态不稳及眼球震颤。有时也可能出现其他长传导束征象。但后者常与脊髓空洞症同时存在。

三、辅助检查

1. 腰椎穿刺　一般无异常发现。如空洞较大则偶可导致脊髓腔部分梗阻引起脑脊液蛋白含量增高。

2. X 线检查　可发现骨骼 Charcot 关节，颈枕区畸形及其他畸形。

3. 延迟脊髓 CT 扫描（DMCT）　即在蛛网膜下腔注入水溶性阳性造影剂，延迟一定时间，分别在注射后 6h、12h、18h 和 24h 再行脊髓 CT 检查，可显示出高密度的空洞影像。

4. MRI　是诊断本病最准确的方法，不仅因为其为无创伤检查，更因其能多平面、分节段获得全椎管轮廓，可在纵断面上、横断面上清楚显示出空洞的位置及大小。累及范围，与脊髓的对应关系等，以及是否合并 Arnol-Chiari 畸形，以鉴别空洞是继发性还是原发性，有助于选择手术适应证和设计手术方案。

5. 肌电图　肌电图可显示神经性损害。

四、诊断

成年期发病，起病隐袭，缓慢发展，临床表现为节段性分布的分离性感觉障碍，手部和上肢的肌萎缩，以及皮肤和关节的营养障碍，如合并有其他先天性缺陷存在，则不难作出诊断。MRI 检查可确诊。

五、鉴别诊断

1. 脊髓内肿瘤　类似脊髓空洞症，尤其是位于下颈髓时。但肿瘤病变节段短，进展较快，膀胱功能障碍出现较早，而营养性障碍少见，脑脊液蛋白含量增高，可以与本病相区别。对疑难病例可做脊髓造影和 MRI 进行鉴别。

2. 颈椎骨关节病　可出现手部及上肢的肌萎缩，但根痛常见，感觉障碍呈根性分布而非节段性分布的分离性感觉障碍。颈椎摄片，必要时 CT 和 MRI 检查可明确诊断。

3. 肌萎缩性侧索硬化症　不容易与脊髓空洞症相混淆，因为它不引起感觉异常或感觉缺失。

六、西医治疗

1. 对症处理　如给予镇痛剂、B 族维生素、ATP、辅酶 A、肌苷等。痛觉消失者应防止烫伤或冻伤。辅助按摩、被动运动、针刺治疗等。

2. 放射治疗　对脊髓病变部位进行照射，可缓解疼痛，可用深部 X 线疗法或放射性核素 ^{131}I 疗法，以后者较好。方法有口服法和椎管注射法。口服法是先用复方碘溶液封闭甲状腺，然后空腹口服 NaI 溶液 50～200Ci，每周服 2 次，总量 500Ci 为一个疗程，2～3 个月后重复疗程；椎管注射法是按常规做腰椎穿刺，取头低位 15°，穿刺针头倾向头部，注射无菌 NaI 溶液 0.4～1.0Ci/mL，每 15 日 1 次，共 3～4 次。

3. 手术治疗　对 Chairi 畸形、扁平颅底、第四脑室正中孔闭锁等情况可采用手术矫治。凡空洞/脊髓的比值超过 30% 者，有手术指征。手术的目的在于：①纠正伴同存在的颅骨及神经组织畸形；②椎板及枕骨下减压术；③空洞引流术。

七、辨证施治

中医认为，脊髓空洞症多为肝肾亏虚，气血不足所致，治疗应从调补肝肾，充实气血入手，具体辨证施治如下：

1. 肝肾亏虚型

（1）证候特点：腰膝酸软无力，四肢乏力，头晕目眩，耳鸣失聪，畏寒怕冷，形寒肢冷，舌质淡，苔薄白。

（2）治疗原则：滋补肝肾，充实气血。

（3）常用方剂：六味地黄丸、左归丸等。

2. 气血不足型

（1）证候特点：腰背酸痛，下肢无力，行走困难，舌质淡，苔薄白，脉沉细。

（2）治疗原则：充实气血，加强脊髓营养。

（3）常用方剂：补中益气汤、归脾丸等。

3. 痰湿内盛型

（1）证候特点：腰酸背痛，步履艰难，舌质胖大，苔白厚腻，脉滑。

（2）治疗原则：祛痰化湿，开窍通脉。

（3）常用方剂：开窍活络汤、化痰散结汤等。

4. 血瘀阻滞型

（1）证候特点：腰背疼痛，痛点固定，或伴有下肢麻木、肌萎缩，舌质暗，苔薄黄或薄白，脉细涩。

（2）治疗原则：活血化瘀，通络止痛。

（3）常用方剂：活血止痛汤、桃红四物汤等。

第十二章 中枢系统感染性疾病

第一节 进行性多灶性白质脑病

进行性多灶性白质脑病（PML）是一种罕见的亚急性脱髓鞘脑病，多数于某种严重疾病基础上发生。发病年龄多在 50～70 岁。通常发生在原先患白血病、淋巴瘤、癌症、系统性红斑狼疮、获得性免疫缺陷综合征（AIDS，艾滋病）、其他慢性疾病或长期接受免疫抑制剂的患者。

一、病因

1. 免疫系统缺陷　进行性多灶性白质脑病通常发生在免疫系统受损的人群中，如人类免疫缺陷病毒感染者、器官移植患者、自身免疫性疾病患者等。

2. 年龄　进行性多灶性白质脑病通常发生在中年或老年人身上，尤其是那些免疫系统功能较差的人。

3. 长期使用免疫抑制剂　使用免疫抑制剂长时间可能增加进行性多灶性白质脑病的风险，因为这些药物可能导致免疫系统失调。

4. 其他因素　一些研究表明，暴露于环境毒素或放射线等因素也可能增加进行性多灶性白质脑病的风险，但这些因素与进行性多灶性白质脑病的关系尚不清楚。

二、临床特点

原发病常见的有慢性淋巴细胞白血病、淋巴肉瘤、急性或慢性粒细胞性白血病、多发性骨髓瘤，以及其他脏器癌瘤和真性红细胞增多症等。

在原发疾病持续较长时间后发生神经症状。临床表现因受累部位而异。可有偏瘫、四肢瘫、失语、共济失调、感觉障碍、视力障碍、智力减退和痴呆、意识障碍和抽搐等。

三、辅助检查

1. 实验室检查　脑脊液正常。

2. 脑电图检查　有弥漫或局灶异常。

3. 脑 CT 及磁共振（MRI）检查　可见脑白质有局灶性损害，表现为低密度不能增强区。MRI 可见 T_2 加权像呈均质高信号，T_1 加权像呈低信号或等信号。

4. 脑组织活检　为确诊的唯一手段。组织病理的典型改变，少突胶质细胞中的包涵体，电镜检查可见到乳多空病毒颗粒，免疫组化可证实有乳多空病毒抗原。

四、诊断

1. 症状评估　医师将评估患者的神经症状，包括智力、认知、运动和感觉方面的表现，以帮助确定是否存在进行性多灶性白质脑病的可能性。

2. MRI　是一种常用的检查方法，可以检测脑部异常，如病毒感染导致的多个脑部白质损伤。MRI 检查可以显示这些异常的位置、数量和严重程度。

3. 脑脊液检查　医师会从患者的脊髓穿刺处取出一小部分脑脊液进行检查。这可以确定是否存在病毒，以及病毒的类型。在进行性多灶性白质脑病中，脑脊液检查通常显示 JCV 病毒阳性。

4. 神经病理学检查　如果需要进行更深入的诊断，医师可能会建议进行脑组织取样检查。这可以通过脑部活检或尸检进行。神经病理学检查可以确定是否存在病毒感染，并确定病毒对神经系统造成的损伤程度。

五、鉴别诊断

1. 多发性硬化　和进行性多灶性白质脑病都会影响脑部白质区域，因此这两种疾病的 MRI 图像可能会相似。然而，多发性硬化通常会伴有再发性症状和逐渐恶化的表现，而进行性多灶性白质脑病则通常是进行性的，并在短时间内快速恶化。

2. 脑炎　是由病毒或细菌感染引起的脑部炎症，它的症状和表现可能会与进行性多灶性白质脑病相似，但是通常会有头痛和发热等全身症状，而进行性多灶性白质脑病则通常没有全身症状。

3. 脑肿瘤　可能会与进行性多灶性白质脑病引起的病理损伤相似，但脑肿瘤通常会导致局部神经系统症状，如局部运动或感觉障碍。

4. 脑血管病变　可能会引起脑部白质病变，但通常有明显的卒中症状，如肢体瘫痪、言语困难和失明等。

六、西医治疗

1. 促进免疫反应　在患有进行性多灶性白质脑病的患者中，免疫系统通常无法控制病毒感染。因此，一些药物，如干扰素 α、抗病毒药物等，可能会通过刺激免疫反应来控制病情进展。

2. 增强免疫系统　在进行性多灶性白质脑病患者中，免疫系统通常受损或减弱，因此可能需要使用免疫球蛋白或其他方法来提高免疫反应，以对抗病毒。

3. 病毒抑制剂　有一些药物可以直接干扰病毒的复制，如磷酸甘汞、氟胞嘧啶等，可以通过抑制病毒复制来控制病情。

4. 对症支持治疗　对于进行性多灶性白质脑病患者，可能需要进行对症治疗以控制病情，如使用抗惊厥药物控制惊厥，使用胰岛素治疗高血糖等。

七、中医治疗

中医治疗进行性多灶性白质脑病的常用方法包括针灸、中药内服和外敷疗法等。具体如下：

1. 针灸疗法　可选用头部针刺和全身穴位刺激，以清热解毒、开窍益气为主要治疗原则。

2. 中药内服　可选用具有清热解毒、益气开窍功效的中药，如黄连、黄芪、人参、茯苓、丹参等。具体方剂可根据患者具体症状和辨证结果进行调配。

3. 外敷疗法　可选用药膏或药水外敷治疗，以促进局部血液循环、祛病毒、通络止痛为主要治疗原则。常用的药物有丹参、三七、蒲公英、金银花等。

第二节　亚急性硬化性全脑炎

亚急性硬化性全脑炎（SSPE）是麻疹或麻疹样病毒所致的一种以大脑白质和灰质损害为主的全脑炎。本病主要侵犯 12 岁以下儿童及少年，18 岁以上者很少受累，8～10 岁为发病高峰期，男女患者之比为（3∶1）～（4∶1）。患儿常在 2 岁以前患过麻疹，5～8 年后发生本病，少数患者在发病前 1 年以上曾应用麻疹疫苗。农村发病率高于城市。

一、病因

1. 麻疹感染　亚急性硬化性全脑炎通常是麻疹感染后数年或数十年后发生的，而不是在麻疹感染期间或之后不久发生的。因此，亚急性硬化性全脑炎的发生与麻疹感染有关。

2. 年龄　亚急性硬化性全脑炎通常发生在青少年或儿童身上，因为他们在感染麻疹后可能会有更高的风险罹患亚急性硬化性全脑炎。

3. 免疫系统缺陷　亚急性硬化性全脑炎也可能与免疫系统缺陷有关，如人类免疫缺陷病毒感染、免疫缺陷病、器官移植术后等。

4. 遗传因素　有些研究表明，家族中多个人患有亚急性硬化性全脑炎的情况可能与遗传有关。

5. 其他因素　尽管这些因素并没有被证明与亚急性硬化性全脑炎的发生有关，但一些研究表明，病毒感染、药物暴露、环境因素等也可能与亚急性硬化性全脑炎的发生有关。

二、临床表现

亚急性硬化性全脑炎呈隐袭起病，缓慢发展，无发热。根据病情演变大致可分为四期。

第 1 期（行为与精神障碍期）：以健忘、学习成绩下降、情绪不稳、人格改变及行为异常为主要表现。此期约经数周至数月。

第 2 期（运动障碍期）：主要表现为严重的进行性智能减退伴广泛的肌阵挛、共济失调、癫痫发作及进行性脉络膜视网膜炎导致的视力障碍。持续 1～3 个月。

第 3 期（昏迷、角弓反张期）：出现肢体肌强直，腱反射亢进，巴宾斯基征阳性，去皮质或去皮质强直，可有角弓反张，最后渐进昏迷，常伴有自主神经功能障碍。可历时数月。

第 4 期（终末期）：大脑皮质功能完全丧失，眼球浮动，肌张力低下，肌阵挛消失，患者最终死于合并感染或循环衰竭。总病程多为 1～3 年。3 个月内死亡及存活 4 年以上者各约占 10%。

三、辅助检查

1. 脑脊液检查　脑脊液压力正常，细胞和蛋白质正常或轻度升高，大多数患者免疫球蛋白增高，尤其是 γ 球蛋白增高，寡克隆 IgG 带阳性，其被认为代表麻疹病毒特异性抗体。琼脂糖凝胶电泳能发现血清和脑脊液中抗麻疹 IgG 抗体滴度增高，可作为亚急性硬化性全脑炎的有力佐证。聚合酶链式反应技术检测患者脑脊液中麻疹病毒 RNA，有诊断意义。

2. 脑电图 示特征性异常改变，在低平的背景电活动之间隔 4～8s，周期性地出现 2～3Hz 的高波幅慢波和尖慢波，持续 0.5～2s，双侧大致对称，以顶枕部最明显。常与临床的肌阵挛同步出现。

3. CT 检查 疾病早期颅脑 CT 可无阳性发现，随着疾病发展，可显示皮质萎缩，脑室扩大及局灶性或多发性白质低密度病灶。

4. 颅脑 MRI 在疾病早期有时，颅脑 MRI 可显示局灶性 T_2 加权像的高信号区，先累及皮质、皮质下白质，随后波及脑室周围白质，并可见进行性广泛性脑萎缩，严重时白质可完全丧失，胼胝体也变薄。基底核病变通常发生在疾病早、中期，以豆状核损害多见。

四、诊断

1. 病史和临床表现 医师会询问患者的病史和临床表现，亚急性硬化性全脑炎通常会有麻痹、抽搐、智力障碍、行为异常等症状，而这些症状通常会在麻疹感染后数年或数十年后出现。

2. 脑电图 亚急性硬化性全脑炎患者的脑电图常表现为周期性棘波，这是亚急性硬化性全脑炎的特征性脑电图改变。

3. MRI 检查 可以显示亚急性硬化性全脑炎的典型影像学表现，即脑萎缩和白质病变，这些表现与其他神经系统疾病不同。

4. 病毒学检查 医师可以通过检测患者的血液或脑脊液中的麻疹病毒抗体或核酸等，来帮助诊断亚急性硬化性全脑炎。

5. 脑脊液检查 脑脊液检查也可以用于诊断亚急性硬化性全脑炎，检查可以显示蛋白质水平升高，细胞计数异常，有时可以检测到麻疹病毒抗体等。

五、鉴别诊断

1. 青少年进行性肌阵挛症 是一种运动障碍疾病，与亚急性硬化性全脑炎的症状有一些重叠，包括运动障碍、认知障碍和行为异常。但是，这两种疾病的发病年龄不同，青少年进行性肌阵挛症多在青春期发病，而亚急性硬化性全脑炎则多发生在儿童时期。

2. 嗜铬细胞瘤 是一种肿瘤，经常引起类似于亚急性硬化性全脑炎的神经系统症状，如运动障碍、认知障碍和精神病症状。但是，嗜铬细胞瘤通常还会伴有高血压等症状，这可以帮助进行鉴别。

3. 基底节变性疾病 是一组罕见的神经系统疾病，包括 Huntington 病和 Wilson 病。这些疾病也会引起类似于亚急性硬化性全脑炎的运动障碍和认知障碍，但是在其他方面的症状和体征可能有所不同。例如，Huntington 病会伴有特定的舞蹈样动作和精神病症状，而 Wilson 病则会伴有肝和神经系统的其他表现。

4. 脑炎 是一种神经系统疾病，其中脑部发生炎症。脑炎也会引起类似于亚急性硬化性全脑炎的症状，但是脑炎通常会伴有头痛、发热和其他炎症症状。

六、西医治疗

本病目前尚无有效的治疗方法，以支持疗法和对症治疗为主，加强护理，预防并发症。

1. 异丙肌苷 剂量为 100mg/（kg·d），每日 2～3 次。可能增加患者存活时间，对改善某些症状有所益处。

2. 干扰素α　脑室内注射，起始量50万U，每周2次，随后增至300万U，每2周1次，可延缓病情进展速度。

3. 对症治疗　包括止惊、防治感染、理疗及护理等，可减少并发症，延缓死亡，改善患者及家庭的生活质量。

七、辨证施治

1. 肝肾阴虚证　患者常表现为头晕、头痛、耳鸣、心悸、失眠、腰膝酸软、手足心热等。治疗上可用养阴清热、滋肾益精之法，如使用六味地黄丸、当归四逆汤、杞菊地黄丸等中药方剂。

2. 痰热壅盛证　患者常表现为痰多、咳嗽、口苦、脾胃不和等。治疗上可用清热化痰、祛风散寒之法，如使用清开灵、小柴胡汤等中药方剂。

3. 血瘀阻滞证　患者常表现为头痛、口眼㖞斜、言语不清、手足抽搐等。治疗上可用活血化瘀之法，如使用桃红四物汤、通窍活血汤等中药方剂。

第三节　化脓性脑膜炎

化脓性脑膜炎是由多种细菌引起的脑膜化脓性炎症，以发热、呕吐、头痛、烦躁，并伴有脑膜刺激征及脑脊液改变为主要临床特征。本病是婴儿常见的感染性疾病。导致本病的病原菌种类与发病年龄有关，新生儿以大肠埃希菌、金黄色葡萄球菌性脑炎多见；婴幼儿以肺炎球菌、流感嗜血杆菌性脑炎多见；3岁以上患儿则以金黄色葡萄球菌性脑炎多见。本病多数起病急、病情重，易出现惊风、昏迷，有较高的病死率和后遗症发生率。

一、病因

1. 肺炎双球菌　是化脓性脑膜炎最常见的病原菌之一，常引起成人和儿童的感染。

2. B型流感嗜血杆菌　在应用流感嗜血杆菌疫苗后，该菌种引起的化脓性脑膜炎病例显著减少。

3. 铜绿假单胞菌　通常是医院内感染引起的。

4. 脑膜炎链球菌　该菌种引起的化脓性脑膜炎常见于儿童和年轻人。

二、临床表现

1. 大肠埃希菌脑膜炎　多见于出生3个月以内的婴儿，特别是新生儿和早产儿。病菌主要来自母亲产道和婴儿肠道、脐部，预后较差，病死率高。

2. 流感嗜血杆菌脑膜炎　多见于3个月至3岁小儿，秋季多发。多数病例起病急，突然高热、呕吐、惊厥。部分病例起病较缓，先有明显的呼吸道感染史，数日或1～2周后才出现脑膜炎症，偶可伴发皮疹。

3. 肺炎球菌脑膜炎　发病率较高，仅次于流行性脑脊髓膜炎，多见于1岁以下婴儿，常于冬春季节继发于呼吸道炎症、败血症或颅脑外伤等，早期颈强直不明显，病程可迁延或反复发作。本病可并发硬脑膜下积液或积脓、脑脓肿、脑积水等，一般病情较重。

4. 葡萄球菌脑炎　主要由金黄色葡萄球菌引起，各年龄段均可发病，多发生于夏季。

本病常有脐炎、脓疱疮、蜂窝织炎等前驱感染史，可同时伴有肺炎、肺脓肿、肝脓肿、骨髓炎等化脓性病灶。病程中可出现荨麻疹、猩红热样皮疹和脓疱等皮损。

不同年龄段患儿临床表现各有特点：新生儿及 3 个月以下婴儿的临床表现极不典型。体温可高可低，甚至体温不升，常有拒食、吐奶、嗜睡、尖叫、惊厥、面色青灰、前囟饱满或隆起等，脑膜刺激征出现较晚。3 个月至 2 岁的小儿有发热、呕吐、烦躁、易激惹、惊厥、精神萎靡、嗜睡或昏迷，颈强直、前囟膨隆，可出现脑膜刺激征。2 岁以上小儿的症状及体征渐趋典型，除头痛外，尚有背痛、关节肌肉疼痛等症状，脑膜刺激征明显。

三、辅助检查

1. 血常规　白细胞及中性粒细胞明显增加。贫血常见于流感杆菌脑膜炎。
2. 血培养　早期未用抗生素治疗者可得阳性结果；能帮助确定病原菌。
3. 脑脊液　脑脊液可见典型化脓性改变，其外观混浊或稀米汤样，压力升高。镜检白细胞甚多，可达数亿，定量常在 150mg/L 以下。糖定量不但可协助鉴别细菌或病毒感染，还能反映治疗效果。蛋白定性试验多为强阳性，定量在 1g/L 以上。将脑脊液离心沉淀，作涂片染色，常能查见病原菌，可作为早期选用抗生素治疗的依据。

（1）正常脑脊液中免疫球蛋白量很低，IgM 缺乏。化脓性脑膜炎患儿 IgM 明显升高，如大于 30mg/L，基本可排除病毒感染。

（2）正常脑脊液乳酸平均值为 159mg/L，细菌性脑膜炎都超过 200mg/L，而无菌性脑膜炎都高于 250mg/L，将脑脊液中乳酸值＞ 350mg/L 定为细菌性脑膜炎的诊断标准，无假阳性与假阴性。乳酸不高常可排除化脓性脑膜炎。

四、诊断

1. 详细询问病史　询问患者是否有发热、头痛、呕吐、颈强直、意识障碍等症状，以及是否有过类似疾病的病史。
2. 体格检查　包括检查颈强直、神经系统、皮肤、喉咙等，寻找感染性病灶。
3. 脑脊液检查　化脓性脑膜炎的确诊主要依靠脑脊液检查。在脑脊液检查中，通常会发现白细胞计数增加、蛋白质含量升高、糖含量降低、压力升高等异常指标，同时也可以进行涂片和培养等检查，以确定病原体。
4. 影像学检查　头颅 CT 或 MRI 可以检查是否有脑脓肿、脑积水等病变。
5. 血液检查　化脓性脑膜炎患者的白细胞计数、C 反应蛋白等指标通常会升高，可以帮助确定感染程度和预后。
6. 其他检查　根据患者情况还可以进行心电图、肺部 X 线检查等辅助检查。

五、鉴别诊断

1. 病毒性脑膜炎　是由病毒引起的脑膜炎，其症状和体征与化脓性脑膜炎相似。但是，病毒性脑膜炎通常具有较短的发病时间，病情较轻，并且通常没有白细胞计数升高或蛋白质浓度升高等实验室检查结果。
2. 结核性脑膜炎　是由结核杆菌引起的脑膜炎，其症状和体征与化脓性脑膜炎相似。但是，结核性脑膜炎通常具有慢性进展的特点，而且通常存在结核病的其他症状和体征，如咳嗽、胸痛和发热等。

3. 脑膜刺激综合征　是由于颅内压力升高、颅内炎症或其他原因引起的脑膜刺激症状和体征。与化脓性脑膜炎不同，脑膜刺激综合征通常没有白细胞计数升高或蛋白质浓度升高等实验室检查结果。

4. 脑膜炎性肉芽肿　是一种少见的炎症性疾病，其症状和体征与化脓性脑膜炎相似。但是，脑膜炎性肉芽肿通常存在其他病因，如过敏性疾病或肿瘤等，并且常常需要进行组织学检查才能得到确诊。

六、西医治疗

1. 抗生素治疗　化脓性脑膜炎预后与是否早期明确病原菌、选择恰当的抗生素进行治疗密切相关。经脑脊液检查初步确诊后，应尽快由静脉给予适当、足量的抗生素，以杀菌药物为佳，并根据病情按计划完成全部疗程，不可减少药物剂量与改变给药方法。始终不能明确病原菌者，多由于诊断未明时曾不恰当使用抗生素所致。如在流行性脑脊髓膜炎流行季节，年长儿童一般应先考虑脑膜炎双球菌脑膜炎，如有瘀点、瘀斑则更可疑，可先用青霉素、氨苄西林、磺胺类药物治疗，再根据反应高速用药。病原菌未确定的散发病例，尤其婴幼儿，应先按病原未明的化脓性脑膜炎治疗，待明确病原菌之后，再更改药物。目前多主张用第三代头孢菌素，如头孢曲松、头孢噻肟或第二代头孢菌素如头孢呋辛。针对不同病原菌通常选用的抗生素见表 12-1。

表 12-1　针对不同病菌选用不同的抗生素

病原菌	推荐的抗生素
肺炎球菌	青霉素、头孢噻肟
革兰阴性菌	头孢噻肟、阿米卡星
流感嗜血杆菌	氨苄西林、氯霉素、头孢呋辛、头孢曲松
金黄色葡萄球菌	甲氧苄啶、氨基苷类、头孢噻肟、头孢呋辛、万古霉素、利福平
脑膜炎双球菌	青霉素
新生儿脑膜炎	氨苄西林、氨基苷类、头孢呋辛、阿米卡星、头孢曲松

（1）患儿年龄对抗生素选择有一定的指导意义：如年长儿童患流感杆菌脑膜炎较少，新生儿化脓性脑膜炎的病原菌大多数是肠道革兰阴性杆菌。一般主张用氨基苷类药物、青霉素、庆大霉素、阿米卡星对肠道革兰阴性杆菌有效，而青霉素对链球菌、肺炎球菌、脑膜炎双球菌均有效；也可选用氨苄西林这一广谱抗生素代替青霉素，耐药菌株可用氨苄西林加头孢噻肟。

（2）保证药物在脑脊液中达到有效浓度：首先应选用易于透过血-脑脊液屏障的药物，使脑脊液中抗生素浓度超过抑菌浓度 10 倍；并要注意给药方法及用药剂量，氯霉素、磺胺嘧啶、甲氧苄啶能较好到达脑脊液，保持有效的抗菌浓度，特别是氯霉素也较多通过发炎的脑膜。脑膜通透性随病情好转逐渐恢复正常，因而继续进入脑脊液的药量亦随之减少。为保证治疗效果，需大剂量由静脉给药，直到疗程结束，不可中途减量及改变给药方法。

（3）鞘内注射抗生素：如果选用的药物能很好通过血-脑脊液屏障，原则上无须鞘内注射，以免出现不良反应及增加患儿痛苦，庆大霉素、阿米卡星等药不易到达脑脊液，可采用鞘内或脑室注射给药。对延误诊治的婴儿晚期化脓性脑膜炎，脑脊液外观有脓块形成，或细菌对抗生素耐药时，加用鞘内注射抗生素可提高治愈率。根据抗生素在脑脊液中存留时间，每日或隔日注射 1 次，一般连用 3～5 次，直到脑脊液转为清晰，细胞数明显下降，细菌消失。对葡萄糖球菌或少见细菌存在，或鞘内注射 3～5 次后脑脊液仍呈明显炎症改变时，则可延长鞘内注射时间，甚至可连续给 7～10 次。进行鞘内注射时，药物必须稀释至一定浓度，可用抽出的脑脊液或生理盐水稀释，需注意注入液量应略少于放出的脑脊液量。注射速度应缓慢。

（4）脑室内注药：由于存在血－脑脊液屏障及脑脊液单向循环，对并发脑室膜炎患儿采用静脉及鞘内注射，药物很难进入脑室，脑室液中抗生素浓度亦不易达到最小抑菌浓度的 50 倍，故近年有人主张应用脑室注药以提高疗效。对颅内压明显升高及脑积水患儿，采用侧脑室穿刺注药，同时还可作控制性脑脊液引流减压。

2. 对症及支持治疗　除抗生素治疗外，还应针对发热、惊厥、休克、电解质紊乱、颅内压升高等给予必要的相应措施。

七、辨证施治

中医认为，化脓性脑膜炎属于疫邪侵入中焦的证候，可表现为高热、头痛、恶心呕吐、颈强直、意识障碍等。中医辨证施治化脓性脑膜炎可采用以下方法：

1. 清热解毒法　常用药物包括连翘、金银花、板蓝根等，具有清热解毒、解表散热的功效，可用于化脓性脑膜炎早期或轻型患者。

2. 解表祛风法　常用药物包括桑叶、菊花、羌活等，具有散风解表、舒筋活络的功效，可用于化脓性脑膜炎有风寒表证者。

3. 活血化瘀法　常用药物包括川芎、红花、丹参等，具有活血化瘀、散瘀止痛的功效，可用于化脓性脑膜炎合并脑实质炎症者。

4. 补益法　常用药物包括黄芪、人参、党参等，具有益气固表、增强机体免疫力的功效，可用于化脓性脑膜炎后期或虚弱体质者。

第四节　新型隐球菌脑膜炎

新型隐球菌脑膜炎是最常见的中枢神经系统真菌感染。隐球菌感染往往为全身性，脑膜为隐球菌感染的好发部位。各种年龄均可发病，以青壮年多见，临床表现与结核性脑膜炎颇相似，且病死率高。

一、病因

1. 免疫功能低下　新型隐球菌脑膜炎通常发生在免疫功能低下的人群中，如艾滋病、器官移植等患者，以及正在接受免疫抑制治疗的患者。

2. 长期使用广谱抗生素　长期使用广谱抗生素可能破坏身体内正常菌群的平衡，使真菌过度生长，从而导致隐球菌感染。

3. 长期使用类固醇　会抑制免疫系统功能，增加感染的风险。

4. 慢性疾病　患有慢性疾病的人群，如糖尿病、肝病等，容易因免疫功能下降而感染隐球菌。

5. 器官移植　器官移植手术后需要接受免疫抑制治疗，使免疫系统失去对隐球菌的防御能力。

6. 医院感染　隐球菌常常存在于环境中，特别是在医院这样的医疗机构中，患者容易感染该病原体。

二、临床表现

本病可发生于任何年龄，以青壮年最多见，男多于女，起病缓慢。根据临床表现可分为以下四型：

1. 脑膜炎型　初起可有上呼吸道感染症状，轻度间隙性额部疼痛。继之持久性头痛，逐渐加重伴恶心、呕吐及眩晕。可有中度发热或高热。神经症状有谵妄、昏睡、精神错乱或昏迷等。体征有颈肌强直、视盘水肿及凯尔尼格征阳性，也可有瞳孔大小不等、偏瘫及共济失调等。脑神经损害以视神经最常见，表现为视物模糊、复视、视力减退或失明。还可有动眼神经、展神经、面神经及听神经损害等。

2. 脑膜脑炎型　脑实质如大脑、小脑、脑桥及延髓也有明显损害。随脑实质受损部位而出现相应表现，如偏瘫、失语或局限性癫痫发作等。

3. 肉芽肿型　较少见。临床症状与体征随肉芽肿病变的部位和范围不同以及是否合并脑膜损害而异，位于脑实质内的肉芽肿，其症状、体征与脑瘤相似，临床上难以鉴别，脑脊液压力常增高，细胞数轻度增多，墨汁涂片及真菌培养可发现隐球菌，但阳性率低。CT、MRI 检查、脑血管造影、脑室造影、脑超声检查等，均可能发现脑部占位性病变，术前常难以确诊，须行开颅探查术，术中可见肉芽肿表现为鱼肉样肿块，病理切片发现隐球菌可确诊。

4. 囊肿型　为隐球菌刺激脑膜形成囊肿所致，表现为颅内占位性病变。可有头晕、头痛、耳鸣、听力下降、出汗、呕吐、走路不稳、单侧偏瘫等症状。颈内动脉造影可显示颅内占位性病变区，开颅手术可见蛛网膜明显增厚，蛛网膜腔内可形成单个或多个囊肿，囊肿内为无色透明的液体。组织病理检查显示囊壁由纤维结缔组织构成，并有淋巴细胞、大单核细胞及多形核细胞浸润，可有少数异物巨细胞存在，囊腔内充满带宽阔荚膜的新生隐球菌菌体。

三、辅助检查

1. 脑脊液检查　脑脊液外观澄清、透明，有大量隐球菌时黏稠，70％病例脑脊液压力增高。白细胞数轻度或中度增高，以淋巴细胞增高为主，$(50 \sim 500) \times 10^6/L$，常达 $1000 \times 10^6/L$。蛋白含量增高通常不超过 2g/L，含量更高提示蛛网膜下腔阻塞，糖和氯化物降低，脑脊液离心沉淀后涂片墨汁染色发现带有荚膜的圆形隐球菌可诊断。但有些病例常需多次反复脑脊液检查才能发现。有人认为隐球菌抗原检查较墨汁染色敏感，用免疫学技术在脑脊液中查出隐球菌抗原即可诊断。

2. CT 和 MRI 检查　可发现脑室内或椎管内的囊肿或肉芽肿。邻近眶周或鼻窦的感染源和脑积水等。

3. 肺部 X 线检查　多数患者可有肺部隐球菌病变，肺门淋巴结病、斑片样或粟粒样浸润、空洞或胸膜渗出等，类似结核病灶、肺炎样改变或肺占位病变。

四、诊断

1. 临床表现　如头痛、发热、恶心、呕吐、意识障碍、颈部僵硬等。

2. 实验室检查　主要是脑脊液检查，包括脑脊液细胞计数、蛋白质含量、糖含量、细菌和真菌培养、隐球菌孢子染色和抗原检测等。

3. 头颅 CT 或 MRI 检查　可以检查脑部是否有病变或水肿，但这些检查结果并不能直接确认诊断。

4. 抗原检测　对脑脊液、血清或其他组织液进行隐球菌抗原检测，如 Latex 凝集试验或荧光抗体法等。

5. 隐球菌特异性免疫反应　通过检测血清中的隐球菌特异性免疫球蛋白（IgG、IgM、IgA）水平变化，以帮助诊断。

五、鉴别诊断

本病临床表现、脑脊液常规、影像学特点等与结核性脑膜炎极为相似，两者鉴别需依靠病原学证据。另外，病毒性脑炎、脑脓肿、颅内肿瘤、脑猪囊尾蚴病（囊虫病）等及其他脑部真菌病还有曲菌病和毛真菌病，也易与新型隐球菌脑膜炎相混淆。

1. 曲霉菌病　由曲霉菌引起的一组慢性真菌病。曲菌作为一种条件致病菌，广泛存在于自然界及人类皮肤黏膜表面。本病呈慢性或亚急性起病，少数免疫功能严重低下者可急性起病，主要表现为脑脓肿所致颅内占位性病变症状，常有发热、头痛、恶心、呕吐、癫痫发作。此外，依不同感染途径及脓肿的形成部位，出现不同的局灶性症状，如偏瘫、失语、共济失调、精神异常、视野缺损等，严重者可因脑疝而死亡。

2. 毛真菌病　是由毛霉目真菌引起的一种少见的致死性真菌病。主要侵犯鼻、脑、肺、胃肠道及皮肤，严重者可经血行播散至全身，其中以脑毛真菌病最常见。糖尿病酸中毒为主要诱发因素，其次见于免疫缺陷性疾病、大量应用抗生素、免疫抑制药、器官移植等患者。感染常始发于鼻甲、鼻窦或咽部，引起蜂窝织炎，进一步侵犯眼眶至脑、脑膜；亦可侵入局部血管，经颈内动脉而至脑部。本菌一旦侵入脑内，迅速引起脑炎、脑膜炎。多呈急性起病，少数呈亚急性或慢性。早期表现为鼻塞、头痛等类鼻窦炎症状，后出现发热、单侧面部肿胀、疼痛，鼻腔内有暗红色分泌物流出。侵及眼部引起眼睑水肿、眼球突出并活动受限，瞳孔散大、视力下降甚至失明。脑神经常受累，以第Ⅴ对、第Ⅶ对脑神经损伤最多见，出现周围性面瘫、面部麻木、角膜反射消失。动脉血栓形成可致偏瘫、失语等，部分出现脑膜刺激征、头痛、呕吐、意识障碍。晚期多因颅内压增高致脑疝而死亡。

六、西医治疗

1. 两性霉素 B　是首选药物，静脉可以耐受两性霉素 B 者，小剂量开始，以 1mg/d 加液静脉滴注，2h 滴完。如无不良反应，之后每日增加剂量 2～5mg，直至 1mg/（kg·d），每日量加入 5％葡萄糖 500mL 注射液溶解（不能用生理盐水，以免发生沉淀），避光缓慢静脉滴注 6～8h，通常维持 8～12 周。总量以不超过 3.0g。也可经椎管、小脑延髓池和侧脑室给药，增加脑局部或脑脊液药物浓度。除给予两性霉素 B、氟胞嘧啶、氟康唑联合用药外，考虑到两性霉素 B 透过血－脑脊液屏障极少，因此，需同时有针对性给予鞘内注射，鞘内给药应严格掌握指征，一般大剂量用药症状无缓解，开始剂量为每次 0.1mg，溶于注射用水，以脑脊液 3～5mL 稀释后缓慢注入，可增至每次 0.5mg，每周 2～3 次，总剂量不超过 15mg。鞘内注射疗程一般为 9～10 周；该药不良反应还包括高热、寒战、血栓性静脉炎，头痛、呕吐及肾功能损害；滴注过快偶可出现心律失常、癫痫发作、白细胞或小板减少等。鞘内注射可出现腰背痛、瘫痪或膀胱功能障碍。

2. 对症及全身支持治疗　颅内压增高者可用脱水剂，并注意防治脑疝；有脑积水者可行侧脑室分流减压术，并应注意水电解质平衡。因本病病程较长，病情重，机体慢性消耗很大，故应注意患者的全身营养、全面护理、防治肺部感染及泌尿系统感染等。

3. 抗隐球菌治疗　脑积水可行侧脑室分流减压术。

七、中医治疗

1. 清热解毒类　包括连翘、银花、金银花、板蓝根等，具有清热解毒、利水消肿的作用，适用于病情较轻、以头痛、发热、恶心等为主要症状的患者。

2. 补益类　包括黄芪、党参、白术、山药等，可用于增强患者的体质、改善病情。

3. 祛痰类　包括川贝、浙贝母等，适用于病情较重、以咳嗽、痰多等为主要症状的患者。

第五节　结核性脑膜炎

结核性脑膜炎是小儿结核病中最重要的一种类型，一般多在原发结核感染后 3 个月至 1 年内发病，多见于 1～3 岁的小儿。结核性脑膜炎从起病到死亡的病程为 3～6 周，是小儿结核病死亡的最重要原因。在抗结核药物问世以前，其病死率高达 100%。我国自普遍推广接种卡介苗和大力开展结核病防治以来，本病的发病率较过去明显下降，预后有很大改善，若早期诊断和早期合理治疗，大多数病例可获痊愈。但如诊断不及时、治疗不恰当，其病死率及后遗症的发生率仍然较高。因此，早期诊断及合理治疗是改善本病预后的关键。

一、病因

小儿结核性脑膜炎常为全身性血行播散性结核的一部分，根据国内资料 1180 例结核性脑膜炎中，诊断出粟粒型结核者占 44.2%。152 例结核性脑膜炎的病理解剖中发现有全身其他脏器结核病者 143 例（占 94%），合并肺结核者 142 例（93.4%），其中以粟粒型肺结核占首位。

原发结核病病变行成时，病灶内的结核杆菌可经血行而停留在脑膜、脑实质、脊髓内，形成隐匿的结核病灶，包括结核节结、结核瘤。当上述病灶一旦破溃。结核菌直接进入蛛网膜下腔，造成结核性炎症。此外，脑附近组织如中耳、乳突、颈椎、颅骨等结核病灶，亦可直接蔓延，侵犯脑膜，但较为少见。

结核性脑膜炎的发生，与患原发结核时机体贴的高度过敏性有关。从发病机制来看，结核性脑膜炎系继发性结核病，因此，应重视查找原发病灶。但也有少数病例，原发病灶已愈或找不到，对这类病例，更应提高警惕，以免误诊。

二、临床表现

1. 典型结核性脑膜炎　典型结核性脑膜炎的临床表现分为前驱期、脑膜刺激期、昏迷期三期。

（1）前驱期（早期）：一般起病缓慢，在原有结核病基础上，出现性情改变，如烦躁、易怒、好哭，或精神倦怠、呆滞、嗜睡，两眼凝视，食欲缺乏、消瘦，并有低热、便秘或不明原因的反复呕吐。年长儿可自诉头痛，初为间歇性，后发展为持续性头痛。婴幼儿表现为皱眉、以手击头、啼哭等。

（2）脑膜刺激期（中期）：主要为脑膜及颅内压升高表现。患者有低热，头痛加剧可呈持续性。呕吐频繁、常呈喷射状，可有感觉过敏，逐渐出现嗜睡、意识障碍。典型脑膜刺激征多见于年长儿，婴儿主要表现为前囟饱满或膨隆，腹壁反射消失、腱反射亢进。若病情继续发展，则进入昏迷状态，可有惊厥发作。此期常出现脑神经受累病状，最常见为面神经、动眼神经及展神经的瘫痪，多为单侧受累，表现为鼻唇沟消失、眼睑下垂、眼外斜、复视及瞳孔散大，眼底检查可见视神经炎、视盘水肿，脉络膜可偶见结核结节。

（3）昏迷期（晚期）：意识障碍加重出现反复惊厥，意识进入半昏迷、昏迷状态，瞳孔散大，对光反应消失，呼吸节律不整甚至出现潮式呼吸或呼吸暂停。常有代谢性酸中毒、脑性失铁钠综合征、低钾积压症等水电解质紊乱。最后体温可升至40℃以上，终因呼吸循环衰竭而死亡。

2. 非典型结核性脑膜炎

（1）较大儿童患结核性脑膜炎时，多因脑实质隐匿病灶突然破溃，大量结核菌侵入脑脊液引起脑膜的急骤反应。起病急，可突然发热、抽搐，脑膜刺激征明显，肺及其他部位可无明显的结核病灶；外周血常规白细胞计数及中性粒细胞百分比升高；脑脊液轻度混浊，白细胞计数可高于1×10^9/L，中性粒细胞占多数，易误诊为化脓性脑膜炎。

（2）有时表现为颅内压持续升高征象，如低热、进行性头痛、逐渐加剧的喷射呕吐；可见视盘水肿及动眼神经、展神经、面神经受累症状；脑脊液压力升高、白细胞计数轻度增加、蛋白增多、糖减少、氯化物正常，颅脑超声检查提示脑室扩张或有中线位移，脑扫描可见放射性核素污染区，易被误诊为脑脓肿或脑肿瘤。

（3）由中耳、乳突结核扩散所致者，往往以发热、耳痛、呕吐起病，易误诊为急性中耳炎，出现脑膜刺激征时易误为中耳炎合并化脓性脑膜炎，如出现局限性神经系统定位体征时，则易误诊为脑脓肿。

（4）6个月以下的婴儿，全身血行播散性结核时，可继发结核性脑膜炎，或同时发生结核性脑膜炎，发热、肝脾大、淋巴结增大，可伴有皮疹，但胸片可见粟粒型肺结核。

三、辅助检查

1. X 线检查　结核性脑膜炎患儿肺部有结核病变者为42%～92%，属于粟粒型肺结核者占44%左右。因此，凡疑诊本病时，均应进行胸部X线摄片，如能发现肺内结核，尤其是粟粒型肺结核时，有助于诊断；但胸片正常者，不能否定结核性脑膜炎。

2. 脑脊液检查

（1）常规检查：结核性脑膜炎时，脑脊液压力升高，外观清亮或毛玻璃样或微显混浊，细胞数一般为（0.05～0.5）×10^9/L，急性进展期或结核瘤破溃时可显著升高，甚至可超过1×10^9/L，疾病早期细胞数可能在0.05×10^9/L以下，甚至正常。细胞分类以单核细胞为主，可占70%～80%，少数病例早期中性粒细胞可超过50%，球蛋白试验阳性，蛋白定量增加，多在0.4g/L以上，一般为1～3g/L，如超过3g/L应考虑蛛网膜粘连，甚至椎管阻塞。糖定量早期可正常，以后逐渐减少，常在 1.65mmol/L 以下。脑脊液糖含量是血糖的 60%～70%，在测定脑脊液糖的同时应测血糖，以便比较。氯化物含量常低于 102.6mmol/L，甚至低于 85.5mmol/L。糖与氯化物同时降低为结核性脑膜炎的典型改变。脑膜液置于直立的小试管中 12～24h 后，可有纱幕样薄膜形成，用此薄膜或脑脊液沉淀经抗酸染色或采用直接荧光抗体法可找到结核杆菌。脑脊液结核杆菌培养或豚鼠接种，有助于最后确诊，但所需时间较久，对早期诊断的意义不大。对培养阳性者，应作药物试验，以供调整化学治疗时参考。

（2）淋巴细胞转化试验：采用 3h TdR 渗入法测定脑脊液淋巴细胞转化，结核性脑膜炎时，在 PPD 刺激下脑脊液淋巴细胞转化率明显升高，具有早期诊断价值。

（3）免疫球蛋白测定：脑脊液免疫球蛋白测定，对脑膜炎鉴别诊断有一定意义。结核性脑膜炎时脑脊液中以 IgG 升高为主，化脓性脑膜炎时 IgG 及 IgM 均升高，病毒性脑膜炎 IgG 轻度升高，IgM 不升高。

（4）乳酸盐及乳酸脱氢酶测定：溶菌酶指数测定以及脑脊液抗结核抗体检查，脑脊液聚合酶链式反应查结核抗原等，均有助于鉴别诊断。

四、诊断

结核性脑膜炎的诊断标准通常是基于患者的症状、体征和实验室检查结果。根据美国疾病控制与预防中心（CDC）的建议，结核性脑膜炎的诊断需要满足以下条件：

1. 典型的临床表现　包括头痛、恶心、呕吐、发热、颈强直等症状。

2. 脑脊液检查　符合结核性脑膜炎的诊断标准需要满足以下条件：①白细胞计数升高：脑脊液中白细胞计数超过 $100×10^6$/L。②蛋白质浓度升高：脑脊液中蛋白质浓度超过 0.5g/L。③葡萄糖浓度降低：脑脊液中葡萄糖浓度低于血糖的 60%。④结核菌素试验阳性：结核菌素试验阳性反应可以支持结核性脑膜炎的诊断，但它并非必需的。

3. 影像学检查　脑部 CT 或 MRI 检查可以观察到脑膜增厚、脑积水和颅内病变等典型的结核性脑膜炎影像学表现。

4. 结核病史　如果患者有结核病史，结合上述诊断标准可以进一步支持结核性脑膜炎的诊断。

五、鉴别诊断

1. 化脓性脑膜炎　是一种脑膜炎，其症状和体征与结核性脑膜炎相似。但化脓性脑膜炎通常具有较急性的发病时间，且常伴有高热、剧烈头痛和神经系统症状等。实验室检查中，脑脊液中白细胞计数升高、蛋白质含量升高，而葡萄糖含量降低等指标与结核性脑膜炎类似。

2. 病毒性脑膜炎　是由病毒感染引起的脑膜炎，其症状和体征与结核性脑膜炎相似。但是，病毒性脑膜炎通常具有急性发病时间，且患者往往存在其他病毒感染的表现，如发热、咳嗽等。实验室检查中脑脊液中白细胞计数不高或轻度增加，蛋白质含量也不如结核性脑膜炎明显升高。

3. 脑膜刺激综合征　是一种症状和体征复杂的综合征，与结核性脑膜炎也有相似之处。但脑膜刺激综合征通常没有脑脊液检查中白细胞计数和蛋白质含量等指标升高，且不伴随发热和其他感染症状。

六、西医治疗

1. 一般治疗 患者早期即应住院治疗，卧床休息，供应营养丰富的含高维生素和高蛋白食物，昏迷者行鼻饲，如能吞咽，可试由喂食。病房要定时通风和消毒，保持室内空气新鲜，采光良好。要注意眼鼻、口腔护理、翻身、防止压疮发生和肺部坠积瘀血。

2. 抗结核治疗 抗结核药物宜选择渗透力强、脑脊液浓度高的杀菌剂，治疗过程中要观察毒副反应，尽可能避免毒副反应相同的药物联用。目前常用的联用方案：①异烟肼、链霉素和乙胺丁醇或对氨基水杨酸；②异烟肼、利福平和链霉素；③异烟肼、利福平和乙胺丁醇。其中异烟肼为最主要的药物，整个疗程自始至终应用。疗程 1～1.5 年，或脑脊液正常后不少于半年。

3. 糖皮质激素的应用 必须与有效的抗结核药物同时应用，剂量和疗程要适中，需要应用的患者越早用越好。由于激素有抗感染、抗过敏、抗毒和抗纤维性变的作用，可使中毒症状及脑膜刺激症状迅速消失，降低颅压及减轻和防止脑积水的发生，故为配合抗结核药物的有效辅助疗法。激素对脑底脑膜炎型效果最好，如患儿已至脑膜炎型、极晚期或已发生蛛网膜下腔梗阻以及合并结核瘤时，激素的效果则不显著。

一般早期应用效果较好。激素剂量要适中，泼尼松或泼尼松龙为 1.5～2mg/（kg·d），最大量不超过 45mg/d；地塞米松比泼尼松强 5 倍，故剂量为其 1/5；氢化可的松在急性期可静脉滴注，1～2 周为一个疗程，剂量为 5mg/（kg·d）。在激素减量过程中可配合促皮质素（ACTH），剂量为每日 12.5～25U，肌内注射。激素于用药 4～6 周后缓慢减量，根据病情在 2～3 个月内减完。

在已有脑脊液循环梗阻或有发生梗阻趋势的患儿，可鞘内注射激素，对制剂种类、注入剂量及必要的稀释等问题要特别谨慎。

4. 对脑积水的治疗 在小儿结核性脑膜炎抗菌药物治疗中，脑积水的控制常为治疗中的首要问题。在病程的 1～2 周即可从临床上诊断出脑积水，可经 CT 检查、侧脑室穿刺及引流证实。对脑积水的治疗除常规使用治疗激素外，可采取以下措施。

（1）侧脑室引流适用于急性脑积水用其他降颅压措施无效，或疑有脑疝形成时。持续引流时间为 1～3 周，一般作 1～2 次即可控制，引流量每日可达 50～200mL。引流时应注意固定好侧脑室穿刺针，以免损伤脑组织，并经常观察脑脊液压力，防止压力过低引起脑出血。特别注意防止继发感染。

（2）高渗液的作用原理为当静脉快速滴入高渗液后，由于血与脑脊液之间渗透压之差而产生降颅压作用。适用于抢救脑疝患儿有严重脑水肿者，以及 3 岁以上患儿使用侧脑室引流有一定困难者。

（3）乙酰唑胺为碳酸酐酶抑制剂，可能由于抑制脑室脉络丛中碳酸酐酶的作用，从而使脑脊液生成减少，降低颅压，作用较慢。剂量为 20～40mg/（kg·d），分 2～3 次口服，疗程宜长，可数周至半年。配合侧脑室引流或高渗液静脉滴注治疗之前或之后应用，以弥补两者不能长期应用的不足。对慢性脑积水其他降压措施不易坚持时，更为适用。其不良反应在较小婴儿可发生代谢性酸中毒，必要时可同时服用碳酸氢钠以预防。少见的不良反应有血尿伴腹痛，停药后很快恢复，最严重的不良反应是无尿及急性肾衰竭。

（4）如果由于脑底脑膜粘连梗阻导致发生梗阻性脑积水时，以上疗法均难以奏效，长期应用侧脑室引流只起到对症治疗的作用，而且难以长期坚持，此时在抗结核药物治疗，炎症基本控制的情况下，可考虑采用脑室脑池分流术。

5. 对症治疗　高热及惊厥不止时可用冬眠Ⅱ号或其他镇静剂。为了改善神经系统代谢过程可用谷氨酸、复合维生素 B、维生素 B_{12} 及大量维生素 C 等。对营养不良小儿或恢复极慢者可行小量（25～50mL）多次输血。

对晚期严重病例，脑压高、脑积水严重、椎管有阻塞及脑脊液糖持续降低或蛋白持续升高者，可考虑应用鞘内注射，注药前宜放出与药液等量脑脊液。常用药物为地塞米松，2 岁以下每次 0.25～0.5mg，2 岁以上每次 0.5～5mg，用生理盐水稀释成 5mL，缓慢鞘内注射，隔日 1 次，病情好转后每周 1 次，7～14 次为一个疗程，不宜久用。异烟肼能较好地渗透到脑脊液中达到有效浓度，一般不必用作鞘内注射，对严重的晚期病例仍可采用，每次 25～50mg，隔日 1 次，7～14 次为一个疗程，好转后停用。

七、辨证施治

中医认为，结核性脑膜炎属于"痫疽"范畴，主要是因为湿邪、热毒、气郁等致使病邪内陷，邪毒互结所致，因此治疗应该以清热解毒、燥湿宣通为主。辨证施治的具体方法如下：

1. 湿热内蕴型

（1）特点：发热、头痛、口渴、恶心呕吐、舌苔黄腻、脉弦数。

（2）治疗：清热利湿、解毒宣通。方药可选用清热利湿汤、龙胆泻肝汤、凉膈散等。

2. 热毒蕴结型

（1）特点：高热、意识障碍、抽搐、脉弦滑数、舌质红、苔黄腻或黄干。

（2）治疗：清热解毒、化痰开窍。方药可选用清热解毒汤、黄连解毒汤、清开灵等。

3. 气郁不畅型

（1）特点：头痛、颈强直、呕吐、胸闷、脉弦。

（2）治疗：疏肝理气、开窍通脑。方药可选用逍遥散、柴胡疏肝散、舒肝解郁汤等。

4. 脾肾阳虚型

（1）特点：体弱乏力、头晕耳鸣、脉细弱或沉迟。

（2）治疗：益气健脾、温阳固脱。方药可选用参苓白术散、四君子汤、金匮肾气丸等。

第六节　病毒性脑膜炎

病毒性脑膜炎是无菌性脑膜炎中的一种类型，多种病毒均可引起本病。常见的病原菌有肠道病毒（包括柯萨奇病毒、埃可病毒和新型肠道病毒）、腮腺炎病毒、EB 病毒及巨细胞病毒等。主要临床表现为急性或亚急性起病的鼻窦癌、头痛，脑膜刺激征阳性，脑脊液检查有炎性病变，病程较短，一般预后好。

一、病因

1. 腮腺炎病毒　是引起腮腺炎的病原体，也可引起脑膜炎。

2. 流行性感冒病毒　是引起流感的病原体，也可引起脑膜炎。

3. 脊髓灰质炎病毒　是引起脊髓灰质炎的病原体，也可引起脑膜炎。

4. 其他　副黏液病毒、埃可病毒、腺病毒、单纯疱疹病毒等。

二、临床表现

1. 病毒性脑膜炎以夏秋季节为高发季节，在热带和亚热带地区则终年发病率较高，本病以儿童多见，成人也可罹患。

2. 临床上急性起病，主要表现为病毒感染的全身中毒症状和脑膜刺激症状，如发热、头痛、畏光、肌痛、恶心、呕吐、食欲减退、腹泻和全身乏力等。神经系统检查发现有轻度颈强直和凯尔尼格征阳性。本病的病程在儿童常超过 1 周，成年患者的症状可持续 2 周或更长时间。

3. 除神经系统症状和体征以外，其他临床表现根据患者的年龄、免疫基础状态和病毒种类及亚型不同而异。例如，幼儿患者出现发热、呕吐、皮疹等症状，而颈强直和前囟隆起等体征轻微甚至缺如。

三、辅助检查

1. 血常规　周围白细胞计数正常或轻度升高。

2. 脑脊液检查　外观无色透明，压力正常或稍高，白细胞计数轻至中度升高，发病后 48h 内以中性多核白细胞为主，但迅速转为单核细胞占优势。蛋白轻度增加，血糖正常，氯化物偶可降低。涂片和培养无细菌发现。

3 其他　部分患儿脑脊液病毒培养及特异性抗体测试阳性。恢复期血清特异性抗体滴度高于急性期 4 倍以上有诊断价值。

四、诊断

1. 临床表现　病毒性脑膜炎患者常表现为突然起病、高热、头痛、颈部僵硬、恶心、呕吐、意识障碍等症状。

2. 脑脊液检查　病毒性脑膜炎患者的脑脊液检查通常表现为蛋白质轻度升高、白细胞数轻度增加，而糖和氯化物水平通常正常。

3. 病毒学检测　通过对患者脑脊液、血清、尿液等样本进行病毒学检测，可发现病毒的存在，如核酸扩增、病毒分离、免疫学检测等方法。

4. 影像学检查　病毒性脑膜炎患者可进行脑部 CT 或 MRI 检查，以排除其他神经系统疾病，如脑炎、脑脓肿等。

五、鉴别诊断

1. 细菌性脑膜炎　细菌性脑膜炎的起病急骤，病情进展快，症状严重，且伴有高热、意识障碍、癫痫等表现。脑脊液检查中白细胞计数及蛋白含量升高，糖含量下降，同时还可以进行细菌培养和药物敏感试验。

2. 病毒性脑炎　病毒性脑炎的主要症状是意识障碍、神经系统症状和体征。CSF 检查中白细胞计数一般不高，蛋白含量升高，糖含量正常。病毒性脑炎可以进行病毒特异性抗体检测或者病毒核酸检测，以明确病原体。

3. 脑脊液病毒感染 　脑脊液病毒感染的表现类似于病毒性脑炎，但是症状一般较轻。脑脊液中病毒核酸检测阳性或者病毒特异性抗体检测阳性可以明确诊断。

4. 结核性脑膜炎 　结核性脑膜炎的起病缓慢，常伴有咳嗽、胸闷等结核感染的表现。CSF 检查中白细胞计数和蛋白含量升高，糖含量下降。结核菌素试验、胸部 X 线检查以及结核菌培养等可以协助诊断。

六、西医治疗

1. 抗病毒治疗 　是一种可恢复的自限性疾病，但抗病毒治疗可明显缩短病程和缓解症状，目前针对肠道病毒感染临床上应用或试验性应用的药物只有免疫血清球蛋白（ISG）和 Pleconaril（一种抗微小核糖核酸病毒药物）。ISG 已用于预防和治疗肠道病毒感染。静脉注射 ISG 后，体内病毒数量减少，抗病毒抗体滴度升高。Pleconaril 通过阻止病毒脱衣壳及阻断病毒与宿主细胞受体的结合从而达到抑制病毒复制的目的。通常用药后 24h 内有效。

2. 维持水电解质平衡 　维持水电解质平衡与合理营养供给。对营养状况不良者给予静脉营养剂或人血白蛋白。

3. 抗病毒药物 　阿昔洛韦，每次 5 ～ 10mg/kg，每 8h 1 次；或其衍生物更昔洛韦（丙氧鸟苷），每次 5mg/kg，每 12h 1 次。两种药物均需连用 10 ～ 14 日，静脉滴注给药，主要对单纯疱疹病毒作用最强，对其他如水痘、带状疱疹病毒、巨细胞病毒，EB 病毒也有抑制作用。

病毒性脑膜炎由柯萨奇病毒或埃可病毒所致者，一般采用地塞米松静脉滴注以控制炎性反应，成人剂量为 15mg/d，儿童酌减。早期适量应用甘露醇及呋塞米可减轻脑水肿症状。当尚难排除单纯疱疹病毒或水痘带状疱疹病毒感染者，应及时应用抗病毒制剂。对发生呼吸困难、吞咽障碍及抽搐的患者应对症采用呼吸机辅助呼吸，给予鼻饲饮食及药物处理。

4. 控制脑水肿和颅内高压

（1）水入量过大可加重脑水肿，故在最初几日，应保持轻度脱水状态，使水出量略多于水入量。一般情况下水入量可按前一日尿量加 500mL 计算。

（2）脑水肿时血压高会加重脑水肿，血压低会加重脑血液灌注不良。因此，对高血压及低血压均应纠正。

（3）体温控制在 32 ～ 37℃。动物实验证明 40℃连续 2h 可使冷冻性脑水肿动物脑水肿增加 40％。所以利用冬眠合剂配合物理降温将体温控制在 32 ～ 37℃，对脑水肿治疗是有益的。

（4）纠正酸中毒，调节电解质紊乱。

（5）20％甘露醇 250mL，静脉滴注，20 ～ 30min 滴完。降压作用可维持 4 ～ 6h，每 8g 甘露醇可携出水分 100mL。甘露醇每 6 ～ 8h 1 次。

5. 对症治疗 　如头痛严重者可用止痛药，癫痫发作可首选卡马西平或苯妥英钠，脑水肿在病毒性脑膜炎不常见，可适当应用甘露醇。

6. 抗生素治疗 　仅在实验室检查难以得出明确的病毒性感染结论，又不能排除细菌性感染的情况下使用适当抗生素。

七、辨证施治

中医认为，病毒性脑膜炎属于"风热邪毒"范畴，主要是因为风邪入侵、热毒内蕴、毒邪上犯所致，因此治疗应以清热解毒、祛风散寒为主。辨证施治的具体方法如下：

1. 风热内盛型

（1）特点：高热、头痛、咳嗽、喉痛、口干、脉浮数。

（2）治疗：清热解毒、祛风散寒。方药可选用银翘散、葛根汤、清蒌胶囊等。

2. 风寒束表型

（1）特点：发热、寒战、头痛、咳嗽、鼻塞、脉浮紧。

（2）治疗：祛风散寒、解表发汗。方药可选用麻黄汤、桂枝汤、小柴胡汤等。

3. 热毒蕴结型

（1）特点：高热、意识障碍、抽搐、脉弦滑数、舌质红、苔黄腻或黄干。

（2）治疗：清热解毒、化痰开窍。方药可选用清热解毒汤、黄连解毒汤、清开灵等。

4. 气虚血瘀型

（1）特点：头痛、头晕、乏力、脉细涩。

（2）治疗：益气活血、祛风止痛。方药可选用四神丸、当归生姜羊肉汤、逍遥散等。

第七节　脑囊虫病

脑囊虫病是一种由脑囊虫寄生引起的疾病，脑囊虫是一种常见的寄生虫，它们的卵或幼虫可以通过食物、饮水或土壤传播到人体内。脑囊虫病在全球范围内都有报道，但在欧美等地相对较少见。

一、病因

1. 食用未煮熟或煮熟不彻底的肉类　脑囊虫病的最主要途径是通过食用未煮熟或煮熟不彻底的感染了脑囊虫卵的肉类，尤其是猪肉。

2. 接触污染的土壤　寄生虫卵可以通过污染的土壤进入人体，因此经常接触土壤的人群，如农民、园丁、野营者等，更容易感染脑囊虫病。

3. 饮用未经过滤的水　脑囊虫卵可以通过未经过滤的水体进入人体，因此生活在水源不干净的地区，饮用未经过滤的水的人群更容易感染脑囊虫病。

4. 家禽或家畜的感染　家禽或家畜可以感染脑囊虫，因此如果家禽或家畜的食物、饮水和生活环境不干净，也会增加感染脑囊虫病的风险。

5. 地域因素　脑囊虫病在世界各地都有报道，但在一些地区，如拉美地区，由于当地饮食习惯、生活条件等因素，脑囊虫病的感染率更高。

二、临床表现

脑囊虫病多见于青壮年。据其临床表现可分为以下四型：

1. 癫痫型　最多见。发作类型常见的有全身性强直阵挛发作（大发作）及其连续状态，部分性运动发作和复合性部分性发作（精神运动性发作）等。发作多于皮现皮下囊虫结节半年之后，亦可于多年后始有发作。

2. 颅内压增高型　主要表现有头痛、呕吐、视力减退、视盘水肿，可伴有癫痫发作、意识障碍甚至昏迷。如出现偏瘫、偏盲、失语等局限性神经体征可称为类脑瘤型。少数患者在当头位改变时突然出现剧烈眩晕、呕吐、呼吸循环功能障碍和意识障碍，称为 Brun 综合征，系囊虫寄生于脑室内的征象，为脑室型。

3. 脑膜脑炎型　是囊虫刺激脑膜和脑弥散性水肿所致。主要表现为头痛、呕吐、脑膜刺激征及发热，还常同时有精神障碍、瘫痪、失语、癫痫发作、共济失调和脑神经麻痹。脑脊液白细胞数明显增加，且嗜酸性粒细胞占优势。

4. 单纯型　无神经系统症状，且无明显的皮肌囊虫结节，由于诊断方法的进步而易发现。如患者不能提供明确的绦虫病史，较易误诊。

此外，还可表现为智力减退、失语、偏瘫、锥体外系症状等不同部位受损的表现。当囊尾蚴的幼虫同时大量进入血流时可出现发热、荨麻疹及全身不适。

三、辅助检查

1. 脑转移瘤　一般可以找到原发灶（如肺癌等），病灶周围常见到大面积不规则形水肿，水肿与病灶大小不成比例，病灶常位于皮髓质交界区，以幕上多见，增强扫描也出现环状强化，但很少出现一个完整的环，且环不规则、厚薄不均。

2. 脑脓肿　一般有典型的发热病史，可以找到感染源，如化脓性中耳乳突炎、脑外伤、身体其他部位的感染等。脓肿也可以环状强化，但一般大小不一，且以单发脓肿居多，脓肿周围常见大范围水肿。

3. 结核球　已很少见，一般有肺结核、泌尿系结核、骨结核等病史，且颅内多以结核性脑膜炎为主，增强扫描可见脑底池强化，酷似脑池造影，脑实质结核球常为簇状或串珠样聚集在一起。

4. 脑弓形虫病　多见于艾滋病患者，由于免疫功能差，好发弓形虫感染。

四、诊断

1. 病史和体征　医师会询问患者的病史和临床表现，包括头痛、癫痫、恶心、呕吐、视力改变等，以及是否有接触污染的食物、土壤或水源的历史。

2. 影像学检查　脑囊虫病的影像学检查通常采用 CT 或 MRI，以确定是否存在脑内囊肿。在 CT 或 MRI 图像中，囊肿一般表现为圆形或卵圆形的低密度区域，有时囊肿内可见到分泌物、钙化和增强等。

3. 免疫学检查　血清抗体检测可以用于诊断脑囊虫病，包括血清囊虫原虫特异性抗体（IgG 和 IgM 抗体）和补体结合试验（CFT）。

4. 脑脊液检查　可以用于诊断脑囊虫病。在脑脊液中，可见到嗜酸性颗粒、寄生虫卵或卵壳碎片，以及细胞计数、糖、蛋白质等指标的异常。

五、鉴别诊断

1. 多发性硬化　是一种自身免疫性疾病，其症状包括视力障碍、肢体麻木、疼痛等。CT 或 MRI 检查可以显示脑内的硬化斑块，但脑囊虫病囊肿的影像学表现与硬化斑块有所不同。

2. 脑瘤 可能导致头痛、癫痫、视力障碍等症状，而 MRI 或 CT 检查显示的脑瘤和脑囊虫病的囊肿在形态、大小、位置等方面有所不同。

3. 脑血管意外 可能导致头痛、失语、行动不便等症状。CT 或 MRI 检查可以显示脑出血或缺血区域，但与脑囊虫病囊肿的影像学表现有所不同。

4. 阿尔茨海默病 是一种神经退行性疾病，其症状包括记忆力减退、行为异常等。但阿尔茨海默病患者的脑影像学表现与脑囊虫病不同。

六、西医治疗

1. 治疗原则

（1）病因治疗：肠道条虫的患者行驱虫治疗，防止自身感染。

（2）对症治疗。

（3）弥散性病变，有严重颅内压增高和视力减退者，应行一侧或双侧颞肌下减压手术。

（4）皮质部囊虫引起局限性癫痫发作者行手术治疗。

（5）脑室内囊虫出现阻塞症状者行手术治疗。

（6）脑底葡萄状虫体造成交通性脑积水者，应分期探查颅后窝和视交叉部，摘除葡萄状虫体，并反复用生理盐水将虫体碎片冲出，以解除脑底粘连和梗阻。

2. 具体治疗方法

（1）药物治疗

1）吡喹酮：是一种广谱的抗蠕虫药物，对囊虫也有良好的治疗作用。常用的剂量为 120mg/kg，分 6 日，每日 3 次，口服。服药物囊虫可出现肿胀、变性及坏死，导致囊虫周围脑组织的炎症反应及过敏反应，有的患者还可出现程度不等的脑水肿，脑脊液压力与细胞数增高，严重者甚至发生颅内压增高危象。

2）丙硫咪唑：广谱抗蠕虫药物。常用剂量为 15 ~ 20mg/（kg·d），连服 10 日。常见的毒副反应有皮肤瘙痒、荨麻疹、头晕、发热、癫痫发作和颅内压增高。

3）甲苯咪唑：常用的剂量为 100mg，每日 3 次，连续 3 日，常见的毒副反应有腹痛、腹泻、皮肤瘙痒和头痛等。

为了减免抗囊虫治疗过程中在体内大量死亡所引起的过敏反应，一般均从小剂量开始，逐渐加量，如吡喹酮先从 100mg，每日 3 次起用，如无不良反应，每次递增 100mg，直至达到治疗剂量时再持续用 6 日后停用。在出现颅内压增高的症状后应及时用甘露醇等脱水药物治疗，还应酌情并用类固醇激素等。如发生严重颅内增高，除及时停用抗囊虫药物及脱水、抗过敏处理外，还可应用颞肌下减压术，以防止颅内压增高危象。

（2）手术治疗：确诊为脑室型者应手术治疗。其次，对颅内压持续增高，神经体征及 CT 证实病灶局限的患者亦可考虑手术治疗。

（3）驱绦虫治疗：对肠道仍有绦虫寄生者，为防止自身再次感染，应行驱绦虫治疗。常用的药物为氯硝柳胺 2g，嚼碎后一次吞服，服药后 3 ~ 4h 应予以泻药一次以排出节片及虫卵。

七、辨证施治

中医认为，脑囊虫病属于"痞滞内阻"范畴，主要是因为脑部湿邪、痰瘀内生所致，因此治疗应以清热燥湿、活血化痰为主。辨证施治的具体方法如下：

1. 痰浊内盛型

（1）特点：头晕、记忆力下降、口干、口苦、脉滑数或弦滑。

（2）治疗：燥湿化痰、开窍醒脑。方药可选用半夏泻心汤、清开灵等。

2. 湿热内蕴型

（1）特点：头痛、口渴、口干、脉弦数或滑数。

（2）治疗：清热解毒、燥湿宣通。方药可选用龙胆泻肝汤、茵陈蒿汤等。

3. 血瘀阻络型

（1）特点：头痛、眩晕、癫痫、手脚麻木、脉涩或沉紧。

（2）治疗：活血化瘀、通络止痛。方药可选用桃红四物汤、血府逐瘀汤等。

4. 脾肾阳虚型

（1）特点：体虚乏力、头晕耳鸣、腰膝酸软、舌质淡、苔白腻、脉沉细。

（2）治疗：益气养血、温阳固脱。方药可选用四君子汤、六味地黄丸等。

第八节　脑棘球蚴病

脑棘球蚴病俗称脑包虫病，是因棘球绦虫的幼虫寄生于人体组织而引起的人兽共患性寄生虫病，分布于全世界广大的畜牧地区，在人与动物之间传播。目前已发现的棘球绦虫有四种，即细粒棘球绦虫、多房棘球绦虫、伏氏棘球绦虫及少节棘球绦虫，后两种主要分布在中美洲及南美洲。我国主要为细粒棘球绦虫病和泡型棘球蚴在儿童期感染，至青壮年发病。但以农村的儿童最多见。脑内包虫囊肿常为单发，最常见于两侧大脑半球，多位于大脑中动脉供血区，也可见于小脑、脑室和颅底部，多数包虫可于数年后死亡，囊壁钙化，少数包虫囊肿继续生长，形成巨大囊肿。

一、病因

脑棘球蚴病是由棘球绦虫的幼虫寄生在人类的中枢神经系统内所引起的疾病。棘球绦虫是一种节肢动物，成虫寄生在狗等肉食动物的小肠内，幼虫通过进食感染的生食肉类（如猪肉、牛肉、羊肉等）进入人体，经过胃肠道后进入血液循环，最终到达中枢神经系统内寄生，引起脑棘球蚴病。

脑棘球蚴病主要流行于发展中国家和一些农村地区，但也有报道在欧美等地区有发生。由于棘球绦虫的传播途径复杂，加之感染者往往没有典型的症状，因此预防和控制脑棘球蚴病较为困难。预防方法包括避免食用生或未煮熟的肉类，注意卫生和消毒等。如果怀疑感染了棘球绦虫，应及时就医接受诊治。

二、临床表现

1. 主要症状　临床常见头痛、呕吐、视盘水肿等颅内压升高症状，颇似脑肿瘤；以及局灶性神经系统体征、癫痫发作等，病情缓慢进展，随着脑内囊肿增大病情逐渐加重。

（1）原发型：棘球蚴逐渐增大，造成颅内占位效应，并对脑室系统压迫和梗阻，以致颅内压升高。由于包虫囊肿扩张性生长，刺激大脑皮质引起癫痫发作，囊肿较大的可出现头痛、恶心、呕吐、视力减退和视盘水肿等症状。依囊肿所在部位不同可产生局灶性症状如偏瘫、失语、偏身感觉障碍等。主要的临床特点是颅内压升高和癫痫发作。

（2）继发型：症状比较复杂，一般分原发棘球蚴破入心内期，潜伏静止期和颅压升高期。继发棘球蚴破入心内，由于大量棘球蚴的内容物突然进入血流，可出现虚脱、呼吸窘迫、心血管功能障碍及过敏性反应等症状。由于棘球蚴不断生长，且为多个，分布广泛，所以该型临床特点与脑转移瘤相似。

2. 次要症状　可并发囊内感染，造成脑脓肿。外伤可引起脑包虫破裂，导致过敏性休克死亡。棘球蚴可引起脑梗死。术前或术中包虫囊肿破裂，术后可有多发种植病灶出现。后遗症可有轻偏瘫或单瘫、失明、癫痫等。

三、辅助检查

1. 免疫学检查

（1）皮内试验：阳性率在 96％ 左右，可作为临床初筛，但应注意与结核病、猪囊尾蚴病、并殖吸虫病有交叉免疫反应性。

（2）血清免疫学试验：包括琼脂扩散、对流免疫电泳、间接血凝与 ELISA 等，其中以 ELSA 的灵敏度与特异性较高，对血亲中抗体水平低的患者阳性率较高。上述各种血清免疫学实验的阳性率以肝棘球蚴病最高。但与猪囊尾蚴病可呈交叉反应。

2. 影像学检查　B 型超声检查对肝棘球蚴病的诊断具有重要价值可见到边界明确的液性暗区，暗区可见到散在的光点或小光圈；对肾气球油饼的诊断也有重要价值。CT 扫描对肝棘球蚴病及脑、肾棘球蚴病的诊断也十分重要。此外腹部 X 线平片上囊壁的圆形钙化阴影及骨 X 线平片上囊性阴影对诊断也很有重要意义。

3. 显微镜检　对于来自流行区而肝、肺、肾或脑部发现有占位性病变者，应首先疑及本病而作进一步检查。肝 B 超与 CT 扫描发现囊肿，有助于诊断。如肺棘球蚴病破入支气管，患者咳出粉皮样物质，显微镜下查到粉皮样状物，头节或小钩可确定诊断。

4. 血常规　白细胞计数大多正常。嗜酸性粒细胞轻度升高。有继发感染时白细胞及中性粒细胞比例升高。

四、诊断

1. 病史　患者是否食用过生或未熟煮熟的肉类。

2. 临床表现　脑棘球蚴病的临床表现比较多样化，包括头痛、癫痫、恶心呕吐、视力障碍、步态不稳等神经系统症状，以及发热、乏力、厌食等全身症状。

3. 影像学检查　脑棘球蚴病的影像学表现多种多样，但最具有特征性的是脑部 CT 或 MRI 检查发现脑内圆形或卵圆形囊肿，囊肿大小不一，囊肿周围常有水肿和炎症。

4. 实验室检查　血清抗体检测和脑脊液检查是诊断脑棘球蚴病的重要方法。血清抗体检测可发现棘球绦虫的抗体，脑脊液检查可发现囊虫的存在或特异性抗体。

五、鉴别诊断

1. 脑肿瘤　脑棘球蚴病的影像学表现与脑肿瘤有些相似，但是脑棘球蚴病的囊肿通常是圆形或卵圆形，边缘比较清晰，而脑肿瘤的形态则不太规则。另外，囊肿周围的水肿和炎症也是脑棘球蚴病的常见表现。

2. 脑膜瘤 脑棘球蚴病的临床表现和脑膜瘤相似，但是脑棘球蚴病的病变一般不具有脑膜瘤的颅内高压表现，脑膜瘤通常会伴有头痛、恶心、呕吐等症状。

3. 脑血管病变 脑棘球蚴病的临床表现和脑血管病变相似，但是脑血管病变的起病比较急，一般会伴有意识障碍、偏瘫等症状，而脑棘球蚴病的起病比较缓慢，多表现为癫痫、头痛等神经系统症状。

4. 神经结核 脑棘球蚴病的临床表现和神经结核相似，但是神经结核经常伴有颅内高压和结核病灶的表现，如肺结核等。

六、西医治疗

该病目前尚无有效治疗药物，只有确诊后采取手术摘除。

1. 手术治疗 目前仍以手术治疗即摘除为主，手术摘除时切忌弄破囊壁，否则引起过敏性休克和头节移植复发。手术时一旦囊液污染伤口，可用过氧化氢溶液处理，术中以0.1%西替溴铵作杀原头蚴剂，术前2周至术后2周服用丙硫咪唑以减少术中并发症及术后复发。

2. 药物治疗 手术禁忌证或术后复发而无法手术者，可进行药物疗法。常用药物是阿苯达唑，剂量为12～15mg/（kg·d）或0.8g/d，分2次服用。4周为一个疗程，间歇2周后再服用一个疗程。共6～10个疗程。有效率80%以上。本药不良反应少而轻。长期服用对肝、心与造血器官均未见显著损害，偶可引起可逆性白细胞减少与一过性血清丙氨酸氨基转移酶升高。该药有致畸作用，孕妇禁用。

七、辨证施治

中医认为，脑棘球蚴病属于"痞滞内阻"范畴，主要是因为脑部湿邪、痰瘀内生所致，因此治疗应以清热燥湿、活血化痰为主。辨证施治的具体方法如下：

1. 痰浊内盛型
（1）特点：头晕、记忆力下降、口干、口苦、脉滑数或弦滑。
（2）治疗：燥湿化痰、开窍醒脑。方药可选用半夏泻心汤、清开灵等。

2. 湿热内蕴型
（1）特点：头痛、口渴、口干、脉弦数或滑数。
（2）治疗：清热解毒、燥湿宣通。方药可选用龙胆泻肝汤、茵陈蒿汤等。

3. 血瘀阻络型
（1）特点：头痛、眩晕、癫痫、手脚麻木、脉涩或沉紧。
（2）治疗：活血化瘀、通络止痛。方药可选用桃红四物汤、血府逐瘀汤等。

4. 脾肾阳虚型
（1）特点：体虚乏力、头晕耳鸣、腰膝酸软、舌质淡、苔白腻、脉沉细。
（2）治疗：益气养血、温阳固脱。方药可选用四君子汤、六味地黄丸等。

第九节 脑型肺吸虫病

肺吸虫病是由肺吸虫引起的慢性肺部感染。肺吸虫病又称肺并殖吸虫病，是由卫氏并殖吸虫、斯氏并殖吸虫等寄生于人体而引起的一人畜共患病。脑型肺吸虫病系因肺吸虫侵入脑所致的疾病，一般多见于严重的肺吸虫感染者。

卫氏并殖肺吸虫病临床表现以胸肺型为主，其次为皮下肌肉型。斯氏肺吸虫病以皮下肌肉型为主，呈游走性皮下结节，常见于胸腹、腰背及大腿部。X 线典型的肺部囊肿阴影较少见，仅有肺内小片状浸润及渗出性胸膜病变。

一、病因

脑型肺吸虫病是由肺吸虫成虫或幼虫经过血液循环进入脑组织所引起的寄生虫病，是一种罕见的寄生虫病。肺吸虫是一种吸虫，成虫寄生在哺乳动物的肺泡和支气管内，其卵在宿主的粪便中排出，在水体中孵化为毛蚴，再由一些介体（如螺蛳）转化为二阶幼虫，通过进食二阶幼虫感染宿主。

肺吸虫病的发生与人们的生活、饮食习惯等因素有关，肺吸虫病多发生在我国南方和东南亚地区。人类感染肺吸虫的方式一般是食用未经彻底煮熟的淡水生蚝、螃蟹等感染的中间宿主，或直接饮用被感染的水体，从而引起肺吸虫感染。

肺吸虫成虫或幼虫通过血液循环进入脑组织，主要影响大脑皮质、基底节和小脑等区域，引起脑水肿、脑膜炎、癫痫、意识障碍等严重症状，甚至导致死亡。

二、临床表现

感染肺吸虫后最早出现的是腹部症状，如腹痛、腹泻等；然后是肺部症状，持续最久，有咳嗽、咳铁锈样痰、胸痛等，在 2 ~ 72 个月后才发生脑部病变，其症状凶险，需要及时处理。一般可分为脑型和脊髓型两种：

1. 脑型 流行区的脑型患者可多达 2%~5%，尤其以儿童及青少年多见，常为一次或连续多次吞入大量囊蚴者。症状常视其侵犯脑组织的部位和病理改变的程度而定，以头痛、癫痫及运动神经障碍较为常见，其临床表现有以下四个方面：①颅内压升高症状，头痛、呕吐、视力减退、视盘水肿等，多见于早期患者；②炎症性症状，畏寒、发热、头痛、脑膜刺激症等，亦多见于早期；③刺激性症状，癫痫、头痛、视幻觉、肢体异常感觉等，多因病变接近皮质所致；④脑组织破坏症状，瘫痪、感觉消失、失语、偏盲、共济失调等。这些症状一般出现较迟。

2. 脊髓型 较少见，主要由于虫体进入椎管侵犯硬膜形成硬膜外或硬膜内囊肿样病变所致。病变多在第 10 胸椎上下，临床上主要表现为脊髓受压部位以下的感觉运动障碍，如下肢无力、行动困难、感觉缺损（如下肢麻木感或马鞍区麻木感）等，也有腰痛、坐骨神经痛和大尿失禁或困难等横截性脊髓炎症状，且多逐渐加重，最后发生截瘫。

三、辅助检查

1. 血常规 白细胞及嗜酸性粒细胞常增加，在急性期白细胞可达 $40 \times 10^9/L$，嗜酸性粒细胞可高达 80%。

2. 检查虫卵 痰、胸腔积液、肺泡灌洗液、胃液、粪便中查到肺吸虫卵可确定诊断。对可疑病例要反复检查。

3. 脑脊液检查 急性期可见多核细胞增多，慢性期以淋巴细胞增多为主，蛋白质增多、糖降低。偶可找到虫卵。

4. 免疫血清学诊断

（1）皮内试验：肺吸虫抗原皮内试验为即时型反应，阳性率高达 98.3%～100%，但与华支睾吸虫、姜片虫有交叉反应，若将皮试液稀释为 1：（100 000～600 000），其特异鉴别率接近 100%。

（2）补体结合试验：脑脊液的补体结合试验对本病有较特异的诊断价值，阳性率为 90%～100%。

（3）其他：间接血凝、琼脂扩散、对流免疫电泳、间接免疫荧光等试验结果阳性有诊断价值。

5. X 线检查　X 线检查显示肺部可有浸润、囊肿结节及硬结阴影。有时发现胸膜粘连增厚、胸腔积液、气胸或水气胸等征象。多数病例肺内呈混合型阴影，部分病例 X 线检查无异常所见，或仅有两肺中、下纹理增粗。治疗前后应定期摄片比较。脑型者可做脑血管造影，脊髓造影等可显示病变部位。

6. 活体组织检查　皮下或肌肉结节活体组织检查，可找到幼虫或虫卵，或嗜酸性肉芽肿（斯氏肺吸虫病找不到虫卵）。

7. 其他　头颅 X 线平片、CT、脑血管及脊髓造影可发现病变和阻塞部位。CT 平扫图像在急性期表现为脑水肿，脑实质可见大小不一、程度不等的低密度水肿区，脑室狭小，造影后不增强；在囊肿期则出现高密度的占位病变表现，但边界不清，增强扫描病灶有强化；纤维瘢痕期则表现为钙化灶。在 MRI 影像中 T_1 加权像表现为中央高信号或等信号、外周低信号的病灶，T_2 加权像则表现为中央高信号周边低信号的病灶。国外有人报道 MRI 较 CT 更易发现大脑半球沟回处的病灶。

四、诊断

1. 病史　需要了解患者的既往饮食史，是否有食用生或未煮熟的淡水生蚝、螃蟹等感染的中间宿主，或直接饮用被感染的水体等。

2. 临床表现　脑型肺吸虫病的症状主要包括头痛、癫痫、意识障碍等神经系统症状，可能会伴有发热、嗜睡等全身症状。

3. 影像学检查　脑型肺吸虫病的影像学表现多种多样，但最具有特征性的是脑部 CT 或 MRI 检查发现脑内局限性低密度病灶，病灶周围可见水肿和炎症。病灶通常多发、大小不一，常位于大脑皮质、基底节和小脑等区域。

4. 实验室检查　肺吸虫病的诊断主要依靠实验室检查，包括血清抗体检测和粪便检查。血清抗体检测可发现肺吸虫的抗体，但需要与其他寄生虫病进行鉴别，如血吸虫病等。粪便检查可以检测肺吸虫卵，但卵的排泄量不稳定，容易出现假阴性结果。

五、鉴别诊断

1. 癫痫　脑型肺吸虫病和癫痫都可以引起癫痫发作，但癫痫的发作频率更高，持续时间也较短，且一般不伴有脑钙化等影像学表现。

2. 脑囊虫病　是一种寄生虫感染引起的脑部疾病，与脑型肺吸虫病的症状相似，但在影像学检查中，脑囊虫病的病变呈现囊状，与脑型肺吸虫病的病变不同。

3. 脑血管疾病　脑型肺吸虫病和脑血管疾病都可以引起头痛、晕厥、认知障碍等症状，但脑血管疾病的发病年龄较高，且多数存在危险因素，如高血压、糖尿病等。

4. 脑肿瘤　脑型肺吸虫病和脑肿瘤都可以引起头痛、癫痫发作等症状，但脑肿瘤的发病年龄较大，且通常伴有神经系统体征、局灶性症状等。

5. 精神疾病　脑型肺吸虫病和精神疾病的症状有些相似，如情绪不稳、认知障碍等，但精神疾病的症状主要表现为情绪和行为异常，与脑型肺吸虫病的神经系统症状不同。

六、西医治疗

本病的治疗以药物治疗为主，如颅内有占位病变，则应手术治疗，术后继续药物治疗。

1. 病原治疗　吡喹酮对国内两个虫种均有良好的作用，剂量为 25mg/kg，每日 3 次，连用 2～3 日，1 周后重复一个疗程。不良反应较轻，以头晕、恶心、呕吐、胸闷多见，一般不影响治疗。患者治疗后癫痫消失或减少，偏瘫和脑膜炎可完全恢复。近年来使用阿苯达唑治疗肺虫病疗效确切，其剂量为 400mg/d，连服 7 日。对斯氏肺吸虫效果更为明显。硫氯酚也有一定的疗效，但疗效较吡喹酮为低，且不良反应较多，已有被取代的趋势。

2. 手术治疗　有明显压迫症状，且病变不属于萎缩型者可采用手术治疗。手术可采用减压术。当病灶局限、形成脓肿或囊肿时也可切除病灶，术中应尽量去除成虫，阻止更多的神经组织受损。若病灶与脊髓有粘连时以不损伤脊髓为原则。

七、辨证施治

中医认为，脑型肺吸虫病属于"痞滞内阻"范畴，主要是因为脑部湿邪、痰瘀内生所致，因此治疗应以清热燥湿、活血化痰为主。辨证施治的具体方法如下：

1. 痰浊内盛型

（1）特点：头晕、记忆力下降、口干、口苦、脉滑数或弦滑。

（2）治疗：燥湿化痰、开窍醒脑。方药可选用半夏泻心汤、清开灵等。

2. 湿热内蕴型

（1）特点：头痛、口渴、口干、脉弦数或滑数。

（2）治疗：清热解毒、燥湿宣通。方药可选用龙胆泻肝汤、茵陈蒿汤等。

3. 痰浊阻络型

（1）特点：头痛、眩晕、癫痫、舌质胖大、苔腻、脉涩或滑。

（2）治疗：化痰散结、活血化瘀。方药可选用二陈汤、大青龙汤等。

4. 脾肾阳虚型

（1）特点：体虚乏力、头晕耳鸣、腰膝酸软、舌质淡、苔白腻、脉沉细。

（2）治疗：益气养血、温阳固脱。方药可选用四君子汤、六味地黄丸等。

第十节　脑蛛网膜炎

脑蛛网膜炎是指脑或脊髓的蛛网膜在某些病因的作用下发生的一种组织反应，以蛛网膜的增厚、粘连和囊肿形成为主要特征。引起对脑和脑神经的压迫和供血障碍的一种疾病。急性、亚急性或慢性起病。病前可有发热、感染、颅脑外伤、蛛网膜下腔出血或椎管内药物注射史，或全身、头部有感染病灶等。也可有脑瘤、多发性硬化等病的病史和症状。症状常可自发缓解或复发加重。复发加重多与感冒、受凉和劳累有关。好发于青年和中年人，性别上无较大差异。

一、病因

1. 免疫系统功能下降 会增加感染的风险，使身体难以抵御病原菌侵入。例如，人类免疫缺陷病毒感染者、器官移植后的患者、化学治疗和放射治疗后的癌症患者等免疫系统功能下降的人群更容易感染脑蛛网膜炎。

2. 外伤感染 头部外伤、手术或颅内手术等操作时，如果消毒不彻底，或者操作不规范，可能会导致病原菌侵入脑部，引起脑膜炎。

3. 患上其他感染性疾病 如鼻窦炎、中耳炎、扁桃体炎等，这些感染疾病若没有得到及时治疗，可能会导致病原菌进入脑部，引起脑膜炎。

4. 接触感染者 接触脑膜炎患者的体液，如唾液、鼻涕、咳嗽等分泌物，或者与感染性疾病患者共用餐具、洗漱用品等，也容易引起脑膜炎。

5. 长期使用免疫抑制剂 如肾移植、肝移植等长期使用免疫抑制剂的患者容易发生脑膜炎。

二、临床表现

脑蛛网膜炎可表现为急性、亚急性或慢性病程。患者出现程度不同的发热和全身症状。由于脑蛛网膜炎主要侵犯的部位是颅后窝、视交叉和大脑半球凸面等处，有以下临床特点：

1. 视交叉部蛛网膜炎 是脑底部蛛网膜炎最常见的类型。最早期和主要的症状是慢性头痛和视力障碍。头痛多在额、颞部或眼眶部。常伴有一侧缓慢进行性视力减退，数月后波及对侧，少数两侧同时减退，仅累及一侧视神经者较少。视力减退大多早期出现并发展较快，往往有反复，经抗感染治疗后可好转，而在劳累、感冒、鼻窦炎发作、过量饮酒后又再发而逐渐加重，严重者1～2周内失明。视缺损方面，由于粘连损害视神经的部位和程度不同，视野可出现多样化和不典型改变，其特点是早期出现中心暗点或旁中心暗点，周边视野不规则，如向心性视野缩小，两颞侧偏盲和鼻侧视野缩小等不典型改变。眼底检查早期可无改变，逐渐出现原发性或继发性视神经萎缩、视盘炎和一侧原发性视神经萎缩与另一侧视盘水肿等改变。较广泛的脑底部蛛网膜炎，还可出现Ⅰ～Ⅵ脑神经损害的征象，少数下丘脑受累可有尿崩症、嗜睡症、肥胖、性功能减退等症状。

2. 颅后窝蛛网膜炎 此区蛛网膜粘连很常见。大约占所有蛛网膜炎的1/3，与颅后窝肿瘤的比例大约为7：1。颅后窝蛛网膜炎容易使脑脊液循环障碍，引起颅内压升高症状。按病变的不同部位，又可分为三种类型。

（1）中线型：在颅后窝中最常见。主要粘连病变在正中孔、侧孔、枕大池和枕骨大孔区。最易引起梗阻性脑积水和早期颅内压升高症状。患者早期头痛显著，继而出现呕吐和视力减退等症状。神经系统检查除视盘水肿或继发性萎缩、展神经麻痹、颈强直等颅内压升高的症状和体征外，局限病征多不明显。但发病较快、病情较重，少有缓解。

（2）小脑凸面型：病程较缓慢，一般为1～3年。蛛网膜炎所形成的囊肿可压迫小脑半球出现一侧小脑共济失调和眼球震颤，但不如小脑肿瘤那样显著。

（3）小脑脑桥型：主要病变在脑干腹侧区。常有一侧不同程度的脑神经损害，包括三叉神经、面神经、听神经的不全麻痹和面肌痉挛。同侧小脑性共济失调和眼球震颤较轻或缺如，颅内压升高症状出现较晚。当炎症粘连波及颈静脉孔区时，则可有同侧舌咽神经、迷走神经和副神经损害的征象。此型病情发展较慢，症状可有较长期缓解，病程可长达数年。

3. 大脑半球凸面蛛网膜炎　炎症病变常在大脑外侧裂周围，少数在大脑半球之间、胼胝体前上方或大脑表面其他部位。最早期的主要症状是头痛、癫痫发作或精神症状。头痛属持续弥漫性钝痛，程度较轻。癫痫多为局限性发作。很少出现偏瘫、偏身感觉障碍、失语等病症，即使存在也较轻。视盘水肿较少见。一般病程较长，发展缓慢，时好时坏，长达数月至数年。颅内压升高出现较慢，且远比颅后窝型为轻。

三、辅助检查

1. 脑脊液检查　腰椎穿刺早期可压力正常，多数患者脑脊液压力有轻度升高，有脑积水者压力多显著升高。急性期脑脊液细胞增加（细胞 $< 50 \times 10^6/L$），以淋巴细胞为主，慢性期可正常。蛋白定量可稍升高。

2. 颅骨 X 线平片　可显示慢性颅内压升高征或正常。

3. CT 扫描　可显示局部囊性低密度改变，脑室系统缩小、正常或一致性扩大。通过扫描可排除其他颅内占位性病变。

4. MRI 扫描　对颅底、颅后窝显示较 CT 更清晰。并能排除其他颅内占位性病变。

四、诊断

1. 临床症状　脑蛛网膜炎患者通常出现急性头痛、呕吐、发热、颈项僵硬、光过敏、意识障碍、癫痫等症状。医师通过观察患者的症状和体征来确定是否存在脑蛛网膜炎的可能性。

2. 脑脊液检查　脑脊液检查是诊断脑蛛网膜炎最常用的方法。通过脑脊液穿刺，检查脑脊液的化学成分、细胞形态、细胞计数等指标，可以判断是否存在病原菌感染。在脑蛛网膜炎患者的脑脊液中，通常可以看到细胞数增多、蛋白质含量升高等指标异常。

3. CT 和 MRI　可以检测脑蛛网膜炎病变、水肿、脑积水等表现。影像学检查对于诊断复杂的病例、评估治疗效果等方面也有一定帮助。

4. 细菌培养和药物敏感试验　通过对脑脊液样本进行细菌培养和药物敏感试验，可以确定病原菌的种类和敏感性，帮助医师选择最合适的抗生素治疗方案。

5. 其他检查　血液生化指标、免疫学检查等也可以帮助诊断和鉴别诊断。

五、鉴别诊断

1. 流感　引起的发热、头痛、肌肉酸痛、嗓子痛等症状与脑蛛网膜炎的症状相似，但流感的症状通常较为轻微，不会出现脑脊液异常。

2. 细菌性肺炎　可能引起发热、头痛、咳嗽等症状，但与脑蛛网膜炎不同的是，细菌性肺炎通常会出现呼吸困难、胸痛等症状，而且血液检查中白细胞计数升高，脑脊液检查通常是正常的。

3. 病毒性脑炎　是由病毒感染引起的脑炎，症状也与脑蛛网膜炎相似，包括发热、头痛、嗜睡、抽搐等，但病毒性脑炎的起病较为急性，而且脑脊液检查中淋巴细胞计数升高，蛋白质含量升高。

4. 脑肿瘤　可能引起头痛、呕吐、意识障碍等症状，但与脑蛛网膜炎不同的是，脑肿瘤患者常常伴有局灶性神经系统症状，如视力受损、语言障碍等。

5. 脑脓肿　是脑内细菌感染引起的局限性脓肿，其症状与脑蛛网膜炎相似，但脑脓肿的起病较为缓慢，病变部位有压痛、局部肿胀等。

六、西医治疗

1. 非手术治疗　一般早期或急性期病例应先采用各种药物或措施进行综合治疗，其目的在于控制蛛网膜炎症、松解炎性粘连和降低颅内压力，并对原发感染病灶进行治疗。

（1）抗生素：对非特异性蛛网膜炎不是特效的，但在治疗可能存在于颅内或身体其他部位的隐性或显性细菌性感染，特别在蛛网膜炎活动期，可收到一定效果。

（2）肾上腺皮质激素：对防治蛛网膜粘连和炎症有较好的效果，初期应用效果较好。用药期间应注意补充氯化钾。如经过一个疗程有效，必要时可重复使用。

（3）降低颅内压力：可以采用20%的甘露醇、甘油果糖、利尿药等。

（4）其他药物：如神经营养药和血管扩张剂等。

2. 手术治疗

（1）颅后窝探查术：对小脑半球和桥小脑角的蛛网膜粘连和囊肿进行剥离和切除，可收到一定效果。对中线型第四脑室正中孔和小脑延髓池的粘连和囊肿可行剥离和切除，并使中孔开放。如枕大池广泛粘连影响脑脊液循环吸收，可先行枕肌下减压术，以后再考虑做脑室腹腔分流术。

（2）视交叉部探查术：视交叉部蛛网膜炎视力减退和视野缺损，经积极对症治疗不见好转甚至不断恶化时，可施行粘连与囊肿分离和切除。按常规垂体手术入路，最好在手术显微镜下小心地分离视神经和视神经交叉部的蛛网膜粘连，切除绞窄性的纤维带和压迫性的蛛网膜囊肿，使视神经和视交叉部得到缓解，但不可强行分离，以免增加损害。一般有效率为30%～40%，故术后仍应继续各种综合治疗。

（3）幕上开颅探查术：大脑凸面蛛网膜炎经过长期的综合治疗，症状无好转，相反有进行性的颅内压升高和视力逐渐减退、有失明危险者，可开颅分离粘连和切除囊肿，应用双侧颞肌下减压或去骨瓣减压，常可使颅内压力得到缓解，视力获得稳定或好转。

（4）对不典型的弥漫性脑蛛网膜炎出现较明显的梗阻性或交通性脑积水时，均可先行脑室腹腔分流术。

七、辨证施治

中医认为，脑蛛网膜炎属于"风热邪毒"范畴，主要是因为风邪入侵、热毒内蕴、毒邪上犯所致，因此治疗应以清热解毒、祛风散寒为主。辨证施治的具体方法如下：

1. 风热内盛型

（1）特点：高热、头痛、咳嗽、喉痛、口干、脉浮数。

（2）治疗：清热解毒、祛风散寒。方药可选用银翘散、葛根汤、清荽胶囊等。

2. 风寒束表型

（1）特点：发热、寒战、头痛、咳嗽、鼻塞、脉浮紧。

（2）治疗：祛风散寒、解表发汗。方药可选用麻黄汤、桂枝汤、小柴胡汤等。

3. 热毒蕴结型

（1）特点：高热、意识障碍、抽搐、脉弦滑数、舌质红、苔黄腻或黄干。

（2）治疗：清热解毒、化痰开窍。方药可选用清热解毒汤、黄连解毒汤、清开灵等。

4. 气虚血瘀型

（1）特点：头痛、头晕、乏力、脉细涩。

（2）治疗：益气活血、祛风止痛。方药可选用四神丸、当归生姜羊肉汤、逍遥散等。

第十三章　脱髓鞘疾病

第一节　视神经脊髓炎

视神经脊髓炎（NMO）是主要累及视神经和脊髓的急性或亚急性中枢神经系统脱髓鞘疾病。临床上以视神经和脊髓同时或相继受累为主要特征，呈进行性或缓解与复发病程，目前多认为是多发性硬化的一个变异型。

一、病因

1. 病毒感染　是视神经脊髓炎发生的一个触发因素，如病毒性脑膜炎、流行性腮腺炎、巨细胞病毒感染、单纯疱疹病毒等。

2. 免疫功能异常　是引起视神经脊髓炎的重要原因，如多发性硬化、系统性红斑狼疮、甲状腺功能亢进等自身免疫性疾病。

3. 遗传因素　视神经脊髓炎可能与遗传因素有关，有些家族中多人患有该病。

4. 药物因素　某些药物可能会诱发视神经脊髓炎，如抗生素、抗病毒药物等。

5. 其他因素　饮食、环境、季节、年龄等因素也可能与视神经脊髓炎的发生有关，但目前还没有充分的研究证明。

二、临床表现

1. 患者发病年龄为 5～60 岁，21～41 岁最多，也有许多儿童患者，60 岁以上的患者少见，以青少年为多；女性稍多于男性。半数患者起病前数日或数周有上呼吸道或消化道感染史。

2. 急性起病患者可以在数小时或数日内出现脊髓或眼部症状。亚急性起病者症状在 1～2 个月内达高峰，少数患者呈慢性起病，在数月内稳步进展，呈进行性加重。急性横贯性播散性脊髓炎以及双侧同时或相继发生的视神经炎是本病特征性表现，在短时间内连续出现，导致截瘫和失明，病情进展迅速，可有复发-缓解的特点。

3. 多数患者先发生眼部症状。双眼可以同时出现症状，也可以先一侧出现间隔数日或数周后再发展到另一侧，少数经数月或 1 年以上另一侧眼才被累及，仅有单眼受累者很少。约 1/8 的患者有反复发作史。有视力障碍者多起病较急，并有缓解-复发的特点。发病早期患者感觉眼睛疼痛，尤以眼球转动时或受压时疼痛明显，或有前额部疼痛，同时伴有视物模糊。部分急性发病者可以在数小时或数日内视力完全丧失。眼底可见视神经乳头炎、球后视神经炎、视野改变。

4. 脊髓损害的常见部位为胸髓，其次为颈髓，腰段脊髓较少见。颈髓病变可见 Horner 综合征。临床常见的脊髓体征是不对称和不完全的，多呈现播散性脊髓炎、不完全横贯性脊髓半离断或上升性脊髓炎的征象。临床特征为快速进展的（数小时或数日）下肢轻瘫、躯干部的感觉平面、括约肌功能障碍和双侧巴宾斯基征等。下肢进行性无力，早期腱反射减弱，后期出现锥体束征和病理反射。除感觉、运动和括约肌功能障碍外，常有痛性痉挛发作。括约肌障碍一般与肢体瘫痪同时发生，早期表现为尿潴留，以后可以转为尿失禁。大多数患者的括约肌功能恢复与肢体瘫痪的好转相一致。视神经与脊髓症状多先后发生，也有同时出现，二者出现的间隔可为数日、数周、数月或数年。

三、辅助检查

1. 脑脊液检查　脑脊液压力与外观一般正常。脑脊液生化检查糖和氯化物含量一般正常，蛋白质含量正常或轻度增高。部分病例免疫球蛋白（IgA、IgG）含量有增高，蛋白质电泳检查出现寡克隆区带。当脊髓肿胀明显或伴发蛛网膜炎时，可能出现髓腔不完全阻塞，蛋白含量可明显升高。脊髓病变发作期，单相病程和复发型患者约半数病例脑脊液中的白细胞增高，但通常不超过 $100 \times 10^6/L$，分类中以淋巴细胞和单核细胞为主。个别病例白细胞超过 $300 \times 10^6/L$。

2. CT 和 MRI 检查　由于 CT 对本病的分辨率低，且不能做矢状面扫描，显示病灶效果不佳；MRI 在一定程度上能清楚地显示出脊髓内脱髓鞘病灶，一般表现为长 T_1（低信号）、长 T_2（高信号）影像，矢状面可以显示出病灶上、下界限，横切面显示病灶以背侧、外侧多见。复发型患者在一次脊髓炎发作后 8 周内做脊髓 MRI 检查，异常率为 94%，复检查的脊髓纵向融合病变超过 3 个脊柱节段发生率是 88%，通常为 6～10 个节段。

3. 电生理学检查　大部分病例视觉诱发电位异常，表现为 P1 潜伏期的延长及波幅降低。躯体感觉诱发电位有可能发现临床上的病灶。

4. 血常规　急性发作时白细胞可增高，以多形核白细胞为主。

5. 红细胞沉降率　急性发作期可加快。

6. 免疫学指标　急性发作时，外周血 Th/Ts（辅助性 T 细胞/抑制性 T 细胞）比值升高，总补体水平升高，免疫球蛋白升高。随病情缓解而趋下降。

四、诊断

1. 病史询问和体格检查　医师会详细询问患者的症状、病史和家族史等情况，并进行身体检查，包括神经系统检查、眼科检查等。

2. 神经电生理检查　可以检测神经系统的功能状态，包括视觉诱发电位（VEP）和脊髓诱发电位（SEP）等检查。

3. 脑脊液检查　可以检测脑脊液中的白细胞、蛋白质和糖含量等指标，同时也可以检测炎症因子、免疫球蛋白和细胞因子等，以判断是否存在炎症和自身免疫反应。

4. 头颅 CT 或 MRI 检查　可以检查脑部是否有异常，如炎症、肿瘤等，同时也可以检查视神经、脊髓和脊柱等部位是否有异常。

5. 实验室检查　如免疫球蛋白检测、自身抗体检测、病毒抗体检测等，可以帮助确定视神经脊髓炎的诊断。

五、鉴别诊断

1. 急性视神经炎　包括视盘炎和球后视神经炎。部分病例由于感染引起。视神经的损害症状与视神经脊髓炎的眼部表现大致相同，但绝无脊髓症状。对复发性的急性视神经炎要注意观察有无脊髓症状，以区别间隔期较长的视神经脊髓炎。

2. 急性脊髓炎　急性脊髓炎的临床表现与本病的脊髓症状基本相同，但是起病更急，瘫痪更重，最主要的是病程无缓解复发，无视神经受损的表现。

3. 急性播散性脑脊髓炎和急性出血性白质脑炎　多在感染或接种后发病，病势严重，可出现截瘫和视神经损害，但多伴有头痛、发热、呕吐、昏迷、抽搐及共济失调等广泛的脑与脊髓受累征象，病程多自限，少有复发。与视神经脊髓炎鉴别较容易。

4. 亚急性脊髓视神经病　多见于小儿，临床表现为腹痛、下痢等腹部症状，有肢体无力和视力下降，但以感觉异常为主，无反复发作史，脑脊液检查也无明显改变。

5. 多发性硬化　视神经脊髓炎的诊断是在视神经与脊髓都先后受损的基础上做出的。而多发性硬化临床表现以散在多灶病损的症状和体征为主，有明显的其他神经受累征象，肢体瘫痪形式不定，不但有眼底的改变，还有眼肌麻痹、共济失调等脑干、小脑症状；临床很少出现传导束型感觉障碍，病变水平以下的营养障碍也少见。病程缓解复发常伴有新发病灶。MRI 所见对 NMO 与多发性硬化鉴别很有意义。高达 90% 以上多发性硬化患者 CSF 存在寡克隆带，但 NMO 患者不常见。病理上多发性硬化的病灶较多，缺乏血管周围的炎症，无组织坏死，胶质细胞增生明显。

六、西医治疗

1. 皮质类固醇　近年来 NMO 主要的治疗是大剂量皮质类固醇，如甲泼尼龙 500～1000mg，静脉滴注，每日 1 次，连用 3～5 日，继之以大剂量泼尼松口服，对终止或缩短 NMO 的恶化是有效的。氢化可的松、地塞米松静脉滴注，急性期可以减轻病势或阻止病情发展；肌内注射 ACTH 可以加快疾病的恢复过程。环磷酰胺、硫唑嘌呤等细胞毒性药物在上述药物治疗效果不满意时可以合并应用。肾上腺皮质激素的大量使用，可以使机体免疫功能低下，继发各种感染、血糖增高、骨质疏松及精神症状等，合并环磷酰胺等药物治疗时更要注意肝、肾功能以及骨髓抑制。

2. 免疫增强剂　常用的药物有转移因子、干扰素等。应用免疫增强剂目的是纠正患者的异常免疫结构和功能，其疗效有待进一步观察。

3. 血浆置换　皮质类固醇治疗无反应者，经血浆置换有望使症状改善。

七、辨证施治

中医认为，视神经脊髓炎属于"虚实夹杂"范畴，主要是因为脏腑气血失调，病邪侵入所致，因此治疗应以扶正祛邪为主。辨证施治的具体方法如下：

1. 肝肾不足型

（1）特点：肢体乏力、视物模糊、夜盲、耳鸣、舌质淡、苔薄白、脉沉细。

（2）治疗：补肝肾、滋阴补血。方药可选用六味地黄丸、当归补血汤等。

2. 气血不足型

（1）特点：视物模糊、头晕、肢体无力、容易疲劳、舌质淡、苔薄白、脉细弱。

（2）治疗：补气养血。方药可选用四物汤、八珍汤等。

3. 痰湿内阻型

（1）特点：视物模糊、头晕、恶心、舌苔厚腻、脉滑或沉。

（2）治疗：化痰宣通。方药可选用二陈汤、化痰止咳汤等。

4. 阳虚湿盛型

（1）特点：肢体沉重、头晕、胸闷、腰膝酸软、口干、口渴、舌苔白腻、脉沉细。

（2）治疗：温阳化湿、祛风除湿。方药可选用温经汤、膏肓膏等。

第二节　多发性硬化

多发性硬化（MS）是一种以中枢神经系统白质脱髓鞘病变为特点，遗传易感个体和环境因素作用发生的自身免疫性疾病，它的病变位于脑部或脊髓。青、中年多见，临床特点是病灶播散广泛，病程中常有缓解复发的神经系统损害症状。此病的症状端视其所影响的神经组织而定，患者可能出现视力受损（视神经病变）、肢体无力、平衡失调、行动不便、麻木、感觉异常、口齿不清、晕眩、大小便功能失调等症状，这些症状因人而异，严重程度也不尽相同。这些症状可能会减轻或消失，消失后也可能再发作。是否会产生新的症状或是产生新症状的时机则无法加以预测。

一、病因

1. 自身免疫假说　多发性硬化被认为是一种自身免疫性疾病，即人体免疫系统攻击自身的神经组织。研究表明，多发性硬化患者的免疫系统会攻击和损害神经髓鞘，这是神经细胞周围的保护层。这种损伤导致神经细胞无法正常传递信号，从而引起多发性硬化的症状。

2. 遗传因素　多发性硬化在某些家族中更为普遍，提示遗传可能对该疾病的发病有影响。研究表明，某些基因变异可能增加多发性硬化的风险。

3. 环境因素　环境因素也被认为是多发性硬化发病的重要因素之一。例如，一些研究表明，低维生素 D 水平和吸烟与多发性硬化的发病率增加有关。此外，感染某些病毒，如 EB 病毒，也可能与多发性硬化的发病率增加有关。

二、分型

根据病情发展过程，临床上可将多发性硬化分为下列数种类型：

1. 温和型　此类病例常局限于一次典型发作，并且没有持续性功能丧失。最常见症状为肢体麻木和因视神经感染引起的暂时性视力障碍，大约 20% 的多发性硬化患者属这种温和型。

2. 复发－缓解型　此型及下一型均源于有再发作、再缓解的发作缓解周期，这种类型病例包括突然的具有很强破坏力的发作，紧接着几乎是完全缓解的时期，大约 25% 多发性硬化患者属于此种类型。

3. 复发－渐进型　这种类型的患者发作症状不严重，但亦不能完全康复，许多的周期性发作累积效应可慢慢导致某种程度的功能不全，这是多发性硬化中最常见类型，数量约占全部患者的 40%。

4. 慢性－渐进型　这种多发性硬化类型患者很快被致残而且没有缓解期。此类患者数量占全部病例的 15%。

三、临床表现

1. 首发症状 该病起病形式可急可缓，多数为急性或亚急性起病，急性发病者于数小时或数日内出现局灶性症状，缓慢发病者可在 1 周至 1 个月内病情达高峰，其首发症状和体征发生频率总的来说最常反映锥体束（无力和反射亢进），小脑（共济失调和协调障碍）和脑干受累（脑神经障碍等）功能异常、感觉、膀胱和直肠功能障碍少见，视物模糊（视神经受累）相对常见。

2. 认知和情感障碍 主要表现在近事记忆、注意力、信号处理速度、执行功能、视觉空间感知等的缺损，而智力、语言、短期及绝对记忆则保持完整或受损较轻。由于精神的、心理的因素存在，多发性硬化（多发性硬化）患者的情感障碍发生率相对较高。例如，右侧视神经炎的患者也诉及左眼视物困难，手部的麻木被夸大成整个上肢的麻木，或者患者主诉单眼复视或三重复视，四重复视甚至多重复视。

3. 运动障碍 造成运动功能障碍的基础包括皮质脊髓束损害引起的痉挛性瘫痪，小脑或脊髓小脑通路病损造成的小脑性共济失调，以及感觉障碍导致的感觉性共济失调。

（1）疲劳是常见的早期症状，应引起足够的重视，疲劳可分易疲劳和持续性疲倦两种，前者体温升高时表现为重复运动后单个肌肉或一组肌群的无力，休息后恢复正常，易疲劳也可表现为感觉系统，如长时间阅读，视物能力和清晰度下降，稍加休息后好转。持续性疲倦患者呈现持久的疲倦感，足够的睡眠也不能使其恢复到良好的状态，甚至很轻的工作也难以完成，此种常见于病变恶化时，也见于神经系统症状并无改变而 MRI 上出现新的、大的损害时。两种疲劳在多发性硬化患者中均常见，有器质性和功能性因素。多发性硬化的疲劳与其他症状一样，一次热水浴后加剧，体温升高，气候炎热等可引起症状恶化。

（2）反映皮质脊髓束受累时患者表现典型的腱反射亢进、无力和痉挛也很常见，通常在早期就可以出现，单瘫、偏瘫、四肢瘫都有可能出现，而不对称的瘫痪最常见。并且运动受累较早者无论其首次发作是否完全恢复，基本都有残废发展较快的趋势。

（3）小脑及其与脑干之间的通路受累后，可引起构音障碍，共济失调步态、震颤及躯干或肢体运动不协调，头部及躯体的震颤可呈持续性，只有患者睡着后才会消失。其中，躯干性小脑共济失调尤易致残。

（4）多发性硬化的另一个特征性症状是言语呐吃，是由于腭肌及唇肌的小脑性运动不协调造成的，通常还同时伴有构音障碍。

4. 感觉障碍 常见于肢体、躯干或面部的针刺感、麻木感、蚁行感、束带感、手套和袜套样末梢性感觉障碍。若出现痛性抽搐，则神经根进入脊髓处的硬化斑；双下肢不对称无力的患者常有背痛，可加速其椎间盘变性。部分患者有伸肌－屈肌痉挛，痛性强直性痉挛发作或构音障碍，复视、共济失调、视力下降、眩晕、感觉异常等。多发性硬化疼痛是某一肢体的束带样的疼痛，烧灼痛、放射痛、压迫痛或头痛，假性风湿痛、肌肉痛、关节痛或下肢、腹部的放射痛。

5. 脑干及视觉障碍 视神经功能障碍常起因于球后视神经炎，患者以急性视神经炎作为首发症状，先于其他神经系统症状数月，数年甚至数十年。临床多见急性视力下降或丧失，在 3 ～ 7 日进行性加重，后经数周或数月逐渐改善。患者会视物不清，似透过一层雾玻璃看东西，视力减退轻重不一，但很少致盲。多发性硬化患者有眼肌麻痹及复视、展神经的功能障碍；眼球颤动较常见；出现三叉神经受累症状；可有周围性面瘫；眩晕、轻度吞咽困难。

6. 自主神经功能障碍 多发性硬化患者可有非括约肌性自主神经功能障碍表现，如直立性低血压，出汗障碍和心律失常，肢端微循环不良或交感神经性皮肤异常反应的症状。尿频、尿急、尿潴留、尿失禁、便秘等括约肌功能障碍较常见，性功能障碍很常见，女性表现为性欲减退，性高潮减少，男性表现为阳痿及性欲减退。

7. 内分泌障碍 50%的多发性硬化患者有地塞米松抑制试验异常。

8. 发作性症状 多发性硬化患者有单眼闪光幻觉，发作性感觉异常，构音不良、无力、复视和共济失调等，像暂时性大脑或脑干缺血发作。

9. 变异表现 年轻患者的典型三叉神经痛，仅根据其年龄较轻和有些患者出现双侧疼痛即可怀疑为多发性硬化，其后出现面部感觉缺失及其他神经体征而被确认。有些患者出现臂、胸或腰骶段疼痛，系有温觉传导径路病变刺激所致，常使诊断发生困难，直至发现新病灶而被确诊多发性硬化。起病较急的右偏瘫，失语常首先想到脑血管病，有的患者表现缓慢进展的偏瘫，可误诊为脑神经胶质瘤，当又出现其他脑和脊髓损害征时才明确诊断。多发性硬化患者可在复发期内发生昏迷，最后常导致死亡。有的患者可长期表现为单纯脊髓形，或以下肢上行性瘫痪迅速起病，累及躯干及膀胱，并伴有骶部剧烈疼痛，反射消失，易想到脊髓病变。有的患者首发症状是精神错乱伴有嗜睡，后来病情复发并累及小脑和脊髓；缓慢智力减退伴轻度小脑性共济失调也是常见的综合征。多发性硬化晚发型病例的首发症状出现于 50～60 岁，有些晚期病例表现类似缓慢进展的颈髓病变。

四、辅助检查

1. 神经学检查 可以检测到运动、感觉和反射方面的异常。医师可能会进行眼部和运动测试，以确定患者的神经系统是否出现异常。

2. MRI 可以提供大脑和脊髓的高分辨率图像，以检测多发性硬化患者神经髓鞘的损伤。MRI 是一种非侵入性的检查方法，可以提供非常准确的结果。

3. 脑脊液检查 医师可能会提取脑脊液样本，通过检测脑脊液中的蛋白质、白细胞和其他生化标志物来确定患者是否患有多发性硬化。

4. 视觉诱发电位检查（VEP） 可测量视觉神经是否受到多发性硬化的影响。

5. 血液检查 可以帮助医师排除其他可能的疾病，如甲状腺疾病和维生素缺乏症。

6. 肌电图 可以检测神经和肌肉的异常，以排除其他可能的疾病。

五、诊断

多发性硬化的诊断标准通常由医师根据患者的症状、神经系统检查、脑脊液检查和影像学检查来确定。目前，国际上通行的多发性硬化诊断标准是麦克唐纳诊断标准，其主要包括以下四个方面：

1. 中枢神经系统（CNS）存在病变或炎症损伤的证据 包括 MRI 检查和脑脊液检查。MRI 通常显示脑或脊髓的病变或炎症损伤，而脑脊液检查通常显示蛋白质和白细胞的异常。

2. 病变或损伤在时间上和空间上都不一致 这需要通过 MRI 检查，查看是否出现了多个、分散的病变。

3. 排除其他可能的疾病 需要通过其他检查，如肌电图、血液检查和视觉诱发电位检查等，以排除其他可能的疾病，如自身免疫性疾病、病毒感染和代谢紊乱等。

4. 根据临床表现确诊　多发性硬化的临床表现很多，常见的症状包括视力障碍、肢体麻木、肌无力、平衡和协调障碍等。

六、鉴别诊断

1. 急性播散性脑脊髓炎（ADEM）　两者同属于炎性脱髓鞘性疾病，急性期两者不易区别。急性播散性脑脊髓炎病前多有感染史或疫苗接种史，多发性硬化则无。起病常较多发性硬化更急，迅速达高峰，病情亦较严重，常伴发热、头痛剧烈或神经根放散痛、脑膜刺激征、抽搐、意识障碍，欣快、球后视神经炎等少见。病程比多发性硬化短，经治疗后 1 个月即恢复，治愈后不再复发。ADEM 是急性脊髓横断性损害，呈对称性炎性脱髓鞘样改变，全身炎症反应明显，脑脊液细胞数和蛋白均增高。

2. 球后视神经炎　多为双眼同时发病，表现为视力急剧下降，并伴有眼球疼痛，无中枢神经受损的症状和体征，查有视盘水肿，经治愈后一般不复发。多发性硬化在病程中常侵犯视神经，导致视力障碍，早期易与单纯球后视神经炎混淆，大多数学者认为 25%～35% 的视神经炎可发展为多发性硬化。但视神经炎多损害单眼，常伴有中心暗点加周边视野缺损，且病程中无缓解复发的特点。多发性硬化常先后两眼均受累，少有中心暗点，有明显缓解与复发。

3. 横贯性脊髓病　与早期脊髓型多发性硬化有时不易鉴别。本病病前多有病毒感染史，急性起病，发热，开始时双下肢感觉异常，常伴有背痛及腿痛，病情在 24～48h 内达高峰，双下肢瘫痪，尿潴留或失禁。开始时常为软瘫，偶为痉挛性瘫痪，以后很快变为痉挛性瘫痪。有传导束型感觉障碍，脑脊液淋巴细胞为（50～100）×10⁶/L，蛋白 1～1.2g/L，病程中无缓解复发，常留有较重的后遗症。而多发性硬化起病相对缓慢，病灶较弥散，两侧不对称，缓解复发多见，脑脊液白细胞多正常或轻度增高。

七、西医治疗

本病的治疗原则是抑制炎性脑髓鞘病变进展，防止急性期病变恶化及缓解复发，晚期采取对症治疗和支持疗法，减轻神经功能缺损带来的痛苦。

1. 急性发作期的治疗

（1）糖皮质激素或免疫抑制剂可缓解症状。甲泼尼松龙 1g/d 静脉滴注，5～7 日后改为泼尼松 30～40mg/d 顿服，逐渐减量直至停药。硫唑嘌呤 2mg/（kg·d），长期治疗（平均 2 年），对控制病情有效。

（2）神经营养药物：包括胞二磷胆碱（250mg 肌内注射，每日 1 次）、碱性成纤维细胞生长因子（DFGF 1600U 肌内注射，每日 1 次），可酌情选用。

（3）对症治疗：对痛性强直发作、三叉神经痛、癫痫发作者可用卡马西平 0.1g，每日 3 次，痉挛者可给地西泮等。

（4）蜂针疗法：多发性硬化是一种奇特的神经系统疾病，多发于 20～40 岁的中青年人，目前病因仍不详。有些证据表明，它是病毒慢性感染引起的，使对神经起绝缘作用的脊髓鞘受到损害，导致脑和脊髓的神经束产生错误的神经传导。多发性硬化的初期不易被检查出来。如视物模糊或复视等，常见的症状有一定部位的肌肉僵硬，乏力、丧失控制能力，四肢异常疲劳、行走困难，头晕，膀胱控制失调，触觉、痛觉和温热感觉紊乱等，每个症状出现后又会消失。就这样一个接一个地相继发生，或继续恶化，最后可使患者吞咽困难。致残及卧床不起。目前还没有治疗这种疾病的特效药物。

2. 缓解期治疗　以预防、减少复发和改善病残功能为目标。常用措施有：

（1）干扰素β：为免疫调节剂，常用剂量为 800 万 U 皮下注射，隔日 1 次，连续应用 6 ～ 12 个月或长期应用，可减少复发次数。

（2）Copolymer-1：为复方氨基酸成分，皮下注射。

（3）对症治疗：肌张力增高选用巴洛芬，开始剂量为 5mg，每日 1 ～ 2 次，逐渐加量。肌肉挛缩性疼痛者可用卡马西平。癫痫发作者可用丙戊酸钠或卡马西平。意向性震颤者可服普萘洛尔、氯硝西泮。继发感染者应予以抗生素治疗。

八、辨证施治

中医认为，多发性硬化属于"虚实夹杂"范畴，主要是因为气血不足，痰湿内生、风邪外袭所致，因此治疗应以益气养血、祛风化痰为主。辨证施治的具体方法如下：

1. 气血两虚型

（1）特点：肢体无力、乏力、心悸、面色苍白、舌质淡、脉细弱。

（2）治疗：益气养血。方药可选用四君子汤、六味地黄丸等。

2. 痰湿内阻型

（1）特点：行动不便、疲劳乏力、头重脚轻、口干、口渴、舌苔厚腻、脉滑或沉。

（2）治疗：化痰宣通。方药可选用二陈汤、化痰止咳汤等。

3. 阳虚湿盛型

（1）特点：四肢沉重、身疲乏力、肌肉酸痛、口渴、口干、舌苔白腻、脉沉细。

（2）治疗：温阳化湿、祛风除湿。方药可选用温经汤、膏肓膏等。

4. 风邪外袭型

（1）特点：手脚麻木、痉挛、视物模糊、头晕、舌质红、苔薄白、脉浮数。

（2）治疗：祛风化湿、疏风止痉。方药可选用柴胡加芍药汤、龙胆泻肝汤等。

第三节　急性播散性脑脊髓炎

急性播散性脑脊髓炎（ADEM）又称感染后脑脊髓炎、预防接种后脑脊髓炎，系指继发于麻疹、风疹、水痘、天花等急性出疹性疾病，或预防接种后，因免疫功能障碍引起中枢神经系统内的脱髓鞘疾病。

一、病因

1. 病毒感染　急性播散性脑脊髓炎通常在感染后 1 ～ 2 周内出现，特别是一些病毒感染，如麻疹、风疹、水痘、流行性感冒等，可能会导致急性播散性脑脊髓炎的发生。

2. 细菌感染　某些细菌感染，如百日咳、支原体肺炎等，也可能引起急性播散性脑脊髓炎的发生。

3. 疫苗接种　虽然很少，但某些疫苗接种后可能导致急性播散性脑脊髓炎，如麻疹疫苗、腮腺炎疫苗、风疹疫苗、流感疫苗等。

4. 免疫系统异常 急性播散性脑脊髓炎通常是一种自身免疫性疾病，即人体免疫系统错误地攻击自身的神经系统，导致脑脊髓炎症状。

5. 遗传因素 急性播散性脑脊髓炎与某些基因变异有关，遗传因素可能会影响个体对 ADEM 的易感性。

二、临床表现

1. 大多数病例为儿童和青壮年，在感染或疫苗接种后 1～3 周急性起病，多为散发，无季节性，病情严重，有些病例病情凶险，急性播散性脑脊髓炎常见于皮疹后 2～4 日，患者常在疹斑消退、症状改善时突然出现高热、痫性发作、昏睡和深昏迷等。

2. 脑炎型首发症状为头痛、发热及意识模糊，严重者迅速昏迷和去皮质强直发作，可有痫性发作，脑膜受累出现头痛、呕吐和脑膜刺激征等。脊髓炎型常见部分或完全性弛缓性截瘫或四肢瘫、传导束型或下肢感觉障碍、病理征和尿潴留等。可见视神经、大脑半球、脑干或小脑受累的神经体征。发病时背部中线疼痛可为突出症状。

3. 急性坏死性出血性脑脊髓炎又称急性出血性白质脑炎，认为是急性播散性脑脊髓炎暴发型。起病急骤，病情凶险，病死率高。表现高热、意识模糊或昏迷进行性加深、烦躁不安、痫性发作、偏瘫或四肢瘫；CSF 压力增高、细胞数增多，脑电图弥漫慢活动，CT 见大脑、脑干和小脑白质不规则低密度区。

4. 可有精神异常，脑神经受累，感觉丧失，膀胱麻痹。

三、辅助检查

1. **脑脊液检查** 脑脊液检查可表现有压力增高，中度淋巴细胞增多，蛋白轻至中度增加（一般＜ 1g/L）。以 IgG 增高为主，寡克隆带多为阳性。

2. **脑电图（脑电图）** 一般为弥散性慢活动，偶也可正常。

3. **CT 检查** 显示白质内弥散性多灶性大片火斑片状低密度区。急性期呈明显增强效应，MRI 可见脑和脊髓白质内散在多发的 T_1 低信号、T_2 高信号区。特别是丘脑部位，有助于诊断。

4. **细胞学检查** 外周血可见白细胞增多，红细胞沉降率增快。

四、诊断

急性播散性脑脊髓炎的诊断标准并不完全统一，但通常需要满足以下条件：

1. **急性起病** 急性播散性脑脊髓炎的症状通常在 1～2 周内迅速出现，表现为发热、头痛、呕吐等神经系统症状。

2. **中枢神经系统损伤** 急性播散性脑脊髓炎通常涉及大脑、小脑和脊髓，患者通常有神经系统缺损、共济失调、感觉障碍、肌无力等症状。通常需要进行 MRI 或 CT 等脑影像学检查，以确定是否存在神经系统损伤。

3. **神经系统损伤多发性** 急性播散性脑脊髓炎患者通常存在多个神经系统损伤灶，损伤位置广泛而不是局限于某一处。

4. **排除其他可能疾病** 需要排除其他可能的疾病，如多发性硬化、感染性脑炎、颅脑外伤等疾病。

5. 脑脊液检查　急性播散性脑脊髓炎患者的脑脊液中通常存在轻度的淋巴细胞和蛋白质升高，但不如多发性硬化明显。

五、鉴别诊断

1. 脊髓灰质炎　是一种自身免疫性疾病，但它主要攻击脊髓灰质而不是脑白质。脊髓灰质炎在接种脊髓灰质疫苗后已极为罕见。

2. 多发性硬化　和急性播散性脑脊髓炎都是自身免疫性疾病，都可能导致神经系统损伤。但是，多发性硬化的损伤主要局限于脑白质，并且多发性硬化通常需要经过多次发作才能诊断出来。

3. 脑部感染　脑膜炎、脑炎等脑部感染也可能导致类似的症状，但这些疾病通常伴有发热、头痛、恶心、呕吐等症状。

4. 中毒性脑病　某些毒素、药物和物质也可能引起神经系统症状，如头晕、昏迷等。

5. 其他自身免疫性疾病　如系统性红斑狼疮等也可能引起神经系统损伤和类似的症状。

六、西医治疗

1. 治疗原则
（1）加强营养及护理。
（2）免疫抑制剂治疗。
（3）物理疗法。
（4）对症支持治疗。

2. 具体治疗　急性期应早期常用大剂量皮质类固醇，抑制炎性脱髓鞘过程，减轻脑和脊髓的充血和水肿。静点甲泼尼龙 500～1000mg/d，或地塞米松 20mg/d 冲击治疗，以后逐渐减量至口服。血浆置换或静脉给予免疫球蛋白，0.4g/（kg·d），连用 3～5 日。对重症患者有益。除上述治疗外，支持治疗非常重要。如体温、抽搐和颅内高压的控制，辅助呼吸，皮肤的保护，注意水电解质平衡，以及避免合并感染的发生和控制都非常重要，以给患者的恢复创造良好的条件。

七、辨证施治

中医认为，急性播散性脑脊髓炎属于"风热邪毒"范畴，主要是因为风邪内扰、热毒盛行所致，因此治疗应以清热解毒、祛风宣通为主。辨证施治的具体方法如下：

1. 风热内盛型
（1）特点：高热、头痛、咳嗽、喉痛、口干、脉浮数。
（2）治疗：清热解毒、祛风宣通。方药可选用银翘散、葛根汤等。

2. 风寒束表型
（1）特点：发热、寒战、头痛、咳嗽、鼻塞、脉浮紧。
（2）治疗：祛风散寒、解表发汗。方药可选用麻黄汤、桂枝汤、小柴胡汤等。

3. 热毒蕴结型
（1）特点：高热、意识障碍、抽搐、脉弦滑数、舌质红、苔黄腻或黄干。

（2）治疗：清热解毒、化痰开窍。方药可选用清热解毒汤、黄连解毒汤、清开灵等。

4. 气虚血瘀型

（1）特点：头痛、头晕、乏力、脉细涩。

（2）治疗：益气活血、祛风止痛。方药可选用四神丸、当归生姜羊肉汤、逍遥散等。

第四节　急性出血性脑白质炎

急性出血性脑白质炎（AHLE）又称急性坏死性出血性白质脑病、Hurst 病，是一种罕见的超急型中枢神经系统的炎性脱髓鞘疾病。表现为突然发病，进行性意识障碍，发热，一侧或双侧的锥体束损害，偶有癫痫发作，病死率甚高，常在数日内死亡。

一、病因

1. 病毒感染　是急性出血性脑白质炎的主要原因之一。许多病毒都被认为与急性出血性脑白质炎有关，如流感病毒、单纯疱疹病毒等。

2. 免疫系统异常　是一种自身免疫性疾病，即人体免疫系统错误地攻击自身的神经系统，导致脑白质炎症状。

3. 遗传因素　某些基因变异可能增加个体患上急性出血性脑白质炎的风险，但目前还需要进一步的研究来确定这种关系。

4. 药物或毒素　某些药物或毒素也可能导致急性出血性脑白质炎，如放射治疗药物等。

二、临床表现

1. 发病年龄　常见于青壮年，男性比女性稍多。也可见于儿童。

2. 前驱症状　多数患者在发病前 1～14 日有上呼吸道感染、单疱感染史或发生于接种或注射疫苗后，少数患者没有前驱病史。前驱症状有头痛、不适、无力、呕吐等。

3. 发病形式　急骤发病，病情进展迅速。部分患者在 2～4 日，甚至数小时死亡。

4. 症状和体征　突发高热，颈强直，精神混乱，四肢无力较常见。偶见讲话困难，但失语罕见。患者情况迅速恶化，出现定向障碍，烦躁不安，很快进入昏迷。患者可出现贾克森癫痫，如半侧抽搐或全身性抽搐。神经系统检查，除意识障碍外，弛缓性不全偏瘫或不全四肢瘫痪伴有一侧或双侧锥体束征是最常见的体征。腱反射在发病时常常减低或消失。眼底检查一般视盘边界清楚，但静脉充盈。偶可见到视神经乳头水肿及出血。

5. 其他　脑神经受损提示脑干受累，少见。有约 1/3 的患者可见到局灶性或全身性抽搐。

三、辅助检查

1. 血常规和红细胞沉降率检查　白细胞增多，一般可达（12～30）×10^9/L，以中性多核细胞占优势。红细胞沉降率多增快。

2. 脑脊液检查　脑脊液压力增高，外观清亮或稍呈乳白色，有时也可呈微血色，白细胞计数达（30～3000）×10^6/L，常混有红细胞，多形核白细胞占优势。蛋白中度增高，糖和氯含量一般正常。涂片及培养都未能发现病原菌。个别患者脑脊液未见异常。

3. 脑电图检查 常为弥散性慢活动，对侧半球慢波较显著些。

4. CT 检查 CT 主要表现为低密度改变，可以加杂点状高密度，CT 增强时往往可以看到均匀的或斑片状的增强，也有表现为球状或环状增强。

5. MRI 检查 MRI 可发现 CT 未能发现的病灶。MRI 可见明显异常。MRI 的 T_1 加权像可以看到白质呈广泛的低信号，脑室变小；T_2 加权像则呈高信号改变。

四、诊断

急性出血性脑白质炎的诊断需要结合患者的病史、临床表现和影像学检查等方面进行综合分析。目前尚未建立特定的诊断标准，但一般需要满足以下条件：

1. 急性起病 患者的病情通常在数日内急速恶化。

2. 神经系统症状 患者通常出现明显的神经系统症状，如头痛、嗜睡、昏迷、肌肉僵硬、共济失调等。

3. MRI 检查 MRI 通常显示大脑和脑干的广泛性炎症性病变，特征性表现为白质出血、水肿和脑白质病变。

4. 脑脊液检查 脑脊液检查通常显示轻度的蛋白质升高、淋巴细胞增多和轻度的红细胞增多。

五、鉴别诊断

1. 脑膜炎、脑炎 通常伴有发热、头痛、恶心、呕吐等症状，但 MRI 检查通常不会显示广泛的白质出血和水肿。

2. 多发性硬化 是一种慢性的自身免疫性疾病，虽然与急性出血性脑白质炎有相似的神经系统症状，但多发性硬化的 MRI 检查通常显示的是局限性的白质病变，而不是广泛的白质出血和水肿。

3. 急性播散性脑脊髓炎 是一种自身免疫性疾病，其临床表现和 MRI 检查与急性出血性脑白质炎类似，但 ADEM 的脑脊液检查通常显示轻度的淋巴细胞和蛋白质升高，而不是轻度的红细胞升高。

4. 脑卒中 可能引起急性神经系统症状，但其 MRI 检查通常显示的是局限性的灰质和白质缺血病变。

六、西医治疗

本病的治疗包括原发病的治疗和对症治疗。因此，除对症治疗（如降颅压、减轻脑水肿、维持呼吸）外，积极采取治疗。

1. 糖皮质激素 因本病的发病机制可能与感染后超敏反应有关，临床上常用激素治疗。但激素可抑制干扰素和抗体的形成，能造成病毒的扩散、病程延长和合并症的发生，主张采用早期、大剂量、短程疗法，并同时加用抗生素和解热、止痉等对症治疗。国内多认为激素治疗效果良好，尤对具有呼吸衰竭和脑水肿的患者，效果特别明显。

2. 抗病毒治疗 早期应用有一定的疗效（可用小剂量阿糖胞苷 100mg 加生理盐水 20mL 作静脉注射，每日 1 次，连续 5 日）。

3. 其他 积极的免疫抑制治疗如静脉注射免疫球蛋白、环磷酰胺、血浆置换治疗。

如对恢复期智能障碍及精神兴奋患者可用胰岛素低血糖疗法。对严重脑水肿发生脑疝的患者必要时采取开颅减压以挽救生命。

七、辨证施治

中医认为，急性出血性脑白质炎属于"实证"范畴，主要是因为邪毒蕴结于脑部，气血阻滞所致，因此治疗应以清热解毒、活血化瘀为主。辨证施治的具体方法如下：

1. 风热内盛型

（1）特点：高热、头痛、咳嗽、喉痛、口干、脉浮数。

（2）治疗：清热解毒、祛风宣通。方药可选用银翘散、葛根汤、清蒌胶囊等。

2. 湿热蕴结型

（1）特点：高热、咳嗽、痰黄稠、口渴、口干、脉滑数。

（2）治疗：清热解毒、化痰祛湿。方药可选用龙胆泻肝汤、三妙丸、清热败毒汤等。

3. 血瘀阻络型

（1）特点：头痛、口眼㖞斜、言语不清、四肢抽搐、舌质暗红、脉涩。

（2）治疗：活血化瘀、祛风止痛。方药可选用丹参酮注射液、三七片、通窍活血汤等。

4. 虚实夹杂型

（1）特点：高热、头痛、意识障碍、肢体无力、口渴、舌质红、苔黄腻、脉弦滑数。

（2）治疗：清热解毒、活血化瘀、补益强壮。方药可选用清热解毒汤、逍遥丸、四君子汤等。

第十四章 神经内科常见疾病的康复

第一节 脑卒中

脑卒中是指大脑血管的血液供应中断或者减少,导致大脑区域的神经细胞损伤或死亡。脑卒中后的康复评定是通过对患者进行一系列的身体、神经和认知功能检查,评估患者在日常生活中的功能和活动水平。脑卒中是神经系统的常见病、多发病,具有发病率高、致残率高、死亡率高和复发率高的特点,严重危害着人类的生命健康。据统计,在存活的脑卒中患者中,约有四分之三不同程度地丧失劳动能力,其中重度致残者约占40%,严重影响了患者的生活质量。现代康复理论和实践证明,脑卒中后进行有效的康复不仅能使患者得到最大程度的功能恢复,而且能够降低其死亡率,缩短住院时间,减少医疗费用,并促进患者积极参与社会生活,提高其生活质量。

一、康复评定

1. 身体功能评定　包括评估患者的肌肉力量、肌肉痉挛、平衡能力、步态等。评估的方法可以包括手动肌力测试、动作学分析和平衡测试等。

2. 神经功能评定　评估患者的感觉、反应、语言、视觉、听觉等神经功能。评估的方法可以包括神经学检查和认知功能评估等。

3. 认知功能评定　评估患者的记忆、语言、注意力、思维等高级认知功能。评估的方法可以包括神经心理学测试和认知功能评估等。

4. 日常生活能力评定　评估患者在日常生活中的自理能力和独立生活能力。评估的方法可以包括日常生活能力评定工具和功能性评估等。

5. 心理社会评定　评估患者的心理和社会功能。评估的方法可以包括抑郁症状评估和社会支持评估等。

二、康复治疗

脑卒中的康复主要是针对卒中后各种功能障碍进行相应的处理。脑卒中后最初几周功能恢复最快,基本上是在3个月以内达到康复平台期。脑卒中6个月后瘫痪肢体的运动和步行功能的进一步改善的可能性减小,但言语、认知、家务及工作技能在2年内都还有进一步恢复的可能。

康复时机选择:大量临床康复实践表明,早期康复有助于改善脑卒中患者受损的功能,减轻残疾的程度,提高其生活质量。通常主张在生命体征稳定48h后、原发神经病学疾病无加重或有改善的情况下开始进行康复治疗(脑出血患者脑水肿程度相对较重,一般主要在发病后1~2周,病情稳定后开始康复治疗)对伴有严重的并发症,如血压过高、严重的精神障碍、重度感染、急性心肌梗死或心功能不全、严重肝肾功能损害或糖尿病酮症酸中毒等,应在治疗原发病的同时,积极治疗并发症,待患者病情稳定48h后方可逐步进行康复治疗。

脑卒中的康复应遵循以下基本原则：①选择合适的康复时机；②康复评定贯穿脑卒中治疗的全过程，包括急性期、恢复早期（亚急性期）、恢复中后期和后遗症期；③康复治疗计划是建立在康复评定的基础上，由康复治疗小组共同制订，并在治疗方案实施过程中逐步加以修正和完善；④康复治疗注意循序渐进，要有脑卒中患者的主动参与及其家属的配合，并与日常生活和健康教育相结合；⑤采用综合康复治疗，包括物理治疗、作业治疗、言语治疗、心理治疗、中医康复治疗和康复工程。

(一) 急性期的康复治疗

脑卒中急性期持续时间一般为 2～4 周，待病情稳定后康复治疗即可与临床诊治同时进行。

急性期康复目标是预防压疮、呼吸道和泌尿道感染、深静脉血栓形成及关节挛缩和变形等并发症；尽快地从床上的被动活动过渡到主动活动；为主动活动训练创造条件，尽早开始床上的生活自理；为恢复期功能训练做准备。

1. 运动疗法

（1）床上正确体位的摆放：脑卒中急性期的大部分患者肢体呈弛缓状态，此阶段不仅不能运动，还会导致关节半脱位和关节周围软组织损伤，甚至由于长时间异常体位造成肢体的痉挛模式。正确体位的摆放能预防和减轻肌肉弛缓或痉挛带来的特异性病理模式，防止因卧床引起的继发性功能障碍。

1）健侧卧位：是患者最舒服的体位。患肩前伸，肘、腕、指各关节伸展，放在胸前的垫枕上，上肢向头顶方上举约 100°。患腿屈曲向前放在身体前面的另一垫枕上，既不外旋，也不内旋，避免足内翻。

2）患侧卧位：患肩前伸，将患肩拉出，避免受压和后缩，肘、腕、指各关节伸展，前臂旋后。患侧髋关节伸展，膝关节微屈，健腿屈曲向前放在身体前面的垫枕上。患侧卧位时，康复人员应注意患肩、患髋不能压在身体下面。

3）仰卧位：仰卧位不是最佳的体位，因为仰卧位可以加重患者的痉挛模式，如患侧肩胛骨后缩及内收，上肢屈曲、内旋（常常放在胸前），髋关节轻度屈曲及下肢外旋（可引起外踝压疮），足下垂及内翻。为预防这些异常，患肩应放在体旁的垫枕上，肩关节前伸，保持伸肘，腕背伸，手指伸展。患侧臀部和大腿下放置垫枕，使骨盆前伸，防止患腿外旋，膝下可置一小枕，使膝关节微屈，足底避免接触任何支撑物，以免足底感受器受刺激，通过阳性支持反射加重足下垂。另外，偏瘫患者应避免半卧位，因该体位的躯干屈曲及下肢伸展姿势直接强化了痉挛模式，

（2）床上体位变换：任何一种体位若持续时间过长，都可能引起继发性损伤，如关节挛缩、压疮等。因此，为了防止关节的挛缩或维持某一种体位时间过长而导致的压疮，要适时变换体位。

1）被动向健侧翻身：先旋转上半部躯干，再旋转下半部躯干。治疗者一手放在颈部下方，另一手放在患侧肩胛骨周围，将患者头部及上半部躯干转呈侧卧位；然后，一手放在患侧骨盆将其转向侧方，另一手放在患侧膝关节后方，将患侧下肢旋转并摆放于自然半屈位。

2）被动向患侧翻身：治疗者先将患侧上肢放置于外展 90°的位置，再让患者自行将

身体转向患侧，若患者处于昏迷状态或体力较差时，则可采用向健侧翻身的方法帮助患者翻身体位变换应注意：①每隔2h变换一次体位。在特殊情况下亦不应超过3h，否则，压疮开始形成；②变换体位时不要在肢体远端牵拉，必须对肢体远端及近端均进行支撑并缓慢进行活动；③出现下列症状时，应暂时停止体位变化：血压明显下降，收缩压在13.33kPa以下；头部轻度前屈时出现瞳孔散大；患侧瞳孔散大和对光反应消失；呼吸不规则呕吐频繁；双侧弛缓性麻痹；频发性全身痉挛；去大脑强直状态。

（3）被动活动关节：对昏迷或不能做主动运动的患者，应做患肢关节的被动活动。通过被动活动关节，既可以防治关节挛缩和变形，又能早期体验正确的运动感觉，保持大脑皮质对运动的"记忆"。

肢体的被动活动应注意：①被动运动要在关节正常活动范围内进行，若患者出现疼痛，不可勉强；②要充分固定活动关节的近端关节，以防止替代运动；③动作要缓慢、柔和、有节律性，避免因粗暴动作而造成的软组织损伤；④对容易引起变形或已有变形的关节要重点运动；⑤活动顺序应从近端关节至远端关节，各关节要进行各方向的运动，每个动作各做3～5次，每日2次；⑥两侧均要进行，先做健侧，后做患侧。

（4）床上活动：当肢体肌力部分恢复时，可进行早期的助力运动；待肌力恢复至3～4级时，可让患者进行主动活动，急性期的主动训练主要是在床上进行的，目的是使患者独立完成各种床上的早期训练后达到独立完成从卧位到床边坐位的转移。

1）双手交叉上举训练：患者正坐，双手手指交叉，患手拇指置于健手拇指之上（Bobath握手），用健侧上肢带动患侧上肢在胸前伸肘上举，然后屈肘，双手返回置于胸前，如此反复进行。上举过程中，要保证肩胛骨前伸，肘关节伸直，患者可将其上肢上举过头。

2）双手交叉摆动训练：在完成前项训练的基础上，进行上举后向左、右两侧摆动的训练，摆动的速度不宜过快，但幅度应逐渐加大，并伴随躯干的转移。

3）利用健侧下肢辅助抬腿训练：患者仰卧，用健侧足从患侧窝处插入并沿患侧小腿伸展，将患足置于健足上方。患者利用健侧下肢将患侧下肢抬起，尽量抬高，患侧下肢不得屈曲。然后缓慢放回床面，如此反复进行。

4）"桥式"运动：患者仰卧，上肢伸直放于体侧，双腿屈髋屈膝，足支撑在床上，嘱患者将臀部主动抬起，并保持骨盆呈水平位，维持一段时间后慢慢放下（双桥式运动）。最初，治疗者可以通过轻拍患侧臀部，刺激其活动，帮助伸髋。随着控制能力的改善，为了进一步提高患侧髋关节伸展控制能力，可逐步调整桥式运动的难度。如将健足从治疗床上抬起，或将健腿置于患腿上，以患侧单腿完成桥式运动（单桥式运动）。

2. 物理因子治疗　常用的方法有局部机械性刺激（如用手在肌肉表面拍打等）、冰刺激、功能性电刺激、肌电生物反馈和局部气压治疗等，可使瘫痪肢体肌肉通过被动引发的收缩与放松，逐步改善其张力。

（二）恢复期的康复治疗

脑卒中恢复期一般为1年，言语和认知功能的恢复可能需要1～2年，发病后1～3个月是康复治疗和功能恢复的最佳时期，恢复后期功能进步缓慢或停滞不前，出现肢体的失用。

恢复期康复目标是运动功能的康复，重点是抑制痉挛，原始反射和异常运动模式，增强肌力，促进协调性和精细运动，提高和恢复日常生活活动能力；翻身、坐起和站起训练；

步行训练，改善步态，恢复步行能力。

1. 运动疗法

（1）床上活动

1）分离运动及控制能力训练：患者仰卧，支撑患侧上肢于前屈90°，让患者上抬肩部使手伸向天花板并保持一定的时间，或患侧上肢随治疗者的手在一定范围内活动，并让患者用患手触摸自己的前额、另一侧肩部等部位。

2）屈曲分离训练：患者仰卧，上肢置于体侧。治疗者一手将患足保持在背伸位、足底支撑于床面；另一手扶持患侧膝关节，维持髋关节呈内收位，令患足不离开床面完成髋、膝关节屈曲，然后缓慢地伸直下肢，如此反复练习。

3）伸展分离训练：患者仰卧，患膝屈曲，治疗者用手握住患足（不应接触足尖）使其充分背伸和足外翻。随后缓慢地诱导患侧下肢伸展，让患者不要用力向下蹬，并避免髋关节出现内收内旋。

4）髋控制能力训练：摆髋是早期髋控制能力的重要训练方法，患者仰卧，屈髋屈膝，足支撑在床上，双膝从一侧向另一侧摆动。同时，治疗者可在健膝内侧施加阻力，加强联合反应以促进患髋由外旋回到中立位，进一步可进行患腿分合运动。

5）踝背屈训练：患者仰卧，屈髋屈膝，双足踏在床面上，治疗者一手拇指、示指分开，夹住患侧踝关节的前上方，用力向下按压，使足底保持着床位，另一手使足背屈外翻。当被动踝背屈抵抗消失后，让患者主动保持该位置，随后指示患者主动背屈踝关节。

（2）翻身训练：患者仰卧，双上肢Bobath握手伸肘，头转向要翻转的一侧，肩上举约90°，健侧上肢带动患肢伸肘向前送，用力转动躯干向翻身侧，同时摆膝，完成肩胛带、骨盆带的共同摆动而达到侧卧。

（3）坐位训练

1）坐起训练：患者首先从仰卧位变换为侧卧位，用健手握住患手置于腹部，头抬起，健侧肘关节屈曲，上臂呈直立位以支撑上半身抬起；健足插入患足下呈交叉状，以健足带动患足向床边挪动；上半身进一步上抬、前倾，同时健手手掌向下放在床上，以支撑身体起立。两足下垂在床沿上。坐起，移开交叉的双腿，两足着地。

2）坐位平衡训练：平衡训练分静态平衡训练和动态平衡训练。静态平衡训练要求患者无支撑下在床边或椅子上静坐位，髋关节、膝关节和踝关节均屈曲90°，足踏地或支撑台，双足分开约一脚宽，双手置于膝上。治疗者协助患者调整躯干和头至中立位，当感到双手已不再用力时松开双手，此时患者可保持该位置数秒，然后慢慢地倒向一侧。随后治疗者要求患者自己调整身体至原位，必要时给予帮助，静态平衡完成后，让患者自己双手手指交叉在一起，伸向前、后，左方、右方、上方和下方并有重心相应的移动，此为自动态坐位平衡训练。患者一旦在受到突然的推、拉外力仍保持平衡时（他动态平衡）就可以认为已完成坐位平衡训练。

3）坐位时身体重心向患侧转移训练：偏瘫患者坐位时常出现脊柱向健侧侧弯，身体重心向健侧偏移治疗者站在患者对面，一手置于患侧腋下，协助患侧上肢肩胛带上提，肩关节外展、外旋，肘关节伸展，腕关节背伸，患手支撑于床面上；另一手置于健侧躯干或患侧肘部，调整患者姿势，使患侧躯干伸展，完成身体重心向患侧转移，达到患侧负重的目的。

（4）立位训练

1）站起训练：患者坐位，双足平放于地面，足尖与膝盖成一直线。治疗者坐在患者对面，膝关节屈曲并抵住患侧膝关节，用肘部将患者上肢抵在自己的腰部，另一手置于患者肩部，协助患者将身体重心向前移动。当双肩前移超过双足时，膝关节伸展而完成起立动作，起立时尽量患侧负重，抬头看前方。

2）站位平衡训练：静态站位平衡训练是在患者站起后，让患者松开双手，上肢垂于体侧，治疗者逐渐除去支撑，让患者保持站位。注意站位时不能有膝过伸。患者能独立保持静态站位后，让患者重心逐渐向患侧转移，训练患腿的持重能力。同时让患者双手交叉的上肢（或仅用健侧上肢）伸向各个方向，并伴有随躯干（重心）相应的摆动，训练自动态站位平衡，如在受到突发外力的推拉时仍能保持平衡，说明已达到他动态站位平衡。

3）患侧下肢负重训练：当患侧下肢负重能力逐渐提高后，就可以开始患侧单腿站立训练。患者站立位，身体重心移向患侧，健手可抓握一固定扶手起保护作用，为避免患侧膝关节过度伸展，治疗者可用手辅助膝关节保持屈曲 15 左右，然后患者将其健足抬起，置于患侧膝关节内侧，躯干，骨盆及患侧下肢位置不动，将健侧下肢内收、内旋。

（5）步行训练

1）步行前准备：如扶持站立位下患腿的前后摆动、踏步、屈膝、伸髋练习，患腿负重，健腿向前向后移动及进一步训练患腿的平衡。

2）扶持步行：治疗者站在偏瘫侧，一手握住患手，掌心向前；另一手从患侧腋下穿出置于胸前，手背靠在胸前处，与患者一起缓缓向前步行，训练时要按照正确的步行动作行走或平行杠内步行，然后扶杖步行（四脚杖、三脚杖、单脚杖）到徒手步行。

3）改善步态训练：步行早期常有膝过伸和膝打软（膝突然屈曲）现象，应进行针对性的膝关节控制训练。

4）复杂步行训练：如高抬腿步，弓箭步，绕圈走，转换方向，越过障碍走，各种速度和节律的步行以及训练步行耐久力（如长距离的步行、接力游戏），增加下肢力量（如上斜坡、上楼梯），训练步行稳定性（如在窄步道上步行），训练协调性（如踏固定自行车、踏脚踏式织布机等）。

（6）上、下楼梯训练：偏瘫患者上下楼梯训练应遵照健足先上、患足先下的原则。治疗者站在患侧后方，一手协助控制膝关节，另一手扶持健侧腰部，帮助将重心转移至患侧，健足先蹬上一层台阶。当健侧下肢在高一层台阶上支撑时，重心充分前移，治疗者一手固定腰部，另一手协助患足抬起，髋膝关节屈曲，将患足置于高一层台阶。如此反复进行，逐渐减少帮助，最终能够独立上楼梯，下楼梯时，治疗者站在患侧一手置于患膝上方，稍向外展方向引导，协助完成膝关节的屈曲及迈步，另一手置于健侧腰部身体向前方移动。患者健手轻扶楼梯扶手以提高稳定性，但不能把整个前臂放在扶手上。

2. 作业疗法

（1）作业治疗：对偏瘫患者应针对其功能障碍采用作业治疗。

1）肩、肘、腕的训练：应用墙式或桌式插件进行肩、肘、腕关节的训练，捶钉木板、调和黏土等作肘伸屈的训练。

2）前臂旋前或旋后的训练：拧水龙头、拧螺帽，利用圆盘状插件等。

3）手指精细活动：用栓状插件进行拇指的对指、内收、屈曲活动，捡豆，和面、编织、刺绣、拼图、打字等。

4）改善协调平衡功能的训练：脚踏缝纫机、拉锯，打保龄球、砂磨板作业等。

5）认知功能的作业训练：脑卒中患者很多存在认知障碍，主要包括注意力障碍、记忆力障碍及定向力障碍等。有针对性地采取相应的作业训练，如注意力、记忆力、定向力、表达力、计算力、理解力等的作业训练。

（2）日常生活活动能力训练：包括床椅转移、穿衣、进食、上厕所、洗澡、行走、上下楼梯、个人卫生等。通过作业治疗，使患者尽可能实现生活自理。

3. 物理因子治疗　在脑卒中的康复治疗中可根据需要选择一些恰当的物理因子治疗手段，对改善肌力、缓解痉挛、促进功能重建、消炎、镇痛起到重要作用，如调制中频脉冲电疗法，刺激痉挛肢体的拮抗肌缓解痉挛，改善肌力。功能性电刺激疗法（FES），可以改善肌力，对于偏瘫肩采用功能性电刺激治疗减轻肩关节半脱位。

4. 言语治疗　尽早地进行言语训练可提高患者残存的言语功能，改善患者的交流能力，促进患者全面康复。

5. 心理疗法　脑卒中患者的心理治疗在于早期发现问题，及时干预，恶性的情绪对患者全身状况和各方面功能都有负面影响。治疗以心理干预和药物为主。

6. 康复工程　脑卒中患者在功能训练和日常生活中要使用或借助一些助行器，自助具或矫形器来矫正或改善其功能障碍。康复工程技术可为脑卒中后偏瘫患者提供这方面的服务。

（三）后遗症期的康复治疗

后遗症期是指脑卒中发病后一年以上的时期，此期患者不同程度地留下各种后遗症，如痉挛，肌力减退，挛缩畸形，共济失调、姿势异常甚至软瘫。

后遗症期康复目标：维持性训练，利用残余功能，防止功能退化。

1. 继续强化患侧的康复训练　以防止功能退化，提高日常生活活动能力。值得一提的是强制运动疗法，目前该方法主要应用于慢性期脑卒中患者（发病半年以上）的上肢治疗。患肢至少具备主动伸腕 10°，拇指掌侧或桡侧外展 10°，其余四指中任意两指的掌指和指间关节可以伸 10°。患者没有明显的平衡障碍，能自己穿戴吊带，无严重的认知障碍、痉挛，疼痛及并发症。主要的临床干预方法为：在连续 10～15 日内对患侧上肢保持每日至少 6h 的训练量，同时对健侧上肢进行 2～3 周的限制性使用。有研究表明，这种疗法的突出效果在于其治疗效果可以很好地转化为真实环境中的能力，患者可以在日常生活活动中大幅度增加患侧肢体的实际使用。

2. 加强代偿　患侧功能不可恢复或恢复很差的，应充分发挥健侧的代偿作用。

3. 矫形器和辅助器具的使用　针对患者功能水平，对残疾的适应水平，居住环境与建筑情况，指导其使用各种矫形器，辅助器具，是十分必要的，如日常生活中用以帮助吃饭，洗澡、穿衣修饰、行走的器具和轮椅，以及用于支持和制动、预防畸形的各种矫形器，这些器具的运用可以补偿患者的功能，帮助患者提高日常生活活动能力。

4. 改善周围环境　为方便患者完成日常生活活动和预防跌倒。例如，门槛和台阶改成斜坡，厕所改成座厕或凳式便器，在经常活动的范围内，墙上应装上扶手。

三、并发症的康复

脑卒中的并发症直接影响到脑卒中后各种功能的恢复，这些并发症较常见的有：肩部的并发症、直立性低血压、深静脉血栓形成、肺部感染，泌尿系感染、骨质疏松、骨折、痉挛、关节挛缩、压疮、失用综合征、误用综合征等。

（一）肩部并发症

肩部并发症是脑卒中后常见并发症之一，主要包括肩痛、肩关节半脱位，肩手综合征。

1. **肩关节半脱位** 是脑卒中早期的常见并发症，多在脑卒中3周内发生，对患者上肢功能的恢复影响极大。脑卒中患者肩关节半脱位的原因是卒中后早期，上肢不同程度的瘫痪，肩关节稳定性减弱，偏瘫侧肩关节周围肌肉肌张力低下，维持肩关节正常解剖位置的周围肌肉松弛，使固定肩关节的稳定机构强度降低，导致肩关节脱离关节窝的正常位置。

肩关节半脱位的预防方法：①在软瘫时做好肩部关节的保护，避免对瘫痪肩的过分牵拉。②患侧卧位时间不宜过长，以免在无知觉时损伤肩关节。③在硬瘫时，做肩外展上举运动时宜掌面向上使肩外旋，让肱骨大结节避开肩峰的挤压。④同时须配合做肩胛骨的被动活动，增加肩胛骨的活动范围。

肩关节半脱位的治疗方法：①矫正肩胛骨的姿势，注意良肢位摆放。②纠正肩胛骨的位置，抵抗肩胛骨后缩，Bobath式握手，双上肢伸展充分上举，多次反复进行，卧位、坐位均可。③活动肩胛带：让肩胛骨向上、外、前活动。④刺激肩关节周围起稳定作用肌群的张力和活动。⑤肩关节无痛范围被动运动以保持肩关节的正常活动范围。

2. **肩痛** 是脑卒中后常见的和严重的并发症之一，多在脑卒中发病后很长时间甚至数月后发生发病率高达84%。它不仅给患者带来身心上的痛苦，也使患者的进一步康复受到极大影响。肩痛发病原因很多，一般认为主要由于肌痉挛破坏肩关节运动的正常机制以及患侧肩部处理不当，导致肩关节外展时所必需的肩肱关节节律紊乱，使肱骨头、喙肩韧带以及软组织之间产生摩擦和压迫，从而刺激了软组织中高度密集的神经感受器所致。

治疗应针对偏瘫后肩痛的发病机制使用神经促通技术，纠正肩胛骨的下沉、后缩及肱骨的内旋、内收以减轻肩带肌的痉挛。注意纠正患者的坐、卧体位和进行患肢被动，自主运动；同时还应由治疗师实施有效的抗痉挛活动，使肩周各组肌群间的张力逐步恢复平衡，促进肩胛骨与肱骨间的协调和同步运动，从而达到肩关节的痉挛状态得到明显改善。另外还可以采用止痛药物控制疼痛，并在局部采用超声波、超短波等物理疗法进行综合治疗。

3. **肩手综合征** 是脑卒中后常见的并发症，常在脑卒中后1～3个月内发生，发病机制尚不清楚，一般认为与反射性交感神经营养不良有关，也有人认为与机械作用致静脉回流障碍有关，表现为突然出现的肩部疼痛、运动受限、手部疼痛及水肿；后期出现手部肌萎缩、手指挛缩畸形，甚至患手的运动功能永远丧失。常用的预防及治疗方法有：

（1）患肢正确的放置：将患肢抬高，防止患手长时间处于下垂位；维持腕关节于背伸位，可采用上翘夹板固定腕关节。卧位时，将上肢平放，远端抬高与心脏平齐，手指放开，半握空拳，可置一圆形物体于手掌中，此姿势可促进静脉血的回流。

（2）向心性加压缠绕：即以一根粗1～2mm的长布带，对患肢手指、手掌、手背作向心性缠绕，至腕关节以上，随后立即除去绕线，反复进行可减轻水肿，促进周围血管收缩舒张自行调节功能。

（3）冷疗：即将患手浸于冰水混合液中，连续3次，中间可有短暂的间歇，本法可消肿、止痛并解痉。但应注意避免冻伤和血压升高。

（4）冷热水交替法：即先把患手浸泡在冷水中5～10min，然后再浸泡在温热水中

10～15min，每日 3 次，以促进末梢血管收缩舒张调节的能力。

（5）主动运动：在可能的情况下，练习主动活动，如可训练患者旋转患肩，屈伸肘腕关节，但要适量适度，以患者自觉能承受的感觉为度，避免过度运动人为损伤肌肉及肌腱。

（6）被动运动：医护人员帮助活动患肢，顺应肩、肘、腕各关节的活动，活动应轻柔，以不产生疼痛为度。在卒中早期即开始训练，卒中后 24～48h 即可进行，越早越好，可预防肩痛的发生，维持各个关节的活动度。

（7）其他：可应用针刺、中药、推拿、物理治疗等治疗手段综合治疗肩手综合征。

（二）直立性低血压

正常人由卧位至立位时因体位血压调节反射的作用能维持正常的循环供血。脑卒中长期卧床患者体位血压调节反射机制障碍，患者站立时收缩期血压可迅速降低，极易出现头晕，恶心甚至昏厥等脑缺血表现，预防应强调早期起坐；起床动作要缓慢进行；可穿弹性长裤；有条件可以利用起立床（斜床）训练，逐渐提高倾斜角度达到 90°，延长训练时间至 30min。

（三）深静脉血栓形成

当下肢偏瘫严重时，缺血性脑卒中患者的深静脉血栓形成发生率在卧床患者中高达 50%～75%，且多发生在一两周内。典型的症状是患腿肿胀，痛觉保留的患者可有痛感。约半数患者并无典型的临床症状而必须靠高灵敏度的多普勒血流仪确诊。一旦确诊，应避免下肢剧烈运动，使用抗凝药治疗（低分子肝素华法林等），局部理疗也可能有一定帮助，必要时行手术治疗。

（四）肺部感染

昏迷或有吞咽障碍的患者经常由于吸入食物、呕吐物、气管分泌物而导致肺部感染，问题可能发生在吞咽动作的口舌期，也可以发生在咽喉期，但都是因为吞咽反射减弱或消失造成会厌不能完全封闭喉口（气管开口）所致，发现有吞咽功能障碍时，应及时下鼻饲管。一旦确诊有肺部感染，则应全力以赴地处理：吸痰、排痰，大量使用抗生素，严重的需要吸氧，甚至气管切开。对有轻度吞咽障碍者，除进行唇、舌、颜面、软腭、口腔等处的刺激和肌肉功能训练外，让患者取直坐位，头前伸，从试吞结实的冻状物（如果冻）开始，逐步过渡到固体，软食、半流食、流食。总之，对吸入性肺炎的发生，要以预防为主。

（五）泌尿系感染

大尿失禁是重症脑卒中患者常见的问题，因此留置导尿管帮助排尿和观察出入量在疾病早期十分常见，通常每 4～6h 开放排尿一次，以刺激神经反射性排空和防止膀胱过度充盈及尿失禁为主。由于导尿管的长期留置，易于发生泌尿系感染，因此应尽可能地缩短导尿管的留置时间，采用习惯的排尿姿势适当进行热敷、按摩、针灸等操作有利于早日排尿。另外，膀胱冲洗、使用抗生素、更换导尿管等也都是必要的措施。

（六）失用综合征

失用综合征是指长期卧床不活动，或活动量不足及各种刺激减少的患者，由于全身或局部的生理功能衰退，而出现的关节挛缩、肺部感染、压疮、深静脉血栓、便秘、肌萎缩、心肺功能下降、体位性低血压、智力减退等一系列综合征，大多数失用综合征的表现可以通过积极的康复训练得到预防，对失用状态比较明显的患者，应酌情进行被动关节活动训练，提高心肺功能的处理，增加神经-肌肉反应性的处理（如利用保护性反应、姿势反应、平衡反应、多种感觉刺激、适当的手法治疗等）以及及时地处理各种并发症等。在积极控制"失用综合征"的同时，还应介入主动性运动，并使患者得到正确的康复训练。但是，如果已经出现了失用综合征的表现，再进行积极的康复训练，也只能部分逆转。

（七）误用综合征

误用综合征是指脑卒中偏瘫患者在康复过程中，由于运动方法不适当，而使偏瘫肢体肌群运动不协调，不能实现有效活动功能的一组症状。存在该综合征的患者，其偏瘫肢体伸，屈肌群肌力发展不平衡，常出现肌痉挛，不能进行分离运动，给患者日常生活活动增加困难。它是偏瘫肢体功能康复的一大障碍。在脑卒中患者常见的有：由于发病后对肢体及关节不正确的摆放和不合理用力所致的炎症，韧带，肌腱和肌肉等的损伤，骨关节变形，痉挛状态的增强，强肌和弱肌不平衡加剧，以及形成"划圈"步态和上肢"挎篮"状，并伴有肩痛、肩关节半脱位等症状。如果在患病早期就开始正确的训练，可完全或部分预防这种异常模式的形成。

四、脑卒中预后

一般来说，脑卒中后有三种结局：①经神经内科常规治疗，其受损功能完全恢复，临床痊愈；②经神经内、外科治疗，仍留有不同程度的功能障碍；③经积极抢救治疗无效，死亡。对于存活并有功能障碍的脑卒中患者来说，由于干预措施等因素的影响，其功能结局仍有较大差异。

1. 影响脑卒中功能结局的因素

（1）年龄：随着年龄的增加，人体器官功能会发生退行性改变，易合并多种慢性疾病，有研究表明年龄≥75岁的脑卒中患者受损功能恢复不如年轻患者。

（2）并发症与继发性功能损害：合并有心脏病的脑卒中患者，由于心功能受限可影响原发病造成功能障碍的改善；继发于原发病的吞咽困难、失语、智力下降感觉障碍、大尿失禁和抑郁，也可延长脑卒中患者的住院时间，影响其受损功能恢复的速度，从而使其生活质量下降。

（3）病灶部位与严重程度：在损害程度相同的情况下，脑卒中患者左、右半球病变对其功能结局没有明显影响，若有忽视存在，即右半球损害的患者功能结局相对较差，一般来说，脑卒中后受损功能程度越重，持续时间越长，其功能结局越差。

（4）康复治疗：大量的临床实践表明规范化康复治疗可以促进脑卒中患者的功能恢复。早期康复治疗不仅可以预防并发症的发生，缩短住院日，加快恢复时间，其效果也较非早期康复者为好。

（5）家庭与社会的参与：在脑卒中患者的功能恢复过程中，家庭成员的积极配合和社会相关因素的参与，都对其功能结局产生积极的影响。

2. 脑卒中预后的评定相关的影响因素　有助于预测脑卒中患者的预后，Brunnstrom运动功能恢复分期、Fugl-Meyer运动功能评定、FIM量表和Barthel指数，以及反映神经功能缺损的脑卒中量表，以及多元回归数学模型等方法均可预测脑卒中预后。

第二节　失语

失语是指因脑损伤导致语言能力丧失或受损的一种疾病。失语患者需要接受康复评定，以确定其语言能力的严重程度，制订个性化的康复方案，帮助其恢复语言能力。下面将详细介绍失语康复评定的相关内容。

一、康复评定

（一）语言评估

语言评估是失语康复评定的核心内容，通过对患者语言功能的全面评估，确定患者的失语类型、严重程度和康复需求，以制订个性化的康复方案。常见的语言评估方法包括：

1. 病史采集　通过问诊和查阅病历，了解患者的病史和症状，确定脑损伤部位和严重程度。

2. 语言测试　通过语言测试，包括口语、阅读、书写、听力等方面的测试，评估患者的语言功能水平，确定失语的类型和严重程度。

3. 语言问卷　通过语言问卷，了解患者在日常生活中使用语言的情况和需求，以确定康复目标和方案。

（二）认知评估

认知评估是失语康复评定的另一个重要内容，通过评估患者的认知能力，确定其康复能力和康复方案。常见的认知评估方法包括：

1. 认知测试　通过认知测试，如记忆、注意力、判断、计算、空间意识等方面的测试，评估患者的认知水平，确定康复能力和康复方案。

2. 认知问卷　通过认知问卷，了解患者在日常生活中的认知需求和能力，以制订个性化的康复方案。

（三）功能评估

功能评估是失语康复评定的另一个重要内容，通过评估患者的日常生活活动能力，确定康复需求和康复方案。常见的功能评估方法包括：

1. 日常生活活动评估　通过日常生活活动评估，如穿衣、吃饭、洗澡、刷牙等方面的测试，评估患者的日常生活活动能力和康复需求。

2. 运动功能评估　通过运动功能评估，如肌肉力量、协调性、平衡能力等方面的测试，评估患者的运动功能水平和康复需求。

（四）情绪评估

情绪评估是失语康复评定的另一个重要内容，通过评估患者的情绪状态，确定其情绪调节能力和康复需求。常见的情绪评估方法包括：

1. 抑郁评估　通过抑郁评估，了解患者的抑郁症状和程度，以制订相应的康复方案。

2. 焦虑评估　通过焦虑评估，了解患者的焦虑症状和程度，以制订相应的康复方案。

3. 心理健康评估　通过心理健康评估，了解患者的心理状态和需求，以制订个性化的康复方案。

二、康复治疗

1. 评估和诊断　医师和康复治疗师会对失语患者进行全面的评估，包括语言理解、表达、阅读和写作等方面的功能测试，以确定患者的语言障碍类型和程度。

2. 言语康复治疗　可以帮助失语患者通过训练和练习，逐渐恢复语言能力。常见的言语康复治疗手段包括口腔肌肉训练、音韵训练、语句练习等。治疗师还可以通过生动形象的图像、图表和其他辅助工具帮助患者学习新的词汇和语言技能。

3. 认知训练　失语患者常常伴随认知障碍，如注意力、记忆力和思维等问题。认知训练可以帮助患者改善这些认知问题，提高他们的学习和记忆能力。

4. 社交技能训练　失语患者常常在社交方面存在障碍，包括与他人交流、表达情感和理解他人语言等方面。治疗师可以通过角色扮演、群体讨论等方式，帮助患者改善社交能力。

5. 家庭和社会支持　失语患者的家庭和社会支持对康复治疗非常重要。治疗师可以与患者家人和社区组织合作，提供必要的支持和资源，以帮助患者更好地融入社会。

第三节　吞咽功能障碍

吞咽功能障碍是指由于吞咽过程中的任何阶段出现问题而导致的吞咽困难或疼痛。吞咽是一种复杂的过程，涉及口腔、喉咙和食管等多个器官和肌肉协同工作。正常的吞咽过程应该是自然而无意识的，而吞咽功能障碍则会使吞咽过程变得困难、疼痛或不安全。

吞咽功能障碍可能会影响食物和液体通过口腔、喉咙和食管到达胃部的过程。它可能会导致食物或液体进入气管而引起窒息、肺炎或其他呼吸系统问题。这种疾病可能会影响各个年龄段的人，但特别常见于老年人、脑卒中患者、神经－肌肉疾病患者、头颈部癌症患者等。吞咽功能障碍的症状包括咳嗽、噎住、吞咽困难、食物滞留在喉咙、喉咙疼痛等。如果您认为自己或您的亲人存在吞咽功能障碍，请尽快寻求医疗咨询和治疗。

一、康复评定

1. 临床评估　由医师或治疗师进行，包括观察和测试吞咽过程中的不同阶段，确定吞咽障碍的类型、程度和可能的原因。

2. 吞咽影像学检查　如口腔摄影、X线、CT、MRI等，可帮助确定吞咽功能障碍的具体原因和程度。

3. 食物和液体的评估　通过观察和测试患者吞咽不同类型和质地的食物和液体，确定他们的口腔控制和食管排空能力。

4. 康复训练和治疗　根据评估结果，治疗师可以制订康复计划，包括改变饮食习惯、口腔肌肉锻炼、吞咽训练和使用辅助设备等。

5. 跟踪和评估进展　监测患者的康复进展，评估康复计划的有效性，根据需要调整治疗方案。

二、康复治疗

1. 改变饮食习惯　如果患者的吞咽功能障碍比较轻微，医师可能会建议他们改变饮食习惯，如吃软食、切小块、慢慢咀嚼等，以减少吞咽困难的发生。

2. 口腔肌肉锻炼　通过口腔肌肉的锻炼，可以提高口腔控制力，改善吞咽功能。例如，吹气球、吹口哨、张嘴、伸舌头等练习都可以有效地锻炼口腔肌肉。

3. 吞咽训练　针对吞咽过程中的不同阶段，治疗师可以设计相应的吞咽训练。例如，吞咽水、饮食、唾液等不同质地和量的物质，以逐步恢复吞咽功能。

4. 使用辅助设备　如果吞咽功能障碍比较严重，治疗师可能会建议使用辅助设备，如特殊杯子、吸管、口腔保护器等，以帮助患者安全地吞咽食物和液体。

5. 药物治疗　如果吞咽功能障碍是由其他疾病引起的，如胃食管反流病、脑卒中等，医师可能会开具相应的药物，以改善症状和恢复吞咽功能。

第四节　偏瘫

偏瘫是指身体一侧的肢体、面部、躯干等部位因大脑半球损伤而导致的肌无力、痉挛和感觉障碍。康复治疗可以帮助偏瘫患者恢复肌肉力量、平衡能力和日常生活能力。

一、康复评定

（一）神经系统评估

神经系统评估是偏瘫康复评定的重要内容，可以帮助医师和康复治疗师了解患者的神经系统损伤情况，以制订相应的康复方案。常见的神经系统评估方法包括：

1. 运动评估　通过运动评估，了解患者的肌肉张力、肌力和运动协调能力等情况。

2. 感觉评估　通过感觉评估，了解患者的触觉、视觉、听觉等感觉状况。

3. 平衡评估　通过平衡评估，了解患者的平衡能力。

4. 视力评估　通过视力评估，了解患者的视力状况。

5. 语言评估　通过语言评估，了解患者的语言能力状况。

（二）认知评估

认知评估是偏瘫康复评定的另一个重要内容，可以帮助医师和康复治疗师了解患者的认知能力状况，以制订相应的康复方案。常见的认知评估方法包括：

1. 记忆力评估　通过记忆力评估，了解患者的记忆能力状况。

2. 注意力评估　通过注意力评估，了解患者的注意力状况。

3. 语言理解评估　通过语言理解评估，了解患者的语言理解能力状况。

4. 视觉空间能力评估　通过视觉空间能力评估，了解患者的视觉空间能力状况。

（三）功能评估

功能评估是偏瘫康复评定的另一个重要内容，可以帮助医师和康复治疗师了解患者的日常生活能力和工作能力状况，以制订相应的康复方案。常见的功能评估方法包括：

1. 日常生活活动评估　通过日常生活活动评估，了解患者的日常生活能力状况，如洗脸、穿衣、吃饭等方面的能力。

2. 工作能力评估　通过工作能力评估，了解患者的工作能力状况，以制订适合患者的职业康复方案。

3. 社交能力评估　通过社交能力评估，了解患者的社交能力状况，以制订适合患者的社交康复方案。

4. 手部功能评估　通过手部功能评估，了解患者的手部功能状况，以制订适合患者的手部康复方案。

（四）心理评估

心理评估是偏瘫康复评定的另一个重要内容，可以帮助医师和康复治疗师了解患者的心理状况，以制订相应的康复方案。常见的心理评估方法包括：

1. 心理健康评估　通过心理健康评估，了解患者的心理状况，如焦虑、抑郁等情况。

2. 心理应对评估　通过心理应对评估，了解患者应对失能后的情况和方式。

3. 康复意愿评估　通过康复意愿评估，了解患者对康复的态度和意愿。

二、现代康复治疗

目前，主张早期康复，即生命体征稳定，神经系统功能障碍不再进展，脑梗死48h、脑出血72h后即开始进行康复治疗。而对于偏瘫的康复治疗方法较多，每种疗法均有其优势，目前的康复治疗更趋向于综合治疗，即将各种技术结合在一起，取长补短，互相补充。其中主要有物理治疗（运动疗法、物理因子疗法）、作业治疗、康复辅助器械、中医传统康复疗法及药物治疗。

（一）弛缓期的康复治疗

弛缓期偏瘫患者常见肌肉松弛、肌张力低下、无自主性运动等现象，其康复目标主要是预防肌肉痉挛的出现、预防关节挛缩畸形的出现、预防并发症及继发性损伤、加强患侧肢体控制能力，

1. 运动疗法对于偏瘫来说，最常用的运动治疗是神经生理疗法，又叫神经促通术、神经易化技术等常用的以 Bobath 方法、Brunnstrom 方法、PNF 方法、Rood 方法为代表。还有近年来的运动再学习疗法、强制性运动疗法、运动想像疗法等。临床应用时要注意选择并有机地结合运用。

（1）良肢位摆放

1）患侧卧位：头于舒适的体位，躯干稍向后仰，腰背部放枕头支撑以确保肩胛前伸，肩关节屈曲80°～100°，肘伸展、前臂旋后，从背部看肩胛内缘紧贴胸壁，患者无不适感。健侧上肢放在身体上或后边的枕头上，患侧下肢可置于屈髋、屈膝和背屈、外翻踝的肢位，健侧下肢放在舒适体位。

注意事项：床应放平，不主张抬高床头及半坐卧位，此体位受迷路反射的影响使下肢伸肌张力增高。患手内不放任何物体，避免引起抓握反射使指屈肌痉挛。变换体位，任何舒适的体位均不应超过2h，以防发生压疮。

2）健侧卧位：躯干的横轴要基本保持与床的平面垂直，避免半仰卧或半俯卧，在胸前放枕头支撑患侧上肢于肩屈80°～100°为宜。患侧下肢也要用枕头支撑，以保持髋、膝关节微屈，踝关节于中间位，患肢应保持肩关节前伸90°左右的各关节伸展位。健侧肢体放在任何舒适的体位即可。

3）仰卧位：发病初期不能耐受其他体位时应用。头部由枕头给予足够的支撑，但枕头不应过高，以避免引起颈椎的屈曲，诱发对称性紧张性颈反射（上肢的屈肌、下肢的伸肌处于优势的倾向）。患侧肩胛下、骨盆下要垫高2～3cm，以使肩胛和骨盆前伸并防止

肩胛回缩和髋关节外旋。膝屈曲，患臂放在体旁的枕头上，肩关节前伸，手臂伸展、外旋稍抬高。为避免刺激足底的阳性支撑反射，不应在足底处放支撑物试图抵抗踝跖屈。

4）床上坐位：应避免患者处于半仰卧坐位，应尽可能为患者选择最佳体位，即髋关节屈曲近于直角，脊柱伸展，用足够的枕头牢固地叠加起来支持背部帮助患者达到直立坐位，头部无须支持，以便患者学会主动控制头部的活动，在患者前方放置桌子，使患者双上肢双手交叉放在上面，以抵抗躯干前屈。

5）轮椅上坐位：躯干尽量靠近椅背，臀部尽量靠近轮椅的后方，患侧髋、膝、踝关节尽量保持90°直角以上。为防止躯干下滑，造成患侧下肢伸肌张力的升高，治疗师可将患者头部和躯干前屈，以促进轮椅坐位的维持；也可在患者背后放置枕头或木板以促进躯干的伸展，患侧上肢放在扶手上或双手交叉放在身前的桌子上，保持肩胛骨向前伸展。

（2）关节被动活动：卧床期的被动活动是早期治疗中的重要成分。做被动活动时，患者应于舒适体位多数情况下被动活动可在仰卧位下完成，一般先从近端关节开始，从近至远各个关节依次进行，操作者一手固定关节的近端，另一手活动同一关节的远端，而不能跨越数个关节握住肢体的末端。那样不容易控制关节的确切活动，并可能引起小的损伤。每一个关节均要全范围、全方位、平滑而有节律地进行。一般每日2～3次即可。值得注意的是，脑卒中后患者容易受限的关节是：患侧踝关节的背屈，髋关节伸展、内旋外展，手指的伸展，腕关节背屈，肘关节伸展，前臂旋前、旋后，肩关节屈曲、外旋的运动。注意防止关节损伤及肌肉、肌腱的损伤。

（3）坐起训练及延长坐位的保持时间：早期坐起的标准：患者意识清醒，无运动禁忌的心脏病和全身合并症，入院后神经系统症状无加重，对于有意识障碍水平的患者，其坐位训练的开始条件；意识障碍已停止加重；运动障碍已停止加重；全身状态稳定；并且意识障碍在嗜睡状态以上。

1）目标：延长坐位的保持时间，保持床边坐位30min。如果练习坐起的过程中出现：血压（收缩压）下降30mmHg以上，脉搏增快到120次/分以上，即出现体位性低血压时，应该立即中止坐起，返回原位，展开针对体位性低血压的治疗措施。进行坐起时，采用逐渐增加角度、逐渐增加时间的被动坐起方式，逐渐达到可以保持或接近达到90°的坐位。当患者有床上坐位保持能力后，进一步到床边坐位。坐位下要诱导后倾骨盆在中立位，使躯干保持在中立位的状态，头部亦尽可能保持在中立位。

2）注意事项：特别注意患者的血压，避免体位性低血压对脑细胞的不利影响。

（4）床上翻身

1）向健侧翻身：①健侧足置于患足下方。②患者Bobath式握手，双侧上肢向头的上方举（与床面垂直）。③双侧上肢肘伸展，在头的上方作水平摆动。④双上肢向健侧摆动的同时，利用惯性将躯干上部向健侧旋转。⑤治疗师协助骨盆旋转完成翻身动作。⑥返回仰卧位动作训练，治疗师一手将患侧上肢保持于伸展位，并嘱患者肩向前伸，患侧下肢外展并尽量向支撑面后方转移；治疗师的另一手协助患者的骨盆向后方旋转，增加躯干旋转的角度。在下部躯干旋转首先完成的前提下，逐渐完成躯干上部的旋转。

2）向患侧翻身：姿势基本同上，因可以充分利用健侧上肢、下肢，所以一般不需要辅助。

（5）桥式运动：弛缓期以双桥运动为主，除可训练患侧下肢功能处，还有利于便盆的放入。需注意适当扶持膝立位，以免损伤患髋。

（6）从床上坐起：一般多采用从患侧坐起：双手作 Bobath 式握手，先取患侧卧位，指示患者一边用健侧前臂支撑上身，一边起坐。治疗师一手在患者头部给予向上的辅助，另一手辅助患者下肢移向床缘下。

（7）患侧下肢屈伸控制训练：下肢屈伸控制训练是防止画圈步态的基本动作。具体方法：①患者取仰卧位，治疗师先托住患足足底，在不伴有髋关节外展、外旋的状态下被动地屈曲患侧下肢，足部保持背屈位和外翻位；待由于伸肌痉挛而施加于足底的压力消失后，指示患者徐缓地伸展下肢，并在伸展的不同阶段控制住下肢，以达到有控制的伸展。②上述动作能较好地控制之后，可以进行自发的踝背屈练习。治疗师给予辅助时，为防止出现足内翻，应托住足的外缘，向踝关节施加背屈方向的压力。③练习髋关节屈曲状态下膝关节维持各种角度的伸展。④练习髋关节伴有内收、内旋的屈曲运动。⑤屈膝下的髋关节屈伸练习，患者仰卧位，患膝以下垂于床边，治疗师用手将患者的足趾完全背伸，拇指在患者足背部向下压，抑制踝关节跖屈，解除膝屈曲的肌紧张，直至被动运动时无抵抗；再令患者用自己的力量将患足抬起放回治疗台，维持膝关节屈曲位，必要时治疗师对膝关节给予辅助。⑥伸髋下的屈膝练习，患者取仰卧位，患膝以下垂于床边，治疗师保持患肢踝关节的背屈，在不使髋关节屈曲的条件下，尽可能地屈曲膝关节，然后再伸展，反复进行这样的运动，但要注意避免出现伸肌痉挛并在不引起伸肌痉挛的条件下逐渐扩大伸展范围。⑦骨盆旋前、屈膝下的伸髋练习，仰卧位，健侧下肢伸展，患侧下肢立膝，指示患者用患足抵住床面，然后伸展髋关节，并使骨盆向前回旋。⑧髋关节内收下的膝关节屈，伸练习：姿势、体位同上，患侧髋关节内收，使患肢越过中线到达健侧，患足踏于健侧墙面并上下移动。

以上动作反复进行直至患者独立、协调地完成。这样做可以有效地抑制下肢伸肌痉挛和共同运动模式，易化下肢负重及步行所必需的分离运动。

在进行下肢控制训练的时候，必须避免出现上肢联合屈曲反应和肩的后撤，同时避免下肢屈曲时屈肌与伸肌的同时收缩和伴有伸肌痉挛的伸展控制。

（8）下肢负重的准备训练：患侧下肢伸直，足部背屈、外翻，支托在治疗师下肢前部，治疗师沿纵轴施加一定的阻力，然后指示患者进行站立位膝关节伸屈的运动，治疗师将手置于患膝下方，针对膝关节的伸展施加一定的抵抗，以选择性地引起股四头肌的收缩，能控制下肢的伸展之后，可进行髋关节伸展状态下的膝关节屈曲的练习。

（9）仰卧位下髋关节内收、外展的控制：仰卧位，患侧膝屈曲位，足放在床面，进行主动的髋关节内收外展运动，治疗师可从膝部内侧、外侧方给予一定的辅助力量或阻力，然后指示患者练习在各个角度控住，此运动能够较好地控制之后，再练习患侧下肢保持在中立位，健侧下肢进行内收、外展的运动；上述动作还可以在骨盆离开床面的状态下进行。能够较好地控制以后，可以仅用一侧下肢支撑身体，在另一侧足底离开床面的状态下进行上述动作的练习，此训练对患者日后的步行训练极其有意义，可潜意识学会当健侧下肢摆动时怎样去控制患侧下肢，有利于患者在步行站立期站立。

（10）坐位平衡反应诱发训练：①患者取坐位，治疗师坐在患侧，两手于患者健侧下肋部交叉，利用治疗师的双手和躯干的合力辅助患者完成患侧躯干伸展运动，以调整患者躯干正常的对线关系，抑制患侧躯干肌的痉挛。②当进行以上运动完全没有抵抗感时，治疗师一手插入患侧腋下辅助患侧躯干伸展，另一手从后方伸到健侧腰部诱导健侧躯干侧屈，并用健侧前臂支撑身体，治疗师利用对其头部或肩胛带的辅助诱发患者头和胸廓的调整反应，将身体恢复为正常的坐位，通过反复练习，可以使其患侧负重，提高坐位平衡反应的水平。③随着运动功能的改善，治疗师要及时减少协助，做到仅扶持患侧上肢保护肩关节，完成患侧躯干主动伸展运动。

对惧怕向前跌倒的患者，还应进行以髋关节为中心的身体前倾训练，或由治疗师固定双侧上肢予以保护，或用训练球辅助诱发躯干前倾的平衡功能。

该训练对患者的站立和行走都非常重要。

（11）上肢功能训练

1）挤压肩关节：仰卧位，患上肢充分伸肘上举，治疗师一手握住患手，手掌相对，腕背伸，另一手放于肘部，保持肘伸直，将肱骨推入关节窝，同时帮助患者做前屈、外展活动，进一步患者可主动用力送肩推治疗师的手活动肩胛骨，这时治疗师可推压给予阻力，此活动也可在健侧卧位下进行，

2）上肢分离运动与控制能力训练：仰卧位，支持患侧上肢于前屈90°，让其上抬肩部使手伸向天花板或让患侧手随治疗师的手在一定范围内活动，让患者用手触摸自己的前额，嘴等或患肩外展呈90°，治疗师以最小的辅助完成屈肘动作，嘱患者用手触嘴，然后再缓慢地返回至肘伸展位。

3）主动辅助运动：患者双手十指交叉，患侧大拇指在上，双手相握，用健侧上肢带动患侧上肢做肩关节屈曲运动，整个运动过程中注意保持肘关节伸直位，以避免肩关节在屈曲位内旋而造成肩关节损伤。

4）患侧上肢负重训练：①患者取坐位，上肢保持肩关节外展、外旋、前臂旋后位支撑于床面。②上肢伸展并支撑体重，身体重心向前、后、左、右各方向移动。③当无须对患侧伸肘给予辅助时，治疗师从肩部垂直向下施加压力，并进行小范围的肘关节伸、屈运动。④对上肢屈肌挛缩严重、不能保持患肢伸展的患者，治疗师立于其身后，控制患者的双手，使上肢完成伸展、外旋以抑制上肢屈肌痉挛模式，同时向前推动躯干以促使躯干和上肢的伸展。

5）肩胛带活动度训练：弛缓期肩关节的被动活动范围要控制在正常活动度的50%，具体方法：①取仰卧位或健侧在下方的侧卧位，治疗师握住患侧上肢保持肘伸展位和肩关节外旋位，然后进行肩胛向前方上方、下方的运动。②进行肩关节内、外旋运动时，一手固定肱骨近端，另一手固定腕关节，在90°范围内活动。③当肩胛骨被动运动无抵抗时，取仰卧位训练上肢上举。在无痛的情况下，尽量扩大上肢上举的范围，并在此基础上配合肘关节屈伸的训练。训练中，治疗师在患者的腋下和肩部后方给予一定的支持，可以防止肩胛带出现后撤和下压等异常动作。在肘关节的后上方轻微拍打肱三头肌，帮助患者进行肘部的伸展当患者的上肢在伸展的位置下均能主动控制时，再指示患者从起始体位主动上举上臂，并练习上肢的控制能力。

（12）其他运动疗法

1）Rood疗法的应用：对于弛缓性瘫痪，应采取快速、较强的刺激以诱发肌肉的运动，常用方法有以下四种：①快速刷擦：在关键性的肌肉或主动肌群的皮肤区域上快速刷擦。②整体运动：通过肢体的整体运动来促进肌无力部位收缩。③刺激骨端：适当地在骨端处

敲打，快速冰敷和震动。④诱发肌肉收缩：固定肢体远端，在肢体近端施加压力和阻力来诱发深部肌肉的活动。

2）PNF 的应用：病情稳定 2 周后开始做被动感觉刺激下的对角螺旋运动。

2. 作业治疗　弛缓期偏瘫的作业治疗目的主要是避免挛缩与异常姿势、获得身体对称性、良好平衡反应下的重心转换，建立患者对双侧肢体的意识，以避免腰痛、肩痛等继发性情况。

主要方法有肢体正确的位置摆放，双手交叉的过身体中线的活动，模拟性的日常生活活动动作，如抹桌子、擦玻璃、推椅子等，诱发上肢其他功能及手功能的出现，预防、控制痉挛和异常运动模式的出现和发展，治疗师引导和帮助下的偏瘫侧上肢的活动，如手背撞球、堆套杯、推牌、滚圆棒等

3. 物理因子疗法

（1）针对脑部病灶的治疗：如碘离子直流电导入法，超声波疗法、心脑血管循环治疗、小脑顶核电刺激及经颅磁刺激疗法等。有利于脑部病灶的吸收、消散及侧支循环形成，改善脑组织的血供和代谢。一般每日 1 ～ 2 次，每次 15 ～ 30min。

（2）针对瘫痪肢体的治疗

1）电脑中频：用肌萎缩处方及电体操处方，肌萎缩处方电极置放在肢体大肌群及肩胛带肌上、电体操处方电极置放在伸腕肌、踝背屈肌及肩胛带肌上。每次各 20 ～ 30min，每日 1 ～ 2 次。

2）功能性电刺激：电极置放在伸腕肌、踝背屈肌及肩胛带肌上。每次各 20 ～ 30min，每日 1 ～ 2 次。

4. 康复器械辅助训练

（1）电动站立斜床：每次 20 ～ 30min，每日 2 次。

（2）卧位或坐位 MoToMED 训练：每次 20 ～ 30min，每日 2 次。坐位时注意保护，防止髋关节过度外旋而损伤。

5. 药物治疗

1）脑细胞活化剂：如胞磷胆碱、吡拉西坦、神经节苷脂、神经生长因子等药物，对脑细胞的功能恢复有一定帮助，可酌情选用。

（2）改善脑部微循环药物：如银杏叶制剂、丁苯酞等，可选择使用。

（3）神经兴奋药：用于动力不足症状，如疲劳、消极、反应迟钝、注意力不集中等，可选用此类药物以促进患者在康复治疗中增加患者的体力、耐力、注意力及主动性。常用药物如下：

1）哌甲酯：用于情绪、注意和加速思考过程。

2）右旋苯异丙胺：作用同哌甲酯，但国内目前无此药。

3）金刚烷胺、溴隐亭、左旋多巴、卡比多巴：用于表情淡漠、疲劳和认知功能损伤。

4）莫达非尼：用于多发性硬化和脑外伤患者的疲劳和日间睡眠过多。

5）美金刚：用于改善患者情绪、疲劳和认知功能损害。

（二）痉挛期的康复治疗

痉挛期偏瘫患者常见患肢痉挛、异常的姿势反射、异常的运动模式及腱反射亢进。康复治疗的主要目的是抑制痉挛，抑制异常的运动模式、促进关节分离运动。

1. 运动疗法

（1）被动或主动牵伸痉挛肌群

1）压手：患者取坐位，上肢保持肩关节外展、外旋，前臂旋后位支撑于床面上肢伸展并支撑体重，利用身体重心垂直向下施加压力。

2）上肢牵伸：患者仰卧位，治疗师站在患者患侧，治疗师一手拖住患者患肢肘关节，防止牵伸过程中肘关节屈曲，另一手握住患肢远端，屈曲肩关节，牵拉患者屈肌张力；将肩关节外展，牵拉患者内收肌张力。

3）下肢牵伸：①患者仰卧位，髋关节和膝关节屈曲0°，治疗师坐于患者患侧，一手握住患者患侧下肢踝关节上端，另一手手掌握住患足足跟部，前臂内侧抵住患者脚掌外侧缘，以足跟为支点，将患足掌部向头侧牵拉小腿三头肌。②或治疗师用大腿前部抵住患者患足掌外侧缘，一手压住患膝，另一手稳住患足，治疗师重心前倾，牵拉小腿三头肌。

（2）床上活动

1）上部躯干屈曲和旋转：首先使患者健侧肩胛前伸，逐渐使上部躯干旋转，治疗师站在患侧，面向躯干将患者前臂放在自己的肩上，然后治疗师双手重叠放在患侧肩胛上。患手放在治疗师的肩上，治疗师用手或侧屈自己的颈部来固定患手，逐渐使上部躯干旋转，需要防止患手向下滑落，当上部躯干反复旋转时，整个上肢的肌张力将受到抑制，向两侧重复进行该运动直到治疗师的帮助减到最小。

2）下部躯干的屈曲和旋转：患者仰卧，双上肢平放在身体两侧，治疗师将患者双下肢屈曲（髋、膝关节均屈曲80°），治疗师将一手放在患者骶尾处，用上臂或身体支撑患者屈曲的双下肢，然后侧移体重使患者腰椎屈曲；另一手保持胸廓向上。

3）分夹腿运动：患者仰卧立膝位，两髋同时作外旋到中立位的反复运动，回位困难时可在健膝内侧施加阻力，加强联合反应来促进患髋由外旋回到中立位，应注意避免分腿时髋外旋过猛，进一步可进行患腿分合运动。

4）摆髋训练：患者仰卧立膝位，双膝一同从一侧向另一侧摆动。当患侧跟上健侧髋由外旋位向内旋位摆动时感觉困难，可给予适当帮助。

5）仰卧位屈膝运动：患者仰卧位。下肢由伸展位开始做屈膝运动，足跟不能离开床面。初期有困难可在稍屈膝位开始，治疗者可帮助控制足跟不离床或稍给予助力。

6）桥式运动：患者仰卧，双上肢放在身体两侧，治疗师帮助患者将双髋关节，双膝关节屈曲，双足平放在治疗床上。教患者先收腹，骨盆向上向后倾斜，治疗师另一手向下压脐周，患者把臀部抬离床面，控制住，尽可能达到充分伸髋，保持5～10s。当此动作容易完成后，可以在臀抬起后，再抬起健腿保持单腿支撑，即单桥运动。

（3）坐位训练

1）1级坐位平衡训练（静态平衡）：患者坐于椅子上或床边，双足平放于地上，双手放于膝部，保持稳定。

2）2级坐位平衡训练（自动态平衡）：坐位下让患者用健手从身体一侧向另一侧反复拾起放下一物体，并不断把物体向后外侧摆放。

3）3级坐位平衡训练（他动态平衡）：患者在坐位下能对抗各方的推拉，迅速地维持平衡。

4）坐位下患肢负重训练：坐位双足平放于地面，双上肢 Bobath 握手伸肘，肩充分前伸躯干前屈抬头，向前向患侧方向触及目标物，注意足跟不能离地，健腿不能代偿。

5）坐位下屈膝踝背屈训练：坐位下屈膝，要求屈膝过程中足跟不能离开地面，或膝关节自然屈曲，做踝背屈。

（4）头颈躯干的训练

1）头转向健侧牵拉患侧躯干：坐位双足平放于地面，患手支撑床面，头及躯干向健侧旋转，尽量向后看，治疗师手放在患者背部，控制患者躯干，保持患手位置，肘关节伸直。

2）骨盆屈伸分离运动：坐位双足平放于地面，治疗师坐在患者前面，双手放在骨盆的两侧，嘱患者伸髋的同时吸气，促进骨盆前倾，屈髋的同时呼气，促进骨盆后倾。

3）双手向前触地：坐位双足平放于地面，双上肢 Bobath 握手伸肘，肩充分前伸躯干前屈，双手尽量触地。治疗师控制患者躯干和双手

4）向偏瘫侧转移重心：坐位双足平放于地面，患手支撑床面，肘关节伸直，中心向偏瘫侧倾斜，头向健侧侧屈，使患侧躯干最大程度牵拉。

（5）站立训练：人体支撑面由大至小，身体中心由低至高，静态平衡至动态平衡，睁眼下训练至闭眼下训练，无头颈参与活动至有头颈参与活动

1）1 级站立平衡训练：利用姿势镜，保持正确的站姿，重心在两腿之间。

2）2 级站立平衡训练：站立位，让患者用健手向前方，两侧方取物，或旋转躯干，头向两侧方、后方看。

3）3 级站立平衡训练：向各方轻推患者，让患者迅速恢复平衡。

4）患腿负重站立活动：患者站稳后，嘱患者将健腿抬起作相应的活动。

5）健腿负重的站立活动：患者站稳后，嘱患者用患腿向前移动，或踏上台阶，练习重心的转移。

6）立位下膝关节稳定性控制训练：患者背靠墙站立，做 0°～15° 范围有控制的缓慢屈膝动作。

（6）转移训练

1）床上卧位下向左、右移动：先将健足伸到病足下方。用健侧腿抬起病腿向一侧移动。用健足和肩支起臀部，同时将臀部移向该侧。臀部侧移完毕后，再慢慢将肩、头移向该侧。

2）卧坐转移：①从健侧位坐起：头、颈和躯干侧屈，侧卧位。健侧臂外展放于胸前，提供支撑点。患腿跨过健腿，将体重前移至床边，用健侧上肢支撑床面侧屈起身。在他人辅助下坐起，步骤基本同上，帮助者在下方肩部提供助力。②从患侧位坐起：侧卧位，健足推动患足，小腿移至床外，健手掌插在患侧腋部支撑，用力推动躯干，手掌边推动边后撤，躯干用力侧屈坐起。

3）坐 - 站转移训练：患者坐于凳成床，双足平放地面，治疗师帮助双手交叉向前伸够到面前的凳子。肘关节要伸直，头向前超过脚。移开凳子，治疗师帮助双手交叉向前伸，把重心提高，向更远的地方够治疗师的手或其他目标。躯干前倾双腿负重，将重心向前移到足前掌部，先伸髋后伸膝，抬臀离开凳后挺胸站立。治疗师可将双手放到骨盆两侧帮助患者向前推。坐下时上述过程逆转，先嘱患者屈膝，然后使体重缓慢下落。

（7）步行训练

1）步行的条件：患腿负重达 3/4 体重；站立达 3 级平衡；有主动屈髋屈膝能力。

2）步行训练顺序：平行杠内步行，治疗师帮助步行，助行器辅助步行（四腿拐、双拐，

单拐），独立步行。①促进髋关节伸展和重心转移：治疗师站在患者身后，两手掌分别放在两侧臀大肌促进髋伸展，推动患者使重心转向患侧。若膝关节无过伸可鼓励患者向前迈一小步，然后重心转移到健腿，鼓励患腿向前摆动，治疗师向前向下压骨盆以防止提髋并帮助重心前移，每一个行走周期都要缓慢准确地练习。②帮助躯干旋转促进行走：治疗师位于患者身后，双手放在患者双肩上，四指在肩的前面，拇指在后面，患腿向前迈时，治疗师推健侧肩向前，使躯干旋转，有节奏地与步行配合。③帮助屈膝：当健腿向前迈后，治疗师将手放在窝处，刺激膝关节屈肌收缩，感觉到屈肌收缩后协助患腿以屈膝的模式向前摆动。④固定胸椎引导躯干向前：治疗师站在患侧先协助其挺胸，一手放在胸骨，另一手放在胸椎处，然后再鼓励患者向前走。⑤站立相开始时刺激髋伸肌：治疗师位于患者的患侧，用一手先将患侧上肢前伸至肩关节屈曲80°，另一手放在患侧髋伸肌处，当患足着地时用力快速拍打臀大肌直到髋关节伸展。⑥摆动相开始时刺激髋屈肌：治疗师站在患侧，一手握住患侧上肢使其伸至肩关节屈曲80°，在患腿启动摆动相时用另一手快速拍打髋关节屈肌，直到足跟着地为止。⑦直线行走：在地上贴一条胶带或用油漆画一条直线，患者向前走，每一步都要横跨在直线上。⑧侧方交叉步行：向健侧步行时，治疗师站在患侧，一手扶住患侧骨盆，另一手放在健侧肩部，健腿向侧方迈一步，患腿从健腿的前方跨过去，动作过程中保持双腿平行，向患侧步行时，治疗师仍站在患侧，一手放在髂嵴上使患侧躯干延长，另一手放在对侧骨盆使体重侧移至患腿，健腿从患腿前面向患侧跨。⑨上下楼梯训练：上楼先上健腿，后上患腿，下楼先下患腿，再下健腿。⑩助行器的使用：偏瘫患者常用的助行器可分为行走架、三脚拐、四脚拐、手杖，根据患者的平衡能力来选择。有学者认为，只有患者在不使用手杖不能步行时才给他使用手杖。但是临床工作中并不是所有的患者都能恢复到独立步行，故要根据具体情况来决定患者的助行器使用。

（8）共济失调的训练：上肢着重训练动作的准确性、速度和节奏性，如指鼻训练、木插板训练、编织作业、棋类游戏、手指的抓握屈伸等，下肢着重训练稳定性、协调性、平衡能力，如单足或双足抬离地面，准确回原位，向左、右转弯行走，侧走，坐位平衡、站立平衡，在平衡板或平衡训练器上练习平衡等。

（9）其他运动疗法

1）Rood疗法：指采取缓慢，较轻的刺激以抑制肌肉的异常运动。常用的方法有：①轻刷擦痉挛肌群的拮抗肌，以此来诱发关键肌肉的反应。②利用缓慢牵张来降低颈部和腰部伸肌，肩胛带回缩肌，股四头肌的肌张力。③通过非抗阻性重复收缩来降低肩部和髋部肌群的痉挛。④将患者放置在负重体位上，通过负重时的挤压和加压来刺激力学感受器，促进姿势的稳定。例如，为了降低上肢痉挛，促进前臂和手部的负重能力，肱骨头在关节盂内的位置必须正确，不能内收和内旋；同样，对下肢负重，髋关节必须处于中立位，没有屈曲和内收。⑤按照个体所需选择适当的模式。例如，如果伸肌张力增高应避免使用整体伸展的运动模式。

2）PNF疗法：①给颈部肌抗阻增加躯干肌反射活动可以增强四肢肌肉的收缩力，此技术应用于脑血管病偏瘫上，对加速瘫痪肢体运动功能恢复有肯定的效果。②对上肢屈肌张力增高，治疗时手触及肩部肌肉，使肩胛骨充分前伸，牵拉上肢辅助完成D1屈式，D1伸式阻力加在肱三头肌，达到抑制松弛痉挛肌的作用，也可给患者最大抗阻，运动达全范围或维持到等长收缩。阻力因人而异，允许患者作缓慢、稳定、协调的运动而不产生异常运动。

3）强制性运动疗法（CIMT）：①患者满足的条件：穿戴强制性装置后要有足够的平衡和安全能力，主动伸腕 20°、拇指外展 10°；患手除拇指外至少有其他两个手指在 1min 内连续伸展 3 次，每次 10°。因为小范围的运动不需要过度用力，所以上述标准据此原则制订。②治疗方案：a. 在 90% 的清醒时间内，用连指手套限制健手的使用，鼓励患者多使用患手。b. 患手进行为期 2 周、每周 5 日、每日 6h 的强制训练，训练任务包括投掷沙包，抓取物品、堆垒方块、翻阅杂志、翻转扑克，擦写黑板、自主进食。c. 鼓励患者尽量使用患手，无论训练与否。

2. 作业疗法　在针对进入痉挛期患者的治疗过程中，要抑制痉挛，在训练过程中避免急速的，过度用力的动作；在患侧上肢痉挛比较明显的阶段，避免做对手的抓握要求较高的动作，可利用负重练习或在负重状态下进行相关作业活动以降低患侧上肢的痉挛。针对协同运动的出现，必须设法打破这种模式，逐步建立各个关节的分离运动。

（1）上肢近端控制训练

1）肩胛骨灵活性训练：①患者坐位，治疗者一手扶持患侧上肢近端，另一手托住肩胛骨下角，辅助患者按照逆时针方向完成肩胛骨上举、外展，下降和内收动作，然后根据患者情况进行相反方向的运动，随着主动运动的出现，逐渐过渡到助力运动，主动运动。②患者站立位，让患者患侧上肢肘关节伸展、腕关节背伸，手指伸展，放置在治疗台上。治疗师协助控制肘关节于伸展位，患者身体向患侧倾斜，使患侧躯干伸展、肩胛骨上举。③嘱患者自己将健手搭在患肩上，患侧肩关节向自己鼻子的方向运动，使肩胛骨前伸，矫正肩胛骨后缩畸形。

2）肩胛带负荷训练：①面向治疗台转移重心：患者面对治疗台，双手支撑于治疗台上。患肢肘关节于伸展、腕关节背伸、手指伸展，用上肢支撑体重，此时让患者身体重心分别做前移和左右交替转移的动作，练习肩关节各方向的控制。②背向治疗台转移重心：患者背向治疗台，双侧伸展、外旋、腕关节背伸，手指伸展，支撑在治疗台上，髋关节、膝关节伸展，使臀部离开治疗台，上肢充分负重，骨盆完成前倾、后倾运动。③膝手卧位转移重心：患者取膝手卧位，治疗师协助患肢肘关节伸展，根据患者上肢负重水平，用移动身体重心的方法调整负荷。治疗者可在肩胛骨处施加外力，或垂直向下、前、后、左、右轻微摆动，使上肢远端固定，活动近端，缓解上肢痉挛。④侧卧位伸肘：患者取患侧在上方的侧卧位，双下肢屈曲，患侧肩关节屈曲，肘关节伸展，前臂旋后，腕关节背伸，治疗者握患手，沿上肢纵轴向肩关节处施加压力，同时患者予以对抗，

3）滚筒训练：①患者在治疗台前取坐位，台面上放置滚筒，患者双手交叉，患侧拇指在健侧拇指上方，双侧腕关节置于滚筒上。②治疗者站在患侧，嘱患者利用健侧上肢完成以下动作：肩关节屈曲→肘关节伸展→前臂旋后→腕关节背伸，然后将滚筒推向前方。③紧接着在健肢协助下，完成肩关节伸展→肘关节屈曲→前臂旋前→腕关节背伸，将滚筒退回原位。

4）磨砂板训练：患者坐在磨砂板前方，根据患者上肢功能水平调节好磨砂板的角度。对上肢功能较差的患者，可选用双把手磨具，利用健侧上肢带动患肢完成肩关节屈曲、肘关节伸展、腕关节背伸的运动，治疗者协助患手固定磨具手把，另一手促进肘关节的伸展。

5）上肢操球运动：患者坐位，让患者将手放在 Bobath 球上，利用肘关节的屈曲，伸

展，尽可能将球推向前方，在此过程中，治疗者立于患侧，根据患者功能情况予以适当的辅助，可双手扶持肩关节，矫正姿势。

6）患者取坐位，双手握体操棒，两手间距离与肩同宽，双肩屈曲，肘关节伸展，肘关节支撑在治疗者的腿上，治疗者协助患者握棒，同时维持腕关节背伸。

7）上肢分离运动强化训练：患者面对墙壁，双手抵住墙壁，使肩关节屈曲90°且肘关节伸展，强化肩关节屈曲、肘关节背伸的分离运动；然后健侧手离开墙壁，身体旋转90°，患侧肩关节外展90°，强化肩关节外展、肘关节伸展、腕关节背伸的分离运动。

（2）手功能训练

1）木钉板训练：将木板放在患者的前面，木钉放在容器内，患者每次拿起一个木钉插入孔内，然后再将木钉逐个拔起放回容器，用每次插入和拔出的速度来测验手功能进步的情况。

2）对指功能的练习：将拇指与其余4指相接触，对指要到位并用力。

3）分指动作的练习：可利用分指器进行练习，练习到分指能充分到位。

（3）常见的作业治疗活动

1）治疗性游戏：①治疗性棋类：可提高肌力、改善关节活动度（ROM）、改善肢体协调性。②治疗性投圈：改善上肢ROM，提高眼手协调能力。③推磨砂板作业：抑制上肢曲肌痉挛运动模式。④镶嵌作业：改善和提高手的精细功能。

2）工艺疗法：可提高上肢肌力和耐力；改善肩、肘、腕、手指和躯干活动范围；提高平衡能力；提高手指灵巧性和复杂操作能力提高感觉功能。工艺疗法包括泥塑、硅胶土作业、黏土作业、陶瓷和工艺编织。

3）职业技巧训练：模拟工作训练，为更好进入实际工作状态奠定基础。模拟工作训练包括木工作业、车缝作业、机械装配、纺织作业和办公室作业。

（4）日常生活活动能力训练

1）床轮椅转移训练：①轮椅到床的转移：a. 将轮椅靠近床边，患者健侧靠床，与床边呈30°～45°角，刹车，竖起脚踏板。b. 双足全脚掌着地，膝关节屈曲（不超90°），重心前移，健手扶轮椅扶手起立，健腿向前方迈出一步，以健腿为轴，身体旋转，用健手支撑床面，重心前移，弯腰慢慢坐下。②床到轮椅的转移：a. 将轮椅靠近床边，患者健侧的斜前方，刹车，竖起脚踏板。b. 患者从床上起立后，用健手扶远端轮椅扶手。c. 以健侧下肢为轴，身体旋转，坐在轮椅座垫上。

2）进食训练：单手用勺进食，可采用特殊的碟或用了防滑垫的碗以固定碗，可用毛巾缠绕餐具手柄起到加粗作用。

3）洗漱动作训练：①拧毛巾：将毛巾拴在水龙头上，用健手将毛巾冲湿、拧干。②刷牙、剃须：将牙刷或剃须刀柄加大、加长，或在柄上加一尼龙搭扣圈或"C"形圈，使手掌套入，便于握持使用。③梳头：使用长柄或弯柄梳。④洗澡：使用长柄洗擦具。

4）穿衣动作训练：①穿脱上衣训练：a. 穿衣时，先将患侧上肢穿衣袖至肘以上，再穿健侧衣袖，最后套头。脱衣时，先将衣身拉到胸以上，再用健手拉住衣服，在背部从头脱出，出键手，最后脱患手。b. 穿衣时，先将患手伸入袖内，再将衣领拉到肩部，然后用健手转到身后拉过衣服穿上袖子，最后系扣，后伸臂有困难者穿衣时可穿套头上衣的顺序进行。脱衣时，先将患侧脱至肩以下，将健侧衣领拉到肩以下，让两侧自然下滑，健手先出，再脱患手。②穿脱裤子训练：a. 床上穿裤子：患者坐起将患腿屈膝屈髋，放在健腿上；患腿穿上裤腿后尽量上提，健腿穿上裤腿；然后躺下，做桥式动作把裤子拉到腰部，最后臀部放下，整理系带。脱的顺序与穿相反即可。b. 坐位穿裤子：患腿放在健腿上，套上裤腿拉至膝以上，放下患侧；健腿穿上裤腿，拉到膝以上后，站起来向上拉至腰部，然后整理，脱的顺序与穿相反进行即可。③穿袜、穿鞋训练：a. 患足穿袜子：先找好袜子上下面，用健手指将袜口张开，手掌对足掌，将脚伸入袜口，再抽出手指整理袜底，袜面，将袜腰拉到踝关节处，最后从足跟处向上拉平整理。b. 健足穿袜子：健腿立膝，足平放在床上，用趾压住袜口一端，向上拉袜子，将袜尖整理合适后，拉袜腰至踝关节处，整理；也可将健脚放在患腿上，与患脚穿法一样。c. 穿鞋、脱鞋：应选择穿、脱方便的鞋，对弯腰有困难的患者，可用简易穿鞋器协助穿脱。家人到市场上买一普通鞋拔子，用一圆棍将鞋拔子固定在上即成穿鞋器。

（三）改善期的康复治疗

患者痉挛现象渐渐减轻，关节出现分享运动，协调性及平衡功能基本接近正常，此期主要训练目标是加强肢体运动协调性及稳定性，增强肌力及运动耐力的训练，加强动态平衡能力，进一步改善步态及生活活动能力。主要训练内容是双侧肢体协调性训练，运动协调性训练、提高运动速度训练、精细运动训练及步态训练等。

三、偏瘫常见问题的康复方案小结

（一）痉挛

1. 消除诱发因素　常见的诱发因素有尿路感染、便秘、压疮、深静脉血栓、疼痛、膀胱过度充盈，骨折、异位骨化、内生足趾甲、精神紧张因素（焦虑、抑郁）过度用力、疲劳等。

2. 良姿位的摆放　不管是卧位还是坐位时，均可借助枕头、扶手板等小物件将处于痉挛状态的肢体处于抗痉挛体位。

3. 手法治疗

（1）关节活动度训练：包括主动和被动关节活动度训练。关节的各个方向均要活动，一般重复 3 ～ 5 次。每日进行关节活动范围训练是处理痉挛的最基本方法，可有效地预防由于肌张力升高和肌肉活动不平衡而发生的肌肉短缩和关节囊挛缩，还可使亢进的牵张反射活动减弱，从而减轻肌痉挛。

（2）牵伸训练：每日针对痉挛肌群做牵伸训练，牵伸要缓慢并在关节活动末端保持 5 ～ 10s，一般重复 5 次，对痉挛较严重的患者需要重复更多次或在关节活动末端保持的时间更长一点以达到放松效果。需要重点牵伸的上肢肌肉包括胸大肌、肩内旋肌群、肱二头肌，前臂旋前肌、屈腕肌和手部肌肉；下肢肌肉包括髂腰肌、髋内收肌、髋内旋肌群、绳肌和小腿三头肌。

（3）肌腱挤压法：治疗师对痉挛肌肉的肌腱进行长时间的挤压，可激活 Golji 感受器从而产生抑制作用，使痉挛肌肉放松。通常每次挤压 10s 左右，重复 3 次即可产生即时放松效果。

（4）轻刷法：利用轻刷法使其拮抗肌收缩，通过交互抑制使痉挛的主动肌放松。

（5）关节负重法：长时间的关节负重可以有效地缓解痉挛作用。患者处于坐位时，通常将患侧上肢肩外展后伸、伸肘、前臂旋后、腕背屈、手掌放平置于身体同侧，利用自身重力给患侧上肢加压负重，维持 3～5min，可以有效缓解上肢的屈肌痉挛模式。下肢负重通常要借助支具和器械来进行。

（6）运动训练：利用神经生理学疗法和运动再学习方案，对患者进行功能性训练，改善患者的肢体控制能力，可有效地减轻痉挛对肢体运动功能的影响。

4. 物理因子治疗

（1）低频电刺激：通过电流直接刺激痉挛肌肉，使之产生强烈的收缩，引起肌腱上 Golji 腱器官的兴奋，经 b 纤维传入脊髓，产生反射性地抑制主动肌痉挛的作用，或通过刺激拮抗肌的收缩来交互抑制主动肌痉挛的程度。通常每次治疗 20min。

（2）生物反馈疗法：是应用电子仪器，将人们正常意识不到的身体功能变化转变为可以被人体感觉到的信号（视觉，听觉反馈），再让患者根据这些信号，主动地、有意识地学会控制自身不随意功能的训练方法。此方法可短暂放松痉挛肢体，持续时间不长，因此临床应用不广泛。

（3）冷疗法：可用冰块快速刷擦拮抗肌 15～30s 或直接对痉挛肌进行冰敷 20min 左右，均可对痉挛产生抑制作用，但是因国人通常较排斥冷疗，故临床上使用不多。

（4）热疗法：常包括熏蒸疗法、湿热敷疗法和蜡疗法，通常治疗 15～20min 可产生痉挛的缓解作用。

（5）其他物理因子疗法：水疗法、超声疗法和直肠电刺激。

5. 器械治疗

（1）电动起立床训练：起立床训练可以有效地抑制下肢的痉挛，特别是小腿三头肌的抑制作用更明显每次站立 20～30min，每日 2 次。

（2）楔形板站立训练：对于站立平衡比较好的患者可以使用楔形板站立，以牵伸下肢，特别是小腿三头肌和绳肌，通常站立 10～15min。

（3）MOTO-med 智能训练系统：仪器有主动运动和被动运动训练模式，能自动感受运动中的肢体痉挛情况，采用反向运动缓解肢体痉挛情况，治疗时间为每次 20min。

（4）肢体气压治疗：肢体气压治疗通过循序挤压肢体，产生挤压和按摩的作用可以有效地缓解痉挛，特别是对脊髓损伤导致的高肌张力状态。每次治疗 20min。

（5）等速治疗仪：利用等速治疗仪的主动辅助运动模式，可有效的牵伸痉挛肌群同时训练拮抗肌肌力，能够有效抑制主动肌痉挛。通常角速度设定为每秒 60°，在最大活动范围内训练 10～15min。

（6）平板训练：通过大量的临床观察发现，20min 的快速平板训练可以有效地减轻患者下肢的痉挛状态，而且持续时间较长。特别是对于腘绳肌、小腿三头肌和胫前肌的痉挛缓解更明显。

6. 支具治疗　可利用上肢或下肢矫形器矫正痉挛，如用于内收肌痉挛的外展矫形器，用于屈肘肌痉挛的充气压力矫形器，用于足下垂内外翻的踝足矫形器等。其作用除了能防止肌痉挛的加重外，还能防止挛缩，应早期积极采用。

（二）软瘫期延长的康复治疗

脑卒中后软瘫期指脑卒中患者已意识清楚或仅有轻度障碍，生命体征稳定，但肢体肌张力消失或低下，无自主运动，即 Brunnstrom Ⅰ 期。这是由于锥体束突然中断，使肌肉牵张反射被抑制而出现软瘫，即锥体束休克，临床称为软瘫期，通常在经过 4 ～ 6 周的软瘫期康复训练后，患者的肌张力开始上升，可以引发出联合反应，并出现一些共同运动成分，即 Brunnstrom Ⅱ 期。但是也有一部分患者在脑卒中 6 个月后仍处于软瘫期，肌张力低下并且无自主运动，对于这种情况，其病理机制目前并未明了，可能与其脑卒中所致的神经损伤的部位，范围、严重程度，患者发病前体质状况和卒中后早期的康复治疗有关。

对于这一类患者的康复治疗，需要采用两种康复策略：恢复和代偿同时进行，让患者的功能恢复最大化。

1. 常规的康复训练　根据患者患肢弛缓、无随意运动的特点，利用躯干肌的活动，通过联合反应，共同运动、姿势反射等手段，促进肩胛带和骨盆带功能的部分恢复，恢复或提高肌张力，诱发肢体的主动运动达到床上翻身，卧坐转换和坐位一级平衡的目标，同时对痉挛进行一些预防性康复。主要包括手法治疗运动训练、物理因子治疗和器械治疗。

（1）手法治疗

1）关节活动度训练：各个关节各个方向均需要进行被动活动度训练，以维持关节活动范围，预防挛缩每日进行 2 次，每次 10min 左右。

2）按摩手法：多软瘫肢体进行穴位按摩，促进肢体张力恢复。

3）刺激技术的应用：采用毛刷轻刷患肢前臂、胫前部，并同时应用拍打，震动等手法，促进伸腕和踝背屈动作的出现。

（2）运动训练

1）翻身训练：要求患者从仰卧位向两侧翻身。

2）桥式运动：在床上进行翻身训练的同时，必须加强患侧的伸髋练习，即两腿屈曲，双足在臀部下平踏床面。

3）坐位及坐位平衡训练：尽早让患者坐起，能防止肺部感染，改善心肺功能。

4）肩的控制与肩胛带的运动：肩的控制与运动是上肢功能恢复的重要部分，既能帮助肩部运动，也可预防肩痛和肩关节挛缩，可以进行的运动有双手抓握上举和挤压肩关节。

5）下肢控制能力训练：利用悬吊系统进行和膝的屈曲练习下肢内收外展，踝背屈练习控制训练等。

6）利用联合反应和各种姿势反射，诱发患侧肢体张力的恢复，特别是上肢的胸大肌和下肢的内收肌肌张力的诱发。

（3）物理因子治疗

1）电刺激治疗：包括肌电生物反馈疗法和神经－肌肉电刺激疗法，针对软瘫肌肉进行电刺激，预防肌萎缩，促进肢体控制能力的恢复，每日 2 次，每次 20min。

2）冷疗法：利用冰块快速刷擦，刺激肌肉，诱发肢体张力的恢复。

（4）器械治疗

1）电动起立床训练：尽早开始治疗，每日 2 次，每次 20 ～ 30min，可有效促进患侧下肢的肌肉收缩和负重，预防骨质疏松等。

2）肢体气压治疗：通过挤压刺激患侧肢体，同时促进患侧肢体的血液淋巴液循环，预防动静脉血栓。

2. 非常规康复训练　即代偿法。对于软瘫期延长的患者，常规的康复训练有一定的效果，但是进展会很慢，此时我们需要跳出传统的循序渐进的康复方案，借助各种辅具进行站立和行走训练。

（1）站立训练：使用下肢固定夹板或是膝踝足矫形器固定患侧下肢，在治疗师的辅助下站起。训练开始阶段可以给予患者大量的辅助，如在患者健侧肢体前放手杖或助行车等，随后慢慢减少辅助，让患者尽快学会站立平衡，不要求患者的站立姿势如何，只需要引导患者如何调节身体的重心以保持平衡。例如，引导患者尽量将重心置于健侧腿，并保持姿势的稳定，在此情况下再进行一些平衡训练。

（2）行走训练：我们需要尽快为患者开始行走训练，行走训练不需要考虑患者患侧下肢的负重达到多少比例。在开始阶段可能需要使用腿扎或是膝踝足矫形器固定患侧下肢，同时给予患者高度可调节的助行车，一位治疗师负责维持患者的躯干稳定和重心的转移，一位治疗师负责患侧下肢的移动，另一位治疗师负责行走方向的引导。通过一段时间的训练之后，慢慢减少对患者的辅助，尽快过渡到让患者使用手杖行走，在患者的行走训练中，引导患者将重心转移到健侧，减少患侧肢体的负重，发挥躯干和健侧肢体的代偿作用，让患者尽快学会走路，而不是一味地纠结与患者的重心分布均匀与否，姿势正确与否。

对于软瘫期延长的患者，在进行常规康复训练时，需要注重如何利用患者现有的能力去改善患者的功能，实行功能的最大化，让患者尽早回归家庭。

（三）肩关节半脱位康复要点

1. 正确的体位摆放　无论白天还是晚上，良好的肢体放置位置十分必要。在仰卧时，患肩下用小枕头垫高，以防止肩后缩；在侧卧位时保持肩骨前伸。当患者处于坐位时，把患侧上肢放在面前的桌子或轮椅上的支撑台上（若无支撑台，在双腿上放一枕头替代），在治疗和护理的过程中，要密切注意保护肩关节，避免不恰当的牵拉，造成人为的损伤。

2. 肩带的使用　肩带的使用虽然一直都有争议，但是适当使用还是有一定的帮助。

（1）Brunnstrom Ⅰ期：上肢弛缓性瘫痪，无论有无半脱位，均使用肘屈位的肩肘固定带或简易的三角巾，在肌张力和主动运动能力恢复之前减少对患肩的牵拉；在卧位和坐位不使用，做好正确体位摆放即可。

（2）Brunnstrom Ⅱ期：在站立和步行训练时，使用肘伸直位的肱骨袖套式肩吊带；在卧位和坐位不使用，做好正确体位摆放即可。

3）Brunnstrom Ⅲ期：一般情况下，可不使用肩吊带，但是如果有明显的半脱位，担心半脱位加重成产生继发性损伤时；或步行时出现疼痛，可考虑使用，上述三种均可，根据患者情况选择。

3. 治疗性运动

（1）矫正肩胛骨的姿势

1）肩胛带下垂，肩胛骨内收、后缩和向下旋转：被动活动肩胛骨，着重向前、向上、向外方向活动，使肩胛骨充实前屈、上抬、外展并向上旋转；之后指导患者主动向前上（即朝鼻子的方向）提肩或耸肩，恢复肩胛骨的正常姿势。

2）肩胛带上提，颈区增高的神经张力上提了锁骨和肩胛骨，肩胛骨向前、向上：患者取坐位，治疗师用一手帮助患者反复侧屈颈部，另一手把持肩胛带向下，防止发生代偿运动，逐渐增加侧屈的程度，降低颈区神经的张力，恢复其伸展性；之后指导患者主动向下（即伸手触地方向）运动。

上述活动均可在姿势镜前面进行，通过视觉反馈，让患者主动参与姿势调整和维持，提高治疗效果。

（2）刺激肩关节周围稳定肌的活动和张力

1）患侧上肢负重支撑训练：患者取坐位，患手放在坐位臀部水平略外侧，肩关节外展外旋，头转向患侧，治疗师或患者健手协助控制使患侧肘关节伸展，腕关节背屈，让躯体向患侧倾斜，通过对上肢关节的挤压，反射性地刺激肌肉的活动。治疗师一定要用手保证肩胛骨，躯干和肩关节的正确位置。

2）关节挤压：患者取坐位，患侧肩关节屈曲 0°位，在不同角度的外展位，肘关节伸展，腕关节背伸，治疗师一手放在肘关节处，另一手握患难与共手，手掌相触，沿上肢纵轴，向肩关节处施加压力，患者予以对抗，让患者体会在此过程中的感觉，逐渐学会抵抗治疗师的手。

3）牵拉反射：治疗师一手把患者的患侧上肢托起伸向前，另一手在腋下快速而有力地向上拍打肱骨头，通过肘的牵拉反射使三角肌和冈上肌的张力和活动增加。

4）快速刺激：治疗师手指伸直，在冈上肌、三角肌、肱三头肌上由近及远做快速摩擦，或用力按摩、快速叩击，也可用冰块快速刷擦。

5）物理因子治疗：对三角肌及冈上肌，用神经－肌肉电刺激、功能性电刺激、中频电刺激、肌电生物反馈和电针进行治疗都是有效的。

（3）保护肩关节全范围无痛性被动活动度：应在不损伤肩关节及其周围组织的情况下进行，在被动活动患侧上肢时，在整个运动中，治疗师都要保证肱骨头在盂关节中的正确位置。随着肌力增加，关节活动度增加，无论在治疗中，还是在日常生活转移过程中，治疗师及家人始终应牢记加强对患肩的保护，不可牵拉患侧上肢，以防加重脱位，造成肩痛，增加治疗难度。

1）肩胛带的被动运动训练：患者取坐位，治疗师一手扶持患侧上肢近端，另一手拖住肩胛骨下角，辅助患者完成肩胛骨上举、外展、下降，内收的逆时针方向运动，然后根据患者情况进行相反方向的运动，随着患者主动运动的出现，逐渐由被动运动过渡到辅助主动运动、主动运动。患者健侧手搭在患肩上，告诉患者完成肩关节向自己鼻子的方向运动，使肩胛骨前伸，矫正肩胛骨后撤的异常姿势。

2）肩关节屈曲、外展运动：治疗师一手扶持肩胛骨，另一手固定上肢，按盂肱关节与肩胛胸廓关节 2∶1 的运动比例向前上方运动，肩关节运动过程中，要将肱骨头向关节窝处挤压，治疗师用一手手指环绕肱骨头，当肩屈曲时侧旋肱骨头并轻轻地向下放松；另一手把患者伸直的上肢小心被动地向上提。在被动运动的过程中，治疗师的手指形成一个保护垫，防止肱骨头接近关节盂边缘或肩峰。

（4）易化上肢近端的控制能力。

（5）上肢智能康复系统：利用该系统的评估和训练系统，开展虚拟环境训练，提高患侧上肢的运动能力。

（四）肩痛的治疗性运动康复要点

1. 被动活动肩胛骨　①治疗师一手放在患侧胸大肌部位，另一手放在肩胛骨下角部位，然后双手夹紧并上下左右活动肩胛骨；②治疗师把一手放在患肩前部，另一手放在肩胛骨脊柱缘近下角部位，按住肩胛骨并用力向上、向侧方牵拉，降低使肩胛骨下降，内收和向下旋转的肌肉的痉挛。以上两个活动，肩胛骨和肩关节的活动度可立即得到明显改善，但不持久，多在患侧上肢做活动之前应用。

2. 抗痉挛活动

（1）治疗师促进患者坐位重心向偏瘫侧转移，重点是拉长该侧躯干，治疗师坐于患侧，一手放于患者腋下，让其重心向治疗师一侧转移。治疗师同时用手上抬患者肩胛带，有节奏地反复进行，逐渐增加向患侧的运动幅度。对患侧的牵拉抑制了阻碍肩胛骨自由活动的肌肉的痉挛，如果患者的手平放在治疗床上，患侧上肢伸展支撑体重，可进一步加强这一作用。

（2）患者坐位，双手交叉，治疗师跪在患者前面，让患者身体前倾，双手去触摸自己的脚。治疗师把手放在患者双侧的肩胛骨上，通过使肩胛骨前屈，外展并向上旋转来促进这个运动，当患者能够触到自己的脚趾时，其肩关节已经前屈90°。

（3）患者坐位，双手交叉，放在前面的一个大球上，身体前倾推动皮球再返回。实际运动发生在屈曲的髋关节上，但同时肩也在做进一步的前屈运动。因为双手有球支撑，所以不会诱发疼痛，患者能控制运动的幅度，如果肩出现疼痛，就将球往回运动。

（4）患者坐于表面光滑的桌子或治疗台前，双手交叉置于一条毛巾上，尽可能地把毛巾推向前方，如能在没有不适的情况下完成上述活动，可进一步在向前倾斜的桌面上作这一活动，以促进肩屈曲活动。

（5）患者坐位，双手交叉，进行滚筒训练。

3. 增加肩关节被动活动度　当肩胛骨可以自由活动时，可进一步增加肩关节的被动活动范围。在做这一活动之前，牵拉并伸展患侧。患者坐位，治疗师一手放在患侧腋下，另一手置于健侧骨盆上，帮助患者侧屈，可有效牵拉患侧躯干，之后治疗师一手抬起患者的患侧上肢，维持肘关节伸展；肱骨外旋并轻微地牵拉，把放在肱骨头部位，用手指防止肱骨头撞在邻近的骨突上，同时帮助肱骨头在关节盂内的下滑运动，以允许进一步无痛性地上举。

4. 自助性上肢运动　在治疗师的帮助下，让患者学习正确地运动肩关节，用健手带动偏瘫侧上肢上举。患者首先学习上肢前伸，以保证肩胛前伸；然后伸肘，最大限度抬高上肢。最开始患者或许仅能从桌子上抬高10cm，但通过反复，正确地重复上述动作，可逐渐增加关节活动度，使疼痛减轻乃至消失。

5. 物理因子治疗

（1）冷疗：用冻湿的毛巾放在整个肩及肩胛骨上，可减轻疼痛和降低痉挛。

（2）中药熏蒸治疗：使用中药熏蒸机，将准备好的舒筋活络洗剂药水加热以蒸气形式喷出。将患肩暴露置于喷头下，熏蒸治疗，可以起到一定的止痛作用。治疗时注意喷头和肩部的距离，避免烫伤。

（3）超激光、超声波、超短波治疗：对有明显痛点的，针对痛点进行治疗。

（4）其他：功能性电刺激、神经－肌肉电刺激、肌电生物反馈治疗。

6. 其他　在无痛范围内进行上肢近端的控制训练。

（五）肩手综合征康复要点

肩手综合征的康复治疗原则：早期只要一出现水肿，疼痛或运动受限，就立即予以治疗能取得最佳效果。即使在数月之后，如果有炎症反应，急性疼痛和水肿，治疗仍然有效。

一旦到了晚期，各种方法几乎没效果。治疗的主要目标是尽快减轻水肿，然后是治疗疼痛和僵硬。

1. 正确体位摆放　要求任何体位时都应避免腕关节的屈曲，保证腕关节尽可能处于背伸位。在卧位时，患侧上肢可适当抬高；在坐位时，把患侧上肢抬高放在前面的小桌子上，用健手辅助患手处于中立位或腕部轻度背屈，有利于静脉和淋巴回流。当患者坐在轮椅上时，应在轮椅上放一桌板或垫一枕头，防止腕关节屈曲，保证患者的手不悬垂在一边。

2. 避免腕部屈曲　为了改善静脉回流，腕关节每日 24h 保持背屈很重要。可用石膏或低温热塑板材制作的一种尖向上翘的小夹板放于掌侧，夹板的远端达手掌横纹以下，并且从第一至第五掌指关节适当的向下倾斜，以免限制掌指关节的屈曲。拇指活动不受影响。用绷带把小夹板固定，使腕关节处于背屈稍偏向桡侧的位置；手背被绷带很好地覆盖，缠绕绷带始于手掌止于夹板近端。患者应全天戴夹板，只有在检查皮肤、清洗及治疗时才取下。持续应用夹板直到水肿和疼痛消失。即使戴着夹板，患者仍能进行自助活动，维持肩关节的活动度并防止手部僵硬。

3. 向心性加压缠绕　治疗师用一根直径 1～2mm 的线绳，从远端到近端，先缠绕拇指，然后是其他手指，最后缠绕手掌和手背，一直到腕关节上，在指甲处做成一小环开始缠绕，快速有力地向近端缠绕直至手指根部，缠完后，治疗师立即从指端绳环出迅速拉开缠绕的线绳，把每个手指都缠绕一边后，开始缠手掌和手背，最后缠绕腕关节，治疗师可以从缠手终结处开始开始缠绕腕关节，本方法可以暂时减轻水肿，在进行主动和被动运动前使用，效果明显，这个方法可以很快教会患者家属进行操作，以节省治疗时间。佩戴专门定做的压力手套也有一定的消肿效果。

4. 被动活动　小心进行肩关节被动运动可防止出现肩痛，手和手指的被动运动也要非常轻柔，不要引起疼痛，避免过度屈伸腕关节。治疗师在患者腕屈曲时绝不能再屈手指，因为手背的水肿增加了伸肌的张力，运动受到机械性阻碍。治疗时，在无痛范围内尽可能地做前臂旋后运动，患者主动配合该运动，所有这些运动都应在患者仰卧位抬高上肢，或坐位手放在前面的桌子上，以利于静脉回流的情况下进行。

5. 主动活动　在可能的情况下，尽量让患者做主动运动，因为肌肉收缩为减轻水肿提供了很好的肌肉泵作用，在肩胛骨活动之后，在上举位做一些上肢活动很有益处，坐位下，任何可以刺激偏瘫上肢功能恢复的运动都可利用，特别是屈指抓握物体的活动，如握住一条毛巾并在治疗师帮助下摆动；抓握放松一根木棒；抓住和松开厚毛巾等。在疼痛和水肿消除之前，不要做需要伸肘，伸腕负重的活动和锻炼，这些活动可能促成综合征的发生，会引起疼痛并使这种状况持续下去。任何能诱发疼痛的活动或体位都应尽量避免。

6. 向心性按摩　从手指的远端开始，逐渐向手指近端、手背、腕关节缓慢、轻柔地进行按摩，对减轻手的水肿有积极作用。

7. 冷疗　治疗师将患者的手整个浸入冰水比例 2：1 混合的桶里，反复 3～5 次，每次浸入之间有短暂的间隔。治疗师的手一同浸入，以确定浸泡的耐受时间，以免冻伤患者。

8. 冷热水交替浸泡法　冷水温度约 10℃，温水温度约 40℃，分别在冷水和温水中各浸泡 10min，水面应超过腕关节，以上方法重复 3～4 次。

9. 中药熏蒸治疗　使用中药熏蒸机，将准备好的舒筋活络洗剂药水加热以蒸气形式喷出。将患手置于喷头下，重蒸治疗，可以起到一定的消肿作用，治疗时注意喷头和手的距离，避免烫伤。

10. 其他治疗　如经皮神经电刺激（TENS）、神经－肌肉电刺激、肌电生物反馈、超声波治疗、磁疗。

（六）前臂旋后困难康复要点

1. 被动活动前臂　维持前臂旋前旋后的被动活动度；通过语言提示，视觉反馈，引导患者主动参与，逐渐过渡到主动辅助运动，最后进行主动活动

2. 抗挛活动，降低肌张力　①被动活动前臂至旋后90°位，保持10～30s，慢速牵伸旋前肌，重复10～15次。②缓慢、用力按压旋前圆肌和旋前方肌，使肌肉放松。③患者坐位，Bobath式握手放于桌子或治疗台上，患者自助用健手将患手置于旋后位，保持10s以上，重复进行。④患者坐位，Bobath握手进行滚筒训练，在向前推至尽头时保持患手于旋后位，保持10s以上，重复进行。⑤患者在不同体位进行Bobath握手自主练习时，尽量保持患手旋后位进行上举活动。⑥将患侧上肢外展位置于治疗台上，前臂旋后，用沙袋压在前臂上牵拉旋前肌。

3. 刺激旋后肌的活动和张力　治疗师手指伸直，在旋后肌上由近及远做快速摩擦，或用力按摩、快速叩击；也可用冰或牙刷快速刷擦；在上述活动之后引导患者主动进行前臂旋后活动

4. 物理因子治疗　包括神经－肌肉电刺激、功能性电刺激、肌电生物反馈。

5. 进行功能性活动　患者坐位，手放在治疗台上，前臂旋前或中立位。①在桡侧放一物品，要求患者前臂旋后，将物品推开。②在桡侧放一橡皮泥，要求患者前臂旋后，用手背挤压橡皮泥，反复进行。③对手有一定抓握功能的患者，可握住水瓶，进行左右模拟倒水训练。④握住一把长尺子，前臂旋后用尺子的末端接触桌面。⑤对手指功能好的患者，可以进行木插板训练，将绿色一面向上的插好的木插板翻转成红色的；也可进行翻牌、翻棋子、翻麻将和翻书训练

6. 运动想象疗法　对于认知功能较好的患者，可让患者在大脑中模拟旋后运动和上述功能性，建议其在睡前进行训练。

7. 上肢智能康复系统　利用该系统进行前臂旋前旋后运动，提高运动的主动性的趣味性

（七）腕背伸障碍训练要点

1. 软瘫

（1）建议使用手休息位或功能位的支具，保持腕关节的良好位置，防止腕下垂。

（2）刺激伸腕肌的活动和张力：①采用拍打、叩击的方式，在前臂伸肌群肌腹轻轻拍击，每次5～8个，拍完引导患者做伸腕动作，如此重复5组。②用软毛刷或手掌刷擦前臂伸肌群，向心性方向刷擦，每次3～5s，刷擦完嘱咐患者做伸腕动作，并重复3组。③利用冰块，在前臂伸肌群肌腹处，先放3～5s，然后擦干，重复几次，然后嘱咐患者练习伸腕动作。④治疗师一手固定前臂远端，另一手握住患手向下，做伸腕肌的快速牵伸，如此反复几次，之后嘱咐患者做主动伸腕动作。⑤被动挤压腕关节。为了降低伸腕难度，可将前臂垫高，在腕关节下垂的情况下进行伸腕训练，上述活动如果患者无法主动完成，治疗师可以进行辅助伸腕。

（3）物理因子治疗：功能性电刺激、神经－肌肉电刺激、肌电生物反馈。

（4）进行功能性活动：①在桌子的边沿，前臂中立位，不抬离桌面，用手握住杯子作抬起和放下的动作，如果不能自己完成，治疗师进行辅助完成。②在治疗台上，前臂中立位，腕中立位或屈曲位，手背侧放一水杯，要求用力伸腕将杯子推开。③单手控球训练，在治疗台上摆放一篮球，患手手掌放在篮球上，将球向前推开又收回，整个过程中患手一直不离开篮球，通过篮球的弧度来进行腕屈伸训练。④双手抱球训练，双手打开，前臂中立位，对称性将球抱起，注意控制好腕关节，要求患手和健手保持同样位置。⑤双手持棍训练，双手握住一横放木棒，患者保持前臂不动，让腕关节上下运动；随着功能改善，可逐渐改成由患手单独持棍训练。⑥双手交替拍球或单手拍球训练，用患手拍打 Bobath 球或篮球，要求患手腕关节有屈伸动作。⑦用手掌击鼓或用鼓槌敲打手鼓。⑧听歌打拍子训练。⑨套圈训练。

2. 硬瘫

（1）抗痉挛活动：①穿戴腕关节背伸矫形器，通过器具的矫正，抑制痉挛肌的肌张力。②对患者手腕进行抗痉挛体位被动的牵伸，先牵伸大拇指，伸展剩余四个手指，再牵伸腕关节，使之处于腕后伸位。③利用体位抑制的手法来矫正腕关节屈曲张力过高，在患者坐位的情况下，让患者手指伸直，手掌背屈位，支撑在床边，牵拉前臂屈肌张力。④患者 Bobath 握手，用健手自助帮助患手屈伸腕关节。⑤如果抗痉挛效果不明显，可考虑进行肉毒毒素治疗。

（2）练习拮抗肌的力量：通过练习拮抗肌的力量来抑制前臂屈肌张力的升高。

（3）物理因子治疗：痉挛肌电刺激，降低痉挛肌张力，兴奋拮抗肌；或用神经－肌肉电刺激、功能性电刺激，肌电生物反馈刺激拮抗肌。

（4）冷疗：用冰水浸泡患手 10s 左右，可使屈肌痉挛产生一过性放松，在此基础上进行伸腕的训练。

（5）中药熏蒸治疗：在进行运动之前，可使用中药熏蒸机，将准备好的舒筋活络类洗剂药水加热以蒸气形式喷出。将患手置于喷头下，保持掌心向上，熏蒸腕部，可以降低腕屈肌肌张力，治疗时注意喷头和手的距离，避免烫伤。

（6）进行功能性活动：在抗痉挛活动之后，进行功能性活动。

（八）手的抓握及伸展功能障碍康复训练要点

1. 在患手没有活动时，治疗师被动活动手部各个关节，帮助患者进行手部抓握及伸展训炼，伸展五指握拳反复进行。

2. 刺激无力的肌肉，用拍打、叩击，按摩、软毛刷或冰块等快速刺激前臂掌侧和掌心，引起肌肉收缩，之后引导患者进行手的主动抓握；刺激前臂背侧和手背，则引导患者用力伸展手指。

3. 患手手指伸展，治疗师用手勾住患者手指用力对抗，引导患者手指屈曲用力；将一厚毛巾放于患手中，治疗师抓住另一头帮助拧毛巾，可促进患手的抓握，治疗师被动使患手处于屈曲抓握位置，然后将手紧贴患者手指，给予轻微的阻力，引导患者伸展手指。

4. 采用皮球、弹力球、弹力圈等有弹性的器具，进行手指的屈曲，伸展训练。

5. 持物训练，抓握的物体直径由大到小变换，逐渐增强手指的抓握能力；抓握的物体直径由小到大，逐渐增强手指的伸展能力。

6. 利用弹力带进行手指的伸直或屈曲练习　用橡皮泥进行手指屈曲伸展锻炼。①粗大手对指锻炼：将治疗泥捏成一锥体形粘在平面上，将手指，拇指放入治疗泥，使手指在锥体上靠近。②粗大手指屈曲锻炼：将治疗泥放在手掌，屈曲手指成握拳状，使劲捏橡皮泥。③粗大手指伸展锻炼：将手指和拇指放在对指位，将泥环放在掌指关节和近端指间关节之间，向外伸展手指（伸展和外展）。

7. 木插板训练　木插板有大、中、小三个型号，训练抓握功能时，可由大到小，由易到难，先训练抓握大号的木插板，最后抓握小号的，根据患者上肢功能的情况，将木插板放置在不同的位置进行训练；训练伸展功能时，由小到大，先训练将握住的小号木插板放开，最后到将握住的大号木插板放松打开。

8. 套彩筒训练　打开手指将放置在不同位置的彩筒握住，套到不同高度的杆内；或将套在杆内的彩筒拿出来放到盒子内或桌子上。

9. 套圈训练　用手指将圈圈握住拿起，用力向外抛出，在抛出时需要手指松开圈圈。

10. 扔网球训练　将网球从一个盒子中拿出来扔到不远处另一个盒子中去；也可以直接用一个网球扔到地上弹起再接住。

11. 双手抛球训练　患者双手抱住一个篮球向上扔出，让自己接住；也可以和治疗师或家属一起进行双人游戏。

12. 单手拍球或双手交替拍球　要求手指伸展。

13. 双手交替传球　将球在健手和患肢之间进行传递。

14. 患者在身前双手垂直握住一根木棍，在治疗师的帮助下，患者松开患手，向上越过健手再抓住木棍，交替进行。在动作熟练后，患者可单用患手垂直握住木棍，然后稍微松手使木棍下落，再迅速握住。

15. 上肢智能康复系统　利用该系统进行虚拟的抓握打开训练。

16. 物理因子治疗　用神经－肌肉电刺激、功能性电刺激，肌电生物反馈等，刺激背侧指伸肌，促进手指伸展；刺激掌侧指屈肌，促进手指屈曲；刺激掌心大小鱼际，促进手指对掌功能。

（九）手指精细动作训练要点

1. 在患者手指没有力量或力量较小时，治疗师通过抓握患者的拇指和其余四指做对指活动。

2. 练习指与指间的内收与外展动作，也可套上橡皮筋练习。

3. 分别用 5 个手指快速叩击桌面，练习手指的协调性。

4. 坚持做手指操用拇指分别与其他 4 个手指进行快速对指训练。

5. 捡豆子训练，将装有不同颜色豆子的盒子放在桌子上，用患手将豆子捡出；也可以患手使用镊子捡出。

6. 手掌转球训练。手掌里放两个健身球，顺时针逆时针转动球。

7. 单手将摊开的报纸捏成一团。

8. 拧螺丝训练。用螺丝手功能训练器训练，用健手固定螺丝板，患手将螺母往螺丝板上拧。先顺时针将螺母拧上，再将螺母逆时针拧下来为一次训练。

9. 串佛珠训练。准备一根线，数个佛珠。健手与患手配合，健手将线拿起，患手将佛珠拿起，将佛珠串成一串。

10. 打算盘训练。准备一个算盘，进行简单的运算（如 1 + 2 + 3…+ 9），利用拇指、示指及中指的屈伸将算盘向上、向下拨动。

11. 写字训练。准备一张纸一支笔，用健手将纸稍微固定，用患手将笔拿起在纸上写字。可以让患者抄写一段歌词来增加趣味性。

12. 电脑打字训练。让患者坐到电脑前，准备一个小故事，让患者将其打到电脑上，或用打字软件进行相关训练，打字需要十个手指配合。

13. 折纸、剪纸。准备一张白纸一把剪刀，让患者双手合作将白纸对折，再对折，然后将白纸沿着对折的线打开，再用患手拿起剪刀沿着折线将白纸剪开，也可以单纯折飞机玫瑰花等；也可以进行复杂一点的剪纸活动。

14. 系鞋带、解鞋带。准备一只鞋子，让患者练习，熟练后在自己穿的鞋子上进行操作。

15. 练习筷子的使用，提高手指的灵活性。

16. 杯中取物。从杯子中捡小物件锻炼，锻炼掌指关节屈曲和对指练习。

17. 杯中夹物。利用筷子或镊子从杯子里夹取小物进行对指、夹捏和手的灵巧协调。

18. 扑克牌训练。准备一副扑克牌，然后要求患者双手将牌打乱，再整理好，然后进行发牌，持牌、摆牌、翻牌训练。

19. 棋类训练。准备一副象棋，双手合作将棋纸摆好放在桌面上，然后将棋子从桌面上拿起来按顺序摆好到棋纸上，可顺便进行下棋等娱乐活动；也可单纯将棋子叠起放置。

20. 打麻将训练。让患者用两只手将麻将打乱，然后再将麻将摆齐，用患手抓起麻将摆成一排，然后一张一张打出去。

21. 弹钢琴训练。将双手手指放在键盘上，按照曲谱用手指弹奏。

22. 日常生活中强调患手的使用。

（十）膝过伸的康复训练要点

1. 运动治疗

（1）加强屈膝肌群功能：患者取俯卧位（若患者屈膝功能有进展，可采取健侧下肢单脚站立位）在患侧踝关节附近施加阻力（可以选择徒手，负重物或弹力带等方式施加阻力），嘱咐患者屈膝，注意固定住患者骨盆以防止代偿。

（2）加强踝背屈功能：患者取仰卧位，在患者跗趾关节附近施加阻力（可以选择徒手，负重物或弹力带等方式施加阻力），嘱咐患者踝背屈；或患者取坐位，屈膝，在跗骨附近施加阻力，嘱咐患者踝背屈。

（3）加强患侧下肢负重：患者扶墙站立，在患者身前设置等身镜，健侧下肢前大约一步的位置设置四脚矮凳，嘱咐患者健侧下肢拍起踩踏至小凳上，引导患者将身体重心转移至患侧下肢，同时确保膝关节不过伸，随着患者患侧下肢负重控制能力加强，可以逐渐提高训练难度，把矮凳替换成软垫，再逐步替换成Bobath球，最后过渡到完全没有支撑物，患侧下肢独立单腿负重；或在治疗用步梯上行侧方上下楼梯，患侧先上，健侧先下。

（4）后方迈步训练：嘱咐患者在划定好的范围内沿直线倒退步行，期间需要提醒并纠正可能出现的膝过伸情况，后期患者功能又进展后，可以增加难度，从平地的倒退步行过渡到楼梯的倒退步行。

2. 物理因子

（1）电子生物反馈刺激：加强屈膝肌群的肌力，加强踝背屈肌群的肌力。

（2）调制中频电刺激：加强屈膝肌群的肌力，加强踝背屈肌群的肌力。

3. 器械

（1）等速肌力训练仪：训练屈膝肌群，踝背屈肌群。

（2）平衡训练仪：加强本体感觉刺激，训练患者膝踝关节控制力。

4. 支具与矫形器足下垂严重导致的膝过伸患者，可以选择佩戴足下垂矫形器。

（十一）偏瘫患者髂腰肌的康复训练

生物力学的研究表明，人步行向前的驱动力来自于两个肌群，一个为小腿三头肌，另一个为髂腰肌而髂腰肌无力、共济失调以及认知功能障碍均为脑卒中患者不能独立步行的主要原因。事实上，偏瘫患者早期的训练要尽早诱发髂腰肌的力量，是步态训练的第一步。

1. 直接给予早期软瘫患者以明确并有目的性的任务命令，使患者集中注意力进行患侧髋关节的开链主动辅助屈曲动作。

2. 使患者仰卧位，健侧伸直，患侧屈曲并固定，让患者做上半身抬起弯向患侧的动作，以腹肌收缩带动髂腰肌的收缩，为髋关节的闭链运动。

3. 仰卧位患者被动微屈患侧下肢，在辅助者对患侧腹肌和髂腰肌给予轻拍刺激的同时要求患者转身翻向健侧，带动髂腰肌的收缩。

4. 减重状态下辅助骨盆和髂腰肌的共同运动，即在给予骨盆前倾辅助的时候被动活动患侧下肢屈曲向前，协同完成一个跨步动作。

5. 由于髂腰肌大部分行走于盆腔内侧，所以普通电刺激效果并不理想，可以让有经验的针灸师用长电针刺入肌腹直接刺激髂腰肌的收缩。

（十二）踝背屈困难的康复要点

1. 预防纠正足下垂

（1）早期充分的负重训练能有效预防比目鱼肌腓肠肌肌张力过度升高。

（2）对于踝背屈无力的患者，早期步行训练佩戴防止足下垂的踝足矫形器能有效解决足下垂的问题，防止异常步态的出现。

（3）对于经济能力允许的患者，可佩戴便携式功能性电刺激治疗仪，可根据患者步行周期在适当的实际释放电刺激，诱发踝背屈。

2. 诱发踝背屈 偏瘫患者踝背屈肌力低下通常与踝趾屈肌群肌张力高同时存在，治疗需要先抑制踝趾屈肌群的过度兴奋，再进行踝背屈活动的诱发。

（1）仰卧位训练：下肢屈曲、足平放在床上是最易诱发出踝背屈动作的体位。为避免患足过度用力造成踝趾屈肌群过度兴奋，可先用健足示范踝背屈的动作，治疗师需挤压患侧踝关节并牵拉跟腱，当被动背屈该关节无明显阻力时可开始诱发背屈动作，通常的方法有：快速叩击足背外侧、冰刺激足外侧缘，用冰块快速刺激足趾尖或在外侧两足趾间塞冰块，用瓶刷刷擦足趾尖和趾背，用瓶刷轻叩足背外侧。可根据患者反应选取刺激效果最好的方法。每组 10 次，每次治疗完成 3 组。治疗师应逐渐减少刺激量，增加患者主动运动成分，最终实现患者主动踝背屈。

（2）坐位训练：患者患侧髋屈曲 90°，膝屈曲 90°。治疗师一手握住患者的足和足趾使其充分背屈，另一手放在患者膝盖上，在辅助患者踝背屈的同时，在膝盖向下压以保证足跟着地。治疗师可将患者足跟在地上前后摩擦以增强患者的感觉，治疗师用一手的虎口向下压患者的踝关节，另一手握住患者的足趾于伸位，以维持充分的踝背屈。

当患者能在坐位主动踝背屈后，可在足背加沙袋做抗阻踝背屈练习，进一步提高患者踝背屈的肌力，以便在站立位能够完成背屈。

（3）站立位训练：可先站斜板，以放松跟腱，站立位，患足稍向前迈出，足跟着地，进行踝背屈训练，注意防止患者用躯干前屈的动作代偿。

（4）功能性电刺激：以功能性电刺激刺激胫前肌收缩，能有效诱发踝背屈。

（5）痉挛肌治疗仪：运动疗法前以痉挛肌治疗仪抑制跖屈肌群过度兴奋，增强踝背屈肌群兴奋性，能改善运动疗法的效果。

（十三）误用后髋关节外旋的纠正

1. 运动治疗

（1）患者取仰卧位，屈髋屈膝，刺激内收肌群，以手拍打刺激肌梭，刺激频率在每秒 4～5 次，同时嘱咐患者患肢膝关节向健侧膝关节靠拢。

（2）加强髋内收内旋功能：患者取仰卧位，屈髋屈膝，可以在患者双膝之间放置软垫，嘱咐患者用双膝夹持软垫，同时进行桥式运动，保持软垫不落下，随着患者功能的加强，软垫的厚度可以逐渐变薄，最后嘱咐患者夹持纸张行桥式运动。

（3）加强屈曲功能：患者取仰卧位，患侧下肢小腿置于 Bobath 球上，嘱咐患者屈髋屈膝，把 Bobath 球向头侧方向滚动；或嘱咐患者保持膝关节伸直，行直腿抬高，可以设置目标供患者下肢触碰，控制屈髋的用力方向。

（4）迈步训练：向前迈步训练，患者取站立位，在患者站立位置前方设置目标物，嘱咐患者患侧下肢向前抬起迈出，要求一步踩到指定位置，随着患者功能提升，目标物可以逐渐设置在更加不稳定的平面上；侧方迈步训练，患者取站立位，嘱咐含着往侧方交替摆动下肢，行侧方步行。

（5）步行训练：在平衡杠内设置等间距横槛障碍，嘱患者跨过障碍前行，在平衡杠前设置全身镜，要求患者在迈步时注意姿势，提醒患侧下肢在摆动相中，膝关节方向始终保持与前进方向一致，提示摆动时充分屈髋屈膝。

2. 物理因子

（1）电子生物反馈刺激：加强患侧下肢屈髋伸膝肌群肌力。

（2）调制中频电刺激：加强患侧下肢屈伸膝肌群肌力。

3. 器械

（1）等速肌力训练仪：训练髋内收肌群，髋屈曲肌群膝屈曲肌群。

（2）功率自行车：训练患侧下肢髋关节控制能力，嘱咐患者患侧下肢保持既不外展也不内收的姿势。

（十四）早期步行的问题及方法

1. 支撑相患侧下肢负重较差，早期治疗师可以借助腿扎或长腿支具让患者在立位找到负重的感觉同时治疗师要运用 Bobath 中拍打叩击技术帮助患者找到负重的力点（拍打股四头肌、臀大肌和臀中肌等），当患者找到负重的感觉后，慢慢减少腿扎或支具的支撑直至完全取掉，这时治疗师可以协助稳定患者骨盆，让患者重心前后左右转移；较高难度负重训练方法，让患者侧身靠墙站立（健侧靠墙并且健侧脚紧贴墙壁）强迫患者使用患侧腿负重，治疗师指导患者身体慢慢离开墙壁，或治疗师协助固定患者患侧腿让健侧腿前后迈步（此时要避免膝过伸），也可以让患者背靠墙壁做下蹲动作等。

2. 支撑期下肢伸肌与屈肌过度同时收缩抑制了肢体的运动，使患肢成了不可动下肢，这种情况下不但抑制了平衡反应也阻碍患肢进入摆动相，当患者下肢在后方进入摆动期时，由于下肢伸肌模式影响难以完成迈步动作，为了防止骨盆代偿，应在控制骨盆稳定的前提下辅助膝关节出现屈曲分离运动，通常我们会要求患者俯卧位下完成屈膝动作（按照先离心收缩再静力收缩最后向心收缩的顺序进行诱导屈膝动作的产生），此时可以借助悬吊系统或弹力训练带来减轻或加强训练阻力，当患者可以独立完成伸髋状态下膝关节屈曲分离运动后改为立位下练习髋关节伸展膝关节屈曲运动，这时我们可以要求患者倒后走或侧方交叉迈步走等以加强分离动作的产生。

3. 不可忽略的就是踝关节背屈问题，早期可以借助弹性绷带"8"字缠绕法或借助AFO来缓解足下垂问题以避免划圈步态的产生，待患者踝关节能够主动背屈以后就立刻停止辅助器具的使用防止患者产生依赖。

为了能让患者尽早建立正常的步态意识，早期我们可以借助减重跑台帮助患者步态训练，开始可以给予患者较大支持并且在治疗师辅助下完成步态训练，每日2次，每次20min，待患者步态改善后可以慢慢给予较少支持直至患者完全能够独立在跑台上行走。

为了改善步态，除了上面所说的必须使患者膝关节获得良好的选择性运动，骨盆与肩胛带旋转训练也是必不可少的，骨盆与肩胛带的旋转是改善步态协调性的重要训练，肩胛带旋转可以促使上肢摆动，改善肩胛带后撤下沉，骨盆旋转可以抑制下肢痉挛和共同运动，躯干的旋转可以避免强化两侧的分离，促使双侧交互运动，使步态向正常化发展。

骨盆旋转训练时患者立位，治疗师双手置于患者骨盆两侧，在原地辅助骨盆旋转。当治疗师感觉阻力减少或消失后发出行走指令，双手辅助骨盆交替旋转，肩胛带旋转训练，步行训练前做双手交替摸对侧大腿的摆动动作，一般是要求患者做到20～30次为佳，步行时要求治疗师双手扶持患者双肩，行走中配合下肢运动进行摆动，如出现异常运动模式则停止步行，再一次练习原地旋转，直至步态接近正常。

（十五）偏瘫患者常用支具的选择及使用

对于偏瘫患者佩戴支具主要是预防和矫正关节挛缩和变形并一定程度上补偿其功能，主要可以分为以下四个方面：①稳定与支持：通过限制肢体或躯干的异常运动来保持关节的稳定性，恢复承重或运动能力。②固定与矫正：对已出现畸形的肢体或躯干，通过固定病变部位来矫正畸形或防止畸形加重。③保护与免负荷：通过固定病变的肢体或关节，限制其异常活动，保持肢体，关节的正常对线关系，对下肢承重关节可以减轻或免除长轴承重。④代偿与助动：通过某些装置如橡皮筋、弹簧等来提供动力或储能，代偿已经失去的肌肉功能，或对肌力较弱部分给予一定的助力来辅助肢体活动或使瘫痪的肢体产生运动。

偏瘫患者早期为了防止足下垂和髋外旋等系列问题我们会要求患者佩戴可调节式踝足矫形器（主要针对卧床患者），这种矫形器一般会配有衬垫防止压疮，保证患者可以长时间穿戴，在足跟的下方配有金属长条（简称丁字鞋），防止髋关节外旋。

当患者初步具有站立和步行功能以后，一般我们会选择高温热塑板材的踝足矫形器，这种矫形器稳定性较好，并且轻便，可以穿入鞋内使用不影响美观，主要防止患者足下垂和足内外翻等，对于肌张力不是很高的患者，我们也可以采用弹性绷带"8"字缠绕法同样可以起到足托的作用。

当患者步行能力有所提高时，为了更加完善步态我们通常会选择踝关节可动式踝足矫形器，这种矫形器不会限制患者踝关节的背屈，但是同样可以防止患者足下垂以及内外翻，对步态的改善有较大的帮助。

1. 深感觉障碍的训练 深感觉又称本体感觉，是指来自肌、腱、关节等的位置觉，运动觉和震动觉（如人在闭眼时能感知身体各部的位置、动作等）。此外，在本体感觉传导通路中，还传导皮肤的精细触觉（如两点辨别觉等）。

深感觉障碍患者通常表现为关节运动的控制能力下降；活动时身体姿势的调整和平衡能力下降以及关节不稳等，所以在步态训练过程中即使患者有足够的肌力及运动能力，通常也表现出步态不稳无法迈步或有踩棉花感，患者往往会通过视觉来代偿大大降低了患者的步行能力，因此在偏瘫患者康复进程中，我们除了要强化肢体的运动功能同时也要强调本体感觉的恢复以及神经－肌肉的控制能力。

对于深感觉障碍患者我们通常会让患者先在视觉反馈代偿下寻找肢体运动的感觉，然后慢慢减少视觉的依赖。例如，①在平坦的地面上标示数条直线让患者踩线行走，开始时可以低头看着线条，然后再不看线条行走，交替进行训练。②在地面上放置矮凳或塑料杯，让患者使用患侧脚踏上矮凳或塑料杯，这时要求患者不能把杯子踩倒或踩碎。③在患者患侧脚下放置个足球，让患者踩着球划半圈。④在患者脚下放置圆棍，在不看脚下的同时让患者来回滚动木棍并且保证木棍不离开脚底。⑤在患者患侧脚前放置足球，要求患者把球向前方踢出等。

2. 除了借用这些简单的器具之外，我们还可以选择平衡仪，平衡板等对患者进行训练，在使用平衡仪时要求把平衡仪调成动态，按照从简单到困难的顺序帮助患者设置治疗处方，开始可以选择单轴方向的活动（前后，左右或斜角运动等）待患者完成较好时可以让患者完成多轴方向的运动（比如划圈、曲线等）或不定点显示让患者迅速把中心移动到所显示的点，要求在显示器视觉反馈提醒下让患者去感觉肢体位置的改变。对于平衡板的使用要求患者双脚站在平衡板两端，做前、后、左、右摆动，开始时候治疗师可以同时站在平衡板上协助患者摆动，之后要求患者独自完成，摆动速度不宜太快要求患者去感受双脚前后或左右位置的改变。

四、中医康复治疗

（一）中医辨证要点

中医学认为，脏腑功能失调，气血亏虚是发病的基础，劳倦内伤、忧思恼怒、饮食不节、用力过度或气候骤变等多为发病诱因。在此基础上痰浊、瘀血内生，或阳化风动，血随气逆，导致脑脉痹阻或血溢脑脉之外，脑髓神机受损而发为中风病。

基本病机为阴阳失调，气血逆乱，上犯于脑。若肝风夹痰，横窜经络，血脉瘀阻，气血不能濡养机体，则见中经络之证，表现为半身不遂，口眼㖞斜，不伴神志障碍；若风阳痰火蒙蔽神窍，气血逆乱，上冲于脑则见中脏腑重证，络损血溢，瘀阻脑络，而致猝然昏倒，不省人事。本病多属于本虚标实之证，肝肾阴虚，气血衰少为致病之本，风、火、痰、气、瘀为发病之标。

中风病的中医辨治原则，应注意急性期，恢复期和后遗症期的标本缓急，择不同治则治法方药，急性期标实症状突出，急则治其标，治疗当以祛邪主，中经络者常以平肝息风、化痰通腑、活血通络为法；中脏腑闭证当以通腑醒神、化痰开窍为法，脱证则宜救阴回阳固脱为法，恢复期和后遗症期多为虚实夹杂，邪实未清而正虚已现，当标本兼治、扶正祛邪，用育阴息风、益气活血等法。

偏瘫的临床常见证候、治法、代表方剂如下：

1. 风痰瘀血，痹阻脉络　治宜活血化瘀，化痰通络。方选半夏白术天麻汤加减。
2. 肝阳暴亢，风火上扰　治宜平肝泻火通络，方选天麻钩藤饮加减。
3. 痰热腑实，风痰上扰　治宜化痰通腑。方选星蒌承气汤加减。
4. 气虚血瘀　治宜益气活血，扶正祛邪。方选补阳还五汤加减。
5. 阴虚风动　治宜滋养肝肾，潜阳息风，方选镇肝息风汤加减。
6. 络脉空虚，风邪人中　治宜祛风通络，养血和营。方选大秦艽汤加减。
7. 痰热内闭清窍　治宜清热化痰，醒神开窍，方选羚羊角汤配合安宫牛黄丸。
8. 痰湿蒙塞心神　治宜温阳化痰，醒神开窍，方选涤痰汤配合苏合香丸。
9. 元气败脱，神明散乱　治宜益气回阳固脱。方选参附汤，独参汤等加减。

（二）中医康复治疗思路

1. 中药汤剂　中风偏瘫大多为本虚标实，虚实夹杂。气血失调为本，痰瘀互结为标，遵循中医"急则治其标，缓则治其本"的原则，对于急性发作，以治痰、息风为主，且活血化瘀宜早用。不论出血中风、缺血中风，发病后其基本病理为脑脉瘀滞不畅，活血化瘀可改善脑组织血管微循环，有利于功能恢复；偏瘫后期，多以"本虚"为主，兼以"标实"，多见为气虚血瘀，治当以补阳还五汤加减治疗。兼肝肾阴虚者加滋肝肾、填精髓、强筋骨之品，兼阳虚者加温阳通经之品，兼有痰者，合半夏白术天麻汤加减；若久病不愈，加虫类药搜风通络。

2. 注意区分软瘫还是硬瘫　一般来说，软瘫者多气虚、阳虚，治宜加大补气药量，并加附子、巴戟天、淫羊藿等；而硬瘫则多肝肾阴亏虚，引起内风，治疗以滋肝肾、舒筋骨、息风止痉之品。

3. 针灸　对于偏瘫有很好疗效根据虚实给予选穴针刺。急性期中脏腑者常用醒神开窍法促醒，中经络及恢复期能促进肢体功能恢复，可获显效。

（三）中医康复治疗方案

1. 辨证论治

（1）风痰瘀血，痹阻脉络

主症：以半身不遂，口舌㖞斜，舌强言或不语，偏身麻木，头晕目眩，舌质黯淡，舌苔薄白或白腻，脉弦滑为主症。

治则：息风涤痰，活血通络。

方药：半夏白术天麻汤加减。

法半夏12g，茯苓15g，白术12g，胆南星9g，天竺黄12g，天麻12g，香附12g，丹参15g，大黄6g（后下）。

临证参考：本证以标实为主，临证时应针对风、痰、瘀各证候要素的权重，可以调整处方药物或剂量。一般发病早期，风象突出者，可以加重平肝息风之力，如选用钩藤、石决明等。病情平稳后，以痰瘀阻络为主，重在活血化瘀，可选用鸡血藤、伸筋草、地龙等。若进入恢复期，渐显气虚之象时，注意及早使用甘平益气之品，如太子参、茯苓、山药等，此方选酒大黄是以涤除痰热积滞为目的，用量宜轻，不可过量，若确有腑气不通，可改用生大黄。风痰互结，瘀血阻滞，日久易从阳化热，故临床上用药不宜过于温燥，以免助热生火。

（2）肝阳暴亢，风火上扰

主症：半身不遂，偏身麻木，舌强言謇或不语，眩晕头痛，面红目赤，口苦咽干，心烦易怒，尿赤便干。舌红或红绛，舌苔薄黄，脉弦有力。

治则：平肝泻火通络。

方药：天麻钩藤饮加减。

天麻 15g，钩藤 15g，生石决明 30g（先煎），川牛膝 18g，黄芩 12g，山栀子 12g，夏枯草 12g，益母草 15g，海藻 15g，全蝎 6g。

临证参考：此证见于中风急性期，往往病情迅速变化，需根据症候演变及时调整治疗方案，若症见神识恍惚、迷蒙者，为风火上扰清窍，由中经络向中脏转化，配合灌服牛黄清心丸或安宫牛黄丸以开窍醒神；若风火之邪挟血上逆，加用凉血降逆之品以引血下行，如出现大便秘结，腑气不通，应及时通腑泄热。如喉中有痰，舌苔黄腻，可加用胆南星、天竺黄、瓜蒌等清热化痰之品，如出现呕血，可加用凉血降逆之品。

（3）痰热腑实，风痰上扰

主症：半身不遂，口舌㖞斜，言语謇涩或不语，偏身麻木，便干便秘，头晕目眩，咳痰或痰多，舌质黯红，苔黄或黄腻，脉弦滑或偏瘫侧脉弦滑而大。

治则：清热涤痰，通泄热。

方药：星蒌承气汤加减。

大黄 10～15g（后下），芒硝 10g（分冲），全瓜蒌 15～30g，胆南星 6～10g。

临证参考：中风病急性期常因中焦气机不利，痰热壅滞，腑实不通而见痰热腑实之证。及时运用化痰通腑法治疗，一可通畅腑气，去痰通络，敷布气血，促进上身不遂等症的恢复；二可清除肠胃痰热积滞，使浊邪不得上扰神明；三可急下存阴，以防阴劫于内，阳脱于外。正确运用化痰通腑法，掌握通下的时机，是治疗痰热腑实的关键。如热象明显者，加山栀子黄芩清热泻火；加强清热之力；年老体弱津亏者，加生地黄麦门冬，玄参以增液行舟。

（4）气虚血瘀

主症：半身不遂，口舌㖞斜，言语塞涩或不语，偏身麻木，面色㿠白，气短乏力，口角流涎，自汗出，心悸便溏，手足肿胀。舌质黯淡，舌苔薄白或白腻，脉沉细、细缓或弦细。

治则：益气活血，扶正祛邪。

方药：补阳还五汤加减。

黄芪 30～120g，当归 12g，赤芍 15g，川芎 15g，桃仁 12g，红花 9g，地龙 12g。

临证参考：本证多见于中风恢复期，如气虚明显者，可加党参，太子参以益气通络；如肢体麻木者，可加木瓜、伸筋草、防己以舒筋活络；上肢偏废者，可加桂枝以通络；下肢瘫软乏力者，加续断，桑寄生、杜仲、牛膝以强壮筋骨；若急性期气虚伴血瘀，有主张不宜过早重用黄芪者，以免助热生火，加重病情。如中风后逐渐出现健忘、神情呆滞者，可加石菖蒲、郁金、远志等化痰开窍。

（5）阴虚风动

主症：半身不遂，口舌㖞斜，舌强言謇或不语，偏身麻木，失眠，手足心热，舌质红绛或黯红，少苔或无苔，脉细弦或细弦数。

治则：滋养肝肾，潜阳息风。

方药：镇肝息风汤加减。

川牛膝30g，代赭石30g（先煎），龙骨30g（先煎），牡蛎30g（先煎），龟甲20g（先煎），白芍15g，玄参15g，天门冬12g，川楝子10g，茵陈20g，麦芽15g，钩藤15g，菊花10g。

临证参考：本证多见于中风恢复期患者，常与素体阴虚有关，在救治中风急症时应注意顾护阴津，祛邪而不伤正。对于阴虚阳亢明显者，也可以选用镇肝息风汤加减。为防滋阴碍胃，可加健脾益胃之品。若心烦失眠者，可加栀子以清心除烦，加珍珠母以镇心安神；头痛重者，可加夏枯草以清肝息风，加川芎、白芷全虫等以祛风活血止痛。

（6）络脉空虚，风邪入中

主症：手足麻木，肌肤不仁，或突然口眼㖞斜，语言不利，口角流涎，甚则半身不遂。舌苔薄白，脉浮弦或弦细。

治则：祛风通络，养血和营。

方药：大秦艽汤。

秦艽12g，当归12g，细辛3g，羌活6g，防风6g，白芷6g，川芎9g，白芍12g，独活9g，生地黄12g，甘草6g。

临证参考：本证以急性期多见，如有风热表证者，可去羌活、防风、当归等药，加桑叶、薄荷、菊花以疏风清热；若仅见口眼㖞斜而无半身不遂等症者，可用牵正散加荆芥、防风、白芷以散风祛邪；兼表热者加金银花、连翘、薄荷以疏散风热；必要时加红花以活血化瘀。

（7）痰热内闭清窍

主症：起病急骤，神昏或昏愦，半身不遂，鼻鼾痰鸣，肢体强痉拘急，项背身热，躁扰不宁，甚则手足厥冷，频繁抽搐，偶见呕血。舌质红绛，舌苔黄腻或干腻，脉弦滑数。

治则：清热化痰，醒神开窍。

方药：羚羊角汤加减。

羚羊角骨30g（先煎），珍珠母30g（先煎），竹茹15g，天竺黄15g，石蒲10g，远志5g，夏枯草15g，牡丹皮15g，配合灌服或鼻饲安宫牛黄丸。

临证参考：本证多见于中风重症患者，其症候演变迅速，治疗当以祛邪为先，重在清热化痰、醒神开窍，并注意通畅腑气，升清降浊。患者神昏而口噤不开、吞咽困难者，应选用静脉注射液治疗，同时可鼻饲中药，或灌肠给药等。如痰多者，可加竹沥、胆南星以清热涤痰；热甚者，可加黄芩加强清热；神昏重，加郁金以醒神开窍。

（8）痰湿蒙塞心神

主症：素体阳虚，湿痰内蕴，发病神昏，半身不遂，肢体松懈，瘫软不温，甚则四肢厥冷，面白唇黯，痰涎壅盛。舌质黯淡，舌苔白腻，脉沉滑或沉缓。

治则：温阳化痰，醒神开窍。

代表方剂：涤痰汤加减。

法半夏15g，陈皮10g，茯苓15g，胆南星15g，竹茹15g，石菖蒲10g，郁金15g，远志5g，配合灌服或鼻饲苏合香丸。

临证参考：本证属阴闭证，多与患者素体心脾气虚、痰湿内蕴有关，治疗应针对痰湿之症候要素，选择燥湿化痰之品；邪入腑脏，窍闭神昏，当以配开窍醒神之品，因药性多辛温，苦温，应注意避免温燥太过，耗伤津液，需根据症候的演变随时易法更方，如出现化热征象，当佐以清热之剂。

（9）元气败脱，神明散乱

主症：突然神昏或昏愦，肢体瘫软，手撒肢冷汗多，重则周身湿冷，尿失禁。舌痿，舌质紫黯，苔白腻，脉沉缓、沉微。

治则：益气回阳固脱。

方药：参附汤、独参汤等加减。

人参5～10g（另炖，兑服），制附子10～15g（久煎）。

临证参考：本证属于中风危候，多因邪热亢盛，正气大伤，脑髓受损，神匮不用，元气衰败，腑脏功能衰竭所致，此时，应采取综合救治措施。汗出不止者，应加山茱萸、黄芪、煅龙骨、煅牡蛎以敛汗固脱。

2. 中成药治疗

（1）静脉给药

1）清开灵注射液：40～60mL加入5%～10%葡萄糖500mL静脉滴注，每日1～2次。适用于肝阳暴亢，痰热腑实证。

2）醒脑静注射液：10～20mL加入5%葡萄糖250～500mL静脉滴注，每日1～2次，适用于肝阳暴亢痰热腑实证；或中脏腑实证。

3）血塞通注射液：200～400mg加入25%～50%葡萄糖40～60mL静脉注射或加入5%～10%葡萄糖250～500mL静脉滴注，每日1次，适用于各种证型。

4）丹参注射液或复方丹参注射液：20～40mL加入5%～10%葡萄糖250mL中静脉滴注，每日1～2次适用于各种证型。

5）川芎嗪注射液：80～120mg加入5%～10%葡萄糖250～500mL中静脉滴注，每日1次。适用于瘀血阻络证。

6）疏血通注射液：4～6mL加入5%～lo%葡萄糖250～500mL静脉滴注，每日1～2次。适用于各种证型。

7）参麦注射液：20mL加入50%葡萄糖40mL中静脉注射，或40～60mL加入10%葡萄糖250mL静脉滴注，每日2次，适用于中风之脱证，或由闭而脱，气阴俱伤的危急证。

8）参附注射液：5～20mL加入50%葡萄糖40mL静脉注射，或20～100mL加入5%～10%葡萄糖500mL静脉滴注，每日1～2次。适于用脱证或由闭而脱，阳气暴脱之危急证。

9）灯盏花素注射液：8～16mL，或灯盏细辛注射液，20～40mL，加入5%葡萄糖250～500mL静滴，用于各期各型中风。

（2）口服制剂：急性期随证选用安宫牛黄丸、苏合香丸、紫雪丹、新雪丹、至宝丹。

1）脑栓通胶囊：每次3粒，每日3次。适用于各种证型。

2）复方丹蛭片：每次5片，每日3次，用于气虚血瘀或痰瘀阻络之偏瘫。

3）步长脑心通胶囊：每次3片，每日3次，用于气虚血瘀之偏瘫。

4）华佗再造丸：每次8g，每日2次，用于气虚血瘀或痰瘀阻络之中风偏瘫、失语、口眼㖞斜、肢体拘挛麻木。

5）中风回春丸：每次 3 片，每日 3 次，用于气虚血瘀或痰瘀阻络之中风偏瘫，口眼㖞斜，失语。

6）大活络丸：每次 1 丸，每日 2 次。用于气虚血瘀或痰瘀阻络之中风后遗症、偏瘫、麻木、肢体拘挛。

以上所列药物，原则上每一种类选用 1 种，根据病情虚实程度，选择一类或两类合用。

3. 针刺治疗

（1）常规针刺治疗

1）中经络

治则：疏通经络，行气活血，以针刺为主，平补平泻。

处方：内关，极泉，尺泽，委中，三阴交，足三里。

方义：心主血脉，内关为心包经络穴，可调理心气，促进气血的运行；三阴交为足三阴经交会穴，可滋补肝肾；极泉，尺泽，委中，足三里疏通肢体经络。

加减：肝阳暴充加太冲、太溪镇肝潜阳；风痰阻络加丰隆、合谷化痰息风；痰热腑实加曲池、内庭、丰隆清热祛痰；气虚血瘀加气海、血海益气活血；阴虚风动加太溪、风池滋阴潜阳；口角㖞斜加地仓，颊车；上肢不遂加肩髃、曲池、手三里、合谷；下肢不遂加环跳、阳陵泉、阴陵泉、风市；足内翻加绝骨、纠内翻，丘墟透照海；足外翻加中封、太溪、纠外翻；足下垂加解溪、胫上；便秘加丰隆，支沟；尿失禁、尿潴留加中极、曲骨、关元。

操作：内关用捻转泻法，持续运针 1～3min；三阴交、足三里用提插补法；刺极泉时，在原穴位置下 2 寸心经取穴，避开腋毛，直刺进针，用提插泻法，以患者上肢有麻胀和抽动感为度；尺泽，委中直刺，提插泻法，使肢体有抽动感。

2）中脏腑

治则：醒脑开窍，闭证兼开窍启闭，只针不灸，泻法；脱证兼回阳固脱，重用灸法，补法。

处方：以督脉腧穴为主，水沟、素髎、百会、内关。

方义：脑为原神之府，督脉入络脑，素髎、水沟为督脉穴，可醒脑开窍，调神导气；百会位于头顶，属督脉，内络于脑，醒脑开窍作用明显；心主血脉，内关为心包经络穴，可调理心气，促进气血的运行。

加减：闭证加十宣、合谷、太冲开窍启闭；脱证加关元、气海、神阙回阳固脱；呼吸衰竭加气舍益宗气而调呼吸。

操作：内关用捻转泻法，持续运针 1～3min；素髎、水沟用雀啄法，以患者面部表情初夏发应为度；太冲、合谷用泻法，强刺激；关元、气海用大艾柱灸法，神阙用隔盐灸法，直至四肢转温为止。

（2）头针：头针治疗脑卒中具有较好的疗效，头针的取穴方法较多，常用的有头皮针标准线取穴法，头穴分区取穴法，头穴透刺取穴法、头穴丛刺取穴法，可根据临床症状选择相应的治疗区进行治疗。选择对侧运动区，感觉区，足运感区，进针后捻转 3min，偏侧运动障碍，取对侧运动区；下肢瘫，取对侧运动区上 1/5，对侧足运区；下肢瘫，取对侧运动区是 2/5；头面部瘫痪，流涎，舌㖞斜，运动性失语，取对侧运动区下 2/5；偏身感觉障碍，取对侧感觉区；下肢感觉障碍，取对侧感觉区上 1/5，对侧足感区；上肢感觉障碍，取对侧感觉区中 2/5；头面部感觉障碍，取对侧感觉区下 2/5 失语，选瘫对侧运动区下 2/5；精神障碍，强哭强笑，刺正中线两侧胸腔以上，横刺；肢体水肿，取对侧血管舒缩区。

（3）体针：①弛缓性瘫痪：治疗应尽快提高肌张力，促进肌力恢复，使患者及早摆脱弛缓状态。针刺时上肢以手阳明经穴为主，下肢以足阳明经穴为主，小腿部以足太阳、足少阳经穴为主。肩髃、曲池、手三里、外关、合谷、环跳、阳陵泉、足三里、解溪、昆仑。得气后连接脉冲针灸治疗仪，采用疏波，每次治疗 30min，每日 1 次。②痉挛性偏瘫：针刺以"拮抗肌取穴"为基本原则。上肢取肩髃、肩中（位于肩臂三角肌之中央，当后臂肱骨之外侧，去肩骨缝 2.5 寸）手三里、外关、合谷；下肢取三皇穴（相当于脾经的阴陵泉、漏谷、三阴交）。③改善期：可按照"治痿独取阳明"理论选穴、针刺。上肢取肩髃透极泉（下 1 寸）、臂曲池、外关、手三里、阳溪、合谷等；下肢取风市、伏兔、足三里、丰隆、解溪、阳陵泉、悬钟、申脉、三阴交、太冲。

（4）醒脑开窍针法

主穴：内关（手厥阴心包经）、人中（督脉）、三阴交（足太阴脾经）。

辅穴：极泉（手少阴心经）、委中（足太阳膀胱经）、尺泽（手太阴肺经）。

配穴：吞咽障碍加风池、翳风、完骨；手指握固加合谷；语言不利加上廉泉、金津、玉液放血；足内翻加丘墟透照海。

（5）电针：在患侧上下肢体各选两个穴位，针刺得气后接通电针仪，用疏密波中弱度刺激，以肌肉微颤为度。

（6）眼针疗法：治中风偏瘫取上、下焦区穴，可使患侧肢体逐渐恢复自主运动。

（7）刺血疗法：适用于瘀血较重或肝阳上亢或有疼痛者，刺太阳、曲泽、解溪出血；以上诸穴每个穴位出血量 5 ～ 15mL，多者可达 30mL。

（8）耳针：多选肾上腺、心、肝、脑干、皮质下、神门等部位，虚证多埋针，实证则强刺激。

（9）腹针：①处方：引气归元、滑肉门（患侧）、上风湿点、外陵（患侧）、下风湿点（患侧）、商曲（健侧）。②辨证加减：头痛、头晕加阴都（患侧）、商曲（双侧）；语言不利加中脘上；面神经麻痹加阴都（患侧）、商曲（健侧）；肩痛加商曲（健侧）、滑肉门、三角（患侧）；手功能障碍加上风湿上点（患侧）、上风湿外点（患侧）；下肢无力加大巨（患侧）、气旁（健侧）；足内翻加上风湿内点（患侧）、气旁（健侧）；踝关节不利加下风湿下点（患侧）、大巨（患侧）。

4. 推拿按摩治疗

（1）弛缓性偏瘫：①从远端至近端进行推拿，尤其要注意对患侧手，肩及下肢的推拿，这有利于改善血液循环，消除肿胀，缓解疼痛，预防压疮和静脉炎。②叩击法或拍法作用于患侧，叩击或拍打时手掌应尽量放柔软，慢拍快提，顺序从下到上，频率约 100 次 / 分，以皮肤发热潮红为度。若伴有患侧上肢肿胀，可选用滚法治疗，顺序从下到上。

各关节特别是肩关节、腕关节不宜使用拔伸法、扳法、抖法，以免造成韧带、肌肉损伤，甚至引起关节脱位。

（2）痉挛期偏瘫：不同的肌群部位采用不同的手法，可以调节患肢肌肉和神经功能，诱发正常运动模式的建立，有利于促进主动运动和分离运动的完成，提高整体功能的恢复。

1）弹拨法：①上肢：弹拨肱二头肌肱桡肌、肱骨内上髁的肌腱附着处，以酸胀为度，每处 1～2min，可以缓解优势侧的肌痉挛。②下肢：弹拨内收肌股四头肌，小腿三头肌肌腱附着处，拇指深按肌腱，酸胀为度，每处 1～2min，可以缓解优势侧的肌痉挛。

2）擦法：①上肢：用快速掌擦法擦上肢的后侧（相当于肱三头肌和前臂伸肌肌群），每处 1～2min，频率为 120 次／分左右，局部发热为度。②下肢：用快速掌擦法擦大腿的后侧和外侧（相当于腘绳肌和阔筋膜张肌）小腿前面（小腿前肌群），每处 1～2min，频率为 120 次／分左右，以局部发热为度。

3）运动关节法：①上肢：缓慢伸肘、伸腕和伸指关节后屈肘、屈腕和屈指关节，1～2min。②下肢：缓慢屈髋、屈膝和背屈踝关节后伸髋、伸膝和跖屈踝关节，1～2min。

（3）改善期：采用运动关节类手法及按揉法、拿法、搓法等，以防止关节挛缩、解除功能锻炼或针灸后的肌疲劳、增强本体感觉的刺激，促进运动模式的改变。

5. 刮痧疗法　对中经络的患者，可取平脊穴、膀胱经及四肢诸阳经所过之外进行刮痧治疗，以疏畅气血，对血压偏高者可加取桥弓穴及足底（以涌泉为主）。

6. 点舌疗法　主要用于中风昏迷患者的救治。将紫雪丹、至宝丹或安宫牛黄丸，苏合香丸等药物用水化后，用消毒棉签蘸药液不停地点舌，以达到药物从舌下吸收的目的。

7. 药枕疗法　如清脑枕（由冬桑叶、冰片等组成，适用于肝阳暴亢、风火上扰型，痰热腑实、风痰上扰型，阴虚风动型，风火扰清窍型）、石膏枕（生石膏适量，打碎后装入枕芯，令患者枕之，用于脑出血急性期）、菊丹芎芷枕（菊花、牡丹皮、川芎、白芷共研末，装入枕芯，令患者枕之，用于脑梗死患者急性期热象明显）等。

8. 敷贴疗法　包括穴位敷贴疗法、脐疗法等，可用辨证选方药或单验方敷贴。

9. 药氧疗法　用辨证方制成药液，用医用纯氧在雾化器中充分混合后，以一定的流速将药液随氧气雾化吸入，治疗中风闭证或吞咽困难者。

（四）临床经验分享及注意事项

1. 益气法对中风患者的运动功能的影响　在中风患者康复过程中应重视对气虚证的干预治疗可提高患者运动功能的恢复，经临床观察，中风患者属中医气虚血瘀证患者，在康复训练的同时，给予口服补阳还五汤加减治疗，对气虚血瘀证患者的运动功能及 ADL 有积极的作用。

2. 偏瘫肢体的弛缓与痉挛的中医辨证体会　中风的肢体偏瘫可分为早期的弛缓性瘫痪（软瘫）及恢复期或后遗症期的痉挛性瘫痪（硬瘫）。针对此两种情况，笔者总结名老中医沈宝藩教授的经验，认为软瘫期延长的病机主要是以气阳不足，不能振奋，治疗当以辨证基础上加重补气及补阳之品，可配合电针针刺治疗，往往加快软瘫肢体肌张力恢复速度，取得良好效果。对于痉挛较重者，应为气血不足、肝肾阴亏、内风较甚，当在辨证基础上加用息风止痉、养血柔筋，滋补肝肾之品，同时配合中药舒筋活络之品局部或半身熏蒸，可取得较好疗效。同时无论是软瘫或是痉挛，均可在辨证基础上应用虫类药如地龙、全蝎、蜈蚣、水蛭、土元、乌梢蛇等，以加强搜风、止痉、通络之力，但用量宜轻并勿久用，以免耗气伤胃，必要时可与和胃之品合用。

3. 中风后肩手痛的辨证治疗体会　肩痛是中风患者常见的并发症，由于疼痛使患侧肩关节活动受限，各种康复手法较难实施，严重影响患侧上肢的功能恢复，我们的经验认为，在辨证方面，当以气虚痰瘀痹阻为主要病机，我们应用沈老师的补虚除痹方治疗中风后肩痛，取得了良好的疗效。方药组成：黄芪 15g，桂枝 10g，白芍 10g，熟地 10g，当归13g，秦艽 10g，威灵仙 10g，防风 10g，桑枝 13g，川断 10g，海桐皮 15g。功效：补气血，养肝肾，通经络。加减：气虚甚者加党参 13g，白术 10g；肝肾虚甚者加杜仲 10g，桑寄生 10g；患手红肿热痛者加络石藤 20g，忍冬藤 20g，毛冬青 20g；若患肢肿胀发凉者加制川乌 5g（先煎），细辛 3g，片姜黄 10g，并加重桂枝用量至 15g；关节挛缩者加川木瓜 15g、白芍 15g、甘草 10g 及全蝎、蜈蚣、土元等虫类药。同时，根据中风后肩痛有软瘫期及硬瘫期之分，中医辨证方面也相应不同，治疗方法也有差异。例如，软瘫期患肢局部肿胀发凉，软弱无力明显，以气虚阳虚为主，当以补气血、温经脉、化痰瘀、散寒止痛为法；而硬瘫期患肢拘急挛缩，以气阴两虚，肝肾亏虚为主，当以益气阴，滋肝肾、化痰瘀、通络止痛为法。我科使用腹针及腕踝针治疗中风后肩痛，也取得了良好的疗效。腹针取穴为中脘、健侧商曲、患侧滑肉门三角。腕踝针取穴以患肢上 1、2、3 区为主。

4. 中药沐足疗法治疗中风后下肢远端肿胀及运动后疲劳　中风患者肢体偏瘫后，尤其是肢体软瘫期，肢体肌肉对静脉淋巴循环的挤压作用消失，导致静脉、淋巴循环不畅，极易导致患侧下肢肿胀的发生，特别是康复训练后较为明显，患者自觉胀麻不适影响夜间休息，我们根据辨证，制订了不同的沐足中药方，对有足部肿胀的患者，用舒筋活络洗剂，在睡前行双足 40℃温水中药沐足，临床研究表明可改善患者下肢的肿胀情况，有利于患者的肢体功能恢复，对运动后疲劳及肌肉酸痛的患者，给予益气活血，补肝肾，强筋骨，通络止痛之品，于睡前水煎后待温度降至 40℃时，浸泡双足，可解除疲劳及肌肉酸痛，并有助睡眠之功。

5. 温箱灸疗法治疗尿失禁及尿潴留　中风后可导致尿失禁及尿潴留，影响患者的生活质量。临床多采用艾条热敏灸疗法和温箱灸疗法，将艾条放置在患者气海、关元等穴位上艾灸，每次 30min，每日 2 次，经临床观察，95%患者的尿潴留症状可得到改善。

6. 其他　住院患者突发偏瘫或偏瘫肢肢体肌力下降，应注意查明病因，必要时注意查 MRI，以明确是否有再发脑梗死或脑出血。

第五节　平衡功能障碍

平衡功能是指身体保持平衡的能力，以维持身体在静止和运动中的稳定性。平衡功能涉及多个系统，包括视觉系统、内耳和前庭系统、感觉神经系统、肌肉和关节系统以及中枢神经系统等。这些系统协同工作，使我们能够保持稳定的姿势、移动和避免跌倒。

平衡功能的好坏可以影响一个人的日常生活。良好的平衡功能可以帮助人们做出稳定的动作，比如走路、跑步、跳跃、弯曲和伸展身体等。然而，当平衡功能出现问题时，可能会导致跌倒、摔伤等不良后果。因此，保持良好的平衡功能对于健康和生活质量非常重要。

一、康复评定

（一）观察法

观察法主要是用于筛选具有平衡功能障碍的患者。在临床上比较常用的有闭眼站立难立征（Romberg 法）、强化 Romberg 法、三级平衡法。嘱受检者双足并拢站立，双手向前平伸，观察在睁眼、闭眼时身体摇摆情况，称为 Romberg 法。嘱受检者两足一前一后、足尖接足跟直立，观察其睁眼、闭眼时身体摇摆情况，成为强化 Romberg 法。三级平衡法：Ⅰ级平衡（静态平衡）：指人体在无外力作用下维持的某种固定姿势的过程；Ⅱ级平衡（自动平衡）：指人体进行各种自主运动重获稳定状态的能力，如坐或站等各种姿势间的转换；Ⅲ级平衡（他动平衡）：指人体在外力的作用下调整姿势、恢复稳定状态的能力。

（二）量表评定法

用于平衡功能检测的量表评定方法有多种，较为常用的有 Berg 平衡量表（BBS）、Fugl-Meyer 平衡量表等。

1. Berg 平衡量表　是脑卒中康复临床与研究中最常用的评定平衡功能的量表，一共有 14 项检测内容，包括：①坐－站；②无支撑站立；③足着地，无支撑坐位；④站、坐；⑤床椅转移；⑥无支撑闭眼站立；⑦双足并拢，无支撑站立；⑧上肢向前伸；⑨从地面拾物；⑩转身向后看；⑪转体 360°；⑫用足交替踏台阶；⑬双足前后位，无支撑站立；⑭单腿站立。每项评分 0～4 分，满分 56 分；得分高，表明平衡功能好；得分低，表明平衡功能差；得分低于 40 分，提示有跌倒的风险。

2. Fugl-Meyer 平衡量表　患者进行七个项目的检查：①无支撑坐位；②健侧展翅反应；③患侧展翅反应；④支撑下站立；⑤无支撑站立；⑥健侧站立；⑦患侧站立；每个检查项目都分为 0～2 分三个级别进行记分，最高分 14 分，最低分 0 分，低于 14 分，说明平衡功能有障碍，评分越低，表示平衡功能障碍越严重。

3. "站起－走" 计时测试　此测试方法是测试患者从坐椅站起，向前走 3m，折返回来的时间并观察患者在行走中的动态平衡。得分为 1 分表示正常，得分为 2 分表示极轻微异常，得分为 3 分表示轻微异常，得分为 4 分表示中度异常，得分为 5 分表示重度异常。如果患者得分为 3 分或 3 分以上，则表示有跌倒的危险性。

4. Tinetti 量表　包括平衡和步态测试两部分，满分 28 分。其中平衡测试部分共有 10 个项目，满分 16 分，步态测试部分共有 8 个项目，满分 12 分。Tinetti 量表测试一般需要 15min，如果得分少于 24 分，表示有平衡功能障碍，少于 15 分，表示有跌倒的危险性。

（三）平衡测试仪

平衡测试仪是近年来国际上发展较快的定量评定平衡能力的一种测试方法，包括静态平衡测试仪和动态平衡测试仪。平衡测试仪能精确地测量人体重心位置、移动的面积和形态，评定平衡功能障碍或病变的部位和程度，其结果可以保存，不仅可以定量评定平衡功能，还可以明确平衡功能损害的程度和类型，有助于制订治疗和康复措施，评价治疗和康复效果，同时，平衡测试仪本身也可以用作平衡训练，因此临床应用范围广泛。

二、康复治疗

训练目的主要是进行坐位－跪位－坐到站的平衡协调训练等，以及从静止到动态的负重平衡训练，将步行中的负重、迈步、平衡三要素有机分解并结合起来，促进正常模式的建立，同时能向脊髓腰段提供适当的本体感觉输入，以利于行走的恢复。通过一系列的平衡训练，可使躯干肌及患侧下肢的负重得到锻炼，有利于重心对称分布，提高步行的稳定性，而且可减轻肌萎缩，维持并增强肌力，有效锻炼下肢的承重及步行能力，使患者因承重能力弱、重心转移困难、运动姿势维持困难所致的失平衡状态得到不断的调整和修正。

（一）平衡功能训练的原则

1. 在监护下，先将患者被动地向各个方向移动到失衡或接近失衡的点上，然后让他自行返回中位或平衡的位置上。

2. 从最稳的体位开始，逐渐进展到不稳定的体位。

3. 从静态平衡进展到动态平衡，逐渐加大平衡难度。其要领是逐步缩小人体支撑面积和提高身体重心，在保持稳定的前提下逐步增加头颈、躯干和四肢的控制力。

4. 从睁眼状态活动过渡到闭眼状态。

（二）平衡功能训练中注意事项

1. 从前面、后面、侧面或在对角线的方向上推或拉患者，让他达到或接近失衡点。

2. 要密切监控以防出现意外，但不能扶牢患者，否则患者因无须作出反应而失去效果。

3. 一定要让患者有安全感，否则因害怕而诱发全身痉挛出现联合反应，加重病理模式。

（三）平衡训练的方式

1. 一般性平衡训练　一般性平衡治疗通常采用 Bobath 疗法中的平衡训练，训练可在肘撑俯卧位、手膝位、跪立位和站立位上进行。平衡反应的训练可在床、椅、地面等稳定的基础上进行，也可在摇板、摇椅、滚筒、大体操球等活动的基础上进行。一般先在稳定基础上，以后再在活动的基础上进行。

2. 增加复杂性的训练　为增加难度，可在一般性平衡治疗的基础上遮挡视线，罩住头部，在训练中增加上肢、下肢和躯干的扭动，让患者在软的或移动的支撑面上训练，如摇板、大球、滚筒等。

3. 利用仪器提供视反馈的训练　让患者两足分别放在仪器的两块压力传感台上，正常人每足将各分担体重的 50%，仪器在屏幕上用左右两个方柱的高低显示两足所承担的体重，此外，有的设备还可精确测量人体重心位置、移动的面积和形态。失衡者两侧负重不平衡，康复治疗师提示或患者自身根据屏幕显示调整自身的平衡。

4. 平衡测试仪　不仅可用于平衡功能的评定，也可以用作平衡训练。平衡仪显示器可了解患者的重心位置和负重情况，平衡功能分析软件测试姿势总结出患者的跌倒风险指数。在进行训练时，根据患者评定的结果选择视觉反馈训练模式，通过设置参数，改变训练的难易程度。患者利用视觉反馈，通过前后、左右方向转移重心以保证身体平衡完成设定的目标。通过这种方法患者可完成静态平衡功能训练，动态平衡功能训练和平衡反应训练。

5. 训练应付姿势变化的对策　前庭功能缺失的患者常不能采用髋对策，本体感觉障碍的患者往往不能采取踝对策。

（1）踝对策的训练：开始可在宽而硬的平面上分别练习将体重向左下肢和右下肢转移，练习成功后再改在松软的或窄的平面上训练。训练起初要速度慢、幅度小，在下肢髋、膝伸直位做向前、后、左、右移动，特别要强调前、后方向的运动。在此基础上再增加外界干扰因素破坏平衡引出踝对策的应用。若引出的是髋反应而不是踝反应，可在固定髋关节情况下训练。蹲位、坐位前后摆动以及在斜面上站立均可抑制髋对策。

（2）髋对策的训练：横站在平衡木上可以很好地抑制踝对策的应用而有利于促进髋对策，单足站立时训练也可以促进髋对策。

（四）平衡训练常用方法

1. 仰卧位 - 桥式运动　主要适合于偏瘫患者。因完成此动作时，人体呈拱桥状，故而得名"桥式运动"，它可以训练腰背肌和提高骨盆的控制能力，诱发下肢分离运动，缓解躯干及下肢的痉挛，提高躯干肌肌力和平衡能力。应鼓励患者于病情稳定后尽早进行桥式运动。

具体方法：患者仰卧位，双手放于体侧，或双手交叉组指相握，胸前上举，注意患手大拇指放在最上面，以对抗拇指的内收和屈曲，下肢屈曲支撑于床面，患者将臀部抬离床面，尽量抬高，即完成伸髋、屈膝、足平踏于床面的动作。双侧下肢同时完成此动作为双桥运动，单侧下肢完成此动作为单桥运动。

当患者不能主动完成抬臀动作时，可给予适当的帮助。治疗师可将一手放在患者的患膝上，然后向前下方拉压膝关节，另一手拍打患侧臀部，刺激臀肌收缩，帮助患髋伸展。在进行桥式运动时，患者两足间的距离越大，伸髋时保持屈膝所需的分离性运动成分就越多。随着患者控制能力的改善，可逐渐调整桥式运动的难度，如由双桥运动过渡到单桥运动。

2. 前臂支撑下的俯卧位训练　此种训练体位主要适合截瘫患者，是上肢和肩部的强化训练及持拐步行前的准备训练。

（1）静态平衡训练：患者取俯卧位，前臂支撑上肢体重，保持静态平衡。开始时保持的时间较短，随着平衡功能的逐渐改善，保持时间达到30min后，则可以再进行动态平衡训练。

（2）自动态平衡训练：患者取俯卧位，前臂支撑上肢体重，自己向各个方向活动并保持平衡。

（3）他动态平衡训练：患者取俯卧位，前臂支撑上肢体重，治疗师向各个方向推动患者的肩部。训练开始时推动的力要小，使患者失去静态平衡的状态，又能够在干扰后恢复到平衡的状态，然后逐渐增加推动的力度和范围。

3. 肘膝跪位训练　此种训练体位同样主要适合截瘫患者，也适用于运动失调症和帕金森综合征等具有运动功能障碍的患者。

（1）静态平衡训练：患者取肘膝跪位，由肘部和膝部作为体重支撑点，在此体位下保持平衡。保持时间如果达到30min，再进行动态平衡训练。

（2）他动态平衡训练：患者取肘膝跪位，治疗师向各个方向推动患者，推动的力度和幅度逐渐由小到大。

（3）自动态平衡训练：患者取肘膝跪位。①整体活动：患者自己向前、后、左、右各个方向活动身体并保持平衡，也可上、下活动躯干并保持平衡。②肢体活动：然后可指示患者将一侧上肢或下肢抬起并保持平衡，随着稳定性的增强，再将一侧上肢和另一侧下肢同时抬起并保持平衡，如此逐渐增加训练的难度和复杂性。

4. 双膝跪位和半跪位训练　这两种训练体位也主要适合于截瘫患者。双膝跪位平衡掌握后，再进行半跪位平衡训练。

（1）静态平衡训练：患者取双膝跪位或半跪位，然后保持平衡。静态平衡保持达到30min后，可进行动态平衡训练。

（2）自动态平衡训练：患者取双膝跪位或半跪位。①向各个方向活动：患者自己向各个方向活动身体，然后保持平衡。②抛接球训练：治疗师在患者的各个方向向患者抛球，患者接到球后，再抛给治疗师，如此反复。抛球的距离和力度可逐渐加大，以增加训练难度。

（3）他动态平衡训练：患者取双膝跪位或半跪位。①治疗床上训练：患者跪于治疗床上，治疗师向各个方向推动患者。②平衡板上训练：患者跪于平衡板上，治疗师向各个方向推动患者。由于平衡板会随着患者身体的倾斜而出现翘动，从而提供了一个活动的支持面，增加了训练的难度。

无论是患者自己活动，还是抛接球训练，都可以先在治疗床上进行，然后在平衡板上进行，逐渐增加训练的复杂性。

5. 坐位平衡训练　对于截瘫的患者，在进行平衡训练时应该由前臂支撑下的俯卧位、肘膝跪位、双膝跪位、半跪位逐渐到坐位和站位。而对于偏瘫患者则主要是进行坐位和站位的平衡训练。坐位平衡训练主要包括长坐位平衡训练和端坐位平衡训练，前者多适用于截瘫患者，后者多适用于偏瘫患者。

（1）长坐位平衡训练

1）静态平衡训练：患者取长坐位，前方放一面镜子，治疗师于患者的后方，首先辅助患者保持静态平衡，逐渐减少辅助力量，待患者能够独立保持静态平衡30min后，再进行动态平衡训练。

2）自动态平衡训练：患者取长坐位。①向各个方向活动：可指示患者向左右或前后等各个方向倾斜，躯干向左右侧屈或旋转，或双上肢从前方或侧方抬起至水平位，或抬起举至头顶，并保持长坐位平衡。当患者能够保持一定时间的平衡，就可以进行下面的训练。②触碰治疗师手中的物体：治疗师位于患者的对面，手拿物体放于患者的正前方、侧前方、正上方、侧上方、正下方、侧下方等不同的方向，让患者来触碰治疗师手中的物体。③抛接球训练：抛球、接球训练可进一步增加患者的平衡能力，也可增加患者双上肢和腹背肌的肌力和耐力。在进行抛接球训练时要注意从不同的角度向患者抛球，同时可逐渐增加抛球的距离和力度来增加训练的难度。

3）他动态平衡训练：患者取长坐位。①治疗床上训练：患者坐于治疗床上，治疗师向侧方或前、后方推动患者，使患者离开原来的起始位，开始时推动的幅度要小，待患者能够恢复平衡，再加大推动的幅度。②平衡板上训练：患者坐于平衡板上，治疗师向各个方向推动患者。

（2）端坐位平衡训练：坐在一个固定的平面上，手放在膝上，足膝分开约15cm，足放于地上。

1）静态平衡训练：维持上述端坐位，保持坐位对线关系即：头平肩水平、上身直立、肩在髋的正上方、双脚和双膝分开数厘米。

2）自动态平衡训练：①头和躯干的运动：a. 转动头和躯干，越过肩向后看，回到中立位，并向另一侧重复；b. 向上看天花板和回到直立位；②够物动作：a. 用患手向前（屈髋）、向侧方（双侧）、向后触碰物体，再回到中立位。非常虚弱的患者可以将手臂放在一个高桌子上向前触碰。b. 当患者获得了平衡的感觉，健手越过身体中线交叉够物以使患足负重。③向前和向侧方够物：用一手或两手拾起地上的物体，可以把物体放在箱子上使任务更容易完成。

3）他动态平衡训练：①治疗床上训练：患者坐于治疗床上，治疗师向各个方向推动患者，推动的力度逐渐加大，患者能够恢复平衡和维持端坐位。②平衡板上训练：患者坐于治疗板上，治疗师向各个方向推动患者。③训练球上训练：患者坐于训练球上，治疗师向各个方向推动患者。因为治疗球支撑体重，是一个活动的而且较软的支撑面，更难保持平衡，从而增加了训练的难度。

6. 站立平衡训练

（1）静态平衡训练：先进行辅助站立训练，然后进行独立站立训练。①辅助站立训练：在患者尚不能独立站立时，需首先进行辅助站立训练。可以由治疗师扶助患者，也可以由患者自己扶助肋木、助行架、手杖或腋杖等，或者患者站于平行杠内扶助步行。②独立站立训练：患者面对镜子保持站立位对线关系即：头平肩水平保持平衡，上身直立，肩在髋的正上方，髋在踝前，双脚分开数厘米。

（2）自动态平衡训练

1）头和身体的运动：①双足分开数厘米站立，抬头向上看天花板再回到直立位；②双足分开数厘米站立，转动头和躯干向后看，回到中间位置，向另一侧重复。

2）够物：站立，向前、向侧方（两侧）、向后取物。单手或双手进行。目标物应该超过手臂的长度，鼓励患者要伸展到稳定极限再回来。

3）单腿支撑（用或不用吊带或夹板）：①健侧肢体向前迈一步；②健侧、患侧肢体向前迈步；③练习够物。

4）侧方步行：手扶着墙或扶着抬高的床栏杆侧方步行，这可训练在伸髋时使体重从一侧转移到另一侧。

5）拾起物体：站立位，降低身体高度，朝前方、侧方、后方拾起物体或触碰物体并回来。

（3）他动态平衡训练：患者面对镜子保持独立站立位。根据患者能力或站在硬而大的支撑面或站在软而小的支撑面上或站在活动的支撑面上训练：治疗师站于患者旁边，向不同方向推动患者，并逐渐增加推动的力度和幅度，增加训练的难度。

（4）平衡测试仪训练：平衡测试仪除了可以用来客观地评定平衡功能，还可以用于平衡功能的训练。训练时，患者双足放在测试仪的测力平台上，在仪器的显示屏上通过不同的图标来显示双足所承担的体重。正常人每侧足承受体重的50%，通过有意识地将体重转移到一侧下肢，可以提高对自动态平衡能力的训练。

在进行站立位平衡训练时，要注意随时纠正患者的站立姿势，防止患膝过伸等异常姿势。

7. 前庭功能的训练　对于双侧前庭功能完全丧失的患者运动疗法难以奏效，但对部分功能损伤的患者则可以通过运动疗法得到改善，对于前庭功能障碍合并视觉或本体感觉障碍时，疗效也较差。1992年Susan等设计了一套提高前庭适应性和在平衡中诱发视觉和本体感觉参与的提高平衡功能的训练，具体方法为：

（1）患者双足尽可能靠拢，必要时双手或单手扶墙保持平衡，然后左右转头，其后单手或双手不扶墙站立，时间逐渐延长并仍保持平衡，双足再靠拢。

（2）患者步行，必要时他人给予帮助。

（3）患者练习在行走中转头。

（4）患者应双足分开与肩同宽站立，直视前方目标，逐渐使支撑面变窄，即双足间距离缩短至 1/2 足长，在进行这一训练时前臂首先伸展，然后放置体侧，再交叉于胸前，在进行下一个难度训练之前，每一体位至少保持 15s，训练时间总共为 5 ～ 15min。

（5）患者双足与肩同宽站立，直视前方目标，逐渐使支撑面变窄，即双足间距离缩短至 1/2 足长，在进行训练时，双眼先断续闭拢，然后闭眼时间逐渐延长，同时，前臂先伸展，然后放置体侧，再交叉于胸前，在进行下一个难度训练之前，每一体位至少保持 15s，训练时间总共为 5 ～ 15min。

（6）患者站立于软垫上，可从站立于硬地板开始，逐渐过渡到在薄地毯、薄枕头或沙发垫上站立。

（7）患者在行走中转圈练习，从转大圈开始，逐渐变得越来越小，两个方向均应练习。

第六节　协调功能障碍

协调功能是指人体产生平滑、准确、有控制的运动能力，它须有适当的速度、距离、方向、节奏和肌力。当协调功能因各种原因受损时，即出现运动协调功能障碍又称共济失调。正常时依靠功能完整的小脑、深感觉、前庭和锥体外系的参与来完成共济运动，小脑对完成精巧动作起着重要作用。每当大脑皮质发出一次随意运动的指令，总是伴有小脑发出的制动性冲动，如影随形，以完成准确的运动或动作。上述任何部位的损害均可出现共济失调，主要表现为动作笨拙、不平衡、不准确等。体格检查中指鼻试验、对指试验、跟膝胫试验、轮替动作、Romberg 征阳性。

一、康复评定

1. 临床评估　由医师或治疗师进行，包括观察和测试患者在静止状态和运动状态下的协调能力、肌肉力量、平衡控制、姿势控制等方面的表现，确定协调功能障碍的类型、程度和可能的原因。

2. 运动评估　通过观察和测试患者运动的协调性、速度、力量、精确性等方面的表现，评估运动能力和协调能力的关系。

3. 平衡评估　通过观察和测试患者在不同平衡任务下的表现，如单脚站立、步态、倒立等，评估患者的平衡控制能力。

4. 活动和参与评估　评估患者的日常生活活动和社交参与能力，如穿衣、洗澡、走路、社交交往等，以确定康复目标和治疗方案。

5. 跟踪和评估进展　监测患者的康复进展，评估康复计划的有效性，根据需要调整治疗方案。

二、康复治疗

（一）协调训练的基本原则

1. 由易到难，循序渐进动作的练习由简单到复杂。

2. 重复性训练每个动作都需重复练习，才能起到强化的效果。

3. 针对性训练对具体的协调障碍进行针对性的训练，这样更具有目的性。

4. 综合性训练除了协调训练，还要进行相关训练，如改善肌力和平衡。

（二）协调训练的主要内容

1. 平衡训练　坐位平衡训练、立位平衡训练、眼球和头颈运动、平衡仪训练，每次 30 ～ 40min，每日 2 ～ 3 次。

2. 协调性训练　平衡杠内行走、跑台训练、直线走、倒走、侧走、闭眼走及八字走。

3. 作业治疗　拍、接、传球各 15min；生活技能及精细动作训练，每次 10min。

4. 体能训练　0.5 ～ 1.5kg 哑铃进行横拉、侧拉、交替拉训练各 15 遍；蹲起训练 15 遍；仰卧起坐 20 个。

（三）协调功能训练的方法

1. 单块肌肉的控制训练　由于患者在能把所需的肌肉动作整合成一个协调动作的印迹之前，必须学会单独地控制每块肌肉。所以，先进行单肌训练是重要的。

（1）单肌训练原则：①促进原则：用于因各种原因致患者不能或难于收缩单块肌肉时，若一旦原动肌有主动收缩时就必须停止这种方法。此法对因下运动神经元受损而难于收缩的肌肉，可用敲打肌腱、快速牵拉、200Hz 的电震动等来促进收缩；对因上运动神经元受损而难于使单肌收缩的情况，可采用神经促通术。②小负荷或不过度用力原则：过度用力总会引起动作的不协调，因此，在单肌训练开始时，往往让患者以最小的力去收缩原动肌，并且对原动肌产生的运动给予所需的最大助力而不是阻力的方式进行。

（2）单肌控制训练的方法：根据不同治疗要求采取不同的体位，较常用的基本姿势是头部抬高的仰卧位，以便患者看见整个训练过程。要求患者把注意力集中到所训练的部位及肌肉上。治疗师给患者做辅助运动时让患者去想象这一运动过程，体会肌肉运动的感觉。同时，治疗师配合声音刺激，指示"用力，再用力一点"。当训练的肌肉能做有力的动作并能控制运动时，治疗师应逐渐减少辅助，直至患者能独立地完成所训练肌肉的主动收缩，必要时可利用肌电生物反馈予以强化。运动的强度、频度依患者的具体情况而定。

2. 多块肌肉协调动作的训练　协调动作是多块肌肉按一定要求协调、迅速、准确的动作，因此在单肌训练成功之后必须进行多肌训练。

（1）多肌训练的原则：①准确：为达到协调的目的，训练中各种动作必须准确无误。②抑制不需要活动：准确的协调只有在经过训练后达到能够抑制一切不需要的动作时才能建立。而且这种抑制能力不能直接训练，只能通过准确地执行动作，并在保持动作准确的条件下增加用力强度来训练。③先分后合：为了达到充分准确，所学的动作越复杂就需要先将动作分解，分解得越细才能使每一个小动作完成得越准确。④大量重复：重复准确的运动是在神经系统中形成协调记忆印迹的唯一的方法，只要多次准确地重复一种运动，就可以在中枢神经系统内形成一个协调运动的印迹，再现时就可出现协调的运动。

（2）多肌训练的方法：①轮替动作训练：如前臂伸展快速反复地做旋前、旋后动作；或以一侧手掌手背交替拍打另一手掌；或足跟着地做打拍子动作；或做太极云手动作等上下肢双侧交替动作。②定位及方向性活动训练：如指鼻、对指、走迷宫、接沙包或球、钉木板、圈套等训练。③文体活动：如跳绳、拍球、功率自行车、划船等。

（3）Frenkel 体操：是为改善下肢本体感觉控制而逐渐增加难度的一组训练。其要点是在训练时让患者充分利用视觉代偿。训练开始时，应在治疗师监护下进行，强调动作要慢，准确，位置要适当。为避免疲劳，每一课的每节体操不要超过 4 次，应在最初的简单运动完成后，再逐渐增加难度，患者能自己进行每节体操后，应让其每 3 ～ 4h 练习 1 次。

具体操作如下：

1）仰卧位练习：患者躺在表面光滑的床上或垫子上，足跟能很容易地沿着床面滑动，头部枕起，使其容易看到小腿与足。①沿床面滑动足跟，屈曲一侧下肢的膝、髋部，然后恢复到原位。对侧下肢重复这动作。②同第一步一样屈曲髋、膝部，然后外展已屈曲的髋部，再恢复到屈曲位，最后恢复原位。③髋膝部半屈，然后恢复到伸直位。以后加入外展和内收。④屈曲一侧下肢的髋部与膝部，按口令在屈曲或伸直的任何部位停顿。⑤同时同等地屈曲双下肢再包括外展、内收、伸直。⑥同时使双下肢髋、膝部呈半屈位，再加入外展和内收、伸直。按口令停止在某一位置。⑦屈曲一侧下肢的髋、膝部，并把足跟抬高离床面5cm，恢复到原来位置。⑧屈曲一侧下肢的髋、膝部，并把足跟抬高离床面5cm，恢复到原来位置，将足跟置于对侧髌骨上。连续增加运动项目，使足跟能接触到髌骨的中间、踝部、对侧足趾、膝关节以及小腿两侧的床面。⑨屈曲一侧下肢的髋、膝部，并把足跟抬高离床面5cm，恢复到原来位置，然后使足跟接触髌骨、胫骨、踝部和足趾。反向重复上述运动。⑩屈曲一侧下肢的髋、膝部，并把足跟抬高离床面5cm，恢复到原来位置，然后按口令将足跟接触治疗师所指示的某一点。

2）坐位练习：①在一张有靠背和踏板的扶椅上，练习维持正确坐位姿势2min。在没有扶手的椅子上重复上述动作。再在无靠背的椅子上重复上述动作。②治疗师计算仅足跟抬离地面的时间，逐渐改为练习轮流将整个足跟抬离地面，然后准确地把足再放到地面指定的位置。③用粉笔在地下画两个"十"字标记，轮流使足顺所画的"十"字向前、后、左、右滑动。④按治疗师的节奏，练习从椅子上起身和坐下：屈曲膝关节，将足置于坐椅前缘下方；躯干在大腿上方方向前屈曲；伸直髋、膝，站起来，然后伸直躯干；向前稍屈曲躯干；屈曲髋、膝部坐下；伸直躯干，再坐回椅上。

3）站位练习：①侧走时容易平衡，因为患者不需要以足趾或足跟为枢轴，那样会减小其支撑的基底面。这一练习有节奏地进行：把体重转移到左足，右足移30cm；把体重转移到右足；使左足向右足靠近。向右或左，每步的大小可以不同。②在35cm宽的平行线之间向前走，将右足恰好置于右边线的内侧，左足亦恰好置于左边线的内侧，强调位置要正确，走10步后休息。③向前走，把每步都踏在地板上绘好的足印上，足印应平行且离中线5cm，进行1/4步、1/2步、3/4步及一整步的练习。④转弯，提起右足趾，右足以足跟为轴向外转动；抬起左足跟，使左小腿以足趾为轴向内旋转；将左足提到右足旁。

（四）协调功能训练的注意事项

1. 先进行单块肌肉训练，然后再进行多块肌肉协调动作训练。

2. 协调训练应尽时在安静、其他人员尽可能少的房间内进行，并使患者保持相对松弛、舒服及安全的体位。

3. 训练要由专业治疗师进行指导。他发出的指示和口令应清晰而准确，监督要严密而细致，对全身无力或有平衡障碍者应充分支持其处于安全体位；对本体感受损者，应使他的每一活动都能被患者看到，以利用视觉反馈进行补偿；肌肉在关节活动范围内有疼痛者，应待痛消失或关节在30°内活动无疼痛时才开始进行，因关节活动至少需要有10°的范围才能兴奋本体感受器。

4. 严格掌握运动量，过度疲劳不仅可影响疗效，还可加重症状。

第七节　Duchenne 型肌营养不良

Duchenne 型肌营养不良（DMD）为 X 连锁隐性遗传，多于 2 ～ 8 岁发病（一般在 5 岁以前），男性发病，女性携带异常基因但不发病。其病因为肌纤维中的抗体肌萎缩蛋白缺失导致肌纤维的破坏，肌萎缩，失去肌纤维的功能。

发病初期走路笨拙，易于跌倒，不能奔跑及登楼，站立时脊髓前凸，腹部挺出，两足撒开，步行缓慢摇摆，呈特殊的"鸭步"步态；当由仰卧位转立位时非常困难，必先翻身俯卧，再双手攀缘两膝，逐渐向上支撑起立（Gowers 征）。继而出现肩胛带肌肌力减退，尤以附着在胸骨部分的胸大肌、前锯肌、肱二头肌和肱桡肌的萎缩和无力为甚，以致两肩可被动地上举至耳朵的高度（游离肩）；因前锯肌无力，两肩胛骨呈翼状竖起于背部（翼状肩胛），在两臂前推时最为显著；面部和手部肌肉也可轻度萎缩。病情逐渐进展，至生活不能自理，最后完全丧失活动能力，多半导致呼吸衰竭或肺部感染而死亡。患儿某些肌肉呈假性肥大，大多为腓肠肌，也可累及三角肌、舌肌等，假性肥大肌肉外观发达，触摸较正常肌肉坚实，但肌力下降。常伴有心肌受累和智能障碍。

一、康复评定

1. 肌力测定。
2. 关节活动度评定。
3. 步行及平衡功能评定。
4. 呼吸功能评定。
5. 构音及吞咽功能评定。
6. 日常生活活动能力评定。

二、康复治疗

目前在国内外，对本病没有特效治疗方法，但是许多策略可以改善患者的生活质量，如保持一般健康、促进运动、避免体重过重、避免挛缩，及维持呼吸功能等。

1. 维持躯体姿态及运动功能

（1）预防、矫正脊柱后突及侧突 患儿站立时腰部脊柱前弯明显，而坐位则脊柱后凸（驼背）；如果不能站立，那挛缩和脊柱侧凸就会接踵而至。大多数患者存在进行性麻痹性脊柱侧凸，伴单手支撑；双侧坐骨受压不对称，可导致受压局部不适及坐骨神经痛，并使下肢和足部的感觉发生改变。进行性胸椎畸形还会加重呼吸困难。

康复目标是维持或重建脊柱的平衡，增加其自主生活能力，改善健康状况和提高生活质量。

在腰部脊柱前弯处穿戴胸腰骶支具（如改良 Calot 支具），虽不能阻止脊柱侧凸的发展，但可以延缓畸形的进展，增加运动功能，等待进行手术的合适年龄。对于大多数病例，外科手术是治疗神经 - 肌肉型脊柱侧凸唯一有效方法。

（2）预防、矫正下肢关节挛缩：长期坐位和卧位将加速髋关节和膝关节等承重关节屈曲挛缩的进程。每日被动伸展训练可以避免或推迟挛缩的出现。游泳和针对性水中训练可增加训练的娱乐性，同时浮力的作用可使动作易于完成。也可以通过睡眠时佩戴小夹板减少膝和踝关节挛缩。一旦发生挛缩，被动伸展训练就变得无效，并导致疼痛，患者会抵触，如果用力过猛极易造成损伤。

（3）改善步行能力：应在患儿仍能独立步行较短的距离，以及 10s 时间独立行走 8m 时向其提供膝踝足矫形器（KAFOs）。必要时可建议对已发生挛缩的关节实施肌腱延长术。

（4）控制体重：患儿缺乏运动可导致肥胖，而肥胖会妨碍运动、移动、自理、他人协助搬运以及最后影响心肺功能。因此应在控制饮食的基础上尽可能增加全身运动，控制体重的增长。

2. 维持呼吸功能　患儿肋间肌无力导致肺通气减少，加之胸椎畸形的影响，易出现胸部运动受限、呼吸变浅、肺和胸壁顺应性降低伴肺通气不足，将导致肺膨胀不全和肺部容易感染。

3. 胸部运动治疗　包括深呼吸训练、位置或姿势性引流（痰液）、叩背、咳嗽和辅助咳嗽，以及呼吸道分泌物增多时进行咽部吸痰。为促进深吸气，鼓励患儿咳嗽，若干次作为一个系列，并保持最大吸气状态约 3s。可以使用自诱性呼吸训练器进行上述训练。

第八节　偏头痛

偏头痛为周期性发作的单侧头痛，多在 30 岁前发病，60%～70%为女性。约 20%在头痛发作前有"先兆"。

一、康复评定

1. 疼痛程度　评估偏头痛发作时的疼痛程度，可以使用 VAS 评分法或 NRS 评分法。VAS 评分法是让患者自我评估疼痛程度，以 0 分表示无痛，10 分表示最严重的疼痛。NRS 评分法是让患者在一个 0～10 的数字等级中选择疼痛程度。

2. 发作频率和持续时间　评估偏头痛发作的频率和持续时间，记录患者每月发作次数和每次发作的持续时间。

3. 发作时伴随症状　评估偏头痛发作时伴随的症状，如恶心、呕吐、畏光、畏声等。

4. 日常生活功能　评估偏头痛对患者日常生活功能的影响，如工作、学习、社交、家庭生活等。可以使用 MIDAS 评分法，评估偏头痛对患者生活质量的影响。

5. 心理健康状况　评估偏头痛对患者心理健康状况的影响，如焦虑、抑郁等。可以使用 HADS 评分法，评估患者的心理健康状况。

6. 康复治疗效果　评估康复治疗的效果，如药物治疗、生物反馈治疗、物理治疗等。可以使用治疗效果评估表格，记录治疗前后的症状变化情况。

二、康复治疗

偏头痛的治疗分为发作期的治疗和预防性治疗。发作期治疗重点在于消除发作期的临床症状，预防性治疗主要是减少或阻止偏头痛的发作。

（一）发作期治疗

偏头痛发作期治疗一般采用分级治疗的方法。

偏头痛诊断成立首先应用治疗药物金字塔底部的药物。常用药物为普通止痛药物，如阿司匹林（300～600mg，每6h1次）、对乙酰氨基酚（最大剂量为1000mg，每6h1次）或布洛芬（200～400mg，每4～6h1次）等。

如果患者对一线治疗药物效果比较满意则继续服用。如效果不满意，患者可能来复诊，这时则给予二线药物，常为复合止痛药物如加合百服宁等。如果二线药物起作用，且效果满意则继续服用。

如果患者对二线药物也不起作用，可应用三线药物，即特异性抗偏头痛药物：麦角制剂（如麦角胺咖啡因和双氢麦角胺等）或特异性5-HTIB/ID激动剂曲普坦（如英明格及佐米格等）。

如果仍然无效，就要选择进一步的治疗方法，如采用注射用曲普坦。

此外，应尽量去除头痛的诱发因素。此方法的某些阶段可能由第一级治疗直接转到第三级治疗。应注意的是治疗应个体化。对有的患者可直接应用特异性抗偏头痛药物。应避免长期大量应用止痛药物，以免引起止痛药物依赖性头痛。

极重度头痛，尤其是急诊患者，可静脉注射双氢麦角胺同时静脉注射丙氯拉嗪或甲氧氯普胺。80%的患者对双氢麦角胺有反应。对双氢麦角胺不能耐受或有不良反应的患者可试用多巴胺拮抗剂（如氯丙嗪、氟哌啶、苯海拉明等）。

颈交感神经阻滞治疗偏头痛的疗效确切，可与药物配合使用于极重度偏头痛。

（二）预防性治疗

预防性治疗的目标包括降低偏头痛发作的频率和严重程度，增加急性发作对终止发作治疗的反应，改善生活质量。预防性治疗的指征为：①1个月内两次以上发作造成劳动力丧失持续3日以上。②有用药禁忌证或对发作期治疗药物无效。③1周需应用终止发作药物两次以上。④偏瘫性偏头痛或少见的能产生广泛性神经系统紊乱，或有永久性神经系统损伤危险性的头痛发作。

第三篇

神经内科护理实践

第十五章 病区管理

第一节 环境管理

病区是医院的重要组成部分之一，是患者接受治疗、恢复健康的场所。规范的病区环境管理，良好的病区环境是保证医疗、护理工作顺利进行，促进患者身心康复的重要条件。为患者提供整洁、优美、安静、舒适、高效、安全的休养和治疗环境是护士工作的责任，同时也是护理质量规范化管理的重要组成部分。在为患者提供安全可信的就医环境的同时，也为医护人员提供了高效舒适的工作环境，增加其成就感，调动其工作热情，缓解工作压力。

一、病区环境布局

神经内科病区设有普通病室、治疗室、处置室、健康教育室、库房、开水间、污物间、医师办公室、护士站、医护值班室。

1. 病区环境管理的具体要求

（1）和谐、安全：建立良好的人文环境及安全环境，全力预防和消除一切不安全因素，包括消除不良的情绪刺激，预防各原因所致的躯体损伤和防止交叉感染，增进护理的社会效应。

（2）整齐、清洁：病区的空间环境及各类陈设必须规格统一，布局整齐；各种设备和用品设置合理，清洁卫生。达到避免污垢积存，防止细菌扩散，给患者以清新、舒适、的病区环境。

（3）安静：根据国际噪声标准规定，白天病区的噪声不超过 38Db。安静的环境能减轻患者的烦躁不安，使之身心闲适地充分休息和睡眠，同时也是患者康复、医护人员专注投入工作的保证。

（4）舒适：病室内的温度应保持在 18～20℃，湿度 40%～60%，光线适宜，空气清新，生活方便，用物清洁，使患者住院期间生活安宁、惬意、心情舒畅。

（5）美观：病室布局、设施、用品应合理、整洁，走廊、墙壁、患者衣服、工作人员服装都应选择适宜的色彩。

2. 病室环境管理的具体措施

（1）社会环境

1）建立良好的医护关系：医疗、护理工作是医院工作中两个相对独立的系统，服务对象虽都是患者，但工作侧重点不同，故理想的医护关系模式应是交流－协作－互补。有关患者的信息应及时相互交流，双方对工作采取配合、支持、协作态势，相互尊重、信任、谅解、制约、监督。

2）建立良好的护患关系：良好的护患关系取决于护理工作者的正确医学观和道德观，护理人员应把患者视为社会的、不同心理与感情的人，而患者的心理状态又直接影响患者的治疗护理效果，因此应尊重、理解患者，并重视患者的主诉，关心、满足患者对护理的需求。同时充分发挥患者的主观能动性，一切治疗护理活动均应取得患者及其家属的理解。以疏导、示范的方式帮助患者适应病区环境，积极配合治疗，遵守有关管理规定和制度。

3）建立良好的群体关系：家属的关心和支持，可增强患者战胜疾病的信心和勇气，解除患者的后顾之忧。因此，护士应加强与患者家属的沟通，互相配合，共同做好患者的身心护理。同时应加强探视、陪伴制度的管理，督促陪伴人遵守病区管理规定，维持病室秩序。护士须依赖陪员做患者的护理工作。陪伴率一般要求控制在5%左右。

（2）物理环境

1）安静：病室内应避免噪声，积极开展保持环境安静的教育，工作人员人人参与加强管理，所有工作人员操作时必须做到"四轻"，即说话轻、走路轻、操作轻、开关门窗轻。对易发出响声的椅脚应钉橡胶垫，推车的轮轴、门窗的交合链应定期滴注润滑油。

2）整洁：实施"5S"管理法（五常法），即常组织、常整顿、常清洁、常规范、常自律，保证病室护理单元、患者及工作人员的整洁。保持病区环境和病床单元整洁，病室的陈设应简单，摆放整齐，位置固定，床下不可放置杂物。

3）舒适：①病室温度和湿度：适宜的室内温度，有利于患者休养及治疗。因此，病室内应备有室温计和湿度计，以便随时评估室内温度和湿度。②通风：空气流通可以调节室内温度、湿度，增加氧含量，降低二氧化碳及空气原创微生物的密度，为保持空气新鲜，病室应定时开窗通风换气，每次通风30min左右。③采光：室内明暗度，可影响患者的舒适度，充足的光线，可使患者愉悦，且有利于观察病情。④绿化：病室内和病区走廊上可适当摆设鲜花和绿色植物，过敏性疾病病室除外。⑤色调：病室墙壁一般上方涂白色，下方涂浅绿色或浅蓝色，不宜全部涂白色。

（3）安全环境

1）医院内可能危害患者安全的因素：①跌伤：跌伤是医院环境中对患者身体安全有威胁的最常见的问题之一。陌生的环境或疾病导致身体或心理方面的功能改变，均会增加患者跌伤的可能性。故病室地面应尽可能保持干燥，拖地应选择患者休息或治疗的时间，地面潮湿时，应有告知患者措施，如放置"小心地滑"指示牌。昏迷患者应加床档、保护具；②烫伤：治疗性用热、火灾均可引起患者烫伤。护士应严格执行治疗性用热的告知程序，禁用明火，防止火灾；③化学性伤害：可因误食药物或清洁剂、吸入有害的气体等造成化学性伤害。口服药、外用药应有明显的区分标志，分类放置，医护人员所有操作必须严格执行"三查、七对"制度；④触电：如监护仪、电源。所有的监测及治疗仪器线路应完整，电源插座远离意识不清的患者；⑤微波：长时间在微波炉前工作可引起微波损伤，病区应将微波炉放置于通风处；⑥X线及放射性物质：如医疗照射；⑦医源性感染：如输血、伤口感染等。上述病区不安全因素均可通过科学管理予以避免。

2）预防和消除一切不安全因素：①认真履行安全告知义务：护理人员应严格执行医院病室管理规定及安全告知程序；②避免各种原因所致的意外损伤：如地面潮湿，致使患者滑倒跌伤，昏迷患者坠床或撞伤等；③预防医院内感染：如工作人员手卫生、消毒隔离等；④避免医源性损伤：如粗心大意引发的护理事故、差错，服务态度欠佳，致使患者心理失衡等。

三、工作制度

（一）病房管理制度

1. 病区由科主任、护士长负责管理，医师和护士积极协助。

2. 定期向患者进行健康宣教，做好患者思想、生活等管理工作。

3. 保持病房整洁、整齐、安静、舒适、安全，避免噪声，做到"四轻"，即走路轻、关门轻、操作轻、说话轻。

4. 统一病房陈设，室内物品和床位要摆放整齐，固定位置，不得任意搬动。

5. 保持病房卫生清洁，注意通风，每日至少清扫两次。

6. 医务人员穿工作服、帽，护士穿护士裤、护士鞋。着装整洁，操作时戴口罩，病房内不准吸烟。

7. 患者被服、用具按基数配给患者管理，出院时清点。

8. 护士长全面负责保管病房财产、设备，并分别指派专人管理，建立账目，定期清点。如有遗失及时查明原因，按规定处理。管理人员调动时要办好交接手续。列出交接内容的目录，交接者双人签字。

9. 定期召开患者座谈会，征求意见，改进病房工作。

10. 做好水、电、气、门的安全管理工作，节约水电，按时熄灯，杜绝病房内使用电炉、电热煲等。

11. 合理安排工作时间，避免大声喧哗，病房早晨 6：00 前，晚上 9：00 后（夏季时间晚上 10：00 后）及午睡时间锁病区大门，保持病房安静，在不影响医疗效果的情况下，有些处置可待患者醒后施行。

（二）治疗室工作制度

在治疗室工作的护理人员应遵守以下工作制度：

1. 医护人员进入室内，衣帽整洁，严格执行无菌技术操作规程及手卫生制度。治疗室门随时处于关闭状态。

2. 室内清洁区、污染区分区明确，设有流动水及非手触式洗手设施。

3. 每日紫外线消毒空气 1 次，每次 30min，并记录。紫外线消毒应按要求进行日常监测、强度监测和日常清洁并记录。灯管表面每周 75% 乙醇清洁 1 次。

4. 无菌物品与非无菌物品分开放置，无菌物品包装规范、无污损，有灭菌标识，按灭菌日期专柜存放，专人负责，定期检查，过期重新灭菌。一次性使用灭菌物品不得重复使用。

5. 盛放用于皮肤消毒的非一次性使用的聚维酮碘、乙醇的容器等应密闭保存，每周更换两次。一次性小包装的瓶装碘酒、乙醇，启封后使用时间不超过 7 日。灭菌纱布、棉球以及盐水棉球等灭菌物品使用时间不得超过 24h。

6. 配药使用后的注射器及时处理，不得重复使用。

7. 治疗车、治疗盘应保持清洁，遇污染随时清洁并消毒。治疗车物品摆放应符合要求：上层为清洁区，下层为污染区，应配备有快速手消毒剂和锐器盒。

8. 工作人员除做治疗外，不许在治疗室逗留，每完成一项工作，要随时清理，采用湿式擦拭。

9. 地面应湿式清扫，拖把固定使用，标识清楚，定位放置，保持清洁，每日工作结束后应彻底清洁、消毒再清洁后，干燥存放。

10. 严格执行操作规程。处置完毕物品依据《消毒技术规范》和《医疗废物管理条例》做相应处理。

11. 医疗废弃物分类收集，统一回收，做好交接记录，并签字。

12. 各班在下班前请将各自所管物品进行清洁、消毒。

（三）处置室工作制度

在处置室工作的护理人员应遵守以下工作制度：

1. 处置室布局合理，室内分清洁区、污染区，标记清楚。

2. 处置室内设备齐全，有操作台、药柜、敷料柜、紫外线灯、急救车、诊疗床等设施。并设有流动水及非手触式洗手设施。

3. 室内清洁区、污染区分区明确，设有流动水及非手触式洗手设施。

4. 每日紫外线消毒空气1次，每次30min，并记录。紫外线消毒应按要求进行日常监测、强度监测和日常清洁并记录。灯管表面每周75%乙醇清洁1次。

5. 各种物品、药品器械等物标记清楚，定位放置、确保完好、实用、无过期物品；无菌物品与非无菌物品分开放置，无菌物品包装规范、无污损，有灭菌标识，按灭菌日期专柜存放，专人负责，定期检查，过期重新灭菌。一次性使用灭菌物品不得重复使用。

6. 盛放用于皮肤消毒的非一次性使用的聚维酮碘、乙醇的容器应密闭保存，每周更换两次。一次性小包装的瓶装碘酒、乙醇，启封后使用时间不超过7日。灭菌纱布、棉球以及盐水棉球等灭菌物品使用时间不得超过4h。

7. 配药使用后的注射器及时处理，不得重复使用。

8. 治疗车、治疗盘应保持清洁，遇污染随时清洁并消毒。治疗车物品摆放应符合要求：上层为清洁区，下层为污染区，应配备有快速手消毒剂和锐器盒。

9. 在检查、治疗和处置前要告知患者治疗处置的目的、意义及注意事项，维护患者知情权，尊重、关心、爱护患者，保护患者隐私。

10. 操作前后必须严格洗手，必要时用手消毒液擦拭。

11. 有保存药品及物品时要铺无菌盘，并注明铺盘日期及时间，铺盘时间不得超过4h。

12. 严格执行操作规程和无菌技术要求。各种治疗护理及换药操作应按照先清洁伤口、后感染伤口依次进行。特殊感染伤口如炭疽、气性坏疽等应就地（诊室或病室）严格隔离，处置后对环境和物品进行严格终末消毒。

13. 在处置过程中，密切观察患者的病情变化，以防止意外发生。

14. 各种消毒、无菌物品做到一人一用一消毒或灭菌。

15. 持物钳（镊子）采用塑封包装，一用一灭菌。

16. 地面应湿式清扫，拖把固定使用，标识清楚，定位放置，保持清洁，每日工作结束后应彻底清洁、消毒再清洁后，干燥存放。

17. 处置完毕物品依据《消毒技术规范》和《医疗废物管理条例》做相应处理。

18. 医疗废弃物与分类收集，统一回收。做好交接记录，并签字。

（四）库房管理制度

1. 专人管理，由科室护士长或指定专人负责对临床科室的库房管理。

2. 库房物资的存放必须按分类、品种、规格、型号分别存放，建立相应账目，及时清点。

3. 各种物品分类存放，标识齐全、醒目、放置规范。

4. 护士长或指定专人负责对物资的领用，入库时要当面点清数目，检查包装是否完好，如发现短缺或损坏等质量问题，及时通知相关科室。

5. 对无菌物品的管理严格按照《医院感染管理办法》相关内容管理。

6. 库房清洁整齐，物品摆放有序，无菌物品无过期，各类物品有清点登记。

7. 无菌物品应放在无菌室集中管理，室内通风、干燥，环境清洁，无杂物、无尘，应有纱窗。

8. 无菌物品柜清洁通风应有专人检查，无菌包按顺序排列，标记清楚，无过期物品。

9. 库房内严禁吸烟，禁止无关工作人员进入。

10. 库房物资一般不外借，在医院内部各科室调剂，应在负责人同意后进行。并填写借物登记本。

11. 定期搞好库房内部的环境卫生，经常保持库房的环境卫生。

12. 加强库房管理，库房设施必须要符合"八防"，即防火、防盗、防虫、防潮、防尘、防光、防鼠、防高温。

13. 仓库做到通风、干燥、清洁、安全，防尘和避光防止产品损坏变质。储存易燃物品如乙醇等应做到密封、并远离火源、热源。

14. 对超过使用有效期的一次性物品和临时寄存在库房的物品，必要时划出区域，隔离存放，做好"过期物品"和"待处理品"标识。

15. 病房财产有清点资记、无丢失。固定财产每月清点一次，日常使用财产每班清点有记录。

（五）健康教育室工作制度

1. 健康教育室应保持安静、整洁的环境。

2. 健康教育室的物品、教具、设备固定数量，固定位置，定期检查，分类造册登记，用后及时清洗、消毒、更换、补充，妥善管理。

3. 爱护健康教育室设施和操作模型及器材，如人为损坏，需要赔偿。室内所有物品，一律不得外借。用完结束，及时将物品归位，摆放整齐，确保始终处于完好备用状态。

4. 服从健康教育室专职人员管理，遵守纪律，未经科室允许不可进入健康教育室。

5. 进入健康教育室的人员，必须按规定着装整齐，仪态端庄。不得在室内闲谈、拨打或接听手机，以免影响他人。

6. 个人不得随便带移动存储设备拷贝或拷入文件。进行资料备份使用U盘（软盘）前，必须确保使用的U盘（软盘）无病毒。

7. 做好安全防范工作，防火，防盗，医务人员下班或离开健康教育室时，关闭空调、电脑、水、电总开关和门窗。

（六）医师办公室工作制度

1. 医师办公室是医师办公场所，要保持工作区域安静，严肃。严禁大声喧哗，不准做与工作无关的事情。

2. 医师办公室物品放置整齐、合理、定位、有序。桌面不得放私人物品。

3. 工作人员在工作时间必须穿戴工作衣，着装、仪表符合规范。

4. 工作人员不得在医师办公室聊天，非本区域工作人员未经允许不准进入医师办公室。

5. 接听电话时使用文明用语，无特殊情况不打私人电话。

6. 及时做好医师办公室内物品的维护。

7. 医师办公室的病历、记录、表册等，除本科室人员外，未经许可不得翻阅或借用。

（七）护士站工作制度

1. 护士站是护理人员办公场所，要保持工作区域安静、严肃。严禁大声喧哗，不准做与工作无关的事情。

2. 护士站陈设按门诊区域功能需求规定，物品放置整齐、合理、定位、有序。护士站内桌面不得放私人物品。

3. 工作人员在工作时间必须穿戴工作衣帽，着装、仪表符合规范。

4. 工作人员不得在护士站聊天，非本区域工作人员未经允许不准进入护士站。

5. 接听电话时使用文明用语，无特殊情况不打私人电话。

6. 保管好护士站内物品。交接班时应做到事清、物清、室内清洁整齐。

7. 做好首接负责制。

8. 及时做好护士站内物品的维护。

9. 护士站的病历、记录、表册等，除本科室人员外，未经许可不得翻阅或借用。

（八）医护值班室管理制度

1. 值班室是医护人员换班时临时休息场所，需大家共同保持安静、整洁，其他人员不得在此聚集、闲谈、会客及娱乐，以免影响值班人员休息。

2. 值班期间禁止进入值班室休息，如果因上班期间个人脱岗在值班室休息给患者带来伤害或发生投诉者将停岗反省。

3. 值班室卫生按照值日表打扫，标准包括整理床铺、保持地面清洁、物品摆放有序、桌面无残留食物、白衣按要求悬挂整齐。所有医护人员应共同保持值班室清洁、整齐，不随地吐痰，乱扔杂物。

4. 医护值班室内床铺为医护人员休息区，床铺下严禁堆放任何杂物，禁止穿工作服坐卧，使用后应整理床铺，清扫卫生，创造良好的休息环境，禁止随意悬挂衣物。

5. 医护人员所有鞋应一律放置于更衣柜内，不得随意放置，换季后，暂不穿着的鞋子由个人收起，避免个人物品占用公共空间。

6. 为保证安全，离开时应随手锁门。

7. 值班室卫生由护士长或总责班护士随时监督，发现不合格或不打扫的责令重新打扫清理，直至合格才予以下班。

8. 值班室更衣柜柜门随时保持关闭状态，禁止在柜门上悬挂任何物品，更衣柜柜顶禁止放置任何杂物，表面干净、无尘。

四、病区环境质量标准

1. 病室内无异味，地面、窗台、窗帘、墙壁、墙角、床下、床头柜后、门后等处，整洁无积灰。

2. 病房内物品布置统一规范，放置定位。陪侍椅摆放整齐，不影响行走及患者抢救。

3. 床、椅柜、暖瓶、水杯、脸盆、毛巾、鞋、吊架放置整齐清洁，床上床下无杂物。

4. 治疗室、处置室、护理站、医办室、值班室、配餐间、洗涤间、整洁干净，标识醒目，物品与标识相符。

5. 开水间干净整洁，做好安全标志。

6. 卫生间洗漱设备齐全，洗手池、座便清洁无污、无臭味。

7. 病室整洁安静，无噪声。护理人员做到四轻：说话轻、走路轻、操作轻、关门轻。

8. 水、电、气管理严谨，固定班次检查，随手关闭开关。病室内不使用家用电器。

9. 晚间按时熄灯，病区安静，走廊卫生清洁、无垃圾。

10. 按照医嘱发放陪侍证，以管理陪侍人。

第二节　物品管理

一、一般物品管理

（一）一般物品管理制度

1. 护士长全面负责物品、药品、器材的领取、保管及报损等管理工作。建立账目，定人分类保管，定期检查，做到账物相符。

2. 各类物品指定专人管理。贵重物品每日清查核对，一般物品根据具体情况定期清点，如有不符应查明原因。

3. 凡因不负责任或违反操作规程，而损坏的医疗器械，应根据医院赔偿制度进行处理。

4. 贵重仪器设一机一卡，建立使用档案，专人管理，定期维修保养。

5. 借出物品必须办理登记手续，由经手人签名，重要物品须经护士长同意方可借出，抢救器械一般不外借。

6. 护士长工作调动时，必须办理移交手续，交接双方共同清点签字。

（二）一般物品管理质量标准

1. 存放物品放置整齐,排列有序,标签清楚,清洁干净,分隔放置,无过期,按规定管理。

2. 晨护车、治疗车清洁，用物齐全。

3. 被褥干净、无血迹、尿迹、无异味、无破损，病衣干净、合体，扣带齐全、无破损。

4. 病衣、床单等每周更换一次，污染随时更换，科室备用充分。

5. 窗帘悬挂整齐、无破损。

6. 各类固定财产物品有账簿，定期检查并记录。

二、仪器设备管理

（一）仪器设备管理制度

1. 仪器设备要有专人负责，保证各部件齐全、功能完好，保持仪器清洁，如有问题及时处理上报。

2. 新仪器设备使用前要进行培训并考核，未接受培训者，不得擅自使用仪器设备。

初次使用者须在熟悉该仪器设备操作的人员指导下使用。

3. 严格遵守仪器设备操作规程，使用前应进行必要检查，确保仪器设备功能良好、使用安全；使用过程中应密切观察运行状况，一旦出现异常，应及时处理，必要时与工程师联系；用完仪器设备后，应及时清洁归位，保证处于完好备用状态，做好使用记录。

4. 急救与生命支持装备，如：呼吸机、除颤仪、体外循环机、透析机、主动脉球囊反搏泵、洗胃机、麻醉机、人工心肺等，必须一机一本，要有操作流程、操作规程、常见故障与排除、仪器的消毒与保养、仪器使用与维护登记，一机一本放在易取、方便登记之处。其他仪器设备上要有操作流程。

5. 科室应保存仪器装备的操作手册及使用说明书，操作手册应随时供查阅。

6. 仪器设备性能不良时，通知护士长并与工程师室联系维修，应做好交班和维修登记。

7. 仪器设备原则上不外借，如有特殊情况需要外借必须经护士长或科主任同意后再予外借，须有借条，并且标明仪器的所有部件及借出具体时间。

8. 归还仪器时，主班或当班人员接收并检查仪器各部件是否齐全及性能是否良好，如有问题应及时告知归还科室给予处理。

9. 定期检查仪器性能，做好仪器的保养工作，及时填写仪器设备检查登记本。

10. 护士长及分管人员调换工作时，必须做好移交手续，交接者共同清点并签字。

（二）仪器设备使用制度

1. 保持各种仪器的清洁、定期检查维修、定点放置。

2. 各班应认真交接各种仪器数量。

3. 使用手持心电监护以后应及时充电，以备下次使用。

4. 胰岛素泵、动态血糖属于贵重医疗器械，应妥善保管、放置。

5. 胰岛素泵药量不足，电池电量不足会自动报警，请及时处理。

6. 避免影响血糖仪准确性的因素存在，如操作不当、血量不足、局部挤压、试纸批号校正码被更换。

7. 及时处理微量泵、监护仪、动态血糖报警原因。

8. 新买的血糖仪、启用新的试纸及血糖仪更换电池后需用随即所带的模拟液或质控液进行校正。

9. 不同的胰岛素笔芯配有不同的胰岛素笔，请仔细核对。

（三）仪器设备培训考核制度

1. 吸痰器、心电监护、简易呼吸器、微量注射泵、输液泵、血糖仪、心电图属于科室常用仪器，必须全员培训、考核有记录；呼吸机、除颤仪虽属于生命支持仪器，但考虑到科室性质的不同，暂定为紧急培训仪器类，需使用时请相关科室培训、指导，24h 内全员培训考核，并做好记录；应用专科仪器进行专科培训，要求专科培训率 100%。

2. 仪器培训上要求科室的常用仪器及专科仪器均要达到全员培训，原则上在仪器无变更的情况下，可以不用重复培训，护士长可根据科室仪器使用存在问题进行针对性的培训，以便持续改进，保证护士操作无误。

3. 对科室新进仪器使用前要求全员培训合格后方可投入使用，对科室新进人员必须培训、评估、考核合格后方可上岗。

4. 使用频次少或不熟悉的仪器培训方法同紧急培训仪器类。

（四）仪器设备管理质量标准

1. 在医学装备管理部门的指导下，科室有专人负责本部门的仪器、设备日常管理工作，护士知晓管理人。

2. 有仪器设备管理制度，操作流程与操作规程，护士知晓制度与操作规程的内容以及常见故障排除与仪器保养消毒的方法。

3. 建立仪器使用维护与维修登记本，一机一本，仪器设备完好、处于备用状态。

4. 落实仪器设备管理制度，操作流程与操作规程，护士熟练吸引掌握输液泵、注射泵、监护仪、除颤仪、心电图机、吸引器等常见仪器和抢救设备的使用，科室有培训及考核记录；对新增仪器设备使用前有培训和考核合格记录。

5. 对使用中可能出现的意外情况有处理预案和措施。组织应急演练并记录。

三、急救物品管理

（一）抢救车管理制度

1. 为保证抢救工作顺利进行，护理人员要做好抢救物品、药品、仪器的管理和保养，并熟练使用。

2. 抢救车内物品药品实行"五定"管理，即定人管理、定点放置、定品种数量、定期检查维修、定时消毒灭菌。一律不准外借，由专职人员负责抢救车管理，实时封条管理制度。

3. 每班护士交接班时核对抢救车封条，核对无误由交接班双方签名，如抢救车封条被打开或有误，须对抢救车内所有药品、物品、器械实施查对、详细核对，交接班双方确认无误后，重新贴上封条并由交接班双方人员签字。

4. 常规每周检查抢救车的急救设备（血压表、听诊器、插销板，手电、开口器、简易呼吸器，负压吸引器）的性能，保持性能良好，使之处于备用状态，使用后进行彻底清洁、消毒，并检查其性能，并按要求注明责任人姓名及日期。

5. 抢救车保持清洁整齐，药品一目了然，药品标签清楚无破损、变质、过期失效。放置合理便于使用。仪器处于备用状态。

6. 药品及设备出现短缺或不合格时应及时维修更换，及时补足。

7. 抢救物品登记本与实物必须相应对应，不应有缺项，多项。

8. 常规每日用清水擦拭外壳一次，每个月彻底清洁一次，每次使用后彻底清洁。

9. 抢救过程中如有质疑情况发生应保留用药后的空瓶以便提供抢救的客观依据。

10. 抢救药品及用物，因抢救患者消耗后，应及时清点补充，如因药局缺药等特殊原因无法补齐时，应在抢救药品清点登记本上说明，并报告护士长协调解决，以保证患者用药。

11. 急救车、抢救物品、仪器规范整齐，放置于固定位置，不得随意挪到更换位置。

12. 急救车上的急救药品和仪器，设立专门抢救药品物品清点登记本，标明所有急救药品、仪器名称、剂量、规格、数量、有效期，账物必须完全相符。

13. 实行药品及物品有效期预警制度，设置急救车药品、必备物品一览表，表内标明抢救车内的所有物品、药品名称、基数、生产批号、生产日期、有效日期、灭菌日期、失效日期，护士在检查药品时，如发现即将过期药品，在封条上做好标记，以提示在有效期前优先使用，在检查一次性医疗物品时，同样使用此方法。

14. 急救药品使用时，应记录于抢救用药记录本，并保留空安瓿，以备查对。

15. 护士长和质控员按时检查急救车交接班情况，每周检查一次并签名，发生问题及时解决。

（二）急救物品管理质量标准

1. 一般管理质量标准

（1）急救设备物品做到"一专"（专人负责、检查、管理）"四定"（定数量、定位置、定卡片、定期消毒）"三无"（无责任性损坏、无药品变质、无过期失效）"两及时"（及时检查维修、及时领取补充），处于完好状态，按规定交接班有记录，每周护士长检查签字。

（2）科室有急救仪器设备的使用手册，对急救与生命支持设备，如呼吸机、除颤仪等必须一机一本，附有操作流程、常见故障排除、仪器消毒保养的方法，有使用与维护登记。

（3）急救仪器设备原则上不外借，特殊情况需外借时需经医务处（总值班）、护士长或科主任同意后外借。

（4）急救设备物品清洁、整齐、无血迹，放置安全。

（5）急救设备物品完好率100%。

2. 抢救车质量标准

（1）抢救车各部位标记清楚、醒目，物品放置有序、清洁。

（2）有定位图示和药品说明，药品按有效期先后排序，做到有效期内使用，抢救车采用封条管理，封条上注明最早失效药品、物品名称、失效时间及签名。

（3）口头医嘱执行记录有医师和护士双签字。

（4）车内必备物品包括抢救药品和抢救用品。

1）抢救药品：按规定的10种药品，即正肾、副肾、异丙肾、毛花苷丙、阿托品、多巴胺、间羟胺、山梗菜碱、尼可刹米、地塞米松，另外可根据各科需要备药，数量固定，标签醒目，定位放置，用后随时清理及时补充，必备5%～10%葡萄糖、生理盐水各2瓶。

2）抢救用品：①血压计、听诊器、手电筒；②一次性注射器根据需要备3种以上型号各3具，一次性静脉留置针至少2种型号各2支，输液器、输血器各3个，一次性导尿包1个，一次性吸氧瓶1个，一次性手套1包，一次性吸痰管5条；③根据需要备网套大、小各2个；④注射用盘、消毒液、棉棒、砂轮、一次性输液贴、止血带、治疗巾；⑤开口器、压舌板、舌钳子、导气管各一个；⑥气管插管备物：导管与呼吸器配套接头、牙垫，胶布（1.5cm宽），麻醉药喷壶及药品；⑦插销板；⑧尸体单、绷带。

3. 其他

（1）氧气设备

1）吸氧装置［中心吸氧装置或氧气袋（附调节器）、氧气管、面罩、接头］处于完好备用状态。

2）护士能熟练操作。

（2）电动吸引器

1）吸引器管、瓶盖每次用后用500mg/L含氯消毒液浸泡后清洗、晾干、备用，吸引管末端有保护套保持清洁，电源线，脚踏开关线清洁、整齐。

2）吸引器完好，备有吸痰管、手套。

3）护士能熟练操作。

（3）简易呼吸器

1）固定放置位置，气囊与面罩、氧气管连接正确紧密。

2）护士能熟练操作，知晓相关知识。

（4）除颤仪

1）必须处于充电状况，备有导电糊，电极片，心电图纸。

2）护士知晓面板上各参数的意义，能熟练操作仪器，知晓相关知识。

第三节 药品管理

一、药品管理制度

（一）冰箱药品管理制度

1. 医用冰箱主要存放需低温保存的药物、试剂、疫苗、生物制品、贵重药品等，不得存放其他物品。

2. 冰箱内放置温度计或冰箱电子温度计，温度控制在 2～8℃（如有特殊要求，按药品说明书执行）药品避免与冰箱内壁接触。

3. 冰箱内药品放置应根据品种、性质、用途等分类，存放整齐，有醒目标识。

（1）需冷藏保存的普通药品应注明床号、姓名、日期和时间后放入冰箱。

（2）贵重药品须有登记，包括床号、姓名、日期、时间、药物名称、规格、剂量、数量等，以备取用、检查。

（3）开瓶后需冷藏的药物，应注明开瓶日期、时间、用法。

4. 冰箱应指定专人管理、养护，每日清洁冰箱，每周擦拭消毒冰箱，每个月除霜并记录（结霜厚度不超过 1cm）。并做好管理登记记录，签字确认，确保责任到人。

5. 护士长定期或不定期抽查，以确保冰箱处于良好的工作状态。发现问题及时联系相关部门。

（二）高危药品管理制度

1. 高危药品包括高浓度电解质制剂，肌肉松弛药及细胞毒性药品等。

2. 高危药品设置专门放置区域，不得与其他药品混合存放，区域定为治疗室中专用抽屉并上锁，抽屉外贴醒目的标识，抽屉内每种药一个独立小格，并贴标识。注意贮存条件如冷藏、避光、阴凉处等。

3. 定班定人管理，固定数量，最多不超过 30 支，定期检查有效期。

4. 使用前要进行充分安全性风险收益评估有确切适应证时才能使用。

5. 护士在执行医嘱时要严格遵守核对程序，核对患者的姓名、年龄、性别、床号，疾病诊断，药品的名称、规格、剂量、用法、用量，双人核对并签字，避免差错。如有疑问应及时提出。

6. 使用高危药品时，登记药物名称、使用，患者的床号、姓名、住院号，双人核对并签字。

7. 高危药品放置按有效期先后顺序放，确保先进先出，保证安全有效。

8. 高危药品需冰箱冷藏保存时，冰箱内也贴标识。

9. 用药过程中密切观察患者，如有不良反应，及时上报。

10. 发药要实行双人复核，确保发药准确无误。

11. 加强高危药品的不良反应监测，并定期总结汇总。

12. 对可能发生的风险应告知患者，提高用药依从性，减少用药纠纷。

13. 使用过程中发生不良反应事件应及时上报有关部门：医务处、护理部、临床药学不良反应办公室等相关部门。

14. 新引进高危险药品要经过充分论证引进后要及时将药品信息告知临床，促进临床合理应用。

（三）高危药品分级管理制度

高危药品按照其使用风险程度分为 A 级、B 级、C 级。

1. A 级高危药品的管理制度　A 级高危药品是高危药品管理的最高级别，是使用频率高，患者死亡风险最高的高危药品，必须重点管理和监护。A 级高危药品管理措施有以下四种：

（1）应在专柜或专区贮存，有明显专用标识。

（2）护理人员执行 A 级高危药品医嘱时应注明高危，双人核对后给药。

（3）严格按照法定给药途径和标准给药浓度给药，超出标准给药浓度的医嘱医师须加签字。

（4）医师、护士工作站处置 A 级高危药品时应有明显的警示信息。

2. B 级高危药品的管理制度　B 级高危药品使用频率较高，一旦用药错误，会给患者造成严重伤害，但给患者造成伤害的风险等级较 A 级低。B 级高危药品管理措施有以下四种：

（1）病区药柜药品储存处有明显专用标识。

（2）护理人员执行 B 级高危药品医嘱时应注明高危，双人核对后给药。

（3）应严格按照法定给药途径和标准给药浓度给药。超出标准给药浓度的医嘱医师须加签字。

（4）医师、护士工作站在处置 B 级高危药品时应有明显的警示信息。

3. C 级高危药品的管理制度　C 级高危药品使用频率较高，一旦用药错误，会给患者造成伤害，但给患者造成伤害的风险等级较 B 级低。C 级高危药品管理措施有以下两种：

（1）医师、护士工作站在处置 C 级高危药品时应有明显的警示信息。

（2）责任护士核发 C 级高危药品应进行专门的用药交代。

（四）麻醉药品和精神药品管理制度

1. 开具麻醉药品、第一、第二类精神药品必须使用相应的专用处方。处方内容必须齐全、书写规范，医师签名必须与留样一致。严禁签署空白处方。为患者开具的麻醉药品和第一类精神药品应当逐日开具，每张处方为每日常用量。

2. 各科室使用的麻醉药品、第一类精神药品空白专用处方，应统一计数管理。各科室需要使用麻醉药品、第一类精神药品处方时，由各科室的护士长到专职管理人员处领用，妥善保管。

3. 患者使用麻醉药品、精神药品医嘱、病历、应与处方相符。

4. 患者使用麻醉药品、第一类精神药品时，要具备手写处方与医嘱单时，才能发放。调配好的麻醉药品和精神药品经核对人核对无误后，由护理人员领取。

5. 麻醉药品、第一类精神药品专用处方作废时，各科室登记后交回药剂科专职管理人员。

6. 病房使用麻醉药品和一类精神药品应设立基数，专柜加锁，专册登记，登记表内容包括药品名称、剂型、规格、基数、日期、床号、患者姓名、性别、疾病名称、数量（支/片）、处方医师、执行护士、核对护士、药品批号、原存数、补充数、现存数、空安瓿数。病房交接每班清点，每班有专人签名负责。

7. 对使用过程中残损的麻醉药品、一类精神药品，要认真保存好，及时填写破损登记，双人签字。并通知本科室麻醉药品主管人员确认后，由主管人员保管，等待处理。

8. 护理人员严格执行麻醉药品、第一类精神药品注射剂的空安瓿、残留液的回收登记制度。

9. 连续使用麻醉药品、第一类精神药品注射剂的，要求在下次取药时将使用过的空安瓿交回。

10. 对收回的空安瓿要实行登记。内容包括日期，患者姓名，上次取药的名称、数量、批号，退回空安瓿的名称、数量、批号，退回人，收到人。

11. 麻醉药品注射剂仅限于医院内使用，不得带出医院；如果患者确需要在家中使用，必须由医院派医务人员带注射剂出诊至患者家中使用，并及时将使用过的空安瓿送交药房进行登记。

（五）外购药品管理制度

1. 原则上在本院不使用患者外购的药品。

2. 外购药品使用条件：同时具备以下两条方可外购。

（1）在临床治疗过程中，患者病情确实需要的药品。

（2）医院药房无法提供并且没有可替代的药品。

3. 临床需要外购药品时，应填写外购药品使用审批表履行审批程序。外购药品使用审批表一式两份，经医务处（总值班）审批盖章后临床科室、药房各留一份存档，临床科室留存随病历存档。

4. 外购药品审批程序

（1）由主管医师提出建议，告知患者及家属，同意后填写外购药品使用知情同意书。

（2）外购药品使用审批表由主管医师签字，经科主任（上级医师）批准，药房确认无药，医务处（总值班）批准同意，患者方可外购。

5. 外购药品使用要求

（1）外购药品使用须经主管医师开立医嘱，并注明"外购药品"。

（2）科室内应建立外购药品使用登记本，登记内容包括患者的姓名、住院号，外购药品的名称、规格、数量、有效期、药品购置发票号及购置地点。

（3）在配制和使用患者外购药品之前，按要求检查药品质量，核对购买药品发票和药品合格证，确认无误后方可使用。药品发票和药品合格证随病历存档。

（4）外购药品的保管，原则上由患者自己保管。对于有特殊保管要求的药品，应告知患者储存方法，如患者无条件按要求储存，在患者的要求下，可由科室代为保管。但应对药品的名称、规格、说明书、厂家、数量、生产批号、有效期进行确认；医患双方核对、签字并做记录，科室保管相关资料。

（5）护士应拒绝给患者使用无医嘱或未经《外购药品使用审批表》履行审批程序的任何外购药品。否则出现使用外购药品纠纷，当事者负全责。

（六）患者自备药管理制度

1. 住院患者自备药物指在住院期间患者使用本人或家属带入本医疗机构内而非本院药剂科供应的药物。

2. 医院不允许住院患者自备注射药品。非注射药品原则上也不允许自备使用，仅在医院或医师允许的某些特殊情况下，才允许使用。

3. 住院患者使用的自备药物，必须是本院药剂科无此药或同类药物供应，并且为患者病情所需。

4. 不允许使用的自备药包括：国内未上市药品、中药饮片、分装药品和冷藏药品等。

5. 若该药符合适应证，则按以下程序处理：

（1）主治医师应向患者或患者家属说明使用自备药可能会出现的不良后果，并要求患者填写"患者自备药物使用知情同意书"，并签名。

（2）患者使用的自备药必须经过医师和药师核查，确认无误后方可使用。医师对药品品名、规格、剂型、有效期、外观、批号等进行初步核查，药师再一次对以上内容核查确认，无误后将药品纳入医院管理信息系统（HIS 系统）的药品字典中，并在药品品名前标注自备药，并写明用法和用量，在病历中做好记录。

（3）若核查结果不符合或无法核查的不允许使用，医师应做好患者或患者家属的解释工作。

（4）药师应对自备药医嘱进行审核，发现使用自备药不适宜时应及时和医师沟通。

（5）自备药由科室（或患者）保管，按药品说明书要求的储存条件储存药物，否则不予使用。

（6）使用自备药时，应由责任护士负责给药，并做好记录。

（7）患者住院期间未经许可，禁止自我给药。医护人员如发现患者在住院期间私自使用自备药时应立即制止，并告知主治医师。

（8）特殊情况需报医务部审核决定。

二、药品管理质量标准

1. 按制度管理药品，护士知晓并落实药品管理制度。

2. 防腐剂、外用药、消毒剂等药品与内服药、注射剂分区放置。各类药品分隔放置、排列有序，标签清楚，清洁干净，做到药品无混浊、无变质、无过期。

3. 每个月检查并记录药品的数量、有效期及包装。

4. 特殊药品，如麻醉药品、精神药品、放射性药品、医疗用毒性药品及药品类易制毒化学品等药品，要有明显的标识，在规定区域贮存，不得与其他药品混放。

5. 毒麻药品专人管理、加锁、固定支数并有使用记录，有残余药液处理登记并保留空安瓿，毒麻药品管理合格率为 100％。

6. 高危药品按规定标识（区域黑色标识、药物红色标识）。

7. 对包装相似、听似、看似、一品多规格或多剂型药物的存放及使用有明晰的"警示标识"。

8. 需冰箱保存的药品应按规范在冰箱内保存，冰箱温度符合要求，有专人管理及记录。开启的药品应注明开瓶日期、时间。

9. 外购药品按照外购药品管理制度管理。

10. 备用口服药要求标明有效期，保证无过期药品。

第十六章　安全管理

第一节　安全管理制度与质量标准

一、安全管理制度

（一）护理安全管理制度

患者的安全是医疗的核心，预防和消除一切不安全因素，消除患者不安全的心理压力，确保患者安全是最基本最重要的工作之一。

1. 行政安全管理

（1）与保卫科协作做好医院的防火、防盗等工作，医务人员要熟悉消防知识、知道各种防火设施的放置地点和使用方法。

（2）护理人员在日常工作中，要树立安全意识，对科室水、电、气加强管理，保证不漏水、漏电、漏气，如有损坏及时维修。

2. 业务安全管理

（1）严格执行查对制度和交接班制度，预防差错事故的发生；认真执行分级护理制度，按时巡视病房、观察病情，及时发现病情变化。

（2）护理人员要做好患者的安全评估，预防患者跌倒、坠床、烫伤、压疮等不良事件的发生。

（3）护理人员在工作中要注意自己的语言、举止、态度；避免不当的语言和行为刺激患者产生不良的情绪；良好的语言，和蔼、诚恳的态度，能起到良好的治疗作用。

（4）严格执行消毒隔离规范和手卫生要求，预防院内交叉感染。

（5）严格执行各项护理技术操作规范，避免护理并发症的发生。

（6）药品管理：严格执行药品管理制度。

（7）抢救器材及用物保持完好状态，做到四定，及时维修和补充；按时清点交接，严防损坏和遗失；抢救器械做到应急备用状态，一般不准外借。

（8）治疗桌上的安全要求：①在液体总条和分条上用"红笔"标明床号。②护士配制液体时，打开一组药物，配置完毕后，将已加入药的液体放置在指定地方后再开启另一组的药，不可以同时开启多组的药。③空安瓿瓶放在标有相应床号的空盒内，抽查核对后方可弃掉。④转抄治疗牌一律用钢笔或圆珠笔，一位患者的治疗项目用一张纸记录，不可以在一张纸上写两位以上患者的治疗项目。⑤外出检查的患者，在液体条上注明"外出检查"，以免过早启封液体。

3. 护理缺陷高危因素防范

（1）高危人群：进修护士、实习护士、新护士；工作时注意力不集中、情绪状况不佳、业务能力欠缺者；护患交流性格障碍者。防范措施：加强相关护理人员的培训；关心护士的工作、身心状况；尽一切可能消除交流障碍因素。

（2）高危时段：中午、夜间、节假日及工作量大的时间段。防范措施：护士长合理安排人力资源；实行弹性排班制，加强薄弱时间段的管理。

（3）高危环节：药物治疗、输血、危重患者抢救、患者外出检查、工作交接等环节。防范措施：对高危环节制订操作规范、流程或制度；加强操作过程中的督查；查找不安全隐患，及时整改。

（二）交接班制度

交接班制度是保证临床医疗护理工作昼夜连续进行的一项重要措施，护理人员必须严肃认真地贯彻执行。

1. 每班必须按时交接班，接班者提前10min到科室，阅读交接报告，在接班者未到之前，交班者不得离开岗位。

2. 值班者在交班前完成两个总结：①总结本班工作是否完成，遇有特殊情况，必须做详细交代，与接班者共同做好工作方可离去；②总结与患者或家属约定事情是否完成，必须写好交班报告及各项文书记录单，处理好用过的物品；白班为夜班做好用物准备，夜班工作所需物品如消毒敷料、试管、标本瓶、注射器、针头、常备的器械、尿布、药品等，以利于夜班工作。

3. 交班中如发现病情、治疗、器械、物品、药品交代不清，应立即查问，接班时如发现问题，应由交班者负责。接班后如因交班不清，发生差错事故或物品遗失，应由接班者负责。

4. 交接记录要求字迹整齐、清晰、简明、扼要，有连贯性，运用医学术语，如进修护士或实习护士书写交班报告时，带教老师或护士长要负责修改并签名。

5. 交班的方法要求根据科室工作量和患者特点，遵循减少交接班次数，体现连续性护理的原则，采取责任制整体护理的工作模式，优化交接班方式及内容。

（1）集体交接班：早晨集体交接班要认真听取夜班护士交班报告，做到交班内容写清，口头交清，患者床头看清。交不清不得下班。

（2）早班、下午班、夜班下班前均应互相进行床头、口头和书面交班。

6. 交班内容

（1）交清住院患者总人数、出入院、转科、转院、分娩、手术、死亡患者等。

（2）交清新患者、重患者、抢救患者、大手术前后患者的特殊检查处置、病情、饮食（种类、食欲情况、量）、睡眠（一日睡眠时间、质量）、活动与休息、情绪等。

（3）交清医嘱执行情况，重症护理记录，各种检查标本采集及各种处置完成情况，对尚未完成的工作，也应向接班者交代清楚。

（4）查看昏迷、瘫痪等危重患者有无压疮及基础护理完成情况，各种导管固定和引流情况。

（5）交接常备、贵重、限制药品及抢救物品、器械、仪器等的数量与效能。接班者均签全名。

（6）交接班者共同巡视检查病房，保持病房环境清洁、整齐、安静。

（7）交清本班行政、后勤方面存在的问题和各部门对本科的反映等。

（8）每日晨会口头报告前1日患者病情的全部内容，周一口头报告上个周六、周日的全部内容。

（三）医嘱执行制度

为了保证医疗安全、防止护理缺陷发生，准确执行医嘱，落实《护士条例》第十七条护士发现医嘱违反法律、法规、规章或者诊疗技术规范规定的，应当及时向开具医嘱的医师提出；必要时，应当向该医师所在科室的负责人或者医疗卫生机构负责医疗服务管理的人员报告的规定，特制订医嘱执行制度。

1. 执行临时医嘱时

（1）护士处理医嘱时，对可疑医嘱，必须和医师澄清后方可执行。

（2）处理医嘱者签名后，打印临时医嘱执行单，与执行者核对后交于执行者。

（3）临时医嘱应做到天天查对。

（4）需下一班执行的临时医嘱，交接并核对后签名。

（5）医师无医嘱时，护士一般不得给患者做对症处理。但遇抢救危重患者的紧急情况下，医师不在，护士可针对病情临时给予必要的紧急救护，但应做好记录并及时向医师报告。

2. 执行长期医嘱时

（1）护士处理医嘱时，认真审核医嘱是否正确，有误时及时向医师提出，核实后方可签收并交责任护士执行。

（2）护士每班要查对医嘱，夜班查对当日医嘱，每周护士长查对三次。整理医嘱后，须经再次查对后方可执行。

3. 执行口头医嘱时除抢救患者外，护士一律不得执行口头医嘱。抢救患者时，医师下达口头医嘱，执行者必须复诵一遍，然后执行，保存用过的安瓿，必须经二人核对后方可弃取。

（四）护理查对制度

查对制度是保证患者安全，防止差错事故发生的一项重要措施。因此，护士在工作中必须具备严肃认真的态度，思想集中，严格进行"三查十对一注意"，保证患者的安全和护理工作的正常进行。

1. 医嘱查对制度

（1）处理医嘱必须及时、准确。

（2）长期医嘱应做到天天双人查对，对有疑问的医嘱，问清后方可执行，其结果登记在查对本上，应签全名。

（3）临时医嘱应做到班班查对，有记录，执行前应双人核对，执行后记录执行时间，并签全名。

（4）抢救患者时，医师下达口头医嘱，执行者必须复诵一遍，然后执行，保存用过的安瓿，必须经二人核对后方可弃去。除抢救患者外，护士一律不得执行口头医嘱。

（5）护士长每周大查对医嘱3次，并要有签名。

2. 服药、注射、输液查对制度

（1）服药、注射、输液前必须严格执行"三查十对一注意"的制度。"三查"，即操作前查、操作中查、操作后查。"十对"，即对床号、姓名、性别、年龄、药名、浓度、剂量、用法、时间、有效期。"一注意"，即注意用药后反应。在治疗桌上摆置液体及药品者，在输液条上签名。

（2）备药前要检查药品质量，水剂、片剂有无变质，安瓿针剂有无裂隙，有效期和批号，如不符合要求或标签不清者不得使用。

（3）摆好的药必须经他人核对后方可执行。配置输液用药者应在输液条上签字。

（4）易致过敏的药物给药前注意询问有无过敏史，使用毒麻、高浓度、限剧药及超常剂量用药时要经过反复核对医嘱，执行时严格进行患者身份识别，用后保留安瓿。用多种药物时，要注意有无配伍禁忌。

（5）发药、注射、输液者应在执行单上签名，如患者提出疑问应及时查清后，方可执行。

（6）对因各种原因患者未能及时用药者应及时报告医师，根据医嘱做好处理，并在护理记录中有记载。

3. 输血查对制度

（1）取血时要查对采血日期、有效期、血液种类、剂量、血液有无凝血块或溶血、血袋有无裂痕。

（2）查输血单与血袋标签上血型（含 Rh 因子）、血袋号及血量是否相符，交叉配血报告有无凝集。

（3）查患者床号、姓名、住院号及血型。

（4）输血前必须二人核对床号、姓名、住院号、血型（含 Rh 因子）、交叉配血结果有无凝集、采血日期、有效期、血液种类和剂量，无误后方可执行，并由两人在输血登记本上签名。

（5）输血完毕，应保存血袋 24h，以备必要时送检。

4. 饮食查对制度

（1）每日查对医嘱，以饮食单为依据。核对患者床前饮食卡、床号、住院号、姓名及饮食种类。

（2）开饭时，在患者床前再查对一次饮食种类是否相符，如不符及时更换。

5. 查对过程中严格执行患者身份识别管理制度。

（五）住院患者身份识别管理制度

根据等级医院标准要求，应使用两种患者身份识别方法。为了确保患者安全，制订身份识别制度，给患者做各项操作、用药、输血等诊疗活动时均应落实患者身份识别制度。规定如下：

1. 在提供治疗和操作前，通过患者姓名和病案号（住院号）两种标识进行身份核对，不得使用床号或房间号作为患者身份标识。

（1）姓名核对方法：护士问患者姓名，患者／家属回答患者姓名。无姓名患者应双人核对。

（2）病案号核对方法：用治疗单上的病案号与患者腕带／床头卡上的病案号进行核对，护士应读出病案号。

2. 不得采用条码扫描等信息识别技术作为唯一识别方法。使用条码扫描识别患者身份时，仍需口语化核对患者姓名。

3. 输血时应双人核对识别患者身份。

4. 所有住院患者均应使用手腕带。

5. 手腕带的使用方法

（1）接待患者时，按照手腕带上的信息栏要求填写具体内容，腕带系于患者左手。

（2）住院期间不得随意取下腕带，发现丢失等情况，随时补带。

（3）锁定腕带的扣穴时，要根据患者手腕的粗细调整，松紧度以一指到两指不脱为宜，防止过紧造成缺血、过松导致脱落等现象。

以上患者身份识别制度各科室应认真落实，护士长每个月检查一次，护理部质控组每季检查一次，有分析记录。

（六）患者转科交接制度

1. 转出科室交接制度

（1）医师开具转科医嘱后，护士告知患者或家属办理转科手续。

（2）责任护士电话通知转入科室做好相应准备工作。

（3）责任护士确认患者身份，协助患者整理个人用物。

（4）责任护士在转运前评估患者并做好记录，填写转科患者交接记录单。

（5）责任护士根据患者病情，准备合适的转运工具，携带患者所有医疗护理记录，护送患者；危重患者应备齐急救用物，并由医护人员共同护送。

（6）转运途中密切观察患者病情变化，确保患者转运安全，防止坠床，跌倒事件发生。

（7）护送护士与转入科室共同确认患者身份，交接病情，药物，物品，资料。

（8）双方护士交接完毕，经核查无误，在转科患者交接记录单上签字确认，转出科室方可离去。交接过程中，如患者病情突然发生变化，应协助转入科室共同救治，待患者病情稳定后，方可进行交接。

2. 转入科室交接制度

（1）转入科室护士接到电话后，通知医师，安排床位，根据患者病情做好患者用物准备。

（2）妥善安置患者，与护送护士交接，共同确认患者身份，检查患者意识、生命体征、皮肤、引流管、输液、用药情况等。

（3）检查转出科室护理表格书写情况，若有疑问立即向转出科室提出。

（4）通知主管医师，根据医嘱给予相应处理。

（七）"危急值"报告护理管理制度

1. "危急值"通常指某种检验、检查结果出现时，表明患者可能已处于危险边缘。此时，如果临床医师能及时得到检查信息，迅速给予有效的干预措施或治疗，可能挽救患者生命，否则就有可能出现严重后果，危及患者安全甚至生命，这种有可能危及患者安全或生命的检查结果数值称为"危急值"。

2. 护士在接获"危急值"报告时，将接获的日期、时间、姓名、床号、住院号、项目、结果记录在"危急值"登记本上或打印危急值报告。

3. 护士除按要求记录外，还应立即将检查结果报告主管医师（或当班医师），记录报告时间、汇报给医师的姓名，并督查医师在"危急值"登记表上签字。

4. 医师接获"危急值"后，应立即给予医嘱，护士执行医嘱后密切观察病情。

5. 医师病历（或护士病历）要有处置危急值与相关医嘱处置过程、处置后患者病情的记录。

（八）压疮风险评估与报告制度

1. 压疮风险评估

（1）入院患者8h内使用《入院评估单中Braden压疮危险因素评估表》进行压疮风险评估。

（2）评估率为100%。评分标准：最高23分，15～16分为轻度危险，13～14分为中度危险；≤12分为高度危险。

（3）评估频率：病情变化时随时评估，手术前后及时评估，转科前评估，小于等于12分每日评估皮肤状况并及时记录，观察有无破损等情况发生。

2. 压疮的报告与处理程序

（1）一旦患者评估值达危险临界值，要逐级上报：低风险（15～16分）向护理组长报告；中度风险（13～14分）向病区护士长报告；高度风险（≤12分）科室压疮管理员每周通过问卷上报护理部。

（2）按照Braden评分标准，16分作为预测有压疮发生风险的诊断价值。评分≤16分应书面告知患者家属，并按照《Braden压疮风险护理单》，系统落实预防压疮的措施，密切观察皮肤变化，及时准确记录。

（3）院内发生压疮。24h内上报到省级医院压疮管理群微信，收到管理员回复，为上报成功，随后附科室讨论稿，同时按不良事件上报，科室组织人员讨论找到工作中的不足总结经验，减少发生。

（4）院外带入压疮。科室压疮管理员每周通过问卷上报护理部，如果需要会诊，在省医压疮管理群微信上报，收到管理员回复，为上报成功。

（5）对院内或院外发生的压疮，均要使用《Braden压疮风险护理单》系统落实预防压疮的措施，Ⅰ期、Ⅱ期压疮由责任护士在上级护师的指导下处理，Ⅲ期或者疑难伤口须请压疮管理小组或外科医师会诊并提供指导处理。

（6）护理部负责到科室核查已发生的压疮并记录，组织会诊，对其压疮的发生进行定性，讨论并最终定为难免压疮或者可避免压疮。相关科室组织科室人员讨论分析，讨论稿一式两份，一份科室保留，一份交于护理部。如科室隐瞒不报，一经发现按护理质量管理相关规定处理。

（7）患者转科时，《压疮风险护理单》交由转入科室继续填写。

（8）难免压疮，实行三级报告制度。①申报条件：强迫体位，如重要脏器功能衰竭（肝衰竭，心力衰竭，昏迷等），偏瘫，高位截瘫，骨盆骨折，生命体征不稳定等病情需要严格限制翻身为基本条件，并存高龄（≥70岁），血清蛋白低于30g/L，极度消瘦，高度水肿，大尿失禁等5项中2项或2项以上者即可申报。②申报程序：科室压疮管理员根据申报条件在省医压疮管理群微信上报。③跟踪处理：对批准的病例由护理部或压疮管理小组组织院内护理会诊，制订预防措施，护士长根据患者具体情况组织实施。护理部或压疮管理小组成员每周1～2次查房听取护士长汇报，对护理措施及其效果进行评估，及时纠正、调整预防措施。

（九）跌倒／坠床管理制度

为了切实有效地预防和减少跌倒／坠床事件的发生，确保患者安全，特制订跌倒／坠床管理制度。

1. 患者入院当日进行跌倒／坠床风险评估，当发生病情变化、应用增加跌倒坠床风险的药物（如镇静药等）、手术后等情况要及时进行再评估，高危患者做好交接班，做好防护措施，并进行动态评估持续追踪。

2. 入院指导明确，让患者熟悉床单位和病房的设置，知道如何得到援助。

3. 通过示范确定患者及家属能正确使用呼叫系统。

4. 将床周围的用品整理好，保持患者走路畅通无障碍。

5. 提供光线良好的活动环境。夜晚巡视高危患者时，病房不能太暗，打开夜灯或卫生间的灯。

6. 将常用物品置于患者视野范围内，易于取放的地方。

7. 教会轮椅、助行器的使用方法，使用轮椅或上下床注意脚轮的固定，患者上床、下床时应搀扶。

8. 注意环境安全，走廊和洗手间设防滑标记，清扫或有水迹时及时处理。

9. 将评估情况告知患者家属做好预防跌倒宣教并签名。做好相关知识的指导，对特殊患者，如儿童、老年人、孕妇、行动不便和残疾等患者，主动告知跌倒、坠床危险，采取适当措施防止跌倒、坠床等意外。例如，在高危患者床头做警示标识、语言提醒、搀扶或请人帮助、床挡等，指导高危患者改变体位时动作要缓慢。

10. 做好高危跌倒患者的交接班工作，直至高危解除或患者离院。

11. 护理人员知晓发生坠床或跌倒的处置、报告要求及流程。

跌倒损伤严重程度分级：1级：不需或只需稍微治疗与观察伤害程度。如擦伤、挫伤、不需缝合的皮肤小撕裂伤等。2级：需要冰敷、包扎、缝合或夹板等医疗或护理处置观察伤害程度，如扭伤、大或深的撕裂伤、或皮肤撕裂、小挫伤等。3级：需要医疗处置及会诊的伤害，如骨折、意识丧失、精神或身体状态改变等。

（十）临床输血护理安全管理制度

护理人员在输血工作中应严格遵守以下规定：

1. 严格执行卫生部管理《临床输血技术规范》。

2. 将临床输血护理管理纳入全院护理质量管理范畴，确实做好输血安全管理的监控工作。护理部质控组每季度有质控分析统计记录。

3. 受血者血标本的采集：在医师开出配血医嘱后，处理医嘱者将配血标签正确贴于试管上，两名医护人员持输血申请单和贴好标签的试管到患者床边，采血时严格执行《查对制度》和《患者身份识别管理制度》，即必须用两种以上的身份识别方式双人核对患者姓名、性别、年龄、住院号、科别、床号、血型和诊断，如出现信息不符，应及时与医师进行核实，无误后方可按照静脉采血操作规程采集血样。做到每次只为一位患者采集配血标本，禁止同时为两位患者采集血标本，避免发生差错，禁止在输液处采集血样。交叉配血与血型初次鉴定不能使用同一标本，且不能是同一次采集（急诊抢救时除外）。

4. 血标本送检和取血管理：由护士或专门人员将受血者血标本与输血申请单送交输血科，双方进行核对。取血时由本院的注册医护人员取，要查对采血日期、有效期、血液种类和剂量，血液有无凝血块或溶血，并查对输血申请单与血袋标签上血型（含 Rh 因子）、血袋号及血量是否相符，交叉配血报告有无凝集，血袋有无裂痕。

5. 取回的血液不得放置超过 30min 和自行贮血，输血前将血袋内成分轻轻混匀，避免剧烈震荡，血液内不得加入其他药物，如钙剂、酸或碱性药物、高渗或低渗性溶液。

6. 医师下达输血医嘱后方可执行输血。

7. 输血前必须两人核对床号、姓名、住院号、血型（含 Rh 因子）、交叉配血结果有无凝集、采血日期、有效期、血液种类和剂量，检查血袋有无破损渗漏、血液颜色是否正常，准确无误方可输血，并由两人在输血登记本和临床用血发血单上签名。

8. 输血时到患者床旁严格执行查对制度，确认无误后方可执行。如果患者或家属对血型有疑问，需要重新采血做血型鉴定，无误后方可输血，并在临床用血发血单上签注输血开始时间和输血执行者。

9. 输血完毕，在临床用血发血单上签注完成时间并保存血袋 24h，以备必要时送检。

二、安全管理质量要求

（一）查对制度落实

1. 在标本采集、给药、输血或血制品、发放特殊饮食等诊疗活动时落实患者身份确认的制度、流程，应使用二维码腕带的患者至少同时使用两种身份标识进行识别。

2. 有医嘱查对本，登记及时准确完整，医嘱每日小核对 1 次，每周大核对 3 次，临时医嘱每班核对，有签字。

3. 落实口头医嘱的相关制度与流程，因抢救急危患者需要下达口头医嘱时，护士应当复述一遍，医师确认后执行，并保留用药安瓿，待核实后弃掉。有口头医嘱使用登记本，记录及时完整准确。

4. 输液条查对，符合标准要求。

5. 严格执行查对制度，对监督检查中反馈的问题有落实。

6. 查对方法正确，查对制度落实，持续改进有成效。

（二）身份识别管理

1. 护士知晓患者身份识别管理制度与核对流程。

2. 住院患者全部由病房佩戴自动识别的条形码腕带，腕带信息清晰、正确，松紧适宜。

3. 检查、治疗、处置时必须使用扫描枪核对腕带信息无误后执行。

4. 科室有检查考核，对监督检查中反馈的问题有落实。

5. 使用可扫描自动识别的条形码"腕带"识别患者身份。

（三）患者转交接管理

1. 转科交接时落实身份识别制度和流程，对新生儿、意识不清、语言交流障碍等原因无法陈述自己姓名的患者，请陪同人员陈述患者姓名。

2. 执行转科交接制度、流程并有记录。

3. 转交接时落实身份识别制度，持续改进有成效。

（四）危急值管理

1. 知晓并执行危急值报告制度及流程。

2. 护士在接获"危急值"报告时，将日期、时间、姓名、床号、住院号、项目、结果完整准确记录在"危急值"登记本上，并立即报告主管医师（或当班医师），同时记录汇报时间、处置过程、汇报医师姓名并告知医师在"危急值"登记表上签字。

3. 科室有检查考核。

4. 危急值报告、处置及时、有效。

（五）跌倒／坠床管理

1. 护士知晓并落实患者跌倒／坠床防范制度、处置预案与工作流程。

2. 有防范导管脱落、患者跌倒／坠床等防范措施。

3. 有住院患者跌倒／坠床风险评估及根据病情、用药变化再评估，并在病历中记录。

4. 主动告知高危患者跌倒／坠床风险及防范措施并有记录。

5. 有跌倒／坠床质量监控指标数据的收集和分析，高危患者入院时跌倒／坠床的风险评估率≥90%。

6. 患者跌倒／坠床等意外事件报告、处置流程知晓率≥95%。

7. 高危患者入院时跌倒／坠床的风险评估率为100%。

8. 通过患者跌倒／坠床等意外事件的总结分析，完善防范措施。

（六）压疮管理

1. 落实压疮风险评估与报告制度、工作流程、压疮诊疗与护理规范。

2. 高危患者入院时压疮的风险评估率≥90%，评估正确，措施得当，及时上报。

3. 对已发生压疮案例有分析及改进措施。

4. 高危患者入院时压疮的风险评估率达100%。

5. 落实预防压疮措施，无非预期压疮事件发生。

（七）输血管理

1. 知晓并落实临床输血安全管理制度、流程、输血反应处理预案。

2. 采配血标本时严格查对，做到每次只为位患者采集，禁止同时为两位患者采集血标本。护士使用托盘取血，做到三查八对，全血或成分血和其他血液制品应从血库取出后30min内输注，一个单位的全血或成分血应在4h内输完。

3. 输血前严格执行双人查对签名。

4. 按照输血技术操作规范进行操作，观察并记录输血过程及时间。输血完毕，血袋保存24h。

5. 有临床输血质量管理检查及效果评价。

6. 输血治疗服务规范合格率100%。

（八）其他安全

1. 有专用皮试盘，盘内物品（地塞米松1支，苯海拉明1支，5mL、1mL注射器各1具，砂轮1个，75%乙醇，棉棒，12号针头2个）齐全。

2. 有应急照明措施，处于完好备用状态，电源插头安全、完整。

第二节　不良事件

一、护理不良事件报告制度

护理不良事件报告制度鼓励主动报告所有与患者安全相关的"非正常"事件，坚持非处罚性、主动报告的原则，强化患者安全防范意识。通过及时报告影响患者安全的事故隐患或潜在风险，定期分析原因，交流应对措施等活动，提供分享患者安全信息的机会，尤其对可预防的不良事件进行分析，可以最大限度地避免类似事件的发生，达到持续改进护理质量的目的。在医疗安全不良事件报告制度的基础上，做好护理不良事件报告。

（一）护理不良事件定义

护理不良事件是指患者在住院期间发生跌倒、用药错误、走失、误吸或窒息、烫伤以及其他与患者安全相关的、非正常的护理意外事件。

（二）不良事件分类

1. 患者辨识事件诊疗过程中的患者或身体部位错误（不包括手术患者或部位错误）。

2. 辅助检查问题如丢失或弄错标本，配错血；标本送检不及时；漏报、错报、迟报检查结果等引起的不良事件。

3. 治疗护理问题包括治疗不及时、非计划拔管、院内压疮、院内感染、液体外渗、液体渗出等。

4. 手术事件手术治疗中遗留异物在患者体内等。

5. 护理处置事件治疗、技术操作不当等引起的不良事件。

6. 药物相关事件包括错用药、多用药、漏用药、输液（血）反应、药物不良反应、药物过敏等相关的不良事件。

7. 意外事件包括跌倒、坠床、烫伤、误吸、窒息、自残、自杀、失踪、猝死等。

8. 护患沟通包括护患沟通不良、护患语言冲突、护患行为冲突等。

9. 饮食问题误发或漏发各种治疗饮食、对病情有一定影响；手术患者或特殊检查治疗的患者应禁食而未进食致拖延手术事件或引起其他不良后果的。

10. 其他原因导致医疗不良后果的事件。

（三）等级划分

医疗（安全）不良事件按事件的严重程度分为四个等级：

Ⅰ级事件（警告事件）——非预期的死亡，或是非疾病自然进展过程中造成永久性功能丧失。

Ⅱ级事件（不良后果事件）——在疾病医疗过程中是因诊疗活动而非疾病本身造成的患者机体与功能损害。

Ⅲ级事件（未造成后果事件）——虽然发生了错误事实，但未给患者机体与功能造成任何损害，或有轻微后果而不需任何处理可完全康复。

Ⅳ级事件（隐患事件）——由于及时发现错误，但未形成事实。

Ⅰ级和Ⅱ级事件属于强制性报告，要求在发生10个小时内上报。Ⅲ、Ⅳ级事件报告具有自愿性、保密性、非处罚性，在事件发生5个工作日内上报。

（四）发生不良事件后处理

1. 发生护理不良事件后，要及时评估事件发生后的影响，并积极采取挽救或抢救措施，尽量减少或消除不良后果，有关的记录、标本、检查结果及相关药品、器械均应妥善保管，不得擅自涂改、销毁。发生输血反应、药物不良反应时，与医师共同在医师工作站按照规定格式在线上报。

2. 发生护理不良事件后立即报告值班医师、护士长；护士长报告本辖区科护士长，当事人填写电子版《护理不良事件报告表》，如实记录事件发生的具体时间、地点、过程、后果、采取的补救措施等内容。如为重大不良事件，还须报告分管院领导，必要时组织相关人员讨论提出整改意见或上报院务委员会决定实施意见。

3. 发生护理不良事件后，科室上报科护士长，科护士长及时调查、分析不良事件发生的原因、组织讨论并制订改进措施，《护理不良事件报告表》打印一份科室留存，并将电子版发送至护理部不良事件邮箱。事件重大、情况紧急者应在处理的同时先口头上报护理部。

4. 本辖区科护士长应跟踪科室改进措施落实情况。

5. 护理部组织护理安全与质量管理委员会定期对不良事件进行讨论，提交处理意见和改进措施；造成不良影响时，应做好有关善后工作。

6. 对主动报告且积极整改者，视情节轻重可减轻或免于处罚，如不按规定报告，有意隐瞒，事后经领导或他人发现，须按情节严重程度给予处理，将不良事件主动上报者进行奖励性考核。

7. 属于医疗事故范畴的护理不良事件按照《医疗事故处理条例》进行处理。

二、护理不良事件管理质量标准

1. 科室建立不良事件管理手册，不良事件报告单填写规范。

2. 护士对不良事件报告制度及上报流程知晓率为100%。

3. 每季度对护士进行安全警示教育与相关知识培训有记录。所谓"警示"，就是在分析讨论不良事件的同时，通过人人参与讨论、人人发言，引起全员警示。

4. 事件发生后及时进行原因分析、讨论，应用原因分析结果，修订护理工作制度、流程，能够降低同类不良事件发生率。

5. 重大不良事件报告率为100%，不良事件漏报率＜5%，对修订后的工作制度或流程执行情况有检查，落实有成效。

三、患者安全防范措施

1. 在病区全部卫生间张贴醒目标志，温馨提示由于地滑等原因引发意外。

2. 护士在巡视病房时及时调整灯光照明的合理性，不能因光线过强或过暗造成患者行动不便。

3. 护士在患者使用开水壶、热水袋保暖等方面，提示"小心开水烫伤"并给予监督指导。

4. 患者外出检查时，出入电梯防止夹伤，院内转弯路、陡坡路或楼梯处，均由护士助理陪同。

5. 科室备有压疮气垫、气圈及各类敷贴等，对具有高位压疮的患者尽早防范。

6. 科室备有约束带及活动床档，对于高龄、躁动及神志意识改变及体重过度的患者提供使用，床旁24h陪护，暖瓶、电热器使用中防止烫伤。对于带轮双刹车的病床及时维护及维修，防止刹车失灵使患者跌倒。

7. 护士在巡视、护理时发现患者精神异常时及时报告医师并在全科会交班，提示全科防范，取离利器等物品，加强留陪（监护）人员的告知，并做好记录，必要时逐级上报。

8. 入院宣教与住院过程要全程掌握患者行踪，跨班发现的特别时夜间不归的患者要与主管医师及时沟通了解情况并确保患者安全。

第十七章　神经内科疾病护理

第一节　内科疾病一般护理常规

1. 按一般患者入院护理常规或急症患者入院护理常规。

2. 病区护士接到患者入院通知后，立即为患者准备一切用物，按照病情需要准备治疗及抢救用物。

3. 热情接待患者，尽快将患者安置于病床，向患者自我介绍，介绍管床医师及责任护士，介绍医院环境及科室相关制度，耐心解释患者提出的问题。病情较重的患者应安排在靠近护士站的病房或抢救室、监护室，并及时通知医师。

4. 入院后，测量体温、脉搏、呼吸、血压及体重，24h 内需测量 4 次体温、脉搏、呼吸，无异常，改为每日 1 次。体温超过 38.5℃，每日测 4 次；超过 39.5℃，按高热护理常规；评估大小便，每日 1 次；3 日未解大便者应做相应的处理；每周测量血压、体重 1 次，记录于体温单上。

5. 应用护理程序对患者实施整体护理。重点评估患者的主要临床症状和体征，进行跌倒、压疮风险及生活自理能力评估，以明确护理问题，采取切实可行的护理措施，做好心理疏导、健康教育和康复护理，及时评价护理效果，并做好护理记录。

6. 保持病室清洁、整齐、安静、安全、舒适。病室开窗通风，每日 2 次，每次 15 ~ 30min，保持室内空气清新。保持室温在 18 ~ 25℃、相对湿度为 50% ~ 60%。湿式清扫地面，每日 2 次。

7. 遵医嘱给予分级护理。

8. 遵医嘱给予饮食护理，并给予饮食指导。给危重患者喂食或鼻饲。给予禁食、高热、昏迷、危重患者口腔护理，每日 2 次。

9. 保证患者适当的活动和充分的休息。病情轻者可适当活动；危重患者、特殊检查后和正在接受治疗的患者应卧床休息，减少或谢绝探视。

10. 准确执行医嘱，观察药物治疗的效果及不良反应。指导患者正确服药、观察药物疗效及不良反应。

11. 做好晨晚间护理，保持床单位整洁和干燥，及时修剪指（趾）甲、剃胡须、更换病员服，满足患者生活需要。对长期卧床、消瘦、脱水、营养不良、昏迷等患者做好皮肤护理，防止压疮发生。

12. 密切观察患者的生命体征与临床表现，注意分泌物、排泄物、呕吐物的性质、气味、颜色及量，发现异常，及时报告医师。

13. 随时备好抢救用物，遇病情突变，应立即通知医师，并协助医师进行抢救，按各系统危重患者常规护理。

第二节　神经内科疾病护理常规

一、神经内科疾病一般护理常规

1. 按内科疾病一般护理常规。

2. 入院接待接诊护士带患者到病床，进行入院介绍、入院评估等。

3. 基础护理　保持皮肤的清洁，床单位的平整，按摩皮肤促进血液循环。定时口腔清洁、尿道口护理。

4. 休息与活动

（1）良姿位：是指躯体、四肢的良好体位，具有防畸形，减轻症状，维持良好血液循环，使躯干和肢体保持在功能状态的作用。其特点是具有良好的人体功能性，动静结合。保持良姿位是康复护理工作中的重要部分，不同的疾病的残疾有不同的良姿位。偏瘫良姿位目的是防关节挛缩畸形、肩关节半脱位和垂足，减轻痉挛。

（2）平卧位：头正中位，患肩以小枕头承托，手肘放松伸直垫于薄枕上，髋、膝关节垫小枕。

（3）健侧卧位：患上肢往前伸，保持上肢抬高60°～90°，手肘放松伸直。

（4）患侧卧位：患肩往前伸，患肢向上提60°～90°，髋关节垂直，膝关节微屈，踝关节放松。辅助工具为三角枕。

（5）坐位：薄枕放于患侧上肢下面，患侧肩往前伸，手肘放松伸直。双足平放，躯干伸直，不可倾侧，确保患者紧靠椅背。

5. 饮食护理

（1）清淡可口、易于消化、少量多餐，保证每日足够的热量，给优质蛋白、高维生素、高纤维素和适量的含钙、铁、锌的食物，可选奶类、蛋类、精白米、白面、蔬菜、水果等高纤维饮食；芹菜、韭菜、豆芽、水果、粗粮、果胶、魔芋等，注意饮食卫生。

（2）进餐时尽量采取坐位或半卧位，意识障碍或活动不便应加用床栏，物品应放在易拿取及安全的位置。

6. 排泄护理

（1）尿失禁患者：使用成人纸尿裤、康复垫或假尿套。

（2）便秘患者：予腹部按摩，用双手顺结肠蠕动的方向抹动腹部，每日起床前和如厕时进行，根据情况配合使用缓泻剂、开塞露或灌肠。

7. 用药护理

（1）宜晨间服的口服药：激素类、降压类。

（2）宜睡前服的口服药：降脂类、降糖类药。

（3）宜饭前服的口服药：助消化药、作用于胃肠道药。

（4）宜饭中服的口服药：对胃刺激性大的药物、部分降糖药。

（5）宜饭后服的口服药：各类抗生素类及大部分用药；止咳药；服后半小时不宜饮水。

8. 专科观察要点

（1）防坠床：通过使用床栏、固定床刹，协助生活照顾、健康教育、陪护等措施防坠床发生。

（2）防跌倒：保持地面清洁干燥、无障碍；行动不便、视力欠佳者应有陪护。

（3）防走失：有走失风险高的患者要求有陪护。

（4）防义齿误吸：手术、气管插管、睡眠、病情危重等情况下，应取下活动性义齿。

（5）转运过程的安全：转运偏瘫患者时，尽量使用轮椅和平车，并有专人陪护。

（6）体位改变应缓慢：因心血管系统调节能力差，体位变化过快易引起血流动力学变化。

（7）专科辅助检查护理：①腰椎穿刺：术后平卧 4～6h（以防颅压下降引起头痛、眩晕或呕吐等，如有头痛则补液处理）。伤口覆盖无菌纱布，24h 内勿湿水。②脑电图：检查第 1 日患者须停用安眠药和抗癫痫药物，检查前后须洗头。③肌电图：检查过程中需用针刺局部皮肤，可能会引起疼痛。④经颅多普勒超声（TCD）：检查前应避免空腹进行，并需停用当日扩血管药，以免低血糖或血管扩张而影响结果准确性。⑤数字减影血管造影：检查前完善碘过敏试验、备皮；检查后后加压包扎伤口 12h，注意远端动脉搏动和皮肤颜色、温度，多饮水，帮助造影剂排泄。⑥B 超：肝、胆、脾、胰、胃肠道等部位先禁食 8～10h；双肾、输尿管、膀胱及妇科检查需胀尿。

9. 心理护理　注意心理特点和交流技巧；提供诚恳、热情、周到的护理服务。

10. 健康教育

（1）保持情绪稳定。

（2）生活规律，劳逸结合：根据自身情况制订合理的休息运动计划并认真执行，鼓励积极锻炼身体，增强体质，根据自己的健康状况和爱好，适当进行户外活动，呼吸新鲜空气，如深呼吸、练气功、打太极拳、慢跑、饭后散步，这样可使呼吸加深加快，有利于肺部的气体交换，增加氧气的摄入和代谢废物的排出，以改善肺功能、增强机体免疫力和主动排痰的能力。

（3）注意全面营养，清淡易消化饮食：不宜吃油腻、煎炸、干硬及刺激性强的食物，老年人的早餐安排在 8：30～9：00 比较合适，起床前应先在床上平躺 15～30min，再起来喝杯温水清理肠胃中的垃圾，早餐不要过量，以免超过胃肠消化功能，导致消化功能下降。

（4）口服药应定时、定量：遵医嘱服药，出现不适症状，应及时就医，慎重食用各种保健药物；根据天气变化，注意保暖，尽量少去空气污染的公共场所。

（5）针对专科疾病，实施患者健康教育。

二、急性脊髓炎护理常规

（一）按内科疾病及神经系统疾病一般护理常规

1. 监测生命体征　定期监测患者的呼吸、心率、血压、体温等生命体征，及时发现病情变化。

2. 皮肤护理　定期翻身，避免长时间压迫同一部位，避免压疮的发生。

3. 饮食管理　根据患者的具体情况，制订合理的饮食方案，避免出现吞咽困难等情况。

4. 心理护理　给予患者温暖、关怀和鼓励，帮助患者缓解焦虑和抑郁情绪。

5. 安全管理　采取安全措施，防止患者跌倒、滑倒等意外伤害。

6. 定期评估　定期评估患者的病情，包括病情的进展和治疗效果的评估。

7. 给药管理　按照医嘱给药，注意药物的剂量、用法、用量和药物的不良反应等。

8. 预防并发症　针对患者的病情，采取相应的预防措施，如预防肺部感染、尿路感染等。

（二）护理关键点

1. 截瘫（脊髓休克）。

2. 感觉障碍。

3. 尿失禁、排尿困难（自主神经功能障碍）。

4. 吞咽困难。

5. 构音不清。

6. 束带感。

7. 肺部感染。

8. 皮肤干燥、脱屑及水肿。

9. 抑郁。

10. 尿路感染。

11. 压疮。

12. 外伤 / 坠床。

13. 气切护理。

14. 经鼻胃管 / 胃肠造瘘管饲护理。

15. 留置尿管护理。

（三）护理评估

1. 运动障碍检查　让患者移动双下肢，观察有无肢体麻木，无力或行走困难；检查截瘫肢体肌张力是否降低、腱反射是否消失；检查病理征是否阳性，腹壁反射是否存在。

2. 感觉障碍检查　检查是否存在束带感；是否出现局部或节段性痛温觉、触觉障碍。

3. 言语功能检查　让患者说话或重复一句话，注意有无口齿不清、言语困难或不能理解。

4. 皮肤指甲检查　是否出现节段性皮肤干燥、脱屑及水肿；指甲是否出现松脆、角化过度。

5. 起病时间及首发症状　询问症状、体征最早出现的时间及缓急；询问发病前有无发热、疲劳或上呼吸道感染症状；发病时有无双下肢麻木无力，有无背部疼痛及束带感。

6. 了解实验室检查及辅助检查　血常规、血糖、凝血功能及脊柱 X 线检查、MRI、心脏彩超等。

7. 心理状况及对疾病的认识程度。

（四）护理措施

1. 根据上述临床表现，考虑患者为急性脊髓炎初期。

2. 安排安静、空气清新的病床。

3. 测量生命体征，体温、脉搏、氧饱和度。

4. 开通静脉。

5. 根据医嘱完善相关检查项目如血常规、血糖、PT、APTT，做脊髓 MRI 检查等。

6. 床头抬高 30°。

7. 如脊髓 X 线检查提示正常，MRI 检查提示为典脊髓病变即可考虑为急性脊髓炎，遵医嘱予及时治疗。

（1）18 岁以上患者，遵医嘱采用甲泼尼龙 500mg/d 静脉注射，短程冲击疗法治疗，需连用 3～5 次，能控制病情发展；短期激素冲击疗法过程中，需观察患者是否出现胃肠道症状，如发现胃肠道症状，应向医师汇报，加用保护胃黏膜药物。使用激素冲击疗程后，应改用泼尼松 60mg/d 口服治疗，注意要随病情好转减量。同时遵医嘱用免疫球蛋白 20g/d 静脉滴注，以增强患者免疫力。

（2）遵医嘱使用抗生素：预防和治疗泌尿道或呼吸道感染。

8. 尿潴留的护理

（1）评估尿量：评估术后患者膀胱储尿量，及时督促患者排尿，是预防尿潴留的重要措施。

（2）心理护理：给予解释和安慰，消除焦虑和紧张情绪。

（3）提供排尿的环境：关闭门窗，屏风遮挡，使视觉隐蔽，以保护患者自尊；适当调整治疗、护理时间，使患者安心排尿。

（4）调整体位和姿势：协助患者取适当体位，病情允许应尽量以习惯姿势排尿。对需绝对卧床休息或某些手术的患者，事先应有计划地训练其床上排尿。

（5）诱导排尿：利用条件反射，如听流水声，或用温水冲洗会阴，以诱导排尿。按摩、热敷患者下腹部，可解除肌肉紧张，促进排尿。

（6）引流尿液：经上述措施处理无效时，可根据医嘱采用导尿术或耻骨上膀胱造瘘引流尿液，解除患者病痛，然后做进一步检查明确病因，再解除病因，恢复排尿。

（7）预防拔管后尿潴留：关键是要尽量缩短置管时间，在置管期间使用个体化放尿方法，保护或训练膀胱的储尿功能和排尿功能。

9. 心理护理　本病起病突然，病程长，有些患者认识不足，内心压抑，终日不语，更多的患者却担心预后情况。针对患者的种种焦虑，诚恳、耐心地解释患者提出的疑问，并主动向患者解释发病原因、病情变化的预后转归。

10. 饮食

（1）吞咽功能正常患者给予低盐低脂饮食，糖尿病患者予糖尿病饮食，戒烟、酒。

（2）轻度吞咽困难患者，给予半流质糊状饮食。

（3）中重度吞咽困难患者，予留置胃管，按医嘱鼻饲。

（4）一个月后仍有吞咽困难，建议胃造瘘，管饲营养液。

11. 体位与活动

（1）以卧床休息为主，需每 2h 翻身、拍背一次，改善肺泡通气量，防止坠积性肺炎。

（2）双下肢尽量避免输液，以免增加下肢深静脉血栓形成的风险。

（3）早期及时指导患者及家属进行有计划的肢体功能锻炼（肢体被动活动、按摩，改善肢体血液循环，部分肌力恢复时应鼓励患者主动活动）。

12. 基础护理

（1）保持口腔、会阴洁，必要时口腔、会阴护理每日 2～3 次。

（2）保持皮肤清洁、干燥、完整；在骶尾部、足跟及骨隆起处放置减压垫；经常活动锻炼肢体；已发生压疮者应按压疮处理并加强全身营养，促进愈合。

（3）留置导尿管护理。

13．呼吸道护理

（1）监测生命体征：监测患者的呼吸、心率、血压、体温等生命体征，及时发现病情变化。

（2）定期神经系统评估：定期评估患者的神经系统状况，包括意识状态、瞳孔反应、肢体活动度等。

（3）抗血小板治疗：对于符合抗血小板治疗适应证的患者，要及时给予抗血小板治疗，以预防再次发生脑梗死。

（4）血压控制：根据患者的具体情况，调整血压控制在安全的范围内。

（5）神经保护治疗：给予神经保护治疗，以防止脑组织的进一步损伤。

（6）安全管理：采取安全措施，避免患者因活动不便而意外跌倒或滑倒。

（7）皮肤护理：注意患者的卧位，及时翻身，避免压疮发生。

（8）饮食管理：根据患者的具体情况，进行合理的饮食管理，避免出现吞咽困难等情况。

（9）心理护理：针对患者的心理需求进行合理的心理护理，减少患者的焦虑和抑郁情绪。

14．用药护理

（1）皮质类固醇激素的不良反应：①观察口腔黏膜情况，保持口腔清洁。留置胃管者口腔护理每日 2 次，以免口腔真菌感染。可预防性使用抗菌、抑菌漱口液。②注意大便颜色，应用此类药物可能会出现应激性溃疡。③医源性库欣综合征：面容和体态改变、体重增加。④低钾，注意钾的补充。⑤可能会出现药物性糖尿病。⑥长期应用会出现骨质疏松。⑦水钠潴留、高血压。⑧精神症状，如欣快感、激动、谵妄、烦躁不安、定向力障碍，也可表现为抑制。⑨长期服药后，停药前应逐渐减量。

（2）使用免疫球蛋白静注时，注意开瓶后应一次注射完毕，不得分次使用；出现混浊、有摇不散的沉淀、异物或开瓶有裂纹、过期失效，均不可使用；患者出现发热时禁用或慎用。如在输注初期患者出现发热、寒战、皮疹、恶心、头痛、胸闷等症状时，应立刻报告值班医师做进一步处理。

（3）促进功能恢复、营养神经用药：B 族维生素药品、胞磷胆碱、三磷腺苷等。三磷腺苷静注宜缓慢，以免引起头晕、头胀、胸闷、低血压等；治疗剂量宜小剂量开始，无效时逐渐加量；三磷腺苷对窦房结有明显抑制，故对病窦综合征、窦房结功能不全、老年人慎用或不用。

（五）健康教育

1．戒烟、酒，有规律生活，合理饮食，如低盐、低脂、糖尿病饮食。

2．正确摆放良肢位，被动关节运动，主动运动，康复训练要循序渐进、持之以恒。

3．安全防范指导，如防坠床／跌倒、防误吸、各类管道管理、约束具的使用。

4．按医嘱用药，不要擅自停药或减量。

5．出现头晕、头痛、视物模糊、言语障碍、肢体麻木、无力等症状，及时就诊。

三、脑梗死护理常规

（一）按内科疾病及神经系统疾病一般护理常规

1．监测生命体征　定期监测患者的呼吸、心率、血压、体温等生命体征，及时发现病情变化。

2. 皮肤护理 定期翻身，避免长时间压迫同一部位，避免压疮的发生。

3. 饮食管理 根据患者的具体情况，制订合理的饮食方案，避免出现吞咽困难等情况。

4. 心理护理 给予患者温暖、关怀和鼓励，帮助患者缓解焦虑和抑郁情绪。

5. 安全管理 采取安全措施，防止患者跌倒、滑倒等意外伤害。

6. 定期评估 定期评估患者的病情，包括病情的进展和治疗效果的评估。

7. 给药管理 按照医嘱给药，注意药物的剂量、用法、用量和药物的不良反应等。

8. 预防并发症 针对患者的病情，采取相应的预防措施，如预防肺部感染、尿路感染等。

（二）护理关键点

1. 躯体移动障碍。

2. 吞咽困难。

3. 交流障碍。

4. 颅内压增高。

5. 脑疝。

6. 抑郁。

7. 肺部感染。

8. 消化道出血。

9. 尿路感染。

10. 压疮。

11. 下肢深静脉血栓形成。

12. 外伤／坠床。

13. 气切护理。

14. 经鼻胃管／胃肠造瘘管饲护理。

（三）护理评估

1. GCS、生命体征、瞳孔大小及对光反应、肌力及肌张力变化、言语功能。

2. 注意有无意识障碍加深、头痛、呕吐等颅内压升高的表现。

3. 观察面色、呼吸频率、节律及呼吸音变化，及早发现肺部感染及呼吸衰竭。

4. 有无心律失常，特别是致命性心律失常。

5. 血糖水平。

6. 注意有无面舌瘫及视物障碍。

7. 检查咽反射，评估吞咽功能，了解饮水试验结果。

8. 有无精神、情感障碍。

9. 大小便情况，有无大尿失禁、尿潴留、便秘。

10. 了解辅助检查及实验室检查 头颅CT、MRI、DSA、经颅多普勒超声、颈动脉彩超、下肢深静血栓、凝血功能等检查。

11. 评估有无卒中高危因素 如高血压、糖尿病、高血脂、短暂性脑缺血反复发作、吸烟、饮酒史、心脏疾病、肥胖、久坐生活方式、已有的脑梗死病史、高同型半胱氨酸血症及代谢综合征等。

12. 注意有无肺部感染、压疮、尿路感染、深静脉血栓、肺栓塞、颅内压增高、癫痫、上消化道出血、抑郁等并发症。

13. 关注患者及家属的心理状况，对疾病的认识和学习的需要。

14. 日常生活自理能力评估。

15. 早期康复的介入及效果。

（四）护理措施

1. 置气垫床、头偏向一侧，吸氧、心电监护，备吸痰装置。

2. 床头抬高 30°。

3. 根据医嘱抽血急查血常规、凝血四项、肝肾功能、血糖等。

4. 重组组织型纤溶酶原激活剂（rt-PA）静脉溶栓治疗护理 24h 内不用抗凝药、抗血小板药，避免放置鼻胃管、导尿管或动脉内测压导管。患者出现严重的头痛、急性血压增高、恶心或呕吐，应立即停用溶栓药物，报告医师，紧急进行头颅 CT 检查，排除脑出血。

5. 动脉溶栓治疗护理 术前会阴部备皮及留置导尿等。术后观察生命体征、意识、瞳孔、言语、运动及穿刺局部情况。患者出现头痛、恶心、呕吐、出汗、视物模糊、言语障碍、肢体肌力下降、穿刺局部出血、血肿等临床表现，须报告医师，以及时发现脑水肿、出血、脑梗死、脑血管痉挛、穿刺点出血等常见并发症。

6. 心理护理 对有抑郁的患者按医嘱予抗抑郁药物。

7. 饮食

（1）吞咽功能正常患者给予低盐低脂饮食，糖尿病患者予糖尿病饮食，戒烟、酒。

（2）轻度吞咽困难患者，给予半流质糊状饮食。

（3）中重度吞咽困难患者，予以留置胃管，按医嘱鼻饲。1 个月后仍有吞咽困难，建议胃造瘘，管饲营养液。

8. 体位与活动

（1）急性期 1 周内卧床休息为主，每 2h 翻身一次。

（2）偏瘫侧肢体处于良肢位，抬高患肢，促进血液回流，防止肿胀（不建议在患肢输液）。

（3）双下肢尽量避免输液，以免增加下肢深静脉血栓形成的风险。

（4）指导患者及家属进行有计划的肢体功能锻炼。

9. 基础护理

（1）保持口腔、会阴清洁，必要时进行口腔、会阴护理，每日 2 次。

（2）保持皮肤清洁。

（3）留置导尿管护理。

10. 呼吸道护理

（1）不推荐常规吸氧，但氧饱和度低于 95%，有意识障碍、呼吸困难、胸闷等症状，给予鼻导管吸氧，必要时改面罩吸氧。

（2）协助翻身、拍背、机械排痰（无禁忌时），鼓励做有效的咳嗽、咳痰。

（3）对年老体弱无力咳嗽咳痰、昏迷、舌根后坠者，床边备口咽通气管及负压吸引装置，及时吸痰，必要时行气管插管或气管切开术。

11. 保持大便通畅。

12. 安全护理 床栏拉起，床刹固定，必要时 24h 留陪护，预防跌倒 / 坠床、拔管、烫伤等意外事件。

13. 根据医嘱监测血压、血糖，按临床路径要求，及时汇报处理。

14. 用药护理

（1）关注抗凝药与抗血小板聚集药的不良反应：如消化道出血，皮下及皮肤出血，牙龈及鼻出血等。

（2）抗凝药：皮下注射在腹部脐周 5cm 以外，注射时不排气、不回抽回血。

（3）降纤药物：如巴曲酶注射液，用药后可能有出血或止血延缓现象。用药时间需＞1h。治疗前及治疗期间，根据医嘱监测纤维蛋白原（FG），并注意临床症状。

（4）阿司匹林：在饭后半小时服用，减少胃肠道反应。

（5）甘露醇：快速滴注，防止渗出，按医嘱记尿量或出入量，监测血电解质等。

（6）胰岛素：注射后关注患者进餐情况，密切注意低血糖反应。

（7）降脂药：如阿伐他汀钙片，同时有稳定动脉粥样斑块作用。使用时需监测肝功能，注意胃肠道反应。

（五）健康教育

1. 戒烟、酒，有规律生活，合理饮食如低盐、低脂、糖尿病饮食。

2. 防误吸，见预防吸入性肺炎的护理常规。

3. 正确摆放良肢位，被动关节运动，主动运动，康复训练要循序渐进、持之以恒。

4. 安全防范指导　如防坠床／跌倒、各类管道管理、约束具的使用。

5. 常用药物作用及不良反应，如抗凝药、降纤药、抗血小板聚集药、降压药、降血糖药、降脂药等。按医嘱用药，不要擅自停药或换药。

6. 定期门诊复查血压、血糖、血脂、心脏功能及神经功能恢复情况，积极控制卒中的危险因素，防止脑卒中复发。

7. 出现头晕、头痛、视物模糊、言语障碍、肢体麻木、无力等症状，及时就诊。

8. 需要配备的仪器及使用方法，如血压计、血糖仪、胰岛素笔等。

四、短暂性脑缺血发作护理常规

（一）按内科疾病及神经系统疾病一般护理常规

1. 监测生命体征　定期监测患者的呼吸、心率、血压、体温等生命体征，及时发现病情变化。

2. 皮肤护理　定期翻身，避免长时间压迫同一部位，避免压疮的发生。

3. 饮食管理　根据患者的具体情况，制订合理的饮食方案,避免出现吞咽困难等情况。

4. 心理护理　给予患者温暖、关怀和鼓励，帮助患者缓解焦虑和抑郁情绪。

5. 安全管理　采取安全措施，防止患者跌倒、滑倒等意外伤害。

6. 定期评估　定期评估患者的病情，包括病情的进展和治疗效果的评估。

7. 给药管理　按照医嘱给药，注意药物的剂量、用法、用量和药物的不良反应等。

8. 预防并发症　针对患者的病情，采取相应的预防措施，如预防肺部感染、尿路感染等。

（二）护理关键点

1. 躯体移动障碍。

2. 吞咽困难。

3. 交流障碍。

4. 抑郁。

5. 外伤／坠床。

（三）健康教育

1. 保持心情愉快，情绪稳定，避免精神紧张。

2. 规律生活，坚持适当体育锻炼　经常发作的患者避免重体力劳动，尽量避免单独外出。抬头或仰头动作不宜过急，幅度不要太大，防止诱发短暂性脑缺血发作或跌伤。

3. 合理饮食　如低盐、低脂、糖尿病饮食；戒烟、酒。

4. 安全防范指导　如防跌倒。

5. 按医嘱用药，积极治疗高血压、动脉硬化、糖尿病、高脂血症和肥胖症。

6. 发现头晕、头痛、视物模糊、言语障碍、肢体麻木、无力等症状，及时就诊。

7. 需要配备的仪器及使用方法　如血压计、血糖仪、胰岛素笔等。

五、脑出血护理常规

（一）按内科疾病及神经系统疾病一般护理常规

1. 监测生命体征　定期监测患者的呼吸、心率、血压、体温等生命体征，及时发现病情变化。

2. 皮肤护理　定期翻身，避免长时间压迫同一部位，避免压疮的发生。

3. 饮食管理　根据患者的具体情况，制订合理的饮食方案，避免出现吞咽困难等情况。

4. 心理护理　给予患者温暖、关怀和鼓励，帮助患者缓解焦虑和抑郁情绪。

5. 安全管理　采取安全措施，防止患者跌倒、滑倒等意外伤害。

6. 定期评估　定期评估患者的病情，包括病情的进展和治疗效果的评估。

7. 给药管理　按照医嘱给药，注意药物的剂量、用法、用量和药物的不良反应等。

8. 预防并发症　针对患者的病情，采取相应的预防措施，如预防肺部感染、尿路感染等。

（二）护理关键点

1. 颅内压增高。

2. 肢体瘫痪。

3. 语言障碍。

4. 脑神经损伤。

5. 再出血。

6. 呼吸道管理。

7. 气管切开护理。

8. 康复锻炼。

（三）护理评估

1. 生命体征。

2. 神经系统症状及体征 意识、瞳孔、肌力、肌张力、言语、感觉等。

3. 营养状况 有无贫血、低蛋白血症及患者的进食情况。

4. 患者及家属对疾病的认识程度，有无焦虑、恐惧。

5. 家庭支持情况。

6. 病情及主要症状 主要取决于出血的部位和出血量。

（1）壳核：是高血压脑出血最常见的出血部位。壳核出血可出现偏瘫、偏身感觉障碍、偏盲，病灶在主侧半球时有失语、偏侧复视。大量出血可有意识改变、脑疝等表现。

（2）丘脑出血：对侧轻偏瘫，深浅感觉同时障碍。可出现精神障碍，表现为情感淡漠。说幻觉及情绪低落，还会有言语、智能方面的改变。

（3）脑桥出血：临床表现为突发头痛、呕吐、眩晕、复视、吞咽障碍、一侧面部发麻、交叉性瘫痪或偏瘫、四肢瘫等症状。出血量大时，患者很快进入昏迷，出现双侧瞳孔呈针尖样、呼吸困难、有去大脑强直发作、中枢性高热、呕吐咖啡色胃内容物等临床表现，提示病情危重。

（4）小脑出血：发病突然，眩晕和共济失调明显，可伴有频繁呕吐及枕部疼痛。出血量不大时出现小脑症状，如病变侧共济失调，眼球震颤，构音障碍和吟诗样语言，无偏瘫。出血量增加时意识逐渐模糊或昏迷，呼吸不规则，最后枕骨大孔疝死亡。

（5）脑叶出血：表现为头痛、呕吐等，癫痫发作较其他部位出血常见，而昏迷较少见；根据累及的脑叶不同，出现局灶性定位症状。如额叶出血可有偏瘫、Broca 失语（即运动性失语或表达性失语：症状特点为患者能理解他人语言，构音器官的活动并无障碍，有的虽能发音但不能构成语言）等；额叶出血可有 Wermicke 失语（即感觉性失语：特点为患者听觉正常，但不能听懂他人评议的意义，虽有说话能力，但词汇、语法错误紊乱，常答非所问，谈话内容无法使人真正了解，但常能正确模仿他人语言）、精神症状；颞叶出血则有视野缺损等。

（6）脑室出血：出血量少时，表现为突发头痛、呕吐、脑膜刺激征，一般无意识障碍及局灶性神经缺失症状，血性脑脊液。出血量大者，很快进入昏迷或昏迷逐渐加深，病理反射阳性，常出现下丘脑受损症状及体征，如上消化道出血、中枢性高热、大汗、呼吸不规则等，预后差，大多迅速死亡。

（7）实验室检查：血常规、肝肾功能、电解质、凝血功能、脑脊液（CSF）等。

（8）特殊检查结果：头颅 CT 或 CT 血管造影（CTA）、MRI、MRA、DSA 等。

（9）其他：用药情况、药物的作用及不良反应、康复的介入及效果。

（四）护理措施

1. 早期安静卧床休息，尽量减少搬动。

2. 保持病房安静，减少探视，避免一切不良刺激，以免造成患者情绪激动。

3. 病情允许时抬高床头 15°～30°，有利于颈内静脉回流，减轻脑水肿。

4. 加强安全护理意识障碍、肌力下降、年老体弱等患者，嘱家人 24h 陪护并做好交接班工作；对烦躁不安或有精神症状者，根据医嘱给予镇静或减轻精神症状的药物，必要时使用约束具；防止坠床、跌倒、烫伤及拔管等意外发生。

5. 清醒患者给予高热量、高蛋白和富含维生素、纤维素，易消化的食物；昏迷或吞咽障碍患者留置胃管，给予肠内营养。

6. 保持大便通畅，3日无大便患者可用轻泻剂，忌高压大剂量灌肠。

7. 心理护理，注意患者的心理变化。

8. 合理安排病房，为患者创造合适的治疗、康复环境（尽量避免偏瘫侧肢体靠墙）。

9. 用药护理

（1）正确使用脱水药物：脱水剂需快速静脉滴入，防止药液外渗，关注患者的尿量及水、电解质情况，定时监测电解质，肝肾功能等。

（2）正确使用降压药物，监测血压：血压过高时，容易增加再出血的危险；血压过低时，易造成脑灌注压不足，预后差。

（3）监测生命体征：注意血压、脉搏、呼吸、体温、头痛的变化。

（4）遵医嘱监测神经系统体征：意识、瞳孔、肌力、语言、腱反射。

10. 呼吸道的护理

（1）不推荐常规吸氧，但有下列情况：如氧饱和度低于95%、意识障碍、呼吸困难、胸闷等，给予鼻导管吸氧，必要时改面罩吸氧。

（2）协助翻身、拍背（无禁忌时），鼓励有效的咳嗽咳痰。

（3）对年老体弱无力咳嗽咳痰、昏迷、舌根后坠者，床边备口咽通气管及负压吸引装置，及时吸痰，必要时行气管切开术。

11. 气管切开护理

（1）气管切开导管定位：要检查气管切开导管的位置是否正确，以确保导管不会移位并保持通畅。

（2）呼吸道护理：定期吸痰，以保持呼吸道通畅，防止分泌物堆积导致感染和呼吸困难。

（3）导管周围皮肤护理：保持气管切开导管周围的皮肤清洁，及时更换敷料。

（4）气压治疗：在需要的情况下，给予氧气或其他呼吸机辅助治疗。

（5）睡眠姿势：在合适的姿势下，避免压迫气管切开导管。

（6）呼吸机器监测：如有呼吸机器监测，要随时检查呼吸机的参数。

（7）饮食管理：通过气管切开导管通道给予营养液或口服液体，避免进食引起误吸。

（8）安全管理：避免患者与气管切开导管有冲击、碰撞等，确保患者的安全。

12. 对癫痫、高热、烦躁、剧烈头痛、喷射性呕吐等症状明显的患者要及时给予对症处理。禁止使用吗啡、哌替啶。

13. 指导患者避免做使颅内压增高的动作，如用力咳嗽、打喷嚏、屏气、用力排便等。

14. 加强基础护理

（1）眼护理：眼睑闭合不全的患者，可引起角膜损伤，可使用滴眼液滴眼或眼膏涂于部，再用无菌纱布覆盖。

（2）口腔护理：对于张口呼吸者：可用生理盐水纱布覆盖口鼻，以湿润吸入空气，并及时清除口腔内分泌物。面瘫患者在做好口腔护理的同时，关注患者心理感受。嘱患者进食要缓慢，避免用力咀嚼，面部受凉。

（3）导尿管护理

1）确定尿管位置：定期检查留置尿管位置是否正确，避免移位。

2）每日记录尿量：每日记录患者的尿量和尿的性质，包括颜色、浑浊度等。

3）留置尿管管路清洁：每日清洁留置尿管和周围皮肤，避免细菌感染和尿路感染。

4）留置尿管引流袋更换：定期更换留置尿管引流袋，避免满袋导致引流不畅。

5）留置尿管拔管：在医师的指导下，定期检查留置尿管是否可以拔管。

6）患者饮食管理：保证患者充足的水分摄入，以保证尿液的稀释，减少尿道刺激。

7）患者位置管理：患者需要经常翻身，以避免尿液滞留导致感染。

8）术后及时教育：术后要向患者及家属进行留置尿管的相关护理知识教育，以便及时发现和处理问题。

（4）皮肤护理：有压疮风险患者使用气垫床；卧床患者每 2h 协助翻身一次，检查受压部位皮肤。保持床单位平整和干燥。

15. 加强康复功能锻炼　对于肌力下降、失语、吞咽困难等患者，在病情许可情况下，尽早请康复科会诊，进行康复功能锻炼（神经损伤在最初 3 个月内进行康复效果最明显）。

16. 并发症的观察及处理

（1）脑水肿：脑出血后 48h 脑水肿达高峰，维持 3～5 日或更长。脑水肿可使颅内压增高和导致脑疝，是脑出血的主要死因。

（2）中枢性高热：主要由于丘脑下部散热中枢受损所致，表现体温迅速上升，出现 39～40℃高热。解热镇痛剂无效，物理降温有效。

（3）水电解质紊乱：由于神经内分泌功能的紊乱、意识障碍、进食减少、呕吐、中枢性高热等原因，尤其应用脱水剂治疗时，可出现低钾血症、低钠血症和高钠血症等，应及时处理。关注进出量、电解质检查结果，注意正确补钾、补钠，低钠血症患者补钠速度不能过快。

（4）应激性溃疡：患者出现呕吐咖啡色胃内容物，呃逆，腹胀、黑便等情况，应立即报告医师。根据医嘱予禁食、胃肠减压、补液，使用抑制胃酸分泌、保护胃黏膜等药物。

（5）感染：加强基础护理，预防肺部感染及泌尿系统感染。

（6）预防其他并发症：下肢深静脉血栓形成、肺栓塞、肺水肿、心肌梗死、癫痫等。

（五）健康教育

1. 树立战胜疾病的信心。有规律生活，保持情绪稳定、睡眠良好。

2. 注意天气变化，及时增减衣服，防止受凉及病情变化。

3. 戒烟限酒，低盐低脂饮食，多进食富含维生素、纤维素的食物，如新鲜蔬菜、水果。保持大便通畅。

4. 预防误吸、窒息，肺部感染。

5. 存在偏瘫、面瘫、吞咽困难等情况，坚持康复功能锻炼。

6. 病情允许后，鼓励患者适当运动。每日进行可耐受的活动，以不出现心悸、气促、乏力等症状为宜。加强安全意识，防止坠床、跌倒及烫伤等意外发生。

7. 了解正确服用药物的知识（名称、剂量、作用、用法和不良反应）。根据医嘱调整药物，不要自行停药、增减药量。

8. 定期监测血压。最好家庭备有血压计，学会正确测量血压、记录血压，将血压控制在较理想范围内。

9. 重视其他相关疾病的控制和治疗，如糖尿病、高血脂、肾病、心脏病、肥胖等。

10. 定期门诊复查 CT 或 MRI、血压、血糖、血脂、心脏功能及神经功能恢复情况，积极控制脑卒中危险因素，防止脑卒中再发。

11. 指导患者及家属，如出现病情变化，及时来医院就诊。

六、重症肌无力（MG）护理常规

（一）按内科疾病及神经系统疾病一般护理常规

1. 监测生命体征　定期监测患者的呼吸、心率、血压、体温等生命体征，及时发现病情变化。

2. 皮肤护理　定期翻身，避免长时间压迫同一部位，避免压疮的发生。

3. 饮食管理　根据患者的具体情况，制订合理的饮食方案，避免出现吞咽困难等情况。

4. 心理护理　给予患者温暖、关怀和鼓励，帮助患者缓解焦虑和抑郁情绪。

5. 安全管理　采取安全措施，防止患者跌倒、滑倒等意外伤害。

6. 定期评估　定期评估患者的病情，包括病情的进展和治疗效果的评估。

7. 给药管理　按照医嘱给药，注意药物的剂量、用法、用量和药物的不良反应等。

8. 预防并发症　针对患者的病情，采取相应的预防措施，如预防肺部感染、尿路感染等。

（二）护理关键点

1. 吞咽困难。

2. 呼吸肌麻痹。

3. 自理能力缺陷。

4. 误吸。

5. 感染。

6. 胃管鼻饲护理。

7. 跌倒／坠床。

8. 药物不良反应。

9. 焦虑／恐惧。

（三）护理评估

1. 生命体征及神经系统症状。

2. 观察呼吸频率、节律、深浅度、呼吸音、咳嗽能力、脉搏氧饱和度等。

3. 评估有无呼吸肌麻痹，注意鉴别三种重症肌无力危象（肌无力危象、胆碱能危象和反拗危象）。

4. 询问患者有无胸闷不适，注意心率变化，了解心肌是否受累。

5. 进食能力、饮水试验结果。

6. 皮肤、口腔黏膜的完整性。

7. 实验室和特殊检查结果　尿常规、便常规、肝肾功能、电解质、胸腺 CT、乙酰胆碱受体抗体。

8. 疲劳试验 受累肌肉重复活动后症状明显加重，休息后恢复为阳性。

9. 新斯的明试验 新斯的明 1～2mg 肌内注射，可同时肌内注射阿托品 0.5mg 对抗不良反应，20min 后观察肌无力症状明显减轻为阳性，可持续 2h。

10. 患者的心理变化和配合情况。

11. 药物的作用及不良反应。

（四）护理措施

1. 病情加重时，需卧床休息。出现呼吸困难，适当抬高床头。

2. 心理支持 保持环境安静、舒适，尽量减少打扰，保持情绪稳定。

3. 改善营养情况 吞咽困难者给予鼻饲营养液，并做好鼻饲护理。

4. 病情观察 监测生命体征、脉搏氧饱和度，重视患者主诉。

5. 呼吸道护理

（1）监测生命体征：监测患者的呼吸、心率、血压、体温等生命体征，及时发现病情变化。

（2）定期神经系统评估：定期评估患者的神经系统状况，包括意识状态、瞳孔反应、肢体活动度等。

（3）抗血小板治疗：对于符合抗血小板治疗适应证的患者，要及时给予抗血小板治疗，以预防再次发生脑梗死。

（4）血压控制：根据患者的具体情况，调整血压控制在安全的范围内。

（5）神经保护治疗：给予神经保护治疗，以防止脑组织的进一步损伤。

（6）安全管理：采取安全措施，避免患者因活动不便而意外跌倒或滑倒。

（7）皮肤护理：注意患者的卧位，及时翻身，避免压疮发生。

（8）饮食管理：根据患者的具体情况，进行合理的饮食管理，避免出现吞咽困难等情况。

（9）心理护理：针对患者的心理需求进行合理的心理护理，减少患者的焦虑和抑郁情绪。

6. 用药护理

（1）抗胆碱酯酶药：注意有无毒蕈碱样不良反应，如腹痛、恶心、呕吐、流涎、支气管分泌物增多、流泪、瞳孔缩小、出汗，可以用阿托品对抗不良反应。一般饭前半小时服用阿托品。

（2）免疫抑制剂：有骨髓抑制，肝功能、肾功能损害，胃肠道反应等不良反应。应定期检查肝肾功能及血常规，预防感染。

（3）免疫球蛋白治疗：开始滴注速度为 60mL/h（约 20 滴／分），持续 15min 后无头痛、心悸、恶心等不良反应，可逐渐加快速度，最快滴注速度不超过 180mL/h（约 60 滴／分）。

（4）血浆置换者：做好血液透析置管的护理。

（5）胸腺切除：做好手术前和手术后护理，手术晨遵医嘱服用抗胆碱酯酶药，手术后慎用镇静药、镇痛药。

7. 避免使用会降低肌膜兴奋性或抑制神经－肌肉传递的药物 如多黏菌素、奎宁、奎尼丁、氨基苷类抗生素、普鲁卡因酰胺、普萘洛尔、利多卡因、吗啡、巴比妥类、氯丙嗪等。

8. 三种重症肌无力危象的处理

（1）肌无力危象：最常见，约1％重症肌无力患者会出现，常由抗胆碱酯酶药量不足引起。可遵医嘱加大抗胆碱酯酶药物剂量。

（2）胆碱能危象：由抗胆碱酯酶药过量所致。患者肌无力加重，出现肌束震颤及毒蕈碱样反应。应停用抗胆碱酯酶药。

（3）反拗危象：由机体对抗胆碱酯酶药不敏感所致。可按医嘱停用抗胆碱酯酶药，而用输液维持。

（4）一旦发生危象，出现呼吸肌麻痹，应立即打开气道，保持呼吸道通畅，呼吸皮囊加压给氧，尽快气管插管，用人工呼吸机辅助呼吸，必要时行气管切开。

9. 床边常规备氧气及负压吸引装置、简易呼吸皮囊、新斯的明剂等。

（五）健康教育

1. 如出现以下情况，应及时到医院就诊：眼睑下垂伴复视逐渐加重；近期内出现声音嘶哑、构音障碍；进食过程中出现咀嚼、吞咽困难，饮水呛咳；近期出现咳嗽无力伴胸闷；能抬头，全身无力加重。

2. 感染、妊娠、分娩、手术、精神创伤、过度疲劳等可为诱因，甚至导致肌无力危象发生。患者应避免过劳、外伤、烈日暴晒、预防感染、保持情绪稳定。育龄妇女应作好避孕工作，避免妊娠、人流。

3. 激素类和溴吡斯的明须遵医嘱服用。不要擅自停药、改量，注意药物不良反应。

4. 避免使用可降低肌膜兴奋性或抑制神经－肌肉传递的药物。

5. 门诊定期随访，并调整用药。

6. 出院后随身携带治疗卡片，方便抢救时给予对症治疗。

七、周期性瘫痪护理常规

（一）按内科疾病及神经系统疾病一般护理常规

1. 监测生命体征　定期监测患者的呼吸、心率、血压、体温等生命体征，及时发现病情变化。

2. 皮肤护理　定期翻身，避免长时间压迫同一部位，避免压疮的发生。

3. 饮食管理　根据患者的具体情况，制订合理的饮食方案，避免出现吞咽困难等情况。

4. 心理护理　给予患者温暖、关怀和鼓励，帮助患者缓解焦虑和抑郁情绪。

5. 安全管理　采取安全措施，防止患者跌倒、滑倒等意外伤害。

6. 定期评估　定期评估患者的病情，包括病情的进展和治疗效果的评估。

7. 给药管理　按照医嘱给药，注意药物的剂量、用法、用量和药物的不良反应等。

8. 预防并发症　针对患者的病情，采取相应的预防措施，如预防肺部感染、尿路感染等。

（二）护理关键点

1. 电解质紊乱。

2. 肢体无力。

3. 心律失常。

4. 呼吸肌麻痹。

5. 外伤／坠床。

（三）护理评估

1. 生命体征、血氧饱和度、血钾水平、血糖、心电图。

2. 有无诱因 饱餐、酗酒、过劳、剧烈运动、寒冷、感染、创伤、情绪激动、焦虑、月经，以及注射胰岛素、肾上腺素、大量输入葡萄糖等。

3. 发病起始时间、持续时间，频率及发病的特点 该病一般在晨醒或夜晚发病，肢体肌肉呈对称性无力或完全瘫痪，下肢重于上肢、近端重于远端；也可从下肢开始累及上肢。可伴有肢体酸胀、针刺感。发作一般经数小时至数日逐渐恢复，最先受累的肌肉最先恢复。发作频率不等。

4. 发病的前驱症状 发病前可有肢体疼痛、感觉异常、烦渴、多汗、少尿、面色潮红、嗜睡、恶心等。

5. 神经系统 表现为肌力、感觉变化。

6. 呼吸系统 表现为有无呼吸困难（严重病例偶可累及呼吸肌）。

7. 循环系统 表现为有无心律失常、心电图低钾性改变。

8. 泌尿系统 表现为尿量减少。

9. 有无甲状腺功能亢进，醛固酮增多，肾衰竭、代谢性疾病等。

10. 活动能力，坠床／跌倒风险评估。

（四）护理措施

1. 心理护理 部分患者发作频繁者常影响工作及生活，易产生焦虑心理，应详细告知患者本病的病因、前驱症状、诱因以及自我的防护措施，让患者了解随着年龄的增长而发作频率逐渐减少，以其保持良好的心态，正确对待疾病。

2. 饮食指导 无少食多餐，勿过饱。忌食浓缩高热量饮食，少吃甜食和糖，限制钠盐，多选择含钾丰富的食物，戒烟、酒。

3. 活动与休息指导 发作期卧床休息，发作间期鼓励患者在耐受范围内适当活动，如有心脏损害症状时应限制活动。日常活动和锻炼时注意安全，防止受伤。

4. 用药护理

（1）发作时以口服补钾为主，也可静脉滴注氯化钾，注意静脉补钾的速度和浓度。10%氯化钾注射液尽量不要加入葡萄糖注射液内静脉滴注，以免葡萄糖刺激机体释放胰岛素，激发钾从细胞外转移至细胞内，而发生血清钾水平正常化延迟。动态观察尿量，注意有无少尿甚至无尿的现象，避免高血钾发生。

（2）发作频繁者发作间期可按医嘱服用钾盐和螺内酯，以预防发作。

5. 病情观察 生命体征、肌力、尿量、血钾、血钠水平，注意有无呼吸困难、心律失常及胃肠道症状。

6. 避免各种发病诱因 过度疲劳、受凉、精神刺激、低钠饮食、摄入过多高碳水化合物等。

（五）健康教育

1. 戒烟、酒，少量多餐，进食高钾、低钠食物，忌高糖、高热量饮食。

2. 掌握静脉或口服补钾的注意事项。

3. 发作频繁者发作间期可按医嘱补钾或口服乙酰唑胺、螺内酯等预防发作。甲状腺功能亢进性周期性瘫痪者积极治疗原发病可预防复发。

4. 生活规律，适当活动，避免各种诱发因素，如疲劳、饱餐、寒冷、酗酒和精神刺激等。

5. 了解病因、前驱症状及学会自我防护措施。

6. 门诊定期复查。

参考文献

[1] 尤黎明 . 内科护理学 [M]. 第 5 版 . 北京：人民卫生出版社，2012.

[2] 任辉 . 临床常见症状体征观察与护理 [M]. 第 2 版 . 人民军医出版社，2011.

[3] 黄金，姜冬九 . 新编临床护理常规 [M]. 北京：人民卫生出版社，2008.

[4] 中华医学会 . 临床诊疗指南（护理学分册）[M]. 北京：人民卫生出版社，2008.

[5] 张风霞，孙西庆，邱振刚 . 神经内科 [M]. 北京：中国医药科技出版社，2013.

[6] 崔丽英 . 神经内科 [M]. 北京：中国医药科技出版社，2014.

[7] 海向军 . 神经科学 [M]. 北京：科学出版社，2018.

[8] 肖连东，韩旭，姜婷婷，等 . 神经科诊断治疗学 [M]. 长春：吉林科学技术出版社，
    2019.

[9] 樊永平 . 神经系统疾病的中西医诊疗方案 [M]. 北京：中国中医药出版社，2022.

[10] 王晓雪 . 临床实用神经学 [M]. 长春：吉林科学技术出版社，2022.

[11] 梁花敏，马薇，冯进 . 神经系统疾病诊疗概要 [M]. 北京：科学技术文献出版社，
    2022.

[12] 吴仁攀，罗秋霞，郝光，等 . 神经科疾病诊疗与康复 [M]. 北京：中国人口出版社，
    2022.

[13] 廖军锋，谢琪 . 神经系统疾病功能康复训练 [M]. 武汉：湖北科学技术出版社，2023.